从脾论治心脑血管疾病

杜　莹　陈丽娟　主编

辽宁科学技术出版社
·沈阳·

图书在版编目（CIP）数据

从脾论治心脑血管疾病 / 杜莹，陈丽娟主编. — 沈阳：辽宁科学技术出版社，2023.3
ISBN 978-7-5591-2841-6

Ⅰ. ①从… Ⅱ. ①杜… ②陈… Ⅲ. ①心脏血管疾病—中医诊断学②心脏血管疾病—中医治疗法③脑血管疾病—中医诊断学④脑血管疾病—中医治疗法 Ⅳ. ① R259.4 ② R277.73

中国版本图书馆 CIP 数据核字（2022）第 246931 号

出版发行：辽宁科学技术出版社
（地址：沈阳市和平区十一纬路 25 号 邮编：110003）
印 刷 者：辽宁鼎籍数码科技有限公司
经 销 者：各地新华书店
幅面尺寸：185mm × 260mm
印　　张：18.75
字　　数：460 千字
出版时间：2023 年 3 月第 1 版
印刷时间：2023 年 3 月第 1 次印刷
责任编辑：丁　一
封面设计：刘冰宇
版式设计：袁　舒
责任校对：赵淑新　刘　庶

书　　号：ISBN 978-7-5591-2841-6
定　　价：98.00 元

编辑电话：024-23284363　15998252182
邮购热线：024-23284502

参编人员

主　审：杨关林　张　哲

主　编：杜　莹　陈丽娟

副主编：李　峥　李珍一　具　星　马艺鑫

编　委：王　钰　王　双　武　玉　孙宇衡
王佳楠　颜晓睿　陈智慧　刘　悦
王　洋　孔德昭　李思琦　张　帆
宋　囡　冷　雪　高铭阳　李明阳

主编简介

杜莹，女，1986年生，研究生学历，副教授，沈阳市高层次人才。中华中医药学会老年病分会青年委员，辽宁省中西医结合学会实验医学专业委员会常务委员，辽宁省中西医结合学会青年医学专业委员会常务委员。主要从事中医药防治心脑血管疾病分子生物学机制研究，主持辽宁省自然科学基金项目1项，辽宁省教育厅项目2项，沈阳市科技局项目1项，指导辽宁省大学生创新创业训练计划项目2项。发表论文三十余篇，出版论著8部，授权专利7项。获辽宁省科技进步三等奖1项，沈阳市科技进步二等奖1项，辽宁省中医药学会科技奖一等奖1项，辽宁省自然科学学术成果奖1项，沈阳市自然科学学术成果奖2项，辽宁省教学改革成果一等奖2项、二等奖1项、三等奖1项。

陈丽娟，女，1988年生，研究生学历，实验师。中华中医药学会老年病分会青年委员，辽宁省中西医结合学会实验医学专业委员会常务委员，辽宁省中西医结合学会痰瘀论治专业委员会委员。主要从事从脾论治相关疾病分子生物学机制研究，主持国家自然科学基金青年项目1项，教育部重点实验室开放基金项目1项，辽宁中医药大学教学改革项目1项；指导辽宁省大学生创新创业训练计划项目1项；发表论文十余篇，参与出版论著3部，授权专利4项；曾获辽宁省科学技术进步奖一等奖1项。

前 言

心脑血管疾病是全球的第一大死亡原因，每年可夺走近2000万人的生命，《中国心血管健康与疾病报告2020》报道称，目前我国脑卒中患者约1300万人，冠状动脉性心脏病（冠心病）患者约1139万人，造成了严重的社会经济负担。中土脾胃乃后天之本，五脏的中心。脾主运化水谷，布散精微。嗜食肥甘厚味易于损伤脾胃，脾失健运，不能将多余脂质运化，痰浊内生，正如《证治汇补》所云“脾为生痰之源”。现代医学研究多认为脾失健运可导致痰瘀内生，进而导致心脑血管疾病的发生。从脾论治心脑血管疾病即调控脾脏象功能，防治心脑血管疾病病理基础，预防或延缓心脑血管疾病的发生。

本书立足于心脑血管疾病这一重要民生问题，以脾脏象理论在心脑血管疾病中的重要作用为切入点编写。全书分上、中、下篇，上篇讲述脾脏象的历史沿革及与心脑血管疾病的密切联系，中篇讲述从脾论治心脑血管各类疾病的中药、方剂及健脾在心脑血管疾病防治中的重要作用，下篇侧重脾脏象基础研究，从生物模型制备、技术方法及脾脏象的现代生物学基础等方面阐述。全书基于团队二十余年研究基础，涉及理论、临床和基础三个层面，系统阐释从脾论治心脑血管疾病的溯源、应用和机制，为心脑血管疾病的防治及科学研究提供更有力的借鉴。

本书具体编写分工如下：李峥负责编写第一章和第三章（共计5万字），李珍一负责编写第二章（共计5.7万字），颜晓睿负责编写第四章（共计2.4万字），武玉、孙宇衡、王佳楠负责编写第五章和第八章（共计6万字），王钰负责编写第六章（共计2.8万字），王双负责编写第七章（共计3万字），杜莹、陈丽娟、马艺鑫负责编写第九章、第十章和第十一章（共计15.4万字），具星负责编写第十二章（共计5.7万字）。全书共计46万字，由杜莹、陈丽娟、具星、李珍一、马艺鑫统稿完成。

本书编写过程中，参阅了相关文献资料，在此向各位作者表示衷心的感谢！本书使用过程中，诚恳地希望广大读者批评指正，以便于进一步修订与完善。

目　录

上　篇

第一章　脾脏象理论的发展 …… 3
第一节　脾脏象理论的发展背景 …… 3
第二节　脾脏象理论的学术源流 …… 6
第二章　从脾论治心脑血管病学术源流 …… 17
第一节　中医心脑血管病理论体系建立期 …… 17
第二节　中医心脑血管病理论体系发展期 …… 27
第三节　中医心脑血管病理论体系成熟期 …… 43
第三章　从脾论治心脑血管疾病的治则与治法 …… 52
第一节　从脾论治心脑血管疾病的治则与治法概论 …… 52
第二节　从脾论治心脑血管疾病的概述 …… 53
第三节　从脾论治心脑血管疾病的病证举案 …… 57
第四章　从脾论治心血管疾病的现代创新 …… 64
第一节　从脾论治心血管疾病 …… 64
第二节　从脾论治高脂血症的现代研究进展 …… 64
第三节　从脾论治冠心病的现代研究进展 …… 67
第四节　从脾论治高血压的现代研究进展 …… 69
第五节　从脾论治慢性心力衰竭的现代研究进展 …… 72
第六节　从脾论治心律失常的现代研究进展 …… 74

中　篇

第五章　从脾论治心脑血管相关疾病 …… 81
第一节　心律失常 …… 81

第二节　慢性心力衰竭 …… 83
第三节　高血压 …… 85
第四节　冠状动脉粥样硬化性心脏病 …… 87
第五节　失眠 …… 90
第六节　脑梗死 …… 92
第七节　病案 …… 94
第六章　从脾论治心脑血管疾病的常用食物与药物 …… 100
第一节　从脾论治心脑血管疾病的常用食物 …… 100
第二节　从脾论治心脑血管疾病的常用药物 …… 111
第七章　从脾论治心脑血管疾病的常用方剂 …… 118
第一节　从脾论治高血压常用方剂 …… 118
第二节　从脾论治高脂血症常用方剂 …… 122
第三节　从脾论治冠心病常用方剂 …… 124
第四节　从脾论治心衰常用方剂 …… 128
第五节　从脾论治心律失常常用方剂 …… 131
第六节　从脾论治脑梗死常用方剂 …… 133
第八章　从脾论治对心脑血管疾病的预防作用 …… 137
第一节　心脑血管疾病的危险因素 …… 137
第二节　从脾论治防控心脑血管疾病危险因素之高血压 …… 139
第三节　从脾论治防控心脑血管疾病危险因素之糖尿病 …… 141
第四节　从脾论治防控心脑血管疾病危险因素之血脂异常 …… 143
第五节　从脾论治防控心脑血管疾病危险因素之肥胖症 …… 146
第六节　从脾论治防控心脑血管疾病危险因素之代谢综合征 …… 148
第七节　从脾论治防控心脑血管疾病危险因素之治未病 …… 151

下　篇

第九章　脾脏象研究动物模型及制备 …… 157
第一节　概述 …… 157
第二节　脾气虚动物模型制备与评价 …… 158
第三节　脾阳虚动物模型制备与评价 …… 165
第四节　肝郁脾虚证动物模型制备与评价 …… 169
第五节　脾虚痰浊动物模型制备与评价 …… 172
第六节　其他脾脏象证候模型制备与评价 …… 174

第十章 脾脏象研究的技术方法 …… 176
第一节 医学机能学研究方法 …… 176
第二节 分子生物学研究方法 …… 184
第三节 细胞生物学与组织形态学研究方法 …… 190
第四节 系统生物学研究方法 …… 199
第五节 脾脏象相关研究其他技术方法 …… 207
第十一章 从脾论治心脑血管疾病的实验研究 …… 215
第一节 从脾论治血脂异常的实验研究 …… 215
第二节 从脾论治动脉粥样硬化的实验研究 …… 225
第三节 从脾论治心力衰竭的实验研究 …… 242
第四节 从脾论治高血压的实验研究 …… 249
第十二章 从脾论治心脑血管疾病的现代生物学基础 …… 254
第一节 机体代谢与心脑血管疾病 …… 254
第二节 炎症反应 …… 259
第三节 细胞凋亡 …… 262
第四节 细胞焦亡 …… 265
第五节 线粒体功能 …… 266
第六节 氧化应激 …… 269
第七节 铁死亡 …… 271
第八节 血管内皮结构和功能 …… 273
第九节 氧自由基 …… 275
第十节 血液流变学 …… 276
第十一节 血管周围脂肪组织 …… 278
第十二节 肠道菌群 …… 280
第十三节 蛋白质组学 …… 285
第十四节 代谢组学 …… 287

上篇

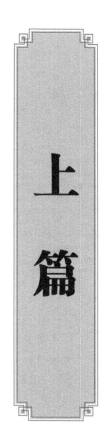

上篇

第一章 脾脏象理论的发展

脾脏象理论作为中医理论的重要组成，其产生是由哲学、文化、社会共同影响而来的，体现了祖先对自然和人体的认识，其发展可谓源远流长，从先秦到现代不断有新的内容补充和完善，让我们从发展背景入手、沿着年代走向更加直观全面地了解这个理论。

第一节 脾脏象理论的发展背景

一、“脾”字蕴含大玄机

汉字作为表意为主的文字，承载着华夏的文化，从古流传至今，如同一本书记载了祖先智慧的结晶，想了解脾脏象的发展，不如先从了解“脾”这个字开始，脾字作为最古老的文字之一，早在先秦的文献中就可见到，其主要含义有二：一是代表动物内脏，见于《诗经》：“嘉肴脾臄，或歌或咢。”作为食物和祭祀用，这个含义也延续至今。二是与“髀”同，《说文解字》曰：“髀，股也。”指的是人体肌肉最丰厚的大腿。后世中逐渐把脾作为一个肉质脏器的代表，进而发展出“脾主肉”的理论。

脾字“月”为偏旁，“月，肉字偏旁之文，后改作月”，作为脏器的常用偏旁不难理解，另一侧为“卑”，“卑”有两个常见含义，一是卑微，低下。《易经》中天尊地卑，脾应坤卦，取大地承载万物之意。故后世中亦有脾脏为土脏之称。二是随从，辅助之人。在脾脏象理论中脾为气血生化之源，以助其余四脏，在胃下，以助胃气。可以说脾字不仅代表了一个脏器，也代表了这个理论深刻的内涵，不禁让我们感叹中医与中华文化的息息相关和博大精深。

二、哲学背景：水地说与阴阳、五行学说

（一）“水地说”

“水地说”是古人对自然认识最早最朴素的一种学说，古人在观察万物生长时发现，世间万物或从水中产生或由大地孕育，进而将水与地作为世间万物的本源。《管子·水地》中曰：“地者，万物之本原，诸生之根菀也……水者，何也？万物之本原也，诸生之宗室也。”中医理论产生离不开哲学的影响，在水地说的影响下，精气学说逐渐产生，《黄帝内经》中确立了精气为生命本源，认为水为肾，地为土为脾，由此精气学说在水地说的影响下，确立肾精和脾气的地位，衍生出了“肾为先天之本，脾为后天之本”的观念。如同水地产生了世间万物，肾精和脾气产生了人这片天地。脾脏象理论也以此为基础发展出了众多学说：

1.奠定了“脾主运化”的思想

无论是水地说还是精气学说，脾作为万物的伊始，主运化，为后天生长发育提供能量和物质基础。“饮入于胃，游溢精气，上输于脾，脾气散精，上归于肺。通调水道，下输

膀胱”。可以看出脾气还承担着散精、输布津液，为生命活动提供动力的职责。

2.启发了“脾主统血”的思想

在《管子·水地》中提到“水者，地之血气，如筋脉之流通者也”，江河流行于大地，大地对其亦有一定约束作用，类比到人体，血液流行于脉内靠的是脾气的固摄作用，虽然在《黄帝内经》中没有明确提出“脾主统血”的说法，但脾气主动，与血液运行息息相关，经过后世医家不断完善和扩展，使“脾主统血”成为一个完善体系，并应用补气摄血法治疗各类出血类疾病。

（二）“阴阳”“五行”学说

阴阳、五行学说是中国古典哲学的重要组成部分，是古典哲学的奠基石，是古人认识世界的一种方式，万物皆可分为阴阳，有其五行属性，中医理论也深受其影响，最具代表性的就是《黄帝内经》中的脏象理论，脾脏象理论的发展基于脏象理论，自然也来源于阴阳、五行学说。事物的阴阳五行属性反映事物的特征和表现，古人基于脾脏的阴阳、五行属性，结合大量实践逐步完善了脾脏象理论，具体如下：

1.脾为阴，阴中之至阴

阴阳概念出现得很早，开始只是用来指代山的阳面与阴面，后来《易经》将阴阳的概念扩展加深，以八卦中的阴爻、阳爻，指代事物的对立面，进而推演事物的演变规律，后来中医理论吸取其精华于《黄帝内经》中加以应用，提出人体应效法自然，阴阳平和，明确了五脏属阴，六腑属阳。属阴的事物一般具有相对静止的、重浊的、内守的和有形的属性。类比到五脏，体现于五脏的生理特点为藏而不泄，化生和贮藏精气。不同的是脾主运化，化指消化和变化，运指转运和布散，其运动特点相较于其他脏器属阳，固《黄帝内经》中称脾为阴中之至阴，相较于肝的体阴而用阳，脾位于中焦，为阴阳交界之处，称它为阴中之阳到阴中之阴的阴中之至阴最为合适不过。后世脾脏象理论的发展过程中基于此认为脾阳对于脾的功能至关重要，提出了温阳健脾的治法，治疗乏力、便溏等为主的脾阳虚患者。

2.脾属土，万物之资生

五行理论起源于“五方”与“五材”，人们最早为了方便出行与生活定义了五个方位，早在甲骨文中就有了东、南、西、北、中的记载，为后世的“五方”，慢慢的人们发现太阳东升西落，方位的差异会导致气候的不同，将五方与气候季节相联系，指导耕种生产。同时古人认识世界万物的过程中，有一种理论逐渐盛行，认为万物由金、木、水、火、土五种物质化生而来，称之为“五材”。《尚书·大传》中提到“水火者，百姓之所饮食也；金木者，百姓之所兴作也；土者，万物之所资生，是为人用”，此定义基本覆盖了古人日常生活中的方方面面。

“五行”一词出现很早，起初作为观测天象时使用，后来人们将“五方”“五材”的概念与之相结合，衍生出相生相克的思想后，五行理论才算正式形成，它将原本“五材”的概念更加泛化，五行不单单指物质，更是一种特性的体现，更加抽象，但也更加泛用。《尚书·洪范》中曰：“水曰润下，火曰炎上，木曰曲直，金曰从革，土爰稼穑。”五行学说根据各自的特点，将事物和现象归类，使之成为互有联系的整体，其归类的方法主要是直接的取象比类法和间接的推演络绎法。脾脏主运化水谷，应用取象比类法归属于土，“在体合肉，主四肢，在窍为口，其华在唇”，应用推演络绎法，肉、口、唇都属于土。

五行理论是中医理论的重要组成部分，人体的脏腑、气血、生理功能都归属于五行，五行将它们构成了一个彼此存在内在联系的整体，才有了中医的整体观。脾脏象理论也是基于五行学说将脾与其他脏腑相联系，使它不是一个孤立的个体，才能从脾脏一脏而论治诸病，让脾脏象理论成为一个完善的体系指导临床。

三、文化背景：易学与诸子百家

（一）易学：坤为脾，居中央

易医同源，中医与易学有着深刻的联系，河洛周易取阴阳、五行、八卦，洛书中配八卦，独五无卦，取“中五立极”之意，取中不占四方而统领四方，五行为土，与脾不对应四时而统领四时相符，故认为：“中央黄色，入通于脾……其类土……其数五。”八卦分先天八卦与后天八卦，中医主要借鉴后天八卦，《灵枢》中有九宫八风图与之对应，《易传》中“坤为脾”，天乾地坤，坤卦本意取地，为土，土之方位为中央，为诸方资生之本。易学深奥晦涩，不仅影响中医理论的形成，更对脾脏象理论影响深远，奠定了脾脏后天之本的地位。清代黄元御认为，太极生两仪，两仪生四象，如同中气为太极，脾胃为两仪，四脏为四象，可见脾脏地位之重要。

（二）诸子百家，以道儒为尊

《黄帝内经》作为第一部医学著作，标志着大量的临床经验积累最终形成了系统的理论体系，为中医理论之基础。该书成书于春秋战国时期至汉末，在诸子百家思想碰撞的时期，思潮汹涌澎湃冲击的不只是社会的发展，更为中医理论的完善提供了内在的动力。脾脏象理论也能看到它们影响的影子，墨家重逻辑，善归类，提倡察类以明事理，对脾脏象理论归类汇总起到影响，使脾脏象不单单只是脾脏，一切与脾相关都包含在内；阴阳家，五行居中为尊，中央属土，为脾，将脾的地位明确；兵家，打仗以兵马未动粮草先行为本，重视“有备无患”，治病与打仗类似，故自古以来医家重视未病防治，已病防变，与兵法暗暗相符，脾胃为后天之本似粮草，故脾脏象理论深受众多医家推崇；道家和儒家作为百家争鸣中两个最辉煌的代表，影响最为明显。

四、社会背景：自然发展和科技进步

（一）自然发展：人与自然的抗争

医学的发展是为了与自然抗争，古人从居住山洞到居住房屋，从茹毛饮血到烹饪美食，疾病一直如影随形，人类一点一点地尝试，积累经验，战胜一个又一个疾病，慢慢有了体系，形成了学科。脾脏象理论的产生也是必然的，消化疾病可以说最早被人类认识到，从饮食不洁导致的腹泻，受凉导致的腹痛到生病后食欲变差，脾胃疾病十分常见，脾脏象理论的出现便不难理解了。早在甲骨文中就有“腹不安”的记载，马王堆出土的《阴阳十一脉灸经》更是记载了脾胃的经脉循行，《五十二病方》中针对脾胃疾病已经有了相应的治疗案例。这些都证明了人们很早就重视脾胃，开始保护脾胃，从脾胃养生，治疗脾胃相关的疾病，进而脾脏象的发展也是十分迅速的。

（二）科技进步：天文地理与古代解剖

古代对天地的认知有很多种，但不管是“天圆地方”还是“浑天如鸡子，天地如弹丸”，天文和地理都是最早发展的科学学科之一，古人通过天文定四时节气，医学根据四时节气的特点总结出了好发的疾病，进而发展出五运六气学说，用以预测疾病的发生，指导疾病的治疗，古代地理将土地分为五方和九州，明确指出了各地不同的常见疾病与水土相关，脾胃运化水谷受地理地貌的影响最大，通过调理脾胃治疗很多地域的常见病，这种方法体现了因地制宜的治疗原则，也扩展了脾脏象理论的发展思路。

西医的迅猛发展得益于现代科技的飞速发展，可见科技进步一直是医学进步重要的催化剂，最显著的方面就体现在解剖学对于脾脏形态和位置的认识上，在最开始《黄帝内经》与《难经》还是有很多对脏器形态的具体描写，如提到“脾与胃以膜相连耳”，但是后来因为礼法伦理等各种因素，古代解剖发展相对停滞了，随后历经各个朝代，医家对脾脏形态和位置的认识缓慢，但大体也和现代医学的解剖形态位置有所相似。医学的进步是离不开科技的进步，如今随着思想的开放，脾脏象理论的发展成功依托了科技的发展，研究人员将很多观点在分子层面上予以探索和证实，使得脾脏象理论的发展走上一个新的台阶。

第二节　脾脏象理论的学术源流

一、先秦至两汉三国时期的发展

脾脏象理论随着中医理论的产生而一并出现，早在先秦两汉三国时期，《黄帝内经》和《难经》的相继问世，医家对脾脏的生理特点、功能有了一定的认识，虽未系统到成为一个体系，但理论的初步模型已经明了，之后以《伤寒论》与《金匮要略》等为代表的著作对理论的继承和应用，标志着脾脏象理论进入萌芽期。

（一）初步认识脾脏的形态与位置

脾脏象理论是围绕脾脏产生和发展的，对一个脏器的认知，我们首先要了解它的位置和形态，最早在《黄帝内经》中便有了简单的论述：《灵枢》中“脾高，则眇引季胁而痛；脾下则下加于大肠，下加于大肠，则脏苦受邪”，虽然本条描述的是脾脏位置的病理状态，但由此我们可以推理出脾上为胁肋，下为大肠，进而衍生出了后世脾位于中焦的说法。《素问》中“脾与胃以膜相连耳”一是进一步说明脾的位置和其毗邻的器官，二也明确了脾胃之间的关系，正因为两者结构联系紧密，功能必然也密不可分。《黄帝内经》并不抵触人死后的解剖，甚至认为解剖可帮助我们更好地针艾，《灵枢》中“若夫八尺之士，皮肉在此，外可度量切循而得之，其死可解剖而视之”，可见医学作为一个科学学科离不开直接的观察，但有趣的是并没有脾脏详尽的描述，不只是脾脏，五脏形态都没有详尽的描述，只有位置，相反六腑中却往往有详尽的描述，比如说古人认为“胃纡曲屈，伸之，长二尺六寸，大一尺五寸，径五寸，大容三斗五升”，可见《黄帝内经》中对五脏更多的是功能上的系统概括，不特指具体的有形器官，中医上脾脏不能完全和西医器官明确对应，其功能类似于整个消化系统。关于脾的形态在《难经》中我们可以找到答案“脾重二斤三两，扁广三寸，长五寸，有散膏半斤”与目前的西医学上的脾脏大小基本类似，但重量有所差别，比西医所指的脾要重很多，散膏则认为指的是胰腺，不管怎样，我们不应纠结于此，因为中西医的结合不必完全一一对应，两者认识事物的手段不尽相同，西医有着严谨的实验与数据，中医则基于大量观察经验，取类比象，推理得出，我们只要互相借鉴，各取其长。

（二）脾脏象功能的初步确立

这个时期相较于位置和形态，对脾脏功能的认识更为详细，大部分功能上脾胃往往一起论述，尤其是在运化水谷方面，并没有对脾胃的功能进行细分，只有在运化水液等少部分功能上脾胃的分工才明确。这个时期基本形成了脾脏象理论的三大重要支撑：脾主运化、脾主统血和脾主升清。

1.脾主运化

脾主运化的说法在脾脏象理论创立时才正式提出，但从中医理论的形成开始脾胃承担消化功能的地位就不可撼动，《黄帝内经》中“脾胃者，仓廪之官，五味出焉”简单数字就概括了脾胃最重要的生理功能，该说法的产生也不难理解，古人在狩猎野兽时就可见到残存于胃的食物，故有了胃为水谷气血之海之称。饮食水谷受纳于胃，接着运化为水谷精微，输布全身，就像《难经》中提到“人受气于谷，谷入于胃，乃传与五脏六腑，五脏六腑皆受于气”，如此复杂的过程，单单只靠胃显然是不能完成的，脾与胃以膜相连，且经脉互为表里，足太阴脾经属脾络胃，加上古人对脾的种种认识，众多因素促成了脾助胃运化，脾主运化理论的确立。脾主运化虽未在《黄帝内经》中明确提出，但提出了脾病可致运化失常，其一表现为虚证：“脾病者……虚则腹满肠鸣，飧泄食不化。”虚则腹胀、便溏、消瘦等；其二为实证：“脾动则七十二日四季之月，病腹胀烦不嗜食。”实则腹胀，不思饮食，胃纳不佳。

脾主运化的内涵丰富，不单单指运化食物，还指运化水液。在运化水液方面，《黄帝内经》曰：“饮入于胃，游溢精气，上输于脾。脾气散精，上归于肺，通调水道，下输膀胱。水精四布，五经并行，合于四时五藏阴阳。”这里脾胃分工明确，水饮入胃，精微上输于脾，脾脏再向五脏散精，上输于肺，靠肺宣发降肃的功能散于其余脏腑，最后通调水道，行至膀胱组成完整的水液代谢系统。脾主运化水液在其中起到了不可或缺的作用，脾属土，土能制水，但同样无论内外湿邪都因为脾主水液而最易犯脾，反过来影响水液代谢，使得水湿泛滥，这也决定了脾的生理特点喜燥恶湿。故《素问》病机十九条中有“诸湿肿满，皆属于脾”的观点，后代医家受此启发从脾论治痰饮、水肿，创立了一系列方药。

2.脾主统血

在《黄帝内经》中没有明确记载脾主统血，但对脾生理功能的论述中重视脾气，脾气足则肌肉充实，四肢有力，谓之“脾主肉”。相反脾气衰弱轻则“四肢解惰”，重则“喘咳血泄”。可见脾气起到固摄的作用，为后世脾主统血理论的初步模型。脾主统血理论正式出现首见于《难经》，《难经》描述脾脏形态大小的后文中提到了脾的功能“主裹血，温五脏，主藏意”，是最早认识到脾主统血的著作，进而影响后世观念，形成了以脾气收摄血液，约束血液运行于脉内的脾主统血理论，发展出温补脾气以固摄血液的治法，用来治疗多种虚证出血。

3.脾主升清

脾主升清不单单指脾气应升，还指胃气应降。是脾胃气机升降出入的具体表现。虽然这个理论看似简单，但启发了很多医家对脾脏的独特认识，仲景就在其六经辨证中将脾脏作为气机升降之枢纽。脾主升清在临床上应用广泛，很多疾病从此论治，脾不升清的主要表现常见有二：一为上蒙清窍，具体表现为头痛耳鸣，《素问》中“头痛耳鸣，九窍不利，肠胃之所生”。二为久泄脱肛，内脏下垂，清养不升发为久泄，脾阳不足致脾气下陷，升提无力进而内脏下垂。

（三）脾脏象理论的初步应用

东汉张仲景的《伤寒论》和《金匮要略》创六经辨证，其中太阴病篇可以说是以治疗脾病为主，其中大量的从脾论治的方药为后世脾脏象理论提供了方药基础和辨证思路，促进了脾脏象理论的完善。分类以八纲辨证，寒热虚实为主，有三大类：脾胃阳虚、脾胃虚寒等虚证，痰湿中阻、湿热蕴结、寒邪客胃、胃热炽盛等实证和寒湿困脾、胃虚有热等虚实夹杂证。涉及痰饮、黄疸、霍乱、呕吐、虚劳、脾约等病。前人创立了很多代表方剂，比如以桂枝加芍药汤为代表的解表剂、苓桂术甘汤为代表的温化痰饮方；真武汤为代表的温阳利水方；理中丸为代表的温中补虚方；治疗痰湿中阻的小半夏汤；治疗胃热炽盛的白虎加人参汤等。随着《伤寒论》中出现专门针对脾胃疾病的病、证、方药与《黄帝内经》中的理论相结合才真正代表着一个理论体系的初步形成，一个理论体系的产生不可能只有理论而没有实践，就好像只有精神而没有实体一样，经方作为理论与实践结合产生的精华，体现了当时人们对脾病的理解。纵观仲景的大部分方药，其核心还是在于温补脾阳，重视调养脾胃。且对脾胃疾病的理解十分深刻，并没有把脾胃疾病孤立起来，意识到了脾胃疾病可以传变，其他脏腑亦可导致脾胃疾病。在脾胃疾病的治疗上独树一帜，重视用药时对脾胃的保护，方317首，用姜枣的有128首之多，可见仲景在用药时谨慎，时刻注意顾护脾胃。且尤为关注脾脏与其他脏腑之间的联系，对于一些不属于脾胃疾病亦可从脾胃论治，取得了不错的疗效，此举大大启发了后世医家，使得他们不局限于脾胃，广泛使用该理论指导临床，使得脾胃理论飞速发展。

提到应用，除了方剂，药物是组成方剂的基础，著名的药物学书籍《神农本草经》成书于本时期，书中共记载了365种药，囊括了本时期的基本常用药，将药物分为上、中、下三品，其中补中健脾的药物共有42味，即干姜、附子、吴茱萸、大枣、杜仲、肉苁蓉、鹿角胶、蜜蜡等，药味数量之多，可见当时人们对脾胃疾病的重视。这个时期另一位著名的医家便是三国时期的华佗，虽然华佗因为种种原因流传于世的经验不多，但除了广为人知的在外科上的极大贡献，他在《华佗神方》中也记载有关脾胃的疾病，提出了脾胃气虚会导致气虚飧泄，创“治飧泄神方”治疗完谷不化之泄泻，方用人参、茯苓、川芎、肉桂、当归、白芍、白术各等分，还有治疗阳虚的“强中丸”，治疗脾胃不和的“养胃丹”，可见华佗对于脾胃疾病的认识也以脾胃易虚，当以补为主，体现了当时脾胃疾病以虚为主的主流思想。

二、魏晋南北朝与隋唐时期的发展

（一）魏晋南北朝发展——战火纷飞下的实践补充

魏晋南北朝时期中医方面的著作流传于世的较少，一方面是由于年代久远，另一方面与三国时期相同，社会处于战乱不断的年代，书籍流传困难，为数不多流传下来的多讲究精简与实用性。其中比较有代表性的是王叔和的《脉经》与陶弘景的《本草经集注》等一系列方书。

1.诊断方面

《脉经》在对脾及脾病的认识与之前大致相同，但作为一本描述脉象的书籍，该书丰富了脉诊在脾脏象理论的空白，为后世在脉象上诊断脾病提供了一定的理论依据。对于脾运化失常，完谷不化脉象上表现为“浮滑而疾者，食不消，脾不磨”，其中脾不磨很形象地描述了脾主运化的功能；对于虚实鉴别，疾病的转归提出“趺阳脉浮而涩，浮者为虚，涩则伤脾……脉紧而涩，其病难治”，认为脾虚脉浮，若脉涩者伤脾，脉紧而涩则邪盛难治。除了脉象，比如对于“胃反”病，称之“朝食暮吐，暮食朝吐，宿谷不化，名曰胃反”。寥寥数字对胃反这个病描述的清晰具体，一直沿用至今。总而言之，《脉经》作为一本脉学专著对于脾病脉象的描述具体，主要围绕脾虚，脾失健运，对理论的创新和发展较少。

2.方药方面的进展

除了《脉经》，以《本草经集注》《肘后备急方》为代表一系列方药集。它们中都有治疗脾虚、脾失健运的方药，两本书都提到了橘皮有止吐、止痢疾的功效，强调治疗脾胃疾病时重视脾脏“消”的生理功能，对于脾虚的患者不能仅以补为主。认为脾的功能以“消”为主，明确脾胃的分工，胃为水谷之海，承载食物，消化以脾为主，此所谓“胃受而脾磨之”。《肘后备急方》中还提到了以人参调蛋清用来治疗吐血等血证，是最早将脾主统血理论付诸实践治疗疾病的案例。

魏晋南北朝时期书籍存世较少，但对脾脏象理论的发展也是不可或缺的一笔，首先补充了脉诊，强调了脉诊的重要；其次对现有的理论加以应用，创立很多经典方剂，起到了承上启下的作用，与朝代更替一样，脾脏象理论正因为魏晋南北朝的积累，才能在隋唐时期达到一个全新的高度。

（二）隋唐时期发展——繁荣经济下的国家支持

隋唐时期经济、文化鼎盛，国家重视医学发展，不仅出现专门的医学考试，还有国家统一发行的医学著作，加之唐朝对外开放，大量外来思想文化对中医也起到了不小的影响。随着纸张和印刷技术的成熟，很多优秀的中医书籍也得以流传下来，主要以《诸病源候论》为代表的理论书籍和以《千金方》为代表的重视方药的书籍。

1.理论的扩展与完善

在魏晋隋唐之前，医家认为脾胃共同运化水谷，并未对脾胃的功能进行分工细化，而在《诸病源候论》中正式将脾胃分工明确，认为脾主运化水谷，胃主受纳水谷，两者互为表里，胃作为水谷之海，靠脾气以消水谷养五脏。这与现代医学认识的胃为消化主体有着很大的差异，正是得益于这次功能的分工细化，在《黄帝内经》的基础上进一步肯定了脾在运化上的重要性，为后世脾脏象理论中脾主运化学说的正式提出走出了坚实的一步。《诸病源候论》中有专门的章节讲述脾病病机，在《诸病源候论·脾胃诸病候》中“胃为水谷之海，主受盛饮食者也；脾气磨而消之，则能食”认为脾胃疾病主要从脾胃两脏受盛和消化水谷的功能上论治。具体应用在《诸病源候论·久腹胀候》中有提及“脾虚，寒气积久，脾气衰弱，故食不消也”，认为腹胀的病机为脾虚日久，寒凝不散则食不消，积聚在胃内导致腹胀，治疗上应以温阳健脾为主，认为寒气最易伤脾。脾胃疾病在该书篇幅很大，除了专门论述，在众多章节中也有体现，《诸病源候论·消渴候》云：“夫五味入于口，藏于胃，脾为之行其精气。”提出消渴与脾胃相关；《诸病源候论·湿候》云：“脾与胃合，俱象土。”提出祛湿当健脾。可见该书不仅丰富了脾失健运理论，还对脾运化失常导致的消渴、水肿、水湿泛滥等疾病加以论述。

2.方药方面的进展

《诸病源候论·脾病候》云：“脾气盛，为形有余，则病腹胀，溲不利，身重苦饥，足萎不收，行善，脚下痛，是为脾气之实也，则宜泻之；脾气不足，则四肢不用，后泄，食不化，呕逆，腹胀，肠鸣，是为脾气之虚也，则宜补之。”认为脾病无外乎虚实，实则应泻，虚则宜补。但方药发展的一大顶峰还是在唐代，以《千金方》的出现为标志，作者孙思邈被后世称为“药王”，他创作的《备急千金要方》和《千金翼方》总结多年行医经验，对很多古方经典方增减，使其泛用性提高。对脾脏疾病更有专门的章节论述，从虚实入手创脾劳、肉极，以寒热辨证，论治热痢、冷痢。涉及疾病之多，从便秘、痢疾到虚劳、血证，年龄跨度之广，从成人疾病到小儿痢疾。以健脾丸为代表治疗饮食不消，雷鸣腹胀；温脾丸治疗久病脾阳虚；槟榔散治脾寒饮食不消，劳倦气胀；补气健脾治疗出血、咯血等血证。这些方药涉及脾病的方方面面，故后世学者将《千金方》作为脾脏象理论方药发展的一个里程碑。

三、宋金元时期的发展

（一）宋朝时期发展——理学影响下的蓬勃发展

到了宋朝，已经有了完善的医疗体系，系统的医学考试。由于大量医学书籍的出现，宋朝为了规范医学，发展出了世界上最早的官方医学出版社——校正医书局。该机构用来更正民间医学书籍的错误，出版了很多官方丛书，但并不武断，往往集各家之言，不评说优劣，只讲究用法，使得各种学说蓬勃发展，形成了繁荣的医学盛世。

1.重新重视脾脏的形态和位置

宋朝重理学，医学作为一个应用学科，自然受到当时主流思想的影响，思想的相对开放，使得在解剖上有了一定的进展，人们对于脾脏形态和位置有了更多地了解。以宋朝《黄庭内景五脏六腑图》为代表，其在脾图中描述：“脾，土官也，掩太仓，在脐上三寸，色如缟映黄。”因为受到理学的影响，这个结果的得出主要还是基于对脾脏功能的推演，从土官和色黄可见，受到易学的影响深远，这与理学源于易学密不可分。但不管怎么说医家又重新渴望认识脾脏的形态与位置，希望能够通过对于形态和位置的认知指导理论的发展。

2.理论相关进展

（1）“脾主运化”一词正式出现

“脾主运化”虽然一直贯穿于整个脾脏象理论的发展过程中，但真正被提及是在宋朝的《严世济生方》云：“夫人受天地之中以生，莫不以胃为主，盖胃受水谷，脾主运化，生血生气，以充四体者。”严用和用简单的一句话，强调了脾胃的重要性，也正式提出了脾主运化一词。他不仅是提出了这个词，还对其进行了扩展和解读。“脾主运化，生血生气，内濡脏腑者”，讲到脾主运化是气血生化的基础。“五味入口，藏于脾胃，为之运化津液”，说明脾主运化，有运化水液的含义。严用和的理论已经与现代脾脏象理论对脾主运化的认识相差无几，脾主运化作为脾脏象理论的核心思想，相当于理论这个大树的树干，其余理论部分都可以视作脾主运化的扩展和解读。

如果说《严世济生方》是一家之言，《圣济总录》作为宋代朝廷官方出版的书籍，收录了当时各家的主流思想，虽然没有明确提出脾主运化，但却有“运化”两字，认识到了脾胃的功能不是简单的受纳和消化水谷，还有着将精微物质转化和运输的功能。《圣济总录》云：“脾为中州，主腐化水谷……若脾虚，冷气与正气相击，则令腹内虚鸣……食不能化。”提出脾的化物功能，同时表明脾虚最易受寒。“论曰脾为仓廪之官，胃为水谷之海，二者气盛，则能运化谷食，荣养血气，若脾胃虚弱……气道上逆，故令发呕吐而不下食，治法宜调补之”论述了脾胃作为仓廪之官的主要职责在于运化谷食，气机上胃气宜降，气机上逆则运化失常。可见虽然各家学说虽有差别，但在脾主运化上大同小异。

（2）“脾为后天之本”一词正式提出

“脾为后天之本”是宋代窦材在《扁鹊心书·五等虚实》中第一次提及“盖肾为先天之原，脾为后天之本，资生资始，莫不由兹，故病虽甚而二脉中有一脉未散，扶之尚可延生”，脾为后天之本是对脾胃功能的高度概括，认为人体的气、血、精、津液都由脾胃运化水谷而来，又由脾气散精到各脏腑，在人的生理活动中起到不可替代的作用，这一观点的提出很快就得到了众多医家的认可，《脉诀汇辨》云：“谷入于胃，洒陈于六腑而气至，和调于五脏而血生，而人资之以为生者，故曰后天之本在于脾。”脾为后天之本的观点一经提出使得脾脏象在藏象理论中的地位达到了空前的高度，越来越多的医家开始重视脾胃。

（二）金元时期的发展——脾胃学说的创立

金元时期是中医理论发展的一个重要时期，被称为“新学肇兴”的时代，连年的战乱迫使医学飞速发展，又得益于那个多元化的时代，这个时期的医家敢于疑古，并没有固守前人的理论，而是勇于发出疑问，对疑问进行验证和解答，很多医家继承前人思想，结合自身经验，创立了新的理论学派，提出新的理论观点。各学说百家争鸣，交相呼应，以金元四大家最为有代表性。

1.《脾胃论》的问世

李杲受其师易水学派张元素的影响重视脏腑辨证，认为当时战争频发，人民颠沛流离，经常食不果腹，困倦劳累，加上情绪上惊恐忧伤，种种因素最易伤及脾胃，但医家们普遍对脾胃却重视不够，甚至可见滥用苦寒药物伤胃气者，由此他深入系统探讨脾胃内伤的病因病机、治疗方药，正式创立了脾胃学说，被后世称为“补土派”的鼻祖，有“外感宗仲景，内伤法东垣”的美称。李杲代表作很多有《脾胃论》《医学发明》《用药心法》等。其中《脾胃论》的问世可以说标志着脾胃学说的正式面世。这本经典著作从脾胃疾病的病因病机、用药经验、辨证思路全方面地阐述了脾脏象理论。

李杲脾胃学说的基础建立在对元气的认识上，认为元气来源于先天精气，依靠后天胃气的滋养。《脾胃论·脾胃虚实传变论》云：“元气之充足，皆有脾胃之气无所伤，而后能滋养元气。”认为人以元气为根本，元气充足则体健无病，元气则以脾胃为根本，脾胃无碍则元气充足，所以治病当以顾护脾胃为要，所谓“内伤脾胃，百病由生”。有人称脾脏象理论为“补土”的理论，也与李杲密不可分，他认为人与自然相应，脾胃属土，应四季节气，春生夏长，秋收冬藏，如同人气机升降的枢纽，脾胃功能的正常也应该是升清降浊，如果气机失常，会出现各种疾病。在病因上，强调内伤发病，认为脾胃疾病多为内伤病，是饮食不节、劳累过度和情志所伤共同导致的结果，三者尤以精神因素为要：“皆先有喜怒悲忧恐，为五贼所伤，而后胃气不行，劳役饮食不节继之，则元气乃伤。”提出内伤热中证，认为中气不足，治疗时应不同于一般的火证。主张用甘温之剂来补脾胃，而非一味使用苦寒之药泄火，中气复使阳气升进则热自消，由此创立了著名的补中益气汤，升阳益气，元气充沛使阴火自敛。除此之外，升阳散火汤，朱砂安神丸等方也体现出这种思想。为脾脏象理论补充了一种用药思路，在脾胃疾病中应忌寒凉淡渗及辛热之品，以免重泻阳气，更助阴火。在饮食方面提出温食、减食、美食等养生饮食方式，在生活上应省言养气，安心宁神，以助元气恢复。

2.其他理论进展

当然金元时期对脾脏象的发展不能只谈《脾胃论》，《脾胃论》也有一定的局限性，比如对脾胃功能的认识上还是以脾为胃消化水谷，没有提出脾主运化的概念。而朱丹溪受刘元素的“火热论”和李杲的“阴火论”影响，对脾胃的功能补充，认为脾胃运化水谷的功能不只是脾气和脾阳决定的，也是脾阴的体现。《丹溪心法》中描述脾阴受损：“七情内伤，六淫外侵，饮食不节，房劳致虚，脾土之阴受伤，转输之官失职，胃虽受谷，不能运化，故阳自升，阴自降，而成天地不交之否。”认为脾阴可由七情、六淫等因素损伤，使气机升降失司进而影响运化功能，将脾阴说补充到脾脏象理论当中。刘完素则提出了湿热的概念，他在《黄帝素问玄明论方》中云：“湿为土气，火热能生土湿，湿病本不自生，因于火热怫郁，水液不能宣行，即停滞而生水湿。故湿者多自热生。”认为湿往往与热相生，互相转换。后朱丹溪发现湿热除了与饮食习惯有关还与地域相关，经过逐步完善成为脾脏象理论的一部分。

3.治法方药方面的进展

治法上金元时期以补益脾胃和清泻肠胃为主。其中补益脾胃主要由李杲提出，重视脾阳认为“大抵脾胃虚弱，阳气不能生长……若用辛甘之药滋胃，当升当浮，使生长之气旺。言其汗者，非正发汗也，为助阳也”。创立升阳益气、升发脾阳的治法用来论治脾虚。与之不同的是张从正，他认为病皆因邪气侵犯人体，《儒门事亲》中提到“夫病之一物，非人身素有之，或自外而入，或由内而生，皆邪气也”创立了汗、下、吐三法，对于脾胃疾病常常应用吐、下两法。吐法是指通过涌吐的方法，使停留在胃脘、咽喉的痰饮、宿食吐出，吸取借鉴《黄帝内经》中“其高者，引而越之”认为凡在上者，皆宜吐之，为后世治疗实证，尤其是宿食、痰饮等实邪致病提供重要手段。但因患者接受度较差，目前很少应用，就是在当时他也提到：“夫吐者，人之所畏。且顺而下之，尚犹不乐，况逆而上之，不乐者多矣。”下法相较于吐法接受度尚可，主要指运用荡涤肠胃、通泄大便的方法使停留在肠胃的有形积滞排出，凡是具有下行作用的治法都属于下法，比如常见的有逐水、下乳、泄气等，常用的方子有调胃承气汤、桃仁承气汤等。

四、明清及民国时期脾脏象理论的发展

明清及民国时期的发展——西方文化冲击下的交流碰撞

明清时期，脾脏象理论基本进入总结、扩展阶段，对以往的观点进行归纳，很多我们如今所熟识的理论名词都是在这个时期明确提出来的，衍生出了众多的学术流派，他们从不同角度看待问题，使得脾脏象理论向多方面良性发展。在晚清和民国脾脏象理论汲取了很多现代医学的独特见解，很多医家渐渐抛开成见与西医进行交流，使得这一时期脾脏象理论的发展呈现出整合创新、中西并进的繁荣景象。

1.脾脏的形态、位置认识

在初期医家对脾的位置居左居右还有所争议，《医学入门·脏腑》称脾“微着左胁于胃之上”而《医旨绪余》则认为脾“著右胁，上与胃膜相连”。随着现代医学的引入，脾脏的描述更加准确，并出现了胰腺的描述。王清任在《医林改错》中有一副“亲见脏腑改正图”，尽管里面描述的脾脏相当于西医中的胰腺，但十分详细，甚至描绘到了胰腺管，称之为珑管。到了《中西医汇通医经精义中》脾脏的描绘图已经是西医的脾脏和胰腺了。当然中医指的脾脏从功能上不只是西医脾脏和胰腺的功能，但是努力明确脾脏的形态和位置有利于我们更好地研究其功能，意义重大。

2.理论相关内容进展

（1）“脾喜燥而恶湿”

早在《素问·宣明五气》中就有提到“脾恶湿”的说法，《素问》病机十九条中“诸湿肿满，皆属于脾”，将水湿泛滥责之于脾。后来《金匮要略》中“水在脾，少气身重”，言及水湿最易困脾导致身体困重，治疗上应以健脾祛湿为主，但这一理论观点真正被提出是在明代的《医方考·脾胃门》中“脾……喜燥而恶湿”。

（2）“脾主统血”

“脾主统血”这个观点在明清正式提出，早在《黄帝内经》中就认为脾虚可以导致出血，“咳喘血泄……是脾气之外绝”“谷入多而气少者，得之有所脱血”等可以看出内经中认为气虚，尤其是脾气虚可以导致出血。到了《难经》提到“主裹血，温五脏，主藏意”，这里的主裹血，可以理解为统血，是脾主统血最早的理论溯源。之后各医家都发表过自己对于脾与血之间关系的看法，仲景就用黄土汤以补脾止血，而后孙思邈以调中补虚法治疗崩漏下血，此时很多医家都开始以补脾治疗血证，但思想上仍以心主血为主。到了金元时期，一些医家提出了脾不统血的病机，元代危亦林在《世医得效方·失血》中云：“归脾汤治思虑伤脾，心多健忘，为脾不统摄心血，以致妄行，或吐血下血。”明确提到了脾不统血。

明清时期脾主统血正式提出并得到认可，《滇南本草》出现了“脾统血”的字样，即“心生血、脾统血，心脾血虚，神不敛志，所以自汗、盗汗也”，但由于本书主要为药学著作，对于脾统血的含义解释不清。之后薛己在《内科摘要》中论及“脾统血，肺主气，此劳伤脾肺，致血妄行，故用前药健脾肺之气”，认为血液妄行应该健脾益肺，使血行于脉。《女科撮要》云：“盖血生于脾土，故云脾统血。凡血病当用苦甘之剂，以助其阳气而生阴血。”提出脾统血的含义不只是简单的固摄血液还有生血的作用。张介宾则从病因

病机上论述了脾统血的意义，他在《景岳全书》中论述“若素多劳倦思虑，或善呕吐，或善泄泻，而忽致吐血下血者，此脾虚不能摄血”，认为突然的吐血、下血是由脾虚不能摄血导致的。脾统血的能力主要由两点决定，其一是脾气的收摄作用，《景岳全书·便血论治》曰：“盖脾统血，脾气虚则不能收摄。”其二是脾主运化，体现在脾化血上，是谓“脾化血，脾气虚则不能运化，是皆血无所主，因而脱陷妄行”。清代唐容川首次提出了“脾主统血”一词，他总结前人经验，结合自身临床实践和理论研究，对脾与血的关系进行论辩完成了《血证论》，将脾主统血这一观点正式地介绍给世人，使得在从脾论治血证上有了完备的参考依据，为治疗血证提供了宝贵的经验和理论支持。

3.脾与其他各脏腑的联系

由于整体观是中医思想的重要组成部分，脾脏象理论势必也不能只孤立于脾胃，各时期医家对于脾脏与其他脏腑联系都有论述，但在明清有一种观点很是新颖，由清代的何梦瑶提出，他在《医碥·五脏克生说》中云：“脾之所以能运化水谷者，气也，气虚则凝滞不行，得心火以化之，乃健运不息，是为心火生脾土。”他提出养心火以培土的观点，这个观点主要还是借由五行相生理论而来，对心与脾的关系进行论述，强调了心火对于脾土的重要性，指出对于一些脾虚患者可以养心火以健脾，而不是一味以甘温之品补脾。

4.病因病机上的全新认识

（1）温病理论下的戾气学说

宋金元时期就有医家开始对温病进行研究和探索，经过了时间的磨炼，明末（字又可）吴有性《温疫论》问世，正式标志着温病学说和温病学派的创立，随后清代以叶天士为代表的众多医家进一步继承和发扬温病学说，使温病学派日益壮大，影响深远，蓬勃鼎盛。戾气说是温病的重要组成部分，而吴有性提出戾气可致湿热疫，叶天士认为湿热邪气不仅由外感而来，也可由饮食内伤脾胃而来，为脾脏象理论的病因中补充了戾气湿热的部分，其中湿最易伤脾，这一观点为脾脏象理论治疗传染疾病提供了理论依据，补充了在治疗传染病上的空白。

（2）“脾胃阴虚”

由于普遍认可脾脏喜燥恶湿，很少有医家指出燥邪伤脾，清代的黄元御却不拘泥于古人认知，在《伤寒悬解·阳明燥金》中大胆提出：“太阴性湿，阳明性燥，燥湿调停，在乎中气，中气旺则阴阳平和，燥湿相得。”黄元御分而论之认为脾胃相异，燥湿互相牵制协调，一旦两者平衡失司，亦可致病。就如“胃家实则燥土司气，而湿则化燥；胃家虚则湿土主令，而燥亦可化湿”。燥邪同样可以通过伤胃阴进而使脾胃不和致病。

在明清之前，对于脾胃疾病多重视脾阳，尤其以《脾胃论》的面世，使得重补脾阳成为主流，明代缪希雍另辟蹊径，倡导辨病应分脾阳、脾阴。认为很多杂病为脾阴不足，其实他倡导脾阴说也有根据，早在内经中有“脏真濡于脾”的论述，即脾阴存于脾脏与真元的产生密不可分，《伤寒论》中著名的“脾约证”本质上是脾阴亏虚，津液不足而出现的大便秘结。他的观点也得到了其他医家的认可，张景岳在《景岳全书》中指出：“凡劳倦伤脾而发热者，以脾阴不足，故易于伤，伤则热生于肌肉之分，亦阴虚也。”也意识到了脾阴的重要性。到了清代，脾阴说被广泛认可，唐容川在《血证论》中云：“李东垣后，重脾胃者，但知宜补脾阳，而不知滋养脾阴。脾阳不足，水谷固不化；脾阴不足，水谷仍不化也。”可见脾阴不足亦可导致运化失常，而且举了一个十分生动形象的例子，脾胃如锅煮饭，脾阳如锅底的火，脾阴如锅中的水，两者缺一不可，缺少了哪一个饭都煮不熟。至此脾阴学说正式创立，改变了以往一味用甘温药补脾的习惯。

明清开始，脾胃疾病开始分而治之，脾胃分治最早可以追溯到仲景时期，六经辨证本身将脾太阴与胃阳明分别论治。但后世对于胃病的病因病机论述不多，到了清代脾阴说的推广，启发了高鼓峰，他在《医家心法》中提到了胃阴不足的病证“肠胃必枯槁干燥，绝无滑腻稠黏等象，是胃阴亡也”认为胃为水谷之海，肠胃中之物定是润泽的物质，故胃阴最为重要。这也决定了胃的生理特点是喜润恶燥，为脾脏象理论丰富了胃的内容，指导了后世治疗胃脘、中膈的疾病。

5.诊断方面的进展

到了明清，对于疾病的诊断，脾脏象理论中已经有了相当完备的体系，可以说颇有心得。尤其在望诊上独树一帜，值得考究。在望色中吴谦在《四诊心法要诀》中描述了脾气充足，功能正常时的容貌应当是“缟裹雄黄，脾状并臻”，即如同白布裹雄黄的颜色，朦胧当中带有黄红色，而当脾的功能失常则是黄色显著。清代何梦瑶在《医碥·望色》提到：“黄色属脾，主湿热，食积。”同样是黄色，根据病机的虚实不同会表现出不同的黄色，当实证时往往会是湿热困脾，胆汁外泄表现出的鲜艳黄，且白睛染黄；虚证时，脾失健运，气血生化乏源，肌肤腠理得不到足够的滋养就会表现出萎黄不泽。望形和面部方面，《望诊遵经》中重视望眼睑，有“昏睡露睛者，脾胃虚极也”的说法，多与脾主肉相关，可以提供一定参考。而水肿者，多见眼睑水肿，所谓“睑浮肿者，脾虚不健运也”，根据肿的程度部位不同还具体分为“上睑肿者，脾气热也”“目下肿者，水在腹也”和“目下有卧蚕，面目鲜泽，脉伏，消渴者，病水也”三种情况，提供了基本的辨证思路。除了常用的望色和望面，《望诊遵经》中还独创“诊唇望法”专门望脾胃疾病，内经中称脾其充在肌，其华在唇，故有了望唇知脾的手段，认为“唇黄色小理者脾小，粗理者脾大；揭唇者脾高，唇下纵者脾下；唇坚者脾坚，唇大而不坚者脾脆。唇上下好者脾端正，唇偏举者脾偏倾”。虽然看起来有些片面，说服力不强，但可以作为先天禀赋的参考，进行体质学研究。正是这些理论使得脾脏象理论的底蕴深厚，各个方面都内涵丰富，有待我们发掘开发。

6.方药方面的进展

在方药方面明清时期主要为脾脏象理论补充了两大类，一是脾阴学说创立了一系列治疗脾阴虚证的方药，二是脾胃分而论之出现了很多治疗胃阴虚证的方药。

（1）脾阴虚证

明清以前，对于脾失健运往往责之脾阳不足，到了明清医家认为脾阴不足同样可以导致脾失健运，缪希雍受朱丹溪影响重视滋阴，首先运用甘寒类药物补脾，常用的有沙参、麦门冬、白芍、生地等，这些药物往往性味属酸，佐以一些性甘的药物，取酸甘化阴之意，补脾阴以健运。张景岳则在李东垣补中益气汤的启发下创立了补阴益气煎，去掉了黄芪、白术等甘温之品，加以山药、熟地一类的滋阴药，称“凡阴虚于下，水亏不能作汗，而邪有不解者，此方尤胜之”。唐宗海同样善于应用甘寒滋养的药物治疗脾阴虚，他推崇补阴药在煎煮的过程中应当“煎去头煎”。吴澄在《不居集》中拟出治疗脾虚的主方，根据阴阳细分，记载有“理脾阴”的方子9首，包括资成汤、理阴方、理脾益营汤等。

（2）胃阴虚证

刘完素很早就注意到治疗疾病时应当顾护脾胃，尤其是对胃阴的保护，很多辛热、苦寒的药物都容易伤及胃阴，缪希雍主张以甘寒之品补养脾阴，就是发现以往温燥之药，虽然可以健脾祛湿，但忽略了胃的生理特点，温燥之品使用不当会耗伤津液。叶天士在李东垣的基础上将脾胃分而论之，一定程度上补充了李东垣重视脾脏而忽略了胃的不足，这与温病易伤阴有着密不可分的关系，温病的特点使得叶天士经常使用像麦仁、石斛等药滋阴清热、益胃养阴，后世的温病大家也受其影响，提出温病伤胃津液者应该以甘凉、甘寒的药物治疗，如玉竹、麦门冬、芦根等生津除热。

总之，脾脏象理论是包含了脾的形态、功能、生理特点、病理状态等一系列内容的理论体系。它可以用来解释疾病的病因病机，诊断疾病的病证分型，治疗疾病的各个阶段，属于中医理论体系的重要组成部分。经过了漫长时间的发展，它不再是最初的一个孤立的脏象理论，与其他理论有着千丝万缕的联系，体现了中医整体观的思想。从古至今，各个医家根据脾脏象理论来论治疾病，又在论治疾病的过程中不断地加入自己的临床经验，使脾脏象理论不断丰富，生生不息。如今现代医学的引入，又使得脾脏象理论焕发出新的生机，从脾论治相关疾病涉及八大系统，大大小小疾病数十种，可以说涵盖了医学的方方面面。医学的进步不会停止，就像历史的车轮不会停止一样，相信脾脏象理论还会继续发展，为人类的健康做出更大的贡献。

第二章　从脾论治心脑血管病学术源流

我国的传统医学对心脑血管疾病的认知与研究由来已久，可以追溯到春秋战国时期。随着现代社会科学技术水平，疾病发生、发展情况与患病群体的构成的不断变化，传统医学对心脑血管病的研究与现代科学技术手段有机结合，使中医药学在逐步印证先人正确论断并针对社会变化进行延展时，也在对部分糟粕内容进行改革与摈弃。近些年，中医论治心脑血管病学取得了极大进展，中医学关于心脑血管病的学术理论体系也越见完整。众多治法治则通过对古籍理论的研究深入与有效的临床应用逐步建立起来。如从痰论治心脑血管疾病，从痰瘀论治心脑血管疾病，从脾论治心脑血管疾病，从络病理论论治心脑血管疾病等，本章着重阐述的便是其中一种流派：从脾论治心脑血管疾病的学术源流。

阐述从脾论治心脑血管疾病，首先需要明确心脑血管疾病在中医理论体系中的发生发展，故本章节按照中医心脑血管病理论体系的建立期、发展期与成熟期对其进行学术源流探讨，同时在每一阶段对从脾论治理论的学术源流进行讨论，以期系统地对从脾论治心脑血管疾病学术的理论源流进行深入探讨，与各位同道共勉。

第一节　中医心脑血管病理论体系建立期

春秋战国时期，古代中国的社会制度与生产关系都发生了较大的变革。政治上，由奴隶社会变为封建社会；经济上，井田制瓦解，小农经济兴起；思想文化上，出现了百家争鸣的繁荣景象。随着以宗教信仰为基础的生产关系逐渐转变为以家族传承为基础的生产关系，这种社会关系的变革，推动了生产力的发展，科技、文化、军事、水利事业、制器技术等都有了明显进步。在中医学方面，《黄帝内经》《难经》《神农本草经》和《伤寒杂病论》（即《伤寒论》和《金匮要略》）四大经典的出现，标志着中医理论形成了一套较为完整的体系。这也意味着中医学关于心脑血管病的理论有了初步的基础。

一、心脑的概念

心脑的中医学概念与西医的概念有所不同，下文主要依照中医经典的内容来对心脑做个定义。

《素问·脉要精微论》曰：“头者精明之府。”这是脑的概念。在中医的理论体系中，认为脑的生成始于胚胎，由先天之精化生而成，《灵枢·经脉篇第十》云：“人始生，先成精，精成而脑髓生。”古人通过取类比象，将人与自然界联系起来，强调人体的头属天阳之位。《灵枢·邪客篇第七十一》云：“天圆地方，人头圆足方，以应之。”《灵枢·骨度篇第二十四》记载人头围为二尺六寸，前发际至后发际为一尺二寸。脑居于头骨之内。有关脑的结构，古人通过研究发现，脑髓结构细致精巧，沟回众多，复杂难分，谓有“百节”，取其层次众多之意。上述说法都是中医理论体系在建立初期对于脑部的初始认知。

《灵枢·邪客篇第七十一》曰："心者，五脏六腑之大主也，精神之所舍也。"《素问·灵兰秘典论》云："心者，君主之官也，神明出焉。"明确指出心主司神明，为五脏六腑之大主，统率全身脏器发挥作用，为君主之官。这是在中医理论体系建立初期，医家通过多年的临床诊治与经验积累，所得出的心的中医概念。

可以说，在中医心脑血管病理论体系建立的初期，心脑的概念与当今社会解剖学的概念是有一些出入的，但是古人对于心与脑的认知，与现代医学的认知，还是有一定的相似性的。对中医传统理论来说，在古代医术中，两者的概念都阐述了心和脑主智慧，主思维，都与人体的神志功能相关，这说明两者具有生理功能上的一致性。

二、心脑的生理功能

按照中医学的相关理论，心脑在生理、病理上都有着共同的基础，正因如此，两者在生理功能上也具有某方面的一致性。

首先阐述下心的生理功能，《灵枢·邪客篇第七十一》云："心者，五脏六腑之大主也。"这是明确提出了心脏与全身脏腑的关系——心主理五脏六腑。《素问·痿论》则明确指出："心主身之血脉。"中医理论中的血脉是指血液和脉管以及血液在脉管中的运行。这一系统的生理功能，由心脏主持，是全身血液循环的原动力。《素问·六节脏象论》云："心者，生之本，神之变也，其华在面，其充在血脉。"《素问·五脏生成》又云："心之合脉也，其荣色也。""诸血者，皆属于心。"等。上述这些原文都提及了心的主要生理功能与血脉相关，能够统领一身之血脉，濡养脏腑，维持人体日常的生理活动，人体的血脉充盈与否，神色康健与否都可以通过面色显示。

《难经》对于心的生理功能也有所涉及，《难经·四十二难》云："心重十二两，中有七孔三毛，盛精汁三合，主藏神。"心脏重量约为十二两，心中有七孔，正与俗语中的"心有七窍"相符合。这既阐述了中医理论体系在建立时期对于心的解剖形态的认知，又明确指出了心的生理功能为藏神，与精神、神志具备一定的相关性。

关于脑部的生理功能，《灵枢·邪气脏腑病形篇》云："十二经脉，三百六十五络，其气血皆上于面而走空窍。"十二经脉之中，手三阳经——手阳明大肠经、手太阳小肠经和手少阳三焦经与足三阳经——足阳明胃经、足太阳膀胱经、足少阳胆经，交会于头。根据《黄帝内经》的记载，心、肝、脾、肺、肾的经脉均会于耳中，上络左角；肾经结于枕骨；肝脉上出额与督脉会于巅。六腑之胃脉会于耳中，上绕左角；大肠筋上左角络头；膀胱筋上头；胆脉上抵头角；三焦经上乘结于角；奇经之督脉上额交巅入络脑。由此可见，诸多经脉皆循行于脑。《灵枢·海论》中则提及："脑为髓之海，其输上在于其盖，下在风府。"又曰："髓海有余，则轻劲多力，自过其度；髓海不足，则脑转耳鸣，胫酸眩冒，目无所见，懈怠安卧。"髓海为人体四海之一，与人的神志状态息息相关。《黄帝内经》中明确言及脑为髓之海，这说明脑的生理功能可以阐述为，脑为神经中枢，为元神之府。

对于心与脑，中医学理论从开始出现，就有相关的说明解释，但是都较为零散，缺乏统一的整理分类，大多分布在对病案、方剂的记录之中，没有凝练、系统化、具备代表性的阐述（当然也有可能是因为古代中医理论启蒙时期的医书发掘出土的相对较少）。在中医理论体系中，对于心脑概念与功能的论述较为完整和系统化的，最早的应该是《黄帝内经》。

三、心脑在中医理论体系中的功能

1.主思维

《黄帝内经》有谓“心主神志”。脑心主神，神在机体生命活动中的重要功能就是思维。说明思维是脑心的重要生理功能。

2.主记忆

脑为“精明之府”，心主神志，脑心主司精神思维活动。唐容川曰：“人之记性皆在脑中。”《灵枢·本神》曰：“心有所忆谓之意。”明确指出心具有记忆的本能和思索记忆往事的作用，说明心脑有主司记忆的功能。

3.主智慧

《黄帝内经》有谓脑为“精明之府”，《素问·灵兰秘典论》中则提及，“心者，君主之官，神明出焉”。神明指的是神志或精神，充分说明脑心主智慧。人的聪明、敏锐、机灵、计谋都是脑心在运动中进行加工思考、运算统筹后得出的结果。

4.主运动

《灵枢·脑海》曰：“髓海有余，则轻劲多力，自过其度。髓海不足，则脑转耳鸣，胫眩冒，目无所见，懈怠安卧。”脑为髓海，说明脑与机体四肢的运动关系紧密，脑髓充盈则肢体运动有力，脑髓不足则肢体运动乏力。

5.司感觉

《素问·至真要大论》曰：“诸痛痒疮，皆属于心。”机体痛或痒等知觉都是脑心功能的反应，痛觉、瘙痒的感觉等都与心相关，脑心功能正常，机体才能有敏锐的感觉。

6.统五神

神、魄、魂、意、志被称为五神，分别归于心、肺、肝、脾、肾五脏，即心藏神，肺藏魄，肝藏魂，脾藏意，肾藏志。王宏翰曰：“头脑居百体之首，以统全身者也。”《灵枢·口问》曰：“心者，五藏六腑之主也。”五脏都属脑心所统率，当然神、魄、魂、意、志五神也都归脑心统制。

四、心脑病症在中医理论体系中的表现

中医理论体系在初步形成时期，就对心脑血管相关的病症进行了相关阐述，并且留存了一定的治疗方法与体系。下面我们就对心脑血管病症在这一时期的内容进行归纳。

首先，在心血管病方面，《黄帝内经》中已经有相关记载，出现的病包括“真心痛”（《灵枢·厥病》云：“真心痛，手足青至节，心痛甚，旦发夕死，夕发旦死。”）“厥心痛”（《灵枢·厥病》云：厥心痛，与背相控，善瘈，如从后触其心，伛偻者，肾心痛也，先取京骨、昆仑，发狂不已，取然谷。厥心痛，腹胀胸满，心尤痛甚，胃心痛也，取之大都、太白。厥心痛，痛如以锥针刺其心，心痛甚者，脾心痛也，取之然谷、太溪。厥心痛，色苍苍如死状，终日不得太息，肝心痛也，取之行间、太冲。厥心痛，卧若徒居，心痛间，动作痛益甚，色不变，肺心痛也，取之鱼际、太渊。”）“目瞑”（《素问·六

元正纪大论》："其病眩掉目瞑。"）"脱痈"（《灵枢·痈疽》云："发于足指，名脱痈。其状赤黑，死不治；不赤黑，不死。不衰，急斩之，不则死矣。"）等，不仅记载了心血管相关疾病的名称、病症，也记载了相应的处理经验，《金匮要略》中也记载了"惊悸"（《金匮要略》说："寸口脉动而弱，动即为惊，弱则为悸。"）"百合病"（《金匮要略·百合狐惑阴阳毒病脉证并治》云："百合病者，百脉一宗，悉致其病也。意欲食，复不能食，常默然，欲卧不能卧，欲行不能行；饮食或有美时，或有不用闻食臭时；如寒无寒，如热无热；口苦，小便赤；诸药不能治，得药则剧吐利。如有神灵者，而身形如和，其脉微微。"）等心血管方面的病症。

在上述中医经典中，对于心血管病症的记录较为详细，尤其是对于"心痛"的描述，其病因病机、性质、部位与特点都系统详尽，对症治疗的汤剂方药也有记录。如《灵枢·厥病篇》云："厥心痛，痛如以惟针刺其心，心痛甚者。""真心痛，手足清至节，心痛甚，旦发夕死，夕发旦死。"即是对疼痛性质的描述。这相当于今天冠心病心绞痛发作所致的四肢厥冷、发绀、自汗、呼吸微弱、脉搏模糊、血压下降、末梢循环衰竭，接近休克的急性心肌梗死的病理表现。又如《素问·藏气法时论》云："心病者，胸中痛、胁支满、胁下痛、脊背肩胛间痛、两臂内痛。"即是对心痛部位特点的描述。这里"胸中"即两乳之间，胸骨体后，其发作是一种曲胁闷胀的性质。"支满"不完全是胸痛，可以从胸部放射到肩胛和背部，甚至到两臂。这种描述已经与现代心绞痛的部位性质非常相似。这说明在《黄帝内经》成书时代，医家已经对心绞痛有了较为明确的认识，同时能根据患者的临床表现，进行相应的治疗，形成了较为系统的治疗方式与手段，有了具有一定疗效的方剂与配方原则。

其次，在脑血管病方面，《黄帝内经》中提及的"仆击偏枯"（《素问·通评虚实论》云："凡治消瘅、仆击、偏枯、痿厥、气逆发满，甘肥贵人，则膏粱之疾也。"）"薄厥"（《素问·生气通天论》云："阳气者，大怒则形气绝，而血菀于上，使人薄厥。"）"大厥"（《素问·调经论》云："血之与气，并走于上，则为大厥。厥则暴死。气复反（返）则生，不反则死。"）"煎厥"（《素问·生气通天论》云："阳气者，烦劳则张，精绝，辟积于夏，使人煎厥。目盲不可以视，耳闭不可以听，溃溃乎若坏都，汩汩乎不可止。"）等，其病症表现都近似于脑血管疾病的发病表现，与现代所定义的"中风"极为相似，虽然在《素问》中首次出现的中风这个病名，与现代医学的定义并不相同，但是所阐述的这些内容与中风病在卒中昏迷期和后遗症期的一些临床表现相似，对这一病症的病因病机也有一定的认识。如《素问·病机气宜保命集》认为"中风俱有先兆之症，凡人如觉大拇指及次指麻木不仁，或手足不用，或肌肉蠕动者，三年内必有大风"。

汉代医家张仲景的《金匮要略》中有"胸痹"证候的记载，其中所提及的"痹"包含痛的性质，但并不完全是痛的感觉。仲景提出的"痹"，除却疼痛之外，还含有闭塞不通、痞闷胀满的意思，相当于西医学所说的"压迫感""狭窄感"或"憋气性疼痛"。仲景总结的"胸痹"的症状包括"喘息咳唾、胸背痛、短气""不得卧，心痛彻背""胸中气塞"。其发作方式呈阵发性，有以"心中痞，留气结在胸，胸满，胁下逆抢心"的闷胀痞满感为主症的；有以空泛性的难过为主症的，如"心悬痛"，亦有向背部放射，有以

"心痛彻背，背痛彻心"为主症的。心痛发作时的脉象也不固定，可见弦脉、沉迟脉等。比如心动过速可呈现"关上小紧数"。张氏还对心系疾病"惊悸""百合病"进行了论述。其在《金匮要略》中将"惊""悸"连称，并指出"动即为惊，弱则为悸"，认为是因为惊而脉动，是因为心气弱（虚）而心悸。《金匮要略》中还记载，"百合病"患者经常出现精神恍惚不安，默默无语，会伴见《伤寒杂病论》中提及的"欲卧不能卧，欲行不能行""如寒无寒，如热无热"的情况。有部分医案还显示，患者可能会出现食欲或差或好等莫可名状的神志症状，同时兼有"口苦，小便赤""其脉微数"等症状。将上述这些论述与现代医学进行比较，可以发现其与西医理论中的"神经衰弱""癔病"较为相似。

对"中风"一病，《金匮要略》中除指出"夫风之为病，为半身不遂"的主症外，还首先提出中络、中经、中腑、中脏的证候分类方法。并且，张仲景在《金匮要略》中总结了中风的两个主要特征，一是发病急，变化快，病性危重；二是半身不遂，口眼㖞斜，可以说对中风的病因、脉证论述较详。自此，中医理论始有中风专论。

五、心脑血管病相关的病因病机

在中医理论体系形成初期，也就是春秋战国时期到东汉时期，根据现存的中医经典古籍分析，当时的社会对于心脑血管病的认识有了一定的深度，这一认识既包含上文所阐述的对于生理、病理情况的认知，也包含对于疾病产生的病因病机的认识。

古代医家认识到疾病既可由外感"六淫"之邪引起，又可由"内伤七情"导致。此外，瘀血阻滞、痰饮内阻、饮食所伤等均可以造成心脑血管的病变。在病机方面，古代医家已初步认识到上述各种原因——外邪侵袭、情志内伤、气血失调、血瘀痰阻、饮食偏嗜、劳逸失调均可影响脑心的正常功能活动，导致外邪侵脑扰心，以及脑病及心、心病及脑的临床疾病，这是心脑血管疾病的基本病机。

对于"六淫"致病，即外邪侵袭所致之病，《素问·至真要大论》曰："太阳之胜寒厥入胃，则内生心痛。"这是指太阳寒水主令之年，寒邪内犯心脉引起经脉拘紧而引发心痛。《素问·至真要大论》中还记载有"风淫所胜""热淫所胜""燥淫所胜""湿淫所胜"等病因所致的各种心脑系统疾病。如机体感受风邪，或寒邪循经入里，上犯巅顶；或邪由鼻入，侵犯于脑，蒙蔽清窍，发而为病。

对于"七情"致病，《素问·生气通天论》曰："怒伤肝，悲胜怒；喜伤心，恐胜喜；思伤脾，怒胜思；忧伤肺，喜胜忧；恐伤肾，思胜恐。"情志的异常变化会损伤内脏，影响内脏气机，导致气机逆乱，神志失常。《灵枢·本神篇》曰："肝藏血，血舍魂，肝气虚则恐，实则怒。心藏脉，脉舍神，心气虚则悲，实则笑不休。"过于愤怒，肝失疏泄，气血上逆，蒙蔽清窍，引起昏厥。心病可引起伤悲或哭笑无常。七情过激，刺激脑心，内伤情志，可导致脑心之神明失常而发病。《素问·生气通天论篇》曰："阳气者，大怒则形气绝，而血菀于上，使人薄厥。""天有四时五行，以生长收藏，以生寒暑燥湿风；人有五藏化五气，以生喜怒悲忧恐。故怒伤气，寒暑伤形，暴怒伤阴，暴喜伤阳，厥气上行，满脉去形，喜怒不节，寒暑过度，生乃不固，故重阴必阳，重阳必阴。"《素问·痿论篇》曰："悲哀太甚，则胞络绝，胞络绝则阳气内动，发则心下崩，数溲血也。”“心气热，则下脉厥而上，上则下脉虚，虚则生脉痿，枢折挈，胫纵而不任地也。”《金匮要略·惊悸吐衄下血胸满瘀血篇》谈到惊悸时说：“寸口脉动而弱，动则为惊，弱则为悸。”这些记载都阐明了七情致病，会导致人体的心脑血管产生病理状态。

对于“瘀血”致病，《黄帝内经》中虽然没有明确提出瘀血这一名称，但有“留血”“恶血”（帝曰：“善！血有余不足奈何？”岐伯曰：“血有余则怒，不足则恐；血气未并，五脏安定，孙络外溢，则络有留血。”）的相关记载。张仲景在《伤寒杂病论》中开始提出“瘀血”“蓄血”的名称（仲景曰：“阳明病。其人喜忘者。必有蓄血。所以然者。其人本有久瘀血。故令喜忘。屎虽硬。大便反易。其色必黑。宜抵当汤下之。”可以说上述原文，为后世研究瘀血所致心血管疾病奠定了良好的基础）。

对于“痰饮”致病，《黄帝内经》中有“多饮，善病胸痹”的记载，如“肺小，则少饮，不病喘喝；肺大则多饮，善病胸痹、喉痹、逆气。肺高，则上气，肩息咳；肺下则居贲迫肺，善胁下痛。肺坚，则不病，咳上气；肺脆，则苦病消痹易伤；肺端正，则和利难伤；肺偏倾，则胸偏痛也”，即是说除人体本身的水液代谢紊乱外，肺大多饮（包括饮水、饮酒、饮茶等）导致摄入水液过多，造成水湿困脾，脾胃正常功能受损，不能消化吸收，而致水饮内停，机体日虚，阴液烧灼，化生痰饮为患。

对于饮食所伤，《黄帝内经》认为“甘肥贵人，则膏粱之疾也”，其中也云：“多食咸，则脉凝泣而色变。”《素问·生气通天论》曰：“味过于酸，肝气以津，脾气乃绝。味过于咸，大骨气劳，短肌，心气抑。味过于甘，心气喘满，色黑，肾气不衡。味过于苦，脾气不濡，胃气乃厚。味过于辛，筋脉沮弛，精神乃央。”这说明当时已经认识到饮食中如果咸味过盛，会使血脉受损，心气受到抑制，心阳不能宣通，造成心血管的病变产生。饮食中味过于苦，也会损伤脾胃之气，使脾胃运输功能失常，水谷精微不能正常输布，脏腑得不到营养物质的滋润，由此可致心脑血管营养不足，最终的结果便是心脑血管类疾病的产生。《素问·奇病论篇》曰：“肥者令人内热，甘者令人中满。”同时反对偏嗜，认为过食肥甘厚味会令机体生内热，灼炼阴精；过食甘味会令机体气机阻滞，产生胀满之感。《灵枢·五味》云：“酸走筋，多食之，令人癃；咸走血；多食之，令人渴；辛走气，多食之，令人洞心；苦走骨，多食之，令人变呕；甘走肉，多食之，令人悦心。”这是对五味饮食对应的机体功能加以阐述：酸味归于筋，食用过多会对经筋有损伤；咸味归于血，食用过多会使血液烧灼，令人有口渴之感觉；辛味归于气，食用过多会损伤机体气机；苦味归于骨，食用过多会使人有恶心呕吐之感；甘味归于肉，食用过多会令人身心愉悦。《伤寒论》曰：“病人脉已解，而日暮微烦，以病新废，人强与谷，脾胃气尚弱，不能消谷，故令微烦，损谷则愈。”这是指患者康复后，脾胃功能尚未完全恢复，消化迟缓，尤须注意饮食适时适量，切勿食用过多。

六、心脑血管病的诊断与治疗方面

《黄帝内经》中很重视色诊和脉诊，所以在这方面的论述颇多。如《素问·痿论》云：“赤如鸡冠者生。”“赤如额血者死。”这就是通过面色来判别患者的预后，从而进行诊治。《难经》亦云：“而色黑如筏，此血先死。”“即互赤而络脉温。”这指的就是患者如果面色黧黑，则预后很差，甚至会步人死亡；而患者如果面色尚且鲜红，血脉处之尚温，则经过救治之后转良的概率很大。在脉诊方面《黄帝内经》提出“钩脉属心，脉象微钩从容”，这包含的意思是心脉有胃气，胃气充足，即水谷之气充足，则心脉搏动有力之意。脉有胃气则生，无胃气则死。正如《素问·阴阳应象大论》中所提到的“脉钩多胃少曰心病，但钩无胃曰死”（钩多者，过于钩也。胃少者，少充和也。是心火偏胜，胃气偏衰，故为心病。但有钩盛而无平和之气者，是夏时胃气已绝，而心之真藏见也，故死）。

《黄帝内经》除在理论方面加以阐述外，在临床诊治方面也针对上述疾病制定了一些法则。这些法则可分为两类：一类是治标与治本。即“急则治标”“缓则治本”。二类是正治与从治。逆病气而治谓正治，顺从病气而治谓从治。时至今日，这些治疗法则依然经常用于临床，可见其实乃真知灼见，延续千年尚有功效。

就临床疗效而言，针灸可以说是《黄帝内经》中具体治疗心脑血管病的常用方法。如《灵枢·杂病》中记载：“心痛，但短气不足以息，刺手太阳。”《灵枢·刺热篇》中亦提及“心涌者……取其少阴太阳，舌下血者”等治疗方法。《神农本草经》则是在临床用药上加以阐明，其中提及诸多用于治疗心脑血管类疾病的药物。如“丹参，寒热积聚，破癥除瘕”，阐明丹参可以用于心系疾病，破除瘀血所致的肿块。“川芎，主中风入脑，妇人血闭”阐明川芎可以用来治疗风邪入脑，妇人血闭之症。

东汉时期的张仲景则根据心系疾病不同的临床表现，在论著《伤寒杂病论》中拟定了众多经典方药。其中瓜蒌薤白白酒汤、小陷胸汤、瓜蒌薤白半夏汤等经典方剂，取温通散寒、宣痹化湿之效，体现了其对心痛、胸痹病辨证施治的特点。《金匮要略》中提到“心下悸”，多用半夏麻黄丸、小半夏加茯苓汤治疗。

七、中医心脑血管病理论体系建立期的从脾论治思想

“从脾论治”也被称为“从脾辨治”，按照中医理论的含义来理解就是从脾脏（广义的脾脏）来辨治各种各样的疾病。在阐述这一概念之前，我们首先要明确这个“脾”的具体含义，按照现阶段的中医理论，这个“脾”应该具有多种内涵。

其一，指脾脏与足太阴脾经循行所过之处[《灵枢·经脉》曰：“脾足太阴之脉，起于大指之端，循指内侧白肉际，过核骨后，上内踝前廉，上踹内，循胫骨后，交出厥阴之前，上膝股内前廉，入腹，属脾，络胃，上膈，挟咽，连舌本，散舌下。其支者；复从胃，别上膈，注心中（脾之大络，名曰大包，出渊腋下三寸，布胸胁）。”]，与脾相表里的胃腑与足阳明胃经循行所过之处[《灵枢·经脉》曰：“胃足阳明之脉。起于鼻之交頞中，旁纳（一本作“约”字）太阳之脉，下循鼻外，入上齿中，还出挟口，环唇，下交承浆，却循颐后下廉，出大迎，循颊车，上耳前，过客主人，循发际，至额颅；其支者，从大迎前下人迎，循喉咙，入缺盆，下膈，属胃，络脾；其直者，从缺盆下乳内廉，下挟脐，入气街中；其支者，起于胃口，下循腹里，下至气街中而合，以下髀关，抵伏兔，下膝膑中，下循胫外廉，下足跗，入中指内间；其支者，下膝三寸而别，下入中指外间；其支者，别跗上，入大趾间，出其端。”]。

其二，指中焦。按照中医理论，中焦位于人体三焦中部，多指上腹部分，包括脾胃等，其主要功能为助脾胃，主腐熟水谷，泌糟粕，蒸津液，化精微，是血液营养生化的来

源（《灵枢·营卫生会》云："中焦……此所受气者，泌糟粕，蒸津液，化其精微，上注于肺脉，乃化而为血，以奉生身。"《难经》亦持此说，如三十一难说："中焦者，在胃中脘，不上不下，主腐熟水谷。"《素问·六微旨大论》云："非升降，则无以生长化收藏。升降出入，无器不有。"《素问·经脉别论》云："饮食入胃，游溢精气，上输于脾；脾气散精，上归于肺；通调水道，下输膀胱，水精四布，五经并行，合于四时五脏阴阳，楼度以为常也。"）。

其三，指元气。在中医理论中，元气是人体的原始之气。由于来源于先天，所以又称元气为先天之气。元气来源于先天，即在胚胎形成之时，禀受来自父母双方的肾中精气，可以说这是元气形成的先天基础。出生以后，通过饮食摄入后天水谷之气，推动全身气机循环，吸收水谷中的食物精气，以保持元气的充足。元气以三焦为通道，流布于全身，凡脏腑、经络等组织器官，无所不至，其生理功能，一是推动和调节人体的生长发育和生殖机能，二是推动和调控各脏腑、经络、形体和官窍的生理活动。

其四，指土象。按照我国古代朴素的哲学理论，具有承载、生化、受纳作用的事物，均归属于土。这种观点起源于《尚书·洪范》（《尚书·洪范》云："五行：一曰水，二曰火，三曰木，四曰金，五曰土。水曰润下，火曰炎上，木曰曲直，金曰从革，土爰稼穑。润下作咸，炎上作苦，曲直作酸，从革作辛，稼穑作甘。"）。古人称"土爰稼穑"，是说土地的作用是供人类进行种植和收获谷物的农事活动。这种特性被引申为具有生化、承载、受纳作用的事物，均归属于土。故有"土载四行""万物土中生""万物土中灭""土为万物之母"之说。按照中医理论思想，人体五脏合于五行，脾的功能之一为主运化，指脾具有消化、吸收并运送水谷精微物质营养全身的功能，为气血生化之源，与土长养万物之性相同，是故脾为土脏。

总之，从脾论治之"脾"为功能之脾而非解剖形态之脾。因此，"从脾论治"是指在中医理论指导下，基于中医五脏相关理论，通过调治功能之脾而非形态之脾，解除病因，消除病理产物，平衡脏腑、气血、阴阳来治疗各脏疾病，而非局限于治疗脾胃病。

在中医理论体系的建立期，对从脾论治心脑血管疾病来说，心脾相关理论的确立奠定了这一治则治法的理论基础。心脾相关理论发源于传统医学的根基之一《黄帝内经》。

首先在理论知识上，按照上文所提及的《尚书·洪范》中的内容，"火曰炎上"指的是火具有温热、上升的特性。相应地引申出凡有温热、向上等性质或作用的事物，均归属于火。《黄帝内经》云："南方生热，热生火，火生苦，苦生心，心生血。"按照这种理论，心在五脏的五行属性中属火，而如上文所阐述，脾在五行属土。我国传统的充满朴素辩证法思想的五行理论认为，世界上的一切事物，都是由木、火、土、金、水这五种基本物质运动变化而生成的。同时，五行学说还以五行之间的生克关系来阐释事物之间的联系，认为任何事物都不是孤立的、静止的，而是在不断相生、相克运动之中维持着动态的协调、平衡。五行理论认为事物之间存在相生相克的关系，下面对这种关系简要地加以概括：其一，木生火。具象思维上可以理解为，火以木为燃烧的材料，木料随着火焰旺盛而燃尽之后，火也会因为失去燃料而熄灭。其二，土生金。按照现代地质学的研究，金属多蕴藏于土地岩层中，我们需要对原始土地进行冶炼后才能够获取一定纯度的金属。这在具象思维上可以理解为，肥沃的土地孕育出金属，掘开土地就能够获取金属。其三，金生水。金生水这一点在具象思维上可以从两个方向来理解，一是水在流动运行中容易遇到暗礁或者异物，从而堵塞，这种时候，水便需要使用坚硬的金属器物来进行开凿疏通，堵塞被疏通则水流运动归于顺畅，恢复其润下的状态；一则是金属类物品如果为烈火吞噬，会在升高的温度中逐步熔化，最终熔化为液体，如同古代工匠炼制金器、铁器所经历的生产过程。因此我们认为金可以生水。其四，水生木。这一点在具象思维上很好理解，无论是种植农作物，还是园艺培养，抑或是自然中的植物生长，都离不开水的灌养滋润，夏季雨水丰沛，水流灌溉植物，植物便能够欣欣向荣，枝繁叶茂。因此我们可以很容易地理解水生木的含义。其五，火生土。具象思维上可以理解为，火焰点燃物体后，随着温度升高，物体逐渐化作灰烬，这种燃烧后的产物我们便称之为土。

中医理论中，心为火脏，脾为土脏；五行属性中，火生土，因此心脾两脏在五行上存在着母子相生的关系。脾胃其性为土，心其性为火，火为土之母，心为脾之母，若母病及子可因心脏之病理演变致使脾胃脏腑受到波及，出现心火犯胃或者心脾两虚的病理表现，若子病犯母，脾胃疾病变化影响心脏的生理功能，脾虚日久，很容易出现心血不足、血不养神之证。如心悸怔忡、失眠多梦、多梦且易于睡梦中突然惊醒等。这些如果未能得到及时调理，还有可能出现心阳衰微，反过来又不能温煦脾土，从而出现脾虚湿盛。除此之外，因为子盗母气而产生的心脾两虚的情况也十分常见。根据上述相关阐述，可以得出结论，心脾两脏在五行上的相生关系会使两者在病理上互相影响，符合中医理论中的相生理论。

心主血脉，脾为后天之本，气血生化之源，主运化水谷精微以营养五脏。《素向·灵兰秘典》云："脾胃者，仓廪之官，五味出焉。"《素问·玉机真藏论》称其"为孤脏，中央土以灌四傍"。王冰注：包容五谷，是为仓廪之官；营养四傍，故无味出焉。根据王冰的注解可以说，包容五谷、营养四傍是对脾胃功能的精确概括与总结，通过寥寥数句就明确阐述了脾胃受纳腐熟水谷、化生水液精气，运化转输精微供养全身的生理功能。张仲景《伤寒论》云："人受气于水谷以养神，水谷尽而神去，故云安谷则昌，绝谷则亡。水去则荣散，谷消则卫亡，荣散卫亡，神无所依。"参详仲景行文含义，可以理解为人的生存与生活都要依赖水谷化生所产生的气血精微，水谷精微输布运化是生心神健旺的根本前提与先决条件，只有脾胃功能正常运行，才能保证水谷化生运输，滋养全身脏腑皮毛，如此则水谷相安，精神充沛健盛，身体脏器与精神状态都达到平衡稳定的状态，由此可以认为，脾胃健运、心神安泰乃人体健康之根本。《素问·经脉别论》云："食气入胃，浊气归心，淫精于脉。"《灵枢·营卫生会》云："人受气于谷，谷入于胃，以传于肺，五脏六腑，皆以受气，其清者为营，浊者为卫，营在脉中，卫在脉外。"

这表明心脾两者之间，脾以精气化生的气血温养心脉，心以主血脉之能统帅五脏，二者之间有气血相济之关系。

《灵枢·经脉》云："脾足太阴之脉，足太阴脉，起于足大指端，上行属脾，通行脾之血气，故曰脾足太阴脉者也。起于大指之端，循指内侧白肉际，过覈骨后，覈，胡革反。人足大指本节后骨，名为覈骨也。上内踝前廉，十二经脉，皆行筋肉骨间；惟此足太阴经，上于内踝薄肉之处，脉得见者也。上腨内，循胫骨后，交出厥阴之前，内踝直上名为内，外踝直上为外，胫后腓肠名为腨。太阴从内踝上行八寸，当胫骨后，交出厥阴之前上行之。上循膝股内前廉，入股属脾络胃，膝内之股近膝名膝股，近阴处为阴股也。上鬲侠咽，连舌本，散舌下；其支者，复从胃，别上鬲，注心中。”《素问·平人气象论》云：“胃之大络，名曰虚里，贯鬲络肺，出于左乳下，其动应衣，脉宗气也。”脾胃位于人体三焦之中，而心位于人体上部，属于三焦之上焦。西方医学的人体解剖结构显示，心脏与脾脏以膈为界，从解剖结构上看，两者之间没有实质联系，但根据我国传统医学理论中的经脉循行关系，心脾二者通过脾胃之支脉、大络紧密联系，经气互通，由此可以认为，从经脉层面来说，二者之间有着经络功能上的互通有无之关系。

基于上述心脾两脏之间的关系阐述，二者分别在理论基础上存有母子相依，功能上存有气血互济，结构上存有经络相贯的生理关系，可以得出结论心脾两脏具有多方面、多角度的相关性。正因如此，心脾两脏在病理演化方面必然相互影响，相互制约。在传统的中医学理论中，心者，君主之官，为五脏六腑之大主，其主神明，又主血脉，主神明之责出现异常，或是主血脉之责出现异常，必定会出现五脏功能异常，五脏血行不畅。脾脏为土脏，心为火脏，脾脏为心之子，母病及子，心病所致的病理变化影响脾胃，就会出现脾胃功能失常；而脾胃为后天之本、气血生化之源，脾胃功能失常也可能会出现子病犯母，子盗母气的情况，脾脏久虚会影响心脏功能，最终导致心脾两虚。若脾胃气血生化之责出现异常，则会出现供养全身的气血不足，其中心血不足，心失去精血润养，则会导致心悸怔忡、胸痹胸痛甚至中风偏瘫等诸多病症的生成发展。由此可见，心脾相关理论的形成是基于心脾两脏五行火土相依，气血阴阳互济，解剖经络相关的生理基础，而“从脾论治”心系疾病则是二者病理互制现状对于临床的有效指导。

八、从脾论治心脑血管病在中医理论体系建立期的应用

基于上述心脾之间客观存在的相关性与相关理论基础，中医学术界发展出了“从脾论治”心脑血管疾病的临床诊疗思路。在中医理论体系建立初期，就有一些医家采用这种理论奠定的诊疗方式，而其在临床具体应用中可以确定具有不错的效果，有一些方剂配伍与医案流传后世，即使在当代医疗条件之下，也为很多医家选择使用。

如大约在东周时期成书的《灵枢·杂病篇》曰：“心痛，腹胀，啬啬然，大便不利，取足太阴。”对其行文含义进行解释，出现心胸疼痛、腹部胀满、恶寒战抖、大便排泄困难的症状表现，可以采用针刺足太阴脾经的穴位以减轻患者症状并进行治疗。这说明，心痛腹胀等相关病理表现，可以通过脾经来进行治疗，这也是从脾论治的具体表现之一。随着现代医学的不断研究与数据搜集整理，普遍认为其中痰浊闭阻和痰瘀交阻是胸痹心痛最主要的两个证型，而这两个证型的症状表现与病机病理，都与中焦脾胃运化功能失常与脾主统血之责异常相关。由此可见，从脾论治在东周时期就已经有医家采用，并获得了较好的治疗效果，才能够为中医经典古籍《黄帝内经》记载收录。

东汉末年的张仲景根据自身多年行医，以及对同时代医家的经验总结所撰写的《金匮要略》中已经有胸痹心痛之症通过调理脾胃状态来进行干预治疗的相关记录，如《金匮要略·胸痹心痛短气病脉证治第九》云：“胸痹心中痞，留气结在胸，胸满，胁下逆抢心，枳实薤白桂枝汤主之；人参汤亦主之。”阐述记录了胸痹心痛与胁下脾胃同病的证候表现，并且给出了两个方子——枳实薤白桂枝汤与人参汤，两者一补一泻。枳实薤白桂枝

汤，方中用药为枳实、厚朴、薤白、桂枝、瓜蒌。根据其用药可以看出，这一经方的主要作用部位在胸中。根据仲景的病症描述，其所适用的应该为胸阳不振，引下邪由两胁上犯的病理表现。因此所采用的治疗原则应该为温振心阳，下气散寒。采用的是泄的治疗方式与方药配伍。人参汤方中用药为人参、干姜、甘草、白术。根据其用药可以看出，这一经方的主要作用部位在中焦、心下胃脘，甚至到腹部的位置，即脾胃所居之位置，对应的病机，胸中邪不甚，但心下腹中邪气较重，甚至出现了邪气从中下向上方逆冲的病理表现，引发胁下逆抢心的相应症状表现。参考仲景方剂所采用的治疗方法和原则，应该是使用温中补虚的方法，把中焦脾胃部位严重的邪气进犯缓和处理，使中焦安宁，则邪气自然不再上犯。采用的是补的治疗方式与方药配伍。从中可以窥见张仲景用药的精妙之处，针对不同病机造成的胸痹心痛的病症表现，仲景的治疗用药会根据其证候表现的偏虚偏实进行辨证选方，如果病症表现主要为实证，则会注意宣痹通阳、涤痰泄满，用以缓解病症疼痛，同时疏导邪气。如果病症表现主要为虚证，则会注意采取益脾补中，使人体阳气自发振奋之法，可以说这是中医理论体系初步建立时期，较早出现的医家用从脾胃论治疗胸痹心痛类疾病的真实案例。基于上文的分析，可以得出相应的结论，仲景所在的东汉时期，医者就开始认为痰浊、气虚等要素均可能长期盘踞胸中，以致胸阳不振，胸中阳气升发推动之力受阻，则气机阻滞不能运行，不通则痛，以致胸痹心痛的症状表现出现，而东汉时期的医者，根据仲景的记载，已经可以通过化痰、下气、散寒、健脾、补中、益气等方法辨证施治，并且这种治疗方式获得了较好的临床疗效，因此为仲景所采用、记录，伴随《金匮要略》这一经典流传了千百年，甚至当代临床医生接诊患者，用药堪方时，也经常会对这种治疗方式与原则予以借鉴。可以说仲景的《金匮要略·胸痹心痛短气病脉证治第九》既是从脾论治心脑血管疾病在临床用药中的较早的记录，同时也是中医理论中同病异治思想的具体体现。

简而言之，从脾论治心脑血管疾病在中医学理论的建立阶段，就已经在医家临床救治的方法原则中有所体现，因此为中医学经典古籍所记载保留，成为后世考证相关治法治则与临床应用的宝贵记录，进一步验证了从脾论治心脑血管病的各学术流派是一脉相承的，始自中医理论体系的建立时期。因此我们对这一治则治法的研究探索与不断深化是有着极为重要的意义。

第二节　中医心脑血管病理论体系发展期

随着时代的逐步发展，社会经济、政治、文化同步发展，与中医学相关的理论体系也在不断发展。自隋代始，延续至明清为止，在这段漫长的封建社会时期，医学的相关知识在逐步成熟，对疾病的认知与治疗手段在不断进步，中医心脑血管病的理论体系也得到了长足的发展，形成了百家争鸣、百花齐放的状态。

一、对于心脑血管的生理关系，有了更为系统与科学的认识

由王宏翰编著的临证综合类中医著作《医学原始》中提到："头脑居百体之首，以统全身者也。"是指头脑为全身脏器之首，统管全身。明朝李健斋所著的《医学入门·脏

腑》曰："心者，一身之主，君主之官。"脑心统帅全身，是机体精神思维活动的主宰中枢，在机体内处于枢纽、主导地位，是精神意识、思维活动的指挥控制中心，直接调节机体的一切生理活动。

目、舌、口、鼻、耳五官是五脏之外窍，是人体最敏感的感知器官，上述感知器官皆位于面，与脑相通。人的视、听、言、动等功能，可以说皆与脑部运行有密切关系。目、舌、口、鼻、耳五官诸窍通于脑，每一窍都有赖于脑神的作用。各窍所得信息都必然反映于脑，人在清醒状态下，以眼睛、耳朵、鼻子等感官接受客观条件的刺激，反映于脑，并产生相应的感觉和运动。五官指眼、耳、鼻、口、舌（咽喉）。五官功能由脑控制。

（1）脑与目：眼睛为视物的器官，所看见的东西反映于大脑之中。王清任在《医林改错》中说："两目即脑汁所生，两目系如线，长于脑，所见之物归于脑。"认为双眼为脑部产物所生，双眼如同为线系于脑部，双目看见物体也会将信号反馈回到脑部。两者在生理上相互联系。当脑的功能正常时，眼睛才能别黑白、审长短、视分明。病理上，眼部疾病可以影响脑部功能，那么，脑部出现病理变化也可以反过来影响眼部的正常生理功能。所以临床上多出现头痛引起眼部疼痛，眼部疼痛引起头部疼痛的情况。

（2）脑与鼻：鼻部为体内外气体出入的门户，主司呼吸，同时管理嗅觉，对于发声也有一定的辅助作用。头为诸阳之会，即全身的阳气都会聚于头面部，鼻居面部的正中央，为阳中之阳，是清阳之气交会之处。清阳之气从鼻窍出入，又属"清窍"，与脑的关系极为密切。如《医林改错》所说："鼻通于脑，所闻香臭归于脑。"我们现已认知到，如果患者鼻渊（鼻炎），那么随着鼻塞、喷嚏等种种发展，很可能引发头部疼痛，由此可见鼻部与脑部的关系是较为密切的，才会出现上述情况。

（3）脑与耳：人体的耳朵为声音进入的孔道，外界的声音都是从耳传入脑。若脑中之气虚，脑气与耳朵之气不接，可能会出现耳聋、耳鸣等症状表现；而根据中医理论，肾开窍于耳，肾虚，肾精不足，肾水不能上济于脑，导致髓海枯竭，也会引起脑部和耳部产生病理变化。

（4）脑与舌：舌为心之窍，心脏发生的病变可以从舌上反映出来，如瘀血闭阻于心，则舌尖可能会出现舌质紫暗，有瘀点瘀斑的症状表现。舌主要反映心的功能和病变，而由于心与脑均有主神明之功能，故舌体的变化也可反映脑的功能和病变。当人的神志活动正常时，表现为舌体红润光泽，柔软灵活，味觉灵敏，语言流利，发音正常。神志不清时可见舌体僵硬、舌缩卷、语言困难。

（5）脑与口：口能进食食物，分辨味道，辅助呼吸，发声。口为脾之窍，脾胃之气充盈时，脾胃功能正常，则可见唇红而润泽，舌下的金津、玉液二穴得以分泌津液而助消化，表现为食欲旺盛，口味正常。当情绪异常变化时，则口淡乏味，食欲不振，甚至出现消化功能障碍，而当心脑发生疾病之时，可能会出现口中无味等症状，甚至出现呕吐之感，这就是说明心脑血管疾病对于口部也有一定的影响，临床之时也要加以鉴别。

对于脑心之间的关系，《医学入门·脏腑》曰："心者，一身之主。"《本草纲目》的作者李时珍认为"脑为元神之府"；《素灵类纂》的作者汪忍庵则认为"今人每记忆往事必闭目上瞪而思索之"。清代王清任在《黄帝内经》及先贤所论的基础上，通过长期的观察实践，发现并明确提出了人的智慧及记忆等神态功能不在心而在脑，如《医林改错》

云："人之灵机不在心而在脑，因为咽喉两旁，有气管两根，行至肺管前，归并一根入心，由心左转出，过肺入脊，名曰卫总管，前通气府，精道，后通脊，上通两肩，中通两肾，下通两腿，此管乃存心气与津液之所，气之出入，由心所过，心乃出入气之道路，何能生灵机，贮记性。"同时还认为，脑的功能正常与否，取决于脑髓的充盈程度和五脏六腑的健旺程度，髓海充盈则耳能听，目有所动，鼻知香臭，言语成语，思维功能正常。脑心主宰机体脏腑组织，主管精神意识、思维活动。机体的一切生命活动都是脑心功能的体现。

二、对于心脑血管病病因病机的认识更为丰富

与中医理论建立期相比，中医理论在发展期对于心脑血管病病因病机的认识更为丰富，各位医家所编撰的典籍中的理论观点越来越具有特色，医案中记录的病理变化日益详尽，记载的病理表现也逐渐增多。如关于对胸痹心痛的认知，隋代巢元方所撰写的《诸病源候论》提出"寒气客于五脏六腑，因虚而发，上冲胸间，则胸痹"。这句话的大致意思是，寒邪之气入于五脏六腑，概因脏器虚弱而发，上冲于胸中，胸中作痛，即为胸痹。就是指出胸痹的病因为脏器功能先自衰微，寒湿外邪趁虚而入。唐代孙思邈《备急千金要方·心腹痛》认为，"寒气卒客于五脏六腑，则发卒心痛胸痹"，其认知与巢元方类似，都认为胸痹是五脏六腑虚衰，乃使寒湿之邪有机可乘。

随着医家通过对众多临床患者的治疗，对心系疾病认识的不断深入，仅"心痛"一病的分类就愈来愈细。其一，从邪犯脏腑经络分类，如诸脏心痛、诸经心痛等，清代喻嘉言的《尚论篇》和《医门法律》中所使用的就是这种分类方法。其二，从疼痛性质、发作患者表现的症状来分类，如卒心痛、久心痛、胸痹等，北宋时代的《太平圣惠方》采用的就是这种分类方式。其三，从病因病机来分类，如寒厥心痛、热厥心痛、虚乏心痛、瘀血心痛、停饮心痛等，元代刊录的《大德重校圣济总录》采用的就是这种分类方法。上述分类方法虽然各不相同，但其功用是一致的，为各位医家临床诊疗提供了一定的参考，可以说是具有很大的实践意义的。

在脑血管相关疾病的问题上，金、元时代，祖国医学得到了很大的发展，宋代之前，关于中风的原因以"内虚邪中"的观点为主流。到金元时代，许多医家则对中风的病因病机提出了不同的看法，认为内在因素是中风症发作的重要原因。比如"金元四大家"中有多人提出了"内生风邪"的观点。如刘河间提出了"心火暴盛"的观点，认为中风乃因心火亢盛上冲于脑。李东垣提出"正气自虚"，指出素体虚弱或者久病体虚或者脏腑功能失调导致气虚，乃使中风发病。朱丹溪则提出中风是"湿痰生热"所致——体内痰湿等病理产物聚集，上犯清窍，以致中风。虽然三人的观点并不相同，但与宋代之前的外风入侵相比，三者都认为中风源起于机体自身的内在因素。同一时代的王履又提出了"真中风""类中风"的论点，他在《医经溯洄集·中风辨》中说："因于风者，其中风也，因于火、因于气，因为湿者，类中风而非真令风。"而刘河间、李东垣、朱丹溪以内风立论的中风应是"类中风"。明代楼英在谈到舌强不语时说，"今风涎入其经络，故舌不转而不能言也"。吴昆《医方考》载"中风，手足不用、日久不愈者，经络中有湿痰死血也"。《本草纲目》亦云"偏枯者，手足为邪气阻塞脉道而然"。叶天士谓中风偏枯为

"有肝风内震入络"。可见宋代以后的医家普遍认同中风是人体内部的气血失调引起，是因为脏腑功能失常，而不是古代医家所认为的外邪所致。可以说这是中风的病因病机学说的一个重要转折。

三、心脑血管病的治疗方法更为成熟多样

其一，芳香温通法。唐代孙思邈在《备急千金要方·胸痹》中记载了治疗胸背疼痛的细辛散、蜀椒散等方，治心痛彻背，背痛彻心的乌头丸，其治法多以温通散寒为主。《千金翼方》中记载用"大乌头丸"治疗"虚寒心痹"。同一时代的《新修本草》还记载了使用药物龙脑（《新修本草》云："主心腹邪气，风湿积聚，耳聋。明目，去目赤肤翳。"）、熊胆（《新修本草》云："疗时气热盛变为黄疸，暑月久利，疳匿心痛。"）等药物治疗心痛。在宋代，随着药物功能的不断延展，芳香温通法的应用更为广泛，宋代方书中有关芳香温通法治疗心痛的记载远比唐代为多，其中尤其以《太平惠民和剂局方·治一切气》中的苏合香丸（苏合香、龙脑各一两，麝香、安息香用无灰酒一升熬膏、青木香、香附、白檀香、丁香、沉香、荜茇各二两，熏陆香制一两，白术、诃黎勒、煨朱砂各二两，乌犀屑二两）为此类方的经典代表。明代医家进一步将温通法扩展到对"真心痛"的治疗。董宿在《奇效良方》中为治疗"真心痛"创立了术附汤，以大辛大热之品温通经脉、回阳救逆。

其二，活血化瘀法。唐代孙思邈在《备急千金要方·心腹痛》中发展了活血化瘀治疗心痛病理论，主要采用干姜、大黄、芍药、桂心、当归、桃仁等活血化瘀类药物。发展到明朝时期，徐春甫在《古今医统大全》中记载使用金铃子散、灵脂酒、连茱丸治疗热厥心痛或发或止久不愈者。三方均以白酒送服，以增强药力。王肯堂在《证治准绳》中则提出"死血作痛，脉必涩。作时饮汤水下或作呃，壮人用桃仁承气汤下，弱人用归尾、川芎、牡丹皮、苏木、红花、延胡索、桂心、桃仁泥、赤曲、番降香、通草、大麦芽、穿山甲之属，煎成入童便、酒、韭汁，大剂饮之，或失笑散"。方中多为活血化瘀之药物，能够破瘀行血，使血脉归于通畅，则痛自除。发展到清朝时期，活血化瘀法的使用者中涌现出众多杰出医家，比如叶天士、王清任和唐容川等。这段时期的医家注重采用活血药物兼以补气、补血，多用虫类药通络，同时创制了众多行之有效的方剂，对后世治疗胸痹、心痛颇有启发，其中，最为影响后世的应该是王清任所创立的五逐瘀汤（血府逐瘀汤、少腹逐瘀汤、通窍活血汤、膈下逐瘀汤、身痛逐瘀汤）、补阳还五汤等名方，其重用黄芪化瘀而不用破气药，实有独到之处，成为后世应用活血化瘀法治疗冠心病的经典效方。

其三，化痰祛瘀法。历代医家在临床诊断过程中，逐渐认识到痰浊在胸痹、心痛发病中的重要性。隋代巢元方《诸病源候论·心痛病诸候》认为，"其痛悬急懊者，是邪迫于阳气，不得宣畅，壅瘀生热，故心如悬而急烦懊痛也"。指出邪气聚集使阳气不得宣发，聚而生热，发为心痛。元朝时期，朱丹溪在他的《丹溪心法》一书中提出"痰夹瘀血，遂成窠囊"，朱丹溪所论"窠囊"，是以气病日久成痰化瘀、胶结隐匿于体内深处为主要病机具有不易清除、病势缠绵、病症繁多的临床特点。清代李用粹《证治汇补》对心血管病的痰热病机做了深刻的描述，指出"气郁痰火，忧恚则发，心隔大痛，次走胸背"。上述内容不仅明确指出心胃痛者的致病因素主要在于痰饮，痰饮与瘀血纠结，形成的病理产物

缠绵难去，致使病情变化多端。治疗用药之法多为化痰祛瘀、健脾行气之法。如《证治汇补》所载的二陈汤，统治心痛诸症。又如导痰汤，治痰痛心痛，为二陈汤加枳实、胆星。

其四，益气养阴法。部分医家认为，气阴亏虚所致的虚火内旺，是心脑血管病发病的病因机制，金代李杲在《内外伤辨惑论》中创制的名方生脉散，就是养阴益气的知名方剂，方中人参补肺气，生津液，为君；麦门冬养阴清肺而生津，为臣；五味子敛肺止渴、止汗，为佐。三药合用，共成补肺益气、养阴生津之功，成为后世治疗胸痹心痛之气阴两虚的代表方，时至今日依然广为临床治疗所用，作为基础方随证加减。清朝时期的喻昌在其所著的《医门法律》中论述："心痛者脉必伏，以心主脉，不胜其痛，脉自伏也。不可因其脉伏神乱，骇为心虚，而用地黄、白术补之。盖邪得温药则散，加泥药即不散，不可不慎之也。温散之后，可阴阳平补之。"亦是对益气养阴法的阐述。

其五，补肾固本法。明代张介宾治疗心痛非常重视补益肾精，在《景岳全书》中指出："心本乎于肾，所以上不宁者，未有不由乎下，心气虚者，未有不由乎肾。"并提出"房劳过度，肾虚羸弱之人多有胸胁间隐隐作痛，此肝肾精虚不能生血而然……惟宜左归饮、大补元煎之类主之"，左归饮（熟地二三钱或加至一二两，山药、枸杞子各二钱，炙甘草一钱，茯苓一钱半，山茱萸一二钱，畏酸者少用之），大补元煎（人参少则用一二钱，多则用一二两，山药二钱，熟地黄少则用二三钱，多则用一三两，杜仲二钱，当归二三钱，山茱萸一钱，枸杞子二三钱，炙甘草一二钱）的配伍充分显示了张介宾提倡使用补肾固本法治疗心痛。

其六，行气开郁法：《圣济总录》记载："治卒心痛不可忍，芎汤方。"其方为芎桂（去粗皮）、当归（切焙）、高良姜、浓朴（去粗皮，生姜汁炙令透一分）所组成，"治卒心痛。半夏丸方"其方为半夏（汤浸七遍，去滑曝干）、细辛（去苗叶，各三分）、干姜（炮制）、人参、附子（炮制去皮），其用药配伍，川芎、高良姜、半夏等药物的使用，体现了行气开郁以治心痛的治疗原则。清代的沈金鳌在《杂病源流犀烛》中记载"胸者，肝之分，肺、心、脾、肝、胆、肾、心包七经脉俱至胸，然诸经虽能令胸满气短，而不能使之痛，惟肝独令胸痛"，倡导治疗胸痛以治肝为先。

四、中医心脑血管病理论体系发展期的从脾论治思想

随着中医理论体系进入发展期，数千年间，相关内容得到了长足发展。在理论体系发展期的开端，即五代十国与隋朝时期，隋代医家巢元方的《诸病源候论》的诞生，对于从脾论治思想的完善与进一步深化有着极为重要的意义。《诸病源候论》是我国第一部论述各种疾病病因、病机和证候之专著。这本专著继《黄帝内经》《难经》《伤寒杂病论》之后，使中医理论体系更为丰富。其中对于病因的独特见解颇多，而且大多是正确的认知，这本专著的诞生使中医病因学说得到了进一步完善，是中医理论体系中必不可少的一部分。比如该书对传染性疾病的认识，就论断其病因为"感其乖戾之气而发病"。《诸病源候论》中涉及脾胃的内容，部分原文如下："脾者，脏也。胃者，腑也。脾胃二气，相为表里。胃受谷而脾磨之，二气平调，则谷化而能食。若虚实不等，水谷不消，故令腹内虚胀，或泄，不能饮食，所以谓之脾胃气不和不能饮食也。其汤熨针石，别有正方，补养宣导，今附于后。"这句话的大概意思是：脾是五脏之一，胃是六腑之一，脾胃两者互为表

里。胃受纳水谷，而脾气腐熟水谷，使其成为精微营养物质，脾胃之气功能正常，则五谷能够正常运化；若是脾胃功能受损，则五谷无法消化吸收，就会出现或腹内鼓胀，或泄泻不停，或不能进食等症状，这就是脾胃之气不和所造成的。”

明朝时期，医家李中梓撰写的《医宗必读》为一部综合性医书。可以说这是李氏行医多年的经验与心得结晶。全书共计十卷。卷一为医论及图说，共有医论十四篇，内容分别为论述医学流派传承，脾肾等先天之本、后天之本的相关理论，对我国古代关于脏器的解剖生理学亦有涉及，并附有疑似证之辨治及仰人、伏人骨度图，改正内景脏腑图说等，可以说李氏的医论十四篇图文并茂，使人有兴趣阅读。卷二则记载了明朝时期的新著四言脉诀、脉法心参、色诊，同时对先代多位名家的各种观点及相关论述加以摘录，并针对其内容提出自己的观点，也对旧本进行勘误。卷三、卷四则与药物相关，论药四百四十余种，分草、木、果、谷、菜、金石、土、人、兽、禽、虫鱼十一部，按照药物的性味、归经、功用、主治、配伍及禁忌等规则来对上述药物进行描述，对于临床用药有一定的参考作用。其中关于各药的描述都以歌赋形式来表现，对于不明之处亦有小字注文阐明出处，详解含义，便于翻阅者阅读背诵。卷五为伤寒证治。卷六至卷十，共列伤寒、真中风、类中风、伤风、虚痨、水肿胀满、积聚、反胃噎膈、痢疾、头痛、呕吐哕等三十五种病症的证治。其内容涵盖理法方药，又包含李氏自己临床多年的经验心得，具有较强的实用性，因此为大众所接受。李中梓的相关论点之中传播最为广泛的是，“肾为先天本，脾为后天本”“气血俱要，补气在补血之先；阴阳并需，而养阳在滋阴之上”“乙癸同源，肝肾同治”。书中载自制新方七首，如润肺饮、阴阳攻积丸、肺涌神汤、拯阳理痨汤等；治泻九法；治癃闭八法。除此之外，对于一些疑难杂症的治疗，李氏也做出了较多贡献，如对中医难治的积聚证，李中梓首倡初、中、末三期分治的原则。必须提出的是，在治疗中，李氏除行医用药之外，对于患者与家属的心理现象也十分关注，是历代医家中较为少见的，提出重视医学心理现象的医家，因此其诸多理念为后世医家所接受，并且多为专著所引用，李氏的一些观念在当时看来具有相当的进步性，乃至到了现代，仍为医家所遵奉，可见其理论观念对中医体系的影响之深。

李中梓在《医宗必读·卷一·肾为先天本脾为后天本论》提及：“脾何以为后天之本盖婴儿既生，一日不食则饥，七日不食则肠胃涸绝而死。”其大意为：脾胃为元气生化之源，后天之本，因此自婴儿降生世间开始，一日不吃饭就会觉得饥饿，七日不吃饭就会肠胃无从摄入营养，导致机体缺乏养分，甚至失去营养成分，导致个体死亡。按照我们现阶段的理论，中医以肾为先天之本，以脾为后天之本，其含义是，胎儿生存生长的精微物质都来源于母体供给，肾可以用来储存母体所提供的营养物质，因而肾为其先天之本。胎儿脱离母体之后，失去了母体所提供的精微物质，这就需要后天通过进食，于体内摄入足够的饮食水谷化为营养物质，这种营养物质在五脏六腑的共同作用之下输布全身，濡养全身的脏腑经络、肌肉皮毛、四肢百骸。因此可以得出相应结论，脾作为后天之本，其对机体的作用更加持久，更加不可忽视，因此对脾胃进行养护是极为重要的。也正是因为脾为后天之本，如果脾胃功能受损，则人体吸收精微营养物质的能力就会随之产生异常，与之相伴而来的，便是千奇百怪的种种病症，因此从脾论治可以说是很有必要的处理方式。

明代医家薛己，著作颇丰，除撰写了《外科枢要》《内科摘要》《女科撮要》《疠疡机要》《正体类要》《口齿类要》，薛己还对多本医书进行了校订，为薛氏所校订的有《妇人良方大全》《小儿药证直诀》《明医杂著》《外科精要》等数十种。薛氏所校订的医书有如下特点：他所选注的皆为有一定知名度，传播度也较为广泛的医书。薛氏对医书文字、内容进行校订之后，还会在文后备注小字，表达自己的观念想法。可以说薛己的学术思想，是在深入研究前人学术思想的基础上，结合个人多年临床经验心得而最终成形。在当时（元末明初），世间盲目仿效朱丹溪用药之法，不懂辨证论治，一味使用滋阴药物的积弊日深的情况下，薛氏敢于结合自己临床的经验，反对世人错误的观念，提出新的观点，在理论上，对脾胃之功能有着足够的重视，其中尤为注重后天之本脾胃与先天之本肾之间的关系；在临床辨证治疗之上，善于对症论治，善于使用温补之药。可以说薛氏的相关论点与明代以后诸医家对先天之本的探索逐步趋于深入是有着相当明确的因果关系的。薛氏对王纶所著的《明医杂著》进行校订，并在《明医杂著·丹溪治病不出乎气血痰郁》中言道："人以脾胃为本，纳五谷，化精液，其清者入荣，浊者入卫，阴阳得此，是谓橐龠，故阳则发于四肢，阴则行于五脏。土旺于四时，善载乎万物，人得土以养百骸，身失土以枯四肢。"这段理论的大意为："人的生长发育是以脾胃为后天之本，需要通过脾胃来消化吸收摄入的五谷杂粮，通过脾胃功能将五谷转化为精微营养物质，这些精微物质中的一部分化为营养物质，润养全身脏腑组织，另一部分性质较为彪悍则起到卫护人体、抗击外邪的作用。所谓的阴阳大概就是如此。所以阳气于四肢百骸体表之间流动，阴精则为五脏六腑、内脏组织所吸收。脾为土脏，正如土象，四季皆可以种植万物，养育万物。人体的脾脏功能正常，则全身组织都可以得到滋养；若人体的脾脏功能出现异常，则机体会失去营养物质，四肢百骸都会出现损伤的情况。由上述内容可见，薛己对于脾胃生理功能的认知已经到达了一定的高度，他尤为强调脾胃与气血生化的关系，脾胃功能正常则人体机能会正常运行，这恰是薛氏所倡导的"人以脾胃为本"的主导思想。

李杲（李东垣）为金代著名医家，其为中国医学史上"金元四大家"之一，是中医"脾胃学说"的创始人。李杲其人据《元史》记载："杲幼岁好医药，时易人张元素以医名燕赵间，杲捐千金从之学。"意思是李杲年幼的时候就喜欢学习中医药的相关知识，刚好当时张元素因为医术高超，闻名于燕赵地界之间，李杲为了向张元素学习医药，不惜捐赠数千金。李杲虽然不是易水学派的创始人，但是因为其深受授业恩师张元素的影响，对于医学之道有颇多创见，编著的专著较多，因此其在易水学派中也是具有较大的影响力的。现存的李杲也是著述颇多，其中包含《内外伤辨惑论》《脾胃论》《东垣试效方》《兰室秘藏》《活法机要》《医学发明》等。此外另有《伤寒会要》《用药珍珠囊》《保婴集》《五经活法机要》《伤寒治法举要》《东垣心要》《医学辨论》《疮疡论》《医方便儒》《万愈方》《药性赋》等散见的相关记录，但根据今人考证，其中应该有部分内容已经亡佚，有部分内容则已经确认是其他医家借李杲之名的依托之作。

李杲其人创立了脾胃学说。正因为如此，李杲对脾胃的生理功能的相关认识较之前代医家更为系统与深入。李杲认为脾胃才是元气之本。可以说与前代医家相比，李杲对于脾胃之气与元气的关系的认知更为深刻。同时李杲认为胃气是元气之异名，二者其实是同一物质。按照李杲的认知，人身之气的来源只有两种，一为孕育之时，先天父母所给予的营养物质；另一种则是降生之后，后天所摄入的饮食。人出生之后，来自父母先天的精气就已经停止供养，人体精气就只能依靠后天脾胃的运化功能来消化吸收食物。因此李杲在著作中曾经提及："真气又名元气，乃先身生之精气，非胃气不能滋之。"由此可见，李杲认为脾胃之气充盛，化生有源，则元气随之得到补充亦充盛；若脾胃气衰，则元气得不到充养而随之衰退。

李杲曾经在《内外伤辨惑论·辨阴证阳证》中提及："夫元气、谷气、荣气、清气、卫气、生发诸阳上升之气，此数者，皆饮食入胃上行，胃气之异名，其实一也。既脾胃内伤，则中气不足；中气不足，则六腑阳气皆绝于外。故经言五脏之气已绝于外者，是六腑之元气病也。气伤脏乃病，脏病则形乃应，是五脏六腑真气皆不足也。"这段原文的大概意思是说，元气、谷气、荣气等虽然皆可以说依赖于后天水谷精微物质的不断补充，才能保持这些人体所需之气的充盛，使生命不竭。而上述这些气，也不过都是胃气，只不过其因为作用的方式与作用的方法不一致而被冠以不同的名字。如果脾胃功能受到损伤，那么人体的中气就会受到影响，中气不足，则六腑所蕴含的阳气无法深入体内，五脏所蕴含的阴气与精微物质也无法传播于体表。中气受损，则机体随之而来也会受到损伤，其根本原因是五脏六腑的真气不足。从这段原文便可以看出李杲对于脾胃之气的重视程度。简而言之，李杲认为人体诸气本质上都归属于胃气，而胃气即为元气，只是因为功能不同部位不同，所以称谓不一。正因为如此，李杲所说的重视补土，不能够单纯地视为对脾胃注重补益，其理论的本质是元气才是机体真正最重之气，亦是其余化生之气的根本。

李杲博采众家学说，对于《黄帝内经》之宗旨更是奉为圭臬。李杲通读《黄帝内经》后，根据其中阐述的理论，发展出自己的学说，李杲认为："胃为水谷之海，饮食入胃，而先输脾归肺，上行春夏之令，以养周身，乃清气为天者也；升已而下输膀胱，行秋冬之令，为传化糟粕，转味而出，乃浊阴为地者也。"这段原文的大意为：脾胃为饮食水谷收纳之所，机体摄入的饮食首先为胃部所容纳消化，之后通过脾的输运功能，再经过肺的宣发功能，发散于全身，使机体得到营养物质的滋润濡养，这就是清气上升的含义；如果是经过胃肠道向机体下部运输，大小肠与膀胱的传化作用会将其营养物质吸收，残余之物不被机体需求，便被排出，这就是浊气下降的含义。根据这段内容，我们可以看出，李氏认为脾胃凭借自己消化吸收水谷精微的功能，承担了人体气机升降的重要任务。可以说，精气的上行输布需要借助脾气上升之力，湿浊废物的下行排出则需要借助胃气下降之能。可以说李杲对于脾胃气机升降作用的认识，已经脱离了原有理论体系中的"脾胃只单纯具有消化的作用，对人体有益"这一观点，逐渐扩展为脾胃对机体精气代谢作用。在李杲的观点中，人体精微物质的升降输布都要依靠脾胃的升降功能才能正常运行。由此可见，脾胃的气机升降功能对保障人体机能的正常运行有着极为重要的意义。因此，在李杲的观念中，如果脾胃的气机升降功能失常，那么随之而来的，机体就会出现多种多样的病症，也就是李杲提及的"脾胃之气既伤，而元气亦不能充，而诸病之所由生也"，同时李氏在《内外伤辨惑论》中亦提及："或下泄而久不能生，是有秋冬而没春夏，乃生长之用陷于殒杀之气，而百病皆起，或久升而不降，亦病焉。"这里，李氏将内伤病归纳为两种病变，一种是升发不及而沉降太过；另一种是久升而不降，而其根本原因均在于脾胃的升降失常。这样，脾胃升降失常成为内伤病的主要病机之一。对待升降问题，李杲又十分重视生长与升发的一面。因为人体要想健康，要想拥有愉快的生存生活条件，首先需要人身之气正常运行，唯有这种状态才能使人拥有健壮的体魄与愉悦的身心，而这一切的首要原则便是保证人体的元气充足，而想要人体具有充足的元气，就必须重视脾胃之气的升发作用。究其根本，是因为李杲认为，只要人体之中元气充足，则脏腑充盈，荣卫之气运行正常，则百病不生，一旦出现元气虚损的情况，人体就容易出现多种疾病，而元气虚损大多是因为脾胃之气机升降失常。因此李杲在临床辨证治疗中，非常重视脾胃之气的升发作用，其根据上述理念所创立的补中益气汤（出自《内外伤辨惑论》，方剂组成为：黄芪、白术、陈皮、升麻、柴胡、人参、甘草、当归。方中黄芪味甘微温，入脾肺经，补中益气，升阳固表，故为君药。配伍人参、炙甘草、白术，补气健脾，为臣药。当归养血和营，协人参、黄芪补气养血；陈皮理气和胃，使诸药补而不滞，共为佐药。少量升麻、柴胡升阳举陷，协助君药以升提下陷之中气，共为佐使。炙甘草调和诸药为使药）、升阳益胃汤[出自《内外伤辨惑论》，方剂组成为：黄芪、半夏（汤洗，脉涩者用）、人参（去芦）、甘草（炙）、独活、防风、白芍药、羌活、橘皮、茯苓（小便利，不渴者勿用）、柴胡、泽泻（不淋勿用）、白术、黄连。重用黄芪，并配伍人参、白术、甘草补气养胃；柴胡、防风、羌活、独活升举清阳，祛风除湿；半夏、陈皮、茯苓、泽泻、黄连除湿清热；白芍养血和营。适用于脾胃气虚，清阳不升，湿郁生热之证]等是具有升发阳气作用的代表方剂。

除却关于脾胃气机升降的观点，李杲还明确指出："脾胃为血气阴阳之根蒂。"其含义为脾胃为后天之本，气血生化之源，饮食不节，起居不慎，过度劳累，情致因素等均可引起生化不足，而气血精津全赖脾胃输送。因此可以说，脾胃在维护人体健康中有着极为重要的意义，为了保证身体健康，我们需要注重调养脾胃，保证脾胃运行输布水谷精微的功能正常运行，脾胃气机升降有序，这样才能使我们拥有健康的体魄与良好的生活状态。

明代医家张介宾（张景岳），总结其临床三十余年的经验心得，以及对中医经典古籍《黄帝内经》刻苦钻研的成果，最终编撰著作《类经》。《类经》其内容按名所用，章节采用以类分节，各节各种疾病内容翔实，并佐以相关注释，逻辑明确，条理清晰，对阅读者来说十分便捷。在医学理论方面，张景岳依据《素问・生气通天论》中的记载："阴平阳秘，精神乃治，阴阳离决，精气乃绝。"提出"阳非有余"及"真阴不足""人体虚多实少"等理论，并依据自己的理论，主张对于真阴元阳要多加注意，临床治疗应该加以补益。同时张介宾对当世滥用朱丹溪、张从正等医家之方药提出批评，建议对于寒凉药物与攻伐药物要对症下药，倍加谨慎，不可乱用。因其在临床辨证之中多用温补方剂，故被称为"温补学派"的创始人，法承其治则的即为温补学派。张介宾著述颇多，除却《类经》，尚著有《类经图翼》《类经附翼》为《类经》作以补全，其还著有《景岳全书》《质疑录》等中医学经典著作。

张介宾在《景岳全书・杂症谟》中提及："脾胃有病，自宜治脾，然脾为土脏，灌溉四旁，是以五脏中皆有脾气，而脾胃中亦皆有五脏之气，此其互为相使，有可分而不可分者在焉。故善治脾者，能调五脏，即所以治脾胃也。能治脾胃而使食进胃强，即所以安五脏也。"原文的大意是，如果脾胃脏器功能受损发为疾病，自当对脾脏用药，但是脾脏的生理功能为灌溉润养其他脏腑，所以五脏之中都含有脾气，同样的，五脏六腑互相影响，脾胃之中也会有其他脏腑的气存在，这种情况便是我们常说的互为相使，五脏之间有着密不可分的关系，所以擅长治疗脾胃之病的人，也能够调整五脏，也就是说，想要治疗脾脏相关疾病，使脾脏能够发挥其后天之本吸收运化五谷的功能正常运行，也就能够使五脏安稳。原文强调了脾统四脏，通过自身功能滋养其余脏腑，以至五脏中皆有脾气，因此务必保证脾胃功能正常运行，脾脏功能正常，才能够正常地受纳腐熟水谷，化生精微营养物质，润养其余脏器，这就是所谓的治脾能安五脏。

清代医家沈金鳌著有《沈氏尊生书》一书，其中收录有《脉象统类》一卷、《诸病主脉诗》一卷、《杂病源流犀烛》三十卷、《伤寒论纲目》十八卷、《妇科玉尺》六卷、《幼科释谜》六卷、《要药分剂》十卷，共七种计七十二卷。沈氏编撰时，广为搜集先代列位医家名论，广博采集列位医家之长处，并在著述中根据自身多年行医经验加以阐述扩展。整部书内容完备，论述翔实，因此流传较广，阅者甚多。

其在《沈氏尊生书》中言道："脾统四脏。脾有病，必波及之，四脏有病，亦必有待养脾，故脾气充，四脏皆赖煦育，脾气绝，四脏安能不病，凡治四脏者，安可不养脾哉。"其大概意思是：脾脏统管其余四脏。如果脾脏患病，则必将对其他脏器造成影响。若是其他脏器患病，治疗之中也务必要考虑到针对脾胃功能进行治疗。只有脾气充盈，其他脏器才能够受到脾脏运化水谷精微营养物质的滋润。如果脾气绝，则其他脏器必定会功能受损，无法正常运行。所以治疗其他脏器疾病之时，怎么能够不养护脾脏呢？沈金鳌是古代医家中首次明确提出"脾统四脏"这一理论的，从其论述中可以看出，沈氏与前文所述的张介宾的观念思想趋于一致，二者对于脾气安和都十分重视，认为脾气为一身之重，唯有脾胃生理功能正常，才能令其他脏器组织得到滋养，为五脏安和之本。

五、从脾论治心脑血管病在中医理论体系发展期的应用

正如《诸病源候论》中提及的风邪痰饮如乘势侵害于心，就会引起正邪之气两两相搏，互相纠结，从而导致患者出现心痛的症状，原文内容如下："夫心痛，多是风邪痰饮，乘心之经络，邪气搏于正气，交结而痛也。"（《诸病源候论·妊娠心痛候》）《诸病源候论》中还探讨了饮停于心络的成因。究其根本，是因为脾胃运化失常后，水气下行小肠，却阻滞于下焦不得排出身体，从而导致津液积聚，出现饮停于心络的病理变化，患者也会对应出现疼痛等症状。其原文中写道："甚水气下行于小肠，未溲便，则心络无有停饮也。膀胱与肾俱象水，膀胱为肾之腑，主藏津液；肾之液上为唾，肾气下通于阴，若脏腑和平，则水液下流宣利。"（《诸病源候论·心痛多唾候》）

之所以把相应的条目归入从脾论治，是因为按照我国传统医学理论，痰饮是指体内水液不得输化，停留或渗注于体内某一部位而发生的病证。这指的是广义的痰饮。体内的水液之所以不得输布运化，与脾胃代谢功能失常是有着密不可分的关系的。脾主运化，脾胃受伤，运化无权，水湿内停，则可凝聚成痰；或因脾肾阳气素虚，复加外感寒湿、饮食劳欲之伤，以致脏腑功能失调，尤其脾胃功能失调，水液调节运行能力受损，在体内不能输布，其中饮停胃肠者为痰饮，水流胁下者为悬饮，淫溢肢体者为溢饮，侵犯胸肺者为支饮。痰与饮虽然并称，但其实二者之间既有区别，又有联系：其一，它们都是人体内津液代谢障碍后，水液运行不畅所形成的相应的病理产物，也就是我们现今常说的"积水成饮，饮凝成痰"。其二，痰饮出于各种原因形成后，久不治愈，就有一定可能成为新的致

病因素，导致新的病理变化与疾病症状出现，而脾胃是痰饮经常潴留的生理位置，为痰饮累及而继发新病的情况也非常常见。

此外，因为心脾两脏具有非常密切的关系，如同前文所述，无论从生理结构构成上，还是从生理功能互通上，心脾之间的关系都是密不可分的。在五行理论关系中，脾为土脏，心为火脏，心为脾之母，脾为心之子，脾与心的母子关系，在经络运行理论中，足阳明之经属胃，散之脾，上通于心，脾和胃相表里，同居中焦，两者是一种互相配合的关系，脾主升清，胃主降浊。两者的生理功能互相依存，彼此制约，且脾胃两脏同为人体气机升降之枢纽。脾与胃一脏一腑互相依赖，相互制约，因此两者在功能正常的情况下，会形成一个动态平衡系统，并通过这种动态平衡，共同完成对人体为生存摄入的食物饮水的消化吸收，为身体有效地输布营养成分。也正是因为这种关联性的存在，脾脏的病变常常累及心脏的功能，也正因为这种子盗母气的因果关系存在，脾虚已经为众多医家认可是心病的主要病因。两者都为邪气所侵犯之时，就会出现心痛难忍的症状，同时也会有不能进食的症状表现。针对这一情况，巢元方也有所论断，他在《诸病源候论》中写道："心，阳气也；冷，阴气也。冷乘于心，阴阳相乘，冷热相击，故令痛也。脾主消水谷，冷气客之，则脾气冷弱，不胜于水谷也。心为火，脾为土，是母子也，俱为邪所乘，故痛，复不能饮食也。"（《诸病源候论·心痛不能饮食候》）

随着医学的逐步发展，患病群体出现的症状也在不断变化，而中医理论对于相应的病理因素与病理变现的认知也一并在演化，但总体而言，截至宋金元时期，寒邪仍是众多医案典籍中被提及次数最多的导致胸痹心痛这一病症的因素，位居其后的分别是瘀血致病与痰饮致病，两者的比例较之隋唐时期有一定的增长。

宋代医家对于胸痹心痛的认知，主要沿用张仲景所著的《伤寒论》对胸痹心痛的认识，普遍认为外感寒邪为主要致病因素，而随着医学的不断进步，发展到金元时期，众多医家在张仲景的观点之外，又开辟了新的天地。至金元时期，医家开始重视与强调脏腑虚损，内生痰饮、瘀血而引起胸痹心痛这一观点。这与金元之前历代医家所重之处在于外邪致病有着极大的不同。这标志着对内生之邪的重视与研讨已经在临床治疗中得到了相应的体现。

正是在这一时期，有医家正式提出，饮食不加节制导致脾胃脏腑受到损伤，可引起胸痹心痛的症状表现。如南宋医家陈言，在其编著的《三因极一病证方论》中，首次提出将胸痹心痛的病因分为外所因、内所因和不内外因。陈言的论断方法是将病因归为三类，其中，他将六淫致病归于外因，七情致病归于内因，而不能明确归入内外病因的则全部归于不内外因，这种分类方法使我国传统医学的病因学说更加系统与全面。

而正如其原文中所述："若十二经络外感六淫，则其气闭塞，郁于中焦，气与邪争，发为疼痛，属外所因；若五脏内动，汨以七情，则其气痞结，聚于中脘，气与血搏，发为疼痛，属内所因；饮食劳逸，触忤非类，使脏气不平，痞隔于中，食饮遁疰，变乱肠胃，疼痛，属不内外因。"（《三因极一病证方论·九痛叙论》）这段文字的大意是：如果人体的经络外感六淫，则导致气机闭塞，阻滞不能运行，从而郁于中焦。中焦为脾胃所居之位，其间所郁积的气与外邪互相纠缠争斗，人体便因为正邪相争发生疼痛的表现，这就是陈言所说的为外所因。其表现可为患者因所居住之地气候湿冷，或出于特殊原因冒雨涉水，导致寒冷湿泞之邪气侵袭肌表，困遏卫阳，卫阳运行受到阻碍，则会导致肺不能宣布水津，脾无以运化水湿，因此造成水液停滞，积而成饮的状态。肺位居上焦，其功能主气，因此肺具有宣发肃降、通调水道的功能。如果外感寒湿之邪入侵体内，导致肺气失宣，则其主气的功能不能正常运行，全身气机就会通调失司，水液随气之运行而运行输布，这就会导致水液不能正常布散，则聚为痰饮。

如果五脏六腑为七情过盛所伤，造成气机瘀滞，则其不畅之气，成团状聚集于中脘部位，即脾胃所在之位置，气机瘀滞与其间所化生的血气相搏，由此气血互相纠结，导致相应的机体部位出现疼痛症状，此即为陈言在书中所说的为内所因。

人体饮食不节（饮食摄入不规律），或者过食油腻，或者进食不得其时，不得其季（胡乱违反天时），或者食用对身体有害的食物等，都可使机体承担受纳腐熟水谷之责的脾胃因而受到损伤。简要言之，如机体暴饮暴食远超正常水平，或者随意渴饮冷水，不加节制，或者进食生冷未熟之物，或者在酷暑季节受热后，于过热之时骤遇冷气，都会导致机体伤于生冷，冷热交结，中阳因此受到抑制，脾胃功能受限，机体失于健运，从而导致湿邪自体内而生，水液停积，无法正常输布，最终的病理结果就是形成痰饮，而痰饮形成后再转化为新的致病因素，使机体病症加重，出现众多截然不同的症状表现。如《素问·至真要大论》云："太阴之胜……独胜则湿气内郁……饮发于中。"《金匮要略·痰饮咳嗽病脉证并治》云："夫病人饮水多，必暴喘满；凡食少饮多，水停心下，甚者则悸，微者短气。"即指此类情况。

劳逸所伤，则是指因为工作与休息不够规律，间或过劳，整日忙于各项工作，不得休养，则身体疲累劳倦，如负重物，精神上也得不到休息，处于萎靡的状态之中；间或过逸，休息时间过长，整日无所事事，不事劳作，耽于享乐，身体不能得到锻炼，导致体质越发变差，外邪也就越发容易侵扰，患病的概率也就大大提高。上述情况往往会导致脏腑之气机逆乱，从而气机阻滞，气机不畅，痞隔于中。

饮食不节所致的脾胃肠道的正常生理功能不能如日常一般正确运行，导致机体发生疼痛的症状表现，可以归入陈言所说的不内外因。如劳倦、纵欲太过，损伤后天之本的脾与先天之本的肾，或因久病体虚，机体功能失于正常状态时日众多，病情逐步发展，最终导致伤及脾肾之阳，脾胃的运化水液功能失司，肾的蒸化水汽功能失权，则机体的水液失于运化输布，因此聚集停滞而形成痰饮。这一情况就如同陈言之后百余年，金朝医家张从正在其所著的《儒门事亲·饮当去水温补转剧论》中所提出的"人因劳役远来，乘困饮水，脾胃力衰"为饮停之因素。

可以说，陈言的《三因极一病证方论》对于各类脾胃功能出现障碍所导致机体疼痛症状有着较为明确的分型与认知，对病因病机的相应判断，对不同因素所导致的疾病的诊断与治疗，有着较强的临床指导意义，同时也是对脾胃功能失衡对于机体功能的影响的较为全面的概括。这对从脾论治这一治法治则的进一步发展，也是大有裨益的。

同为南宋医家的杨士瀛所撰写的《仁斋直指方》，则是一部以论治内科杂病为主，兼论外科及妇科病证的全科医书。杨士瀛在书中针对胸痹心痛的病因病机，提出了自己的看法。杨士瀛认为，胸痹心痛之病症产生的病因病机，除前代诸位医家提及与强调的风冷等外邪之气作用外，人体自身的气、血、痰、水等产物均有可能导致心痛之症发作，其原文写道："夫心为五官之主，百骸之所以听命者也。心之正经，果为风冷邪气所干，果为气、血、痰、水所犯，则其痛掣背，胁胀胸烦，咽干，两目赤黄，手足俱青至节，朝发而暮殂矣。"（《仁斋直指方·心疼方论》）下面对杨士瀛的原文进行简要的解释：心为五脏六腑之大主，四肢百骸，整个机体都要受到心的节制与管辖，正因为如此，心统摄全身器官，机体任意一处产生功能上的变化，都有可能累及心。机体如果为风邪、寒邪等邪气所侵扰，或者为气机不畅，血脉瘀阻，痰饮凝聚所侵袭，都会出现心痛彻背，痛不可抑的症状表现，同时也常见到胁肋胀满，胸中烦闷，口燥咽干，双眼色作黄赤的症状，更有甚者会出现手足指节都呈现青黑的色泽，有这种危重证候出现的人，会存在晨间发现这种症状表现，不到夜间就已经去世，无法挽救的不幸状况。这段原文所提及的"水"即是饮，饮即是痰，也就是脾胃功能异常，导致气机不畅，进而出现的一种病理变化。可以说，痰饮的病机主要为中阳素虚，复加外感寒湿，或为饮食、劳欲所伤，致使三焦气化失常，肺、脾、肾功能失调，输送转运水液之功能受到限制，从而导致阳虚阴盛，津液停聚而成。如《金匮要略·痰饮咳嗽病脉证并治》云："夫病人饮水多，必暴喘满；凡食少饮多，水停心下，甚者则悸，微者短气。"即指此类情况。脾胃互为表里，同居中焦而主司运化，二者都有运输水谷精微之功能。如果因为湿邪凝重不去，困于脾胃，或机体平素就有脾虚不运的症状，均可使水谷精微不归正化，气机升降失司，水液输布运行出现障碍，聚而为痰饮。

《脉因证治》中也提及了痰饮与胸痹的相关性。《脉因证治》认为，对胸痹心痛这一病症来说，最主要的病因是痰饮，正如其正文所说："胸痹，皆痰水宿饮，停留不散，宜瓜蒌、枳实、香附、川芎、苍术、温散之。"（《脉因证治·心腹痛》）意思即，为胸痹这个病症之所以产生，都是因为痰饮形成后，停留其中未曾移动，最终阻滞气机的宣发肃降与营养物质的运行输布，这种时候想要治疗胸痹心痛，就需要使用瓜蒌（清热化痰，宽胸散结）、枳实（破气消积，化痰散痞）、香附（疏肝解郁，理气宽中）、川芎（辛散，解郁，通达，止痛）、苍术（燥湿健脾，祛风散寒）等药物，对体内停聚的痰饮之邪起到辛温以除寒湿之邪，理气宽中以温补中阳的作用，从而缓解痰饮停聚所导致的胸痹心痛之症状。

《严氏济生方》为宋代医家严用和所撰写。该书根据严用和行医多年的心得，结合其临床诊断治疗患者的情况与疗效，广采古人诸多医学典籍中可用之方，同时也对自己的灵验效方加以收录。该书编写时以杂病各门为纲，下列总论、病源、病机，再附主方，每方详述主证、组方、炮制、服法等，条分缕析。书中收方范围较广，其中汉、唐、宋以来诸家名方及民间验方均有收录，而严氏对《和剂局方》与《三因极一病证方论》二书的方论收录最多，这也表现出其理论与治则治法的师承所在。书中涉及胸痹心痛的内容如下："夫心痛之病……皆因外感六淫，内沮七情，或饮啖生冷果食之类。使邪气搏于正气，邪正交击，气道闭塞，郁于中焦，遂成心痛。"（《严氏济生方·心痛论治》）严用和认为，胸痹心痛之病症产生的原因，主要为外感六邪，内伤七情，或者为患者嗜食生冷果实类，导致邪气入体，与体内正气相搏，最终导致气道闭塞，气机运行不畅，邪气与阻滞的气机积聚于中焦脾胃，进而致使自身的脾胃脏腑受损，脾胃功能受到影响，不能正常散布运输水气精微物质，聚湿成痰，中焦功能受损，中阳亏虚，之后会导致心痛。

《儒门事亲》是金代张从正编撰的中医著作，全书共有一十五卷。张氏秉承“唯儒者能明其理，而事亲者当知医”之思想，故将这本医书命名为《儒门事亲》。张从正其人为金元四大家之一，对于汗、吐、下三法的运用有独到的见解，积累了丰富的经验，扩充了三法的运用范围，形成了以攻邪治病的独特风格，为“攻邪派”的代表。张从正在《儒门事亲》中写道：“夫膏粱之人，起居闲逸，奉养过度，酒食所伤，以致中脘留饮，胀闷，痞膈酢心。”（《儒门事亲·酒食所伤》）其大意为，久食膏粱厚味者，因为坐卧起居过于闲适，日常很少进行体力劳动，终日养尊处优，为他人所照顾供奉，最终导致其饮食不节，为过量摄入的酒食所伤，从而导致中阳虚弱，水气运化失司，水液输布功能障碍，以致中焦痰饮停留，表现为脾胃胀满，胸痹心痛。这充分说明了，饮食不节，劳逸失调，会导致中焦功能出现障碍，无法正常输布全身的津液与营养物质，最终导致脾胃受损，久病之下累及心。这种错误的生活方式与胸痹心痛有着极大的关系。所以我们在日常生活中务必要注意，饮食有一定的规律，不可放纵食欲，不可随意摄入大量的肥甘厚味，同时也要注重劳逸结合，不能过劳导致身体疲劳，也能过度休养惰于工作，以免机体也产生病变。这些对自身损害极大的行为，为自身的身体着想，务必杜绝。

相比宋代仿效古人，多承寒湿之邪以论胸痹心痛的情况，明清时期对于因感受寒湿之邪而致胸痹心痛的论述相对减少，痰饮与瘀血导致的胸痹心痛的观点相对有所增加。与前代相似，明清时期仍然认为情志因素与饮食不节也是导致胸痹心痛出现的重要因素，其所产生的病例医案仍占据较大的比例。除此之外，明清时期的相关医案中出现了湿热与暑湿所致的胸痹心痛之症。

由津液内停所生痰饮致使胸痹心痛这一病症出现的比例增加，在多本明清时期的医学专著中可见一斑，如由明代秦景明所撰写，清代秦皇士加以补辑的《症因脉治》。全书共有四卷。首卷有专论六篇，后续各卷则分列秦氏归纳总结的诸病，而每一病的论述都按照其病因病机，分为外感、内伤、有余、不足等。之后各病都从症、因、脉、治四个方面来分述。其首为症，先辨其症，次查其因，再诊其脉，再依据上述诊断以确定治法，这种编排方式有较强的逻辑性，有助于阅读者对疾病与治法治则理解接受，因此非常适合初学中医者观看，可以使人开卷了然。

秦氏在《症因脉治》中写道：“胸痹之因，饮食不节，饥饱损伤，痰凝血滞，中焦混浊，则闭食闷痛之症作矣。”其大意为胸痹心痛产生的病因，是饮食不节，或过饥，或暴食，其结果便是机体受损，水液内停而生痰，以致血脉凝滞，脾胃所居之中焦功能受限，进而胸闷心痛之病症发作，不欲进食，这段文字极为明确地指出痰凝是胸痹心痛的主要病机。与之相对应的，引起痰凝内生的则是饮食不节，过饥暴食，导致中焦之气受损。

由明代医家龚廷贤所撰写的《寿世保元》一书，其论述内容包含脏腑、经络、诊脉、方药等。其中龚氏对诊脉这一点十分重视，对其论述得最为详尽，而《寿世保元》中关于脏腑、气血也有相应的专篇论述。《寿世保元》中对常见疾病的证都有系统全面的阐述，其特色是每种疾病名目之下都会有对先贤之说的引用归纳，使读者可以明确过往名家如何判断该病，之后才会列述症状、四诊情况，阐明治则治法，并写明所用方药，其中还有少部分病症附有验案。

《寿世保元》中有一段如此写道：“酒性大热有毒，大能助火……酒性喜升，气必随之。痰郁于上，溺涩于下，肺受贼邪，不生肾水，水不能制心火……或心脾痛。”其大意为所饮之酒，具有大热之性，对机体来说属于热毒范畴，若饮用过多，则能助燃体内之火。而且酒有喜欢上升蒸腾的性质，酒气一旦上升，机体之气也会随之上升。痰凝同样随之上升，郁于上部机体，而尿液则郁于下部机体，肺脏因而感受邪气，肾脏因而不能蒸腾水液，导致肾水不能上制心火，以致出现胸痹心痛的表现，或者出现机体中部疼痛的表现。这阐明了饮酒过量，热毒伤身而致痰郁内生，也是心痛产生的主要病理原因。

明代的一部综合性医书《明医指掌》，全书共有十卷，为明代皇甫中所编写。这本医书采用歌赋与论述相结合的形式加以编写。其中卷一内容为病机赋、经络总抄以及附录了龚云林的“药性歌”；卷二至卷七为内科诸病；卷八为外科病症；卷九为妇人科；卷十为小儿科。本书的特点就是每阐述一病，则必定先将歌赋列出，其后才开始阐述病症，后续再阐述治则治法，并将所用之方列于其上。

本书对痰饮停留于胸所致的胸痹心痛的相关阐述如下：“痛时嘈杂不宁，如饥如饱，怏怏欲吐，吐即稍宽，为痰饮停积。”（《明医指掌·心痛证》）其大意为心痛之时，感觉躁扰不宁，甚至疼痛过重时，会有郁郁不快想要呕吐的感觉，如果能够吐出腹中之物，则心痛之感与郁郁不快之感会有所减轻，具有这种表现的胸痹心痛之症，其主要原因是痰饮停留其间。

除上文提及的关于痰饮、瘀血与胸痹心痛的发病关系之外，明清时代亦有众多医家认为胸痹心痛的发病与心脏和脾脏有着极为紧密的关系。如由明代医家张介宾所编著的《景岳全书》，全书共计六十四卷。张介宾对于中医经典古籍非常推崇，因此其成书之时，注重对《黄帝内经》《难经》《伤寒杂病论》《金匮要略》等书的理论进行归纳总结，同时搜集历朝历代多位名家行医要义，进一步结合自己临床看诊多年的经验心得，将三者合为一书，是为《景岳全书》。总体来说，张介宾的学术思想受金元四大家的“脾胃派”李东垣的影响最大，其次为《薛氏医案》的著者薛立斋，因此张介宾其人较为崇尚对于脾肾多用温补之方，同时他对刘完素的寒凉攻伐之法与朱丹溪的“阳常有余，阴常不足”之论，是持反对态度的，并根据自己的理念，提出了与朱丹溪之论不同的“阳非有余，阴常不足”之说。《景岳全书》中有一段如此写道：“气血虚寒，不能营养心脾者，最多心腹痛证，然必以积劳、积损及忧思不遂者，乃有此病；或心、脾、肝、肾气血本虚而偶犯劳伤，或偶犯寒气及饮食不调者，亦有此证。”（《景岳全书·心腹痛》）这段文章的大意是：因为阳气不足，气血出现虚寒的情况，机体不能得到阳气滋养，心脾由此受损。因此心腹疼痛之症最为常见。一般是因为劳累过度，或者病久体虚损伤太过，或者因为心事众多，忧思太过所致。同时也有可能是因为心、脾、肝、肾等脏器本身就存在气血虚弱的情况，因为某次某事某时过劳而致脏腑损伤，或者因为机体虚弱偶然为寒邪所侵犯，或者因为该类脏器虚弱的患者不注意饮食，导致饮食失调，使脏腑功能受损更重，最终也会导致心痛的表现。这就相当明确地指出心痛的病变脏腑主要为心脾两脏，多由心脾气血两虚而致。

在我们现代观念中，中风病是以正气亏虚，饮食、情志、劳倦、内伤等引起气血逆乱，产生风、火、痰、瘀，导致脑脉痹阻或血溢脑脉之外为基本病机，以突然昏仆、半身不遂、口舌㖞斜、言语謇涩或不语、偏身麻木为主要临床表现的病症。而在古代，各医家认识各有不同，但大体也都涵盖在饮食不节、情志所伤、积损正衰、气虚邪中几类之中。导致中风的病理因素虽多，归根结底都与气机升降失常有关：饮食不节损伤脾胃之气，脾胃气机升降异常；情志损伤致肝郁气滞，气机不畅，升降失司；积损正衰、气虚邪中原因相似，正气不足，邪气内侵，以致气机或阻滞或逆乱，遂成中风。中风的主要病变部位虽在脑，却与脾胃息息相关。比如由明末清初的道家思想家、书法家、医学家傅山（傅青主）所编撰的《傅青主男科》中就曾经论述了中风所致的半身不遂可以通过调理心胃来加以治疗。傅青主认为："此症宜于心胃而调理之，盖心为天真，神机开发之本，胃是谷府，充大真气之标，标本相得，则心膈间之膻中气海，所留宗气盈溢，分布五脏三焦，上下中外，无不周偏，若标本相失，不能致其气于气海，而宗气散矣，故分布不周于经脉，则偏枯，不周于五脏，则瘖，即此言之，未有不因真气不周而病者也，法宜黄芪为君，人参、当归、白芍为臣，防风、桂枝、钩藤、竹沥、姜、韭、葛、梨、乳汁为佐，治之而愈，若杂投乎乌附羌活之类，以涸营而耗卫，如此死者，医杀人也。"其大意是：半身不遂适宜对心胃进行调理，因为心是人之大主，主司神明，为神明之根本，胃是受纳饮食之所，充养滋润机体脏腑组织。两者安康，标本相得，膻中值气海得以充盈，五脏三焦得以养护，宗气正常运行于机体经络，则人体康健；若是宗气四散于体内，出现运行障碍，五脏三焦不能得到滋润，就会出现偏枯，喑哑不能言等症状。也就是说，此病必是因为真气运行障碍而起。所以用药当以黄芪、人参、当归、白芍等补益真气的药物为主，防风、桂枝、钩藤、竹沥等药物作为辅助，对症下药患者自然痊愈。但若是医者于方药中添加乌头、附子、羌活之类的药物，将患者本就虚衰之气消耗殆尽，这便是医者戕害人命了。

在古代医家眼中，针灸是预防和治疗中风的利器，而在针灸中所选用的穴位以足太阴脾经与足阳明胃经居多。如现在仅存日刻本的《黄帝明堂灸经》中，就分别记载了成人及小儿常用要穴的灸治方法和所治疾痛。其中就提及如果想要预防中风，可以艾灸足三里作为保健。《医说》中也提到"若要安，三里莫要干"，意指想要保持身体健康，要经常艾灸足三里作为保健。之所以有这种说法，是因为作为足阳明胃经的主要穴位之一，足三里是"五脏六腑之沟渠也，常欲宣即无风疾"。也就是说，足三里是五脏六腑走行最低之处，经常刺激足三里使其不瘀堵，那么就不会为风邪所困扰。

晚清温病大家王孟英认为神昏的源头在于胃，故"胃清神乃清"。气来源于脾胃，气能摄神，而"心藏神"。若脾胃不清，则容易造成精神昏昧。王孟英将神昏分为顺传与逆传，若热病顺传至胃，加之胃有痰饮，腑实积聚，则九窍不和，气机不通，心窍不灵；逆传则由营分之热扰心，神不内守而昏。营气、胃气正是源于脾胃运化的水谷精微，故神昏的病机与病理因素传变过程皆与脾胃有关，治疗时不可忽视对脾胃的调治。

张锡纯认为，癫狂是由于"心与脑相通之道路为痰火所充塞"，故创立荡痰汤及荡痰加甘遂汤。方中大黄、朴硝苦寒、咸寒，清其火热，半夏燥湿化痰，甘遂下水行痰，郁金开郁通窍，尤妙在以代赭石使心脑相通，神明通行无碍而愈。除此之外，张锡纯还强调在控制病情后"徐以健脾、利痰、祛风、清火以铲除其病根也"。

由此可见，在中医理论体系的发展期，从脾论治相关疾病也是逐步为诸多医家所认同，医家们逐渐认识到从脾论治在临床实践中的有效性，并进一步完善相应理论，除对脾胃受纳腐熟水谷的作用的认识越加深入外，对脾胃气机升降功能的认知也在不断提升，并将其与机体功能失调联系起来。因此，从脾论治的理论与应用日益增多。在胸痹心痛相关疾病中，从脾论治，从脾胃功能出发，分析疾病产生的病因病理的案例逐步增多，治则治法中体现上述内容的医案也存续众多。因此可以说，在中医理论体系的发展期，从脾论治心脑血管疾病的方法也在继续发展完善，并经过许多医家的临床疗效证明，这是一种行之有效的治疗方法。

第三节 中医心脑血管病理论体系成熟期

中医心脑血管病理论体系的成熟期，则是自清朝末年到现当代，在这段时期，中医学是呈现出内科领域向纵深发展的重要时期，西方医学被不断引入，与我国传统医学在互相竞争中，又呈现出一种有机结合，逐步本土化的特征，而这种特征又使得中医心脑血管理论体系吸收了西方医学的相关内容，逐步深化，发展日趋完整。

中华人民共和国成立以来，由于党和政府十分重视中医药的继承、整理和发展创新工作，中医药事业得到了前所未有的迅速发展。医学界对心脑血管病理论的研究主要是对中医心脑血管的基础理论及临床辨证施治结合现代科学技术和方法进行探讨。这一探索方向可以说是中西医结合的有效途径，有很强的实践意义，也正因如此，中医心脑血管相关的科学研究取得了较好的成绩。部分团队更是与西方医学接轨，通过现代医学的研究手段逐步证明我国传统医学理论的正确性与现实性，并在国际知名期刊杂志上发表文章，在世界上充分展示了中国传统医学的风采，为延续数千年的中医学注入了新的活力，更是标志中医心脑血管病理论又发展到一个新的阶段。

一、关于心脑血管生理方面的研究

古人认为心这个脏器的作用包含以下两个：其一，心主血脉。其二，心藏神，主神明，为一身之主宰。这里的“心”相当于西医学的心脏。心主血脉，是指心有推动血液在脉管中运行的功能，这个功能主要是指心气的作用。所以，心气是对整个心脏功能活动的概括。传统医学认为心的生理结构与小肠相表里，开窍于舌。这与现代解剖学器官位置相比较：西医的循环系统是分布于全身各部的连续封闭管道系统，它包括心血管系统和淋巴系统。心血管系统内循环流动的是血液。这与我们中医认为的血脉属于心是相当一致的。先人在医学典籍所提及的“真心痛”一病，是胸痹进一步发展的严重病症，其症状表现为剧烈而持久的胸骨后疼痛，伴有心悸、水肿、肢冷、喘促、汗出、面色苍白等症状，甚至危及生命。这些症状表现与西方医学中的心绞痛、急性心肌梗死等十分相似。如心绞痛指的是心脏缺血反射到身体表面所感觉的疼痛，特点为前胸阵发性、压榨性疼痛，可伴有其他症状，疼痛主要位于胸骨后部，可放射至心前区与左上肢，劳动或情绪激动时常发生，劳累、情绪激动、饱食、受寒、阴雨天气、急性循环衰竭等为常见诱因。如急性心肌梗死是冠状动脉急性、持续性缺血缺氧所引起的心肌坏死，临床上多有剧烈而持久的胸骨后疼痛，有部分患者会表现为恶心、呕吐、腹胀等，可并发心律失常、休克或心力衰竭，常可危及生命。

心藏神，主神明，这里的“神”是指人的精神、意识、思维等高级中枢神经活动。

人的神志清晰，能判断分析，作出反映均与心有密切的关系。当然，心主血脉与心藏神的作用是相互关联的。《灵枢》中指出：“心藏神，脉舍神。”即心的气血充盈，则神志清晰，精力充沛。清末民初，随着西方文化的不断涌入，我国传统医学的认知也受到西方医学的影响，在不断发生变化，其中以张锡纯《医学衷中参西录》的论述最为深刻。对于心脑血管病，张锡纯曰：“盖神明之体藏于脑，神明之用发于心也。”又曰：“人之神明可由脑至心。”脑心统驭五脏六腑，共主神明。脑心以神明为用，神明以脑心为府，脑心的内在联系寓于神明。张锡纯曰：“心与脑神明贯通。”又曰：“心脑息息相。”《易经与传统医学》中则提及：“心即脑，脑即心，存神于心，也即存于脑。”神明沟通了脑与心的生理联系，正如彭陆年所说：“用脑用心之理相通。”因此，神寓于心，心寓于脑，心俱脑之意，脑得心为用。

二、关于心脑血管病病因病机的研究进展

现代研究已经证实，在低温环境，或气温突然下降时，人体的血压及血管外周阻力增高，可使心肌的耗氧量增多，往往会诱发心绞痛。空气中的湿度增加，也是诱发心血管病的重要因素之一。大气中的湿度过高，人便会感觉到心率明显加快，外周血管的阻力及心搏出量均增加，心肌耗氧量明显增加，患者胸部的憋闷感、压迫感明显加重，以致出现心绞痛。上述经过科学研究证明的心血管病的致病因素，与我们传统医学中所提及的寒湿之邪内侵，素体阳虚，胸阳不振，阴寒之邪乘虚而入，以致寒凝气滞，胸阳不展，血行不畅，而发胸痹心痛之症可以说是吻合的。在高温的环境中生活或感受外界炎暑燥热之邪，心率的加快较为明显，高热可导致周围血管扩张，心搏出量增加，心容量增加，心脏耗氧量也相应地增加，这样也可导致心绞痛。上述研究成果与我们中医学的外感六淫以致胸痹心痛是非常相似的，因为暑热过盛，所致机体受累出现胸痛的表现。

现代医学研究业已证明心血管疾病的产生，如冠心病、高血压的发生与动脉粥样硬化及血中的脂质（胆固醇、甘油三脂）增高有直接的关系。而动脉粥样硬化症的很多临床表现都与中医的瘀血症相似。如冠状动脉粥样硬化，如果管腔狭窄太过，很有可能会引起心绞痛和心律失常等症状，也有可能引起不同程度和范围的心肌梗死，可以伴见胸前区疼痛难忍，或放射性疼痛，出现面色紫暗等表现，预后不良者甚至会出现猝死。脑动脉粥样硬化的直接后果便是脑部血管供血不足，相应地就会出现眩晕、头痛或者是昏厥等症状，如果脑动脉粥样硬化出现血栓或是破裂出血等突发情况，患者可能会表现为头痛、眩晕、意识突然丧失、肢体瘫痪、失语或者是偏盲等。上述表现都与我们中医提及的瘀血证候相近。临床上对冠心病、高血压、动脉粥样硬化症，按照中医瘀血证的治法，使用活血化瘀法，取得了较为满意的疗效。现代研究证明，中医治疗瘀血证常用的活血化瘀类药物，在扩张冠状动脉，降低血管阻力，减缓心率，降低血清总胆固醇，增强人体纤维蛋白溶酶系统活性方面有不同程度的正向作用，这种药物的使用，证明活血化瘀类药物在心血管病治疗中发挥了较大作用，同时验证了中医理论中的瘀血证在心血管病的发生发展中有着一定的作用。除瘀血证所致的胸痹心痛，若人素体日久虚弱，阴阳失调，阳气不足则脏腑失于温煦，脏腑不得阳气温养，则阴精积聚，津液不化，水湿内停，聚而为痰：阴气不足则虚火内生脏腑，精液为虚火蒸腾，化而成痰。中医理论中，认为气为血之帅，血为气之母。

二者关系密切，气行则血行，气滞则血凝，若出现病理变化，则气虚，则血不行，概因其气化能力不足，不能推血运行，则为瘀血；血瘀则阻滞气道，气行为瘀血所阻，运行不畅则气滞。瘀血不除久则成痰，痰浊不去久则成瘀，痰瘀胶结不解，使血脉运行失常，导致心脑失养，形成心脑血管疾病。

因为历代医家对于心脑血管病的辨证分类各有区别，在现代应用中就会存在较多问题。虽然在临床上，中医讲究辨证论治，根据不同患者的病理表现确立相应的治疗原则与治疗方案，但正因为中医流派诸多，家学驳杂，诸家诸派常用的描述方式与确诊依据各不相同，过去的家传型与师徒型口耳相传的传授方式是完全没有问题的，但是随着现代医学的发展，将研究结果与临床治疗结果及时共享交流，对于现代中医的发展是有着极为重要的意义的，因此在某种意义上给中医的辨证论治制定一个普世标准是很有必要的。

在国家相关部门的推动组织下，1980年部分专家在广泛总结了全国临床实践与历代医家常用辨证论治方法的基础上，订立了“冠心病中医辨证的标准”。根据中医的基本理论，全面分析冠心病的临床表现，表明冠心痛的基本病机为本虚标实，气虚血瘀。多数患者表现为气虚，进一步发展为阳虚或阳脱，部分患者表现为心气、心阳两虚。标实包括血瘀、痰湿和气滞。其中以血瘀和痰湿为常见。大多数的实践证明了这个辨证标准是正确的，它有利于统一中医辨证，并常被用于指导临床治疗及研究工作。

三、关于心脑血管疾病的治疗方法越加完善与多样

心脑血管病的辨证分型统一化被广泛用于临床指导与研究工作中，相应的治疗方法却因人而异，因病而异，因时因地而异，众多当代名医所采用的治法治则也并不相同，但大致上是古代医家的治则治法的延续与发展。因此可以将其大致归纳为以下六类。

第一类为温通法。

温通法指的是使用温经通络、散寒化痰等药物，驱散阴寒凝滞之邪以治疗寒证的一种治法。当代名医中常用温通法的代表有郭士魁与颜德馨等。郭士魁（1915—1981），曾在仁和堂、太和堂药店学徒，后随名中医赵树屏学习。其医学专著存有《活血化瘀文献选辑》《杂病证治》。郭老在临床治疗胸痹心痛时，认为寒邪对于疾病的影响最重，患者容易在寒冷的冬季或者突然降温的环境下发病。针对患者受寒邪侵袭发病这一特点，郭老认为寒凝于血脉，致血行不畅，经脉痹阻，不通则痛是患者胸痹心痛的关键之处。针对这种病理表现，郭老对这种寒邪原因所致发病的患者最常开具的方剂以芳香温通的中药为主，以发挥其温经散寒、通脉止痛的作用，温煦阳气，使寒邪疏散，从而降低患者的痛苦。郭老的常用药为细辛、荜茇、高良姜等。芳香温通药物的使用，为临床运用中药速效缓解心绞痛开辟了新的途径。郭老根据临床诊疗经验研制出的“冠心 2 号（红花、赤芍、丹参、降香、川芎）”，能够理气活血、芳香温通，因其临床疗效甚佳，现在成为治疗冠心病的经典方剂，在临床作为基础方，随证加减。

颜德馨（1920—2017），第一批国家级非物质文化遗产项目中医生命与疾病认知方法代表性传承人，长期从事疑难病证的研究，学术上推崇气血学说，诊治疑难病证以“气为百病之长”“血为百病之胎”为纲，根据疑难病证缠绵难愈、证候复杂等特点，倡立“久病必有瘀、怪病必有瘀”的理论，并提出“疏其血气，令其条达而致和平”是疑难病证的

主要治则，创立“衡法”观点，为诊治疑难病证建立了一套理论和治疗方法。颜老著有《餐芝轩医集》《活血化瘀疗法临床实践》《医方囊秘》《气血与长寿》《中国历代中医抗衰老秘要》《颜德馨医艺荟萃》《颜德馨诊治疑难病秘集》《中华名中医治病囊秘颜德馨卷》《衰老合瘀血》等。

颜老在治疗冠心病时认为人体血液循环的根本动力在于人体之气推动血液运行，阳气充足则气血通畅，温煦阳气可以散瘀化结，行血驱饮，所以颜老在治疗胸痹心痛时，多用、善用附子，以附子大热之性温阳兼以通达。对于当代治疗冠状动脉粥样硬化的常用手段——经皮冠状动脉介入治疗术后易出现再狭窄的情况，颜老也有自己的一套观点。颜老认为再狭窄之因，为上焦阳气不足、下焦阴寒气盛，心阳不振，不足以制阴邪，以致阴邪上乘，诸多病理产物随之互结，胸阳痹阻，阳气不通，不通则痛。明确指出阳虚阴盛，以致血瘀是经皮冠状动脉介入治疗术后再狭窄发病的病机，因此颜老在治疗这一病症时所采用的正是温通之法。

第二类为活血化瘀法。

活血化瘀法指的是使用具有消散作用的，或能攻逐体内瘀血的药物治疗瘀血病证的方法。当代名医中常用活血化瘀法的代表有郭士魁与陈可冀等。郭老在临床治疗胸痹心痛时，认为瘀血的存在是胸痹心痛的重要原因。郭老认为在胸痹心痛急性发作期，标实为主、为急，本虚为次、为慢。在胸痹心痛发病过程中，气滞寒凝、痰浊瘀血可能出现并存的情况，但气滞寒凝痰浊，气机阻滞，寒湿阻络，痰浊停聚，素体虚弱，气机无力等种种因素皆可以导致机体内血行不畅，从而使瘀血的症状加重，经脉闭阻。正因为如此，郭老认为使用活血化瘀法来治疗胸痹心痛是很有必要的，郭老在临床用药时常大量使用活血化瘀药物，如红花、桃仁、丹参、川芎等，活血祛瘀，行血止痛，用以减轻患者疼痛。

陈可冀院士曾受名老中医赵锡武、郭士魁及黄宛教授指导，因此可以说陈院士的临床用药、辨证治疗继承并发扬了郭老的学术思想，陈院士长期从事中西医结合心血管病及老年医学研究，除整理发扬名老中医治疗心血管病之经验，主编《清宫医案研究》等专著10部，同时还进行了大量中西医结合的基础研究，为国内最早从事中医脉象的客观检测研究者之一，在对高血压治疗、脂质代谢与心血管病关系的研究中颇有建树。在临床中，陈院士擅长以活血化瘀法治疗胸痹心痛。陈院士认为，西医发现的，冠心病心绞痛患者出现诸如血小板黏附、聚集，血栓形成，微循环障碍，动脉内膜增厚，脂质沉积，血管狭窄等病理改变，如果用中医学理论来解释，可以归入血瘀，即血液运行不畅，郁积于经脉或器官之内呈凝滞状态。而结合冠心病心绞痛患者普遍出现的胸前区疼痛、舌质紫暗、散见瘀斑瘀点的疾病表现，陈老认为冠心病、心绞痛，亦即中医所指的胸痹心痛，其主要中医病机为“血脉瘀滞”，所以使用活血化瘀法作为冠心病的基本治法。

陈院士在临床诊疗时对于气血相关、病邪相兼及脏腑气机极为关注，以活血化瘀治法为基础之余，对益气理中、温阳化痰的治法也加以应用。陈院士认为冠心病患者体内痰湿偏重，内源性脂质代谢障碍，虽形体未必肥胖，但是多并发高脂血症、糖尿病等，概因痰湿瘀阻于脉络之间，导致气机运行不畅，血液瘀阻不行，痰瘀互结致心脉闭阻，此为胸痹心痛发作病机，所以陈院士临床用药经常使用祛痰浊利水湿药与活血化瘀药并用。

第三类为祛痰法。

祛痰法指的是祛除痰邪的方法。此法分化痰、涤痰、消痰三类。根据痰邪产生原因采用不同治法，或温化，或荡涤，或消除生痰病因。当代名医中常用祛痰法的代表有路志正、张伯礼等。路老为全国老中医药专家学术经验继承工作指导教师、首都国医名师、国家级非物质文化遗产传统医药项目代表性传承人。路老的学术思想核心是脾胃为后天之本，气血生化之源，气机升降的枢纽，人以胃气为本，故路老治病注重调理脾胃，重在升降相宜，而顾其润燥，升脾阳，降胃气。

路志正治疗胸痹心痛时，依据自身学术思想，善于调理脾胃，注重以宣、化、渗三法治之。所谓的宣即是开宣上焦，化即是芳化中焦，渗即是渗利下焦，其功用为调理三焦气机，使气机开合正常，则体内之邪自有出路，三焦同治，则见效快，疗效强。路老常用药对为茯苓、半夏，两者同用健脾渗湿，燥湿化痰；杏仁、薏苡仁，二者同用可使肺脾各安其职，宣发肃降各行其道，则水湿之邪无以生。

张伯礼院士是第一批国家级非物质文化遗产项目中医传统制剂方法代表性传承人。张院士长期从事心脑血管疾病防治和中医药现代化研究工作，于20世纪80年代开展中医舌诊客观化研究，开拓了舌象色度学和舌底诊研究方向。后续又开展方剂关键科学问题研究，创建了以组分配伍研制现代中药的途径和关键技术，推动了中药种植与产业化的进程。张院士临床也长于治疗胸痹心痛等疾患，提出“痰瘀互生，病重之源”的观点。张院士认为痰瘀同源，痰浊化生，停聚体内可能会直接壅塞血脉而致痰瘀兼夹，后续补充提出痰瘀互生是一个不断变化的病理过程，痰瘀于脉络内壅积黏结，久则酿生浊毒，浊毒随人体气机升降，因而遍行四肢脉络，乃至结滞络脉为害。因瘀痰互生，久病不治，乃至素体虚弱，最易导致热化伤阴。张院士临床之时强调治疗因痰瘀互结所致的胸痹心痛用药不可过于温热，是故不可以参类、当归进补，以防其性质更甚；浊毒为阴邪，其性质黏腻，遇寒易凝聚难解，不可以黄芩、黄连泄泻，以防其纠结更甚，所以张院士提出的治浊之法，宜施芳化，佐以清解，临床常用药对为藿香、佩兰，茵陈蒿、苍术，芳香化湿，配伍降香、五灵脂、延胡索、丹参等益气活血。

第四类为益气养阴法。

益气养阴法指的是补气与补阴。益气的意思就是提升脏腑的功能，养阴就是滋补身体的精血津液。当代名医中常用益气养阴法的代表有林钟香、许心如、罗铨等。

林钟香擅长以中医药治疗冠心病、高血压等疾病，提出“益气养阴为主治疗胸痹”等学术观点，治疗上注重辨证与辨病相结合，推崇“治病必求其本”的学术思想。林老主张“心病从虚论治”，胸痹心痛之病多因素体虚弱，气阴两虚，以致发病，正是其治病必求其本思想的具体表现。同时林老在补虚治本的基础惯常添加祛风药，以使“祛风不致太过，养血不致呆滞”，避免因为补益过多，导致病理产物纠结不去，缠绵难愈。林老根据其学术思想创立益气养阴方舒心饮、益气养阴外加祛风药的舒心祛风汤、复律宁颗粒等中药制剂，现阶段已经广泛使用于临床。但林老，并不是所有胸痹心痛都一味以益气养阴之法治之，林老认为，若在临床辨证中发现患者出现刺痛难忍，舌质紫暗，有瘀斑瘀点等明显的血瘀症状表现时，应当先以活血化瘀治其标，当急性症状有效缓解后，再以益气养阴药治疗以固其本源。

许心如为当代著名的心血管专家，国家级名老中医。其母亲出身中医世家，她的外曾祖父为江苏省当地中医。其舅舅跟随外祖父学习中医后独立行医，他们二人均为当时江南一带的名医。许老可谓家学渊源。许老认为胸痹心痛具有本虚标实的特点，与中医理论中的气血辨证之法相结合，较早提出了治疗胸痹心痛应益气养阴、活血通脉的治疗思路。许老法从王清任提出的“补血必须补气”“血虚之痛，必须用补血之味”“于补血之中行逐瘀之法则气血不耗瘀血尽消矣”“瘀血不去，新血不生”以及“新血不生，瘀血不化”，以此为治则。其所惯用的三参通脉立法即包含此意，用益气养阴、补血活血化瘀并用的法则治疗冠心病、心绞痛取得明显疗效，并成功研制三参通脉合剂。

罗铨以益气扶正、调理气血、化瘀通脉为基本治则，常用生脉散、十味温胆汤、补阳还五汤等古方化裁，但多有个人创新，根据自身临床经验，制定处方，生产制剂强心胶囊、灵芝益寿丸、降糖丸等多味中成药。在治疗胸痹心痛类疾病中，罗老深有所得。其诊治胸痹心痛时重视体质，根据临床经验，认为该病好发于中老年人，患病率随年龄的增长递增。究其根本，是随着年龄的增长，脏腑功能减退，所以患病者常见素体阴虚，久则阴损气伤，或为气虚日久，郁结伤阴，或脾肾亏虚造成气阴两虚的证候，气虚则无以行血，阴虚则脉络不利，均可使血行不畅，气阴两虚，瘀毒缠绵不去，瘀阻心脉，发为胸痹心痛，所以罗老在治疗上主张益气养阴，以治疗气阴两虚之症，其常用药为丹参、川芎、麦门冬、酸枣仁等。

第五类为固本培元法。

固本培元法指的是用调补先天之肾和后天之脾的药物来巩固和恢复元气的方法。其重在调理脾肾，概因脾为后天之本，肾为先天之本。当代名医中常用固本培元法的代表有赵锡武、张云鹏等。

赵锡武（1902—1980），在中医理论上有很深的造诣，对《伤寒论》《金匮要略》所体现的仲景学术思想有独到见解。赵老在医疗实践中严格遵循祖国医学理论体系辨证治病。在治疗上强调辨病与辨证相结合，强调整体观念，并积极主张中西医结合治疗疾病。赵老认为，心为火脏，肾为水脏，心肾水火既济，互相制约，互相为用，若肾精亏虚以致肾不能还精于心，心的正常功能就会受到影响，继而出现胸痹心痛的病理表现；若肾精亏虚不能还精于肝，肝失于精液柔顺，就会导致筋膜憔悴，脉管渐硬，乃至血脉瘀阻，发为胸痹心痛，所以赵老以补肾养筋法作为临床治疗胸痹的根本法则。

张云鹏，国家中医药管理局认定的全国名老中医药学家学术经验继承工作指导老师。张老擅治疑难杂症，临床辨病思路是全局着眼、调理脏腑、分清虚实、标本兼顾、综合施治。其临床常用虫类药及补肾温阳药，同时善用攻下法清热解毒，以救危急。张老认为，心脏为发病的场所，肾虚为发病的基础。就经络关系而言，心属手少阴，肾属足少阴，两者同为少阴经脉，彼此是联系的。从生理关系上来看，肾为先天之本，为真阴真阳之所在，肾阳式微，则命门火衰，与多种病理产物的出现息息相关。从临床症状表现而言，患者多有腰痛脚软、乏力头晕、发白或早脱、尺脉细弱等肾虚的症状。从治疗效果而言，补肾药物可以提高疗效。因此，张老主张肾虚是发病的基础，补肾为治本大法，在一定意义上，补肾即是养心。为此张老认为，临床用药活血应与益气并重，补中寓通，通中寓补，通补兼施，相辅相成，才能气助血行，瘀去脉利。

第六类为理气法。

理气法指的是用具有舒畅气机、调理脏腑作用的方药治疗气机阻滞或逆乱病证的治法。当代名医中常用理气法的代表有印会河、颜正华等。

印会河（1923—2012），幼承家学，其父印秉忠为我国南方名医，清代名医、江南孟河学派创始人费伯雄的第三代传人。印老强调“继承不泥古，发展要创新”。在临床上倡导“抓主症”的辨证思路，并将外感病、温热病重新科学地加以分类，完善了热病的辨治体系。他还主张西医的辨病和中医的辨证相结合，取长补短，提倡中医现代化。印老认为，胸痹是指“胸痹而痛”的疾患，与《金匮要略·五脏风寒积聚病脉证并治》中的“肝着，其人常欲蹈其胸上，先未苦时，但欲饮热，旋覆花汤主之”属于名异实同，故对胸痹的治疗习以旋覆花汤为主方，配瓜蒌薤白半夏汤、茯苓杏仁甘草汤理气开胸祛痹，或加丹参、川芎、丝瓜络、橘络活血通络。旋覆花汤中的“新绛”已不存在，印教授主张以红花和茜草取而代之。至于原文中的葱白，叶天士曾改用葱叶（即葱之青管），印教授则兼收并蓄，认为葱叶之温性不如葱白，故主张寒象明显者仍用葱白，热象明显者就改用葱叶。

颜正华，全国老中医药专家学术经验继承工作指导老师、首都国医名师、国家级非物质文化遗产传统医药项目代表性传承人。颜老临证治疗胸痹心痛，善用仲景的经方瓜蒌薤白系列汤方加减。此方是张仲景治疗胸痹心痛病症的基本方，颜老认为薤白温阳散结行气导滞，瓜蒌清肺化痰宽畅胸膈，两药合用有温阳化气、活血化痰通络之效，乃用于治疗胸痹心痛，根据患者临床症状表现随证加减，疗效颇佳。

四、从脾论治心脑血管病在中医理论体系成熟期的应用

在理论体系成熟期，随着国家对中医药事业的支持，涌现的知名医家越来越多，其中从脾论治心脑血管疾病的医家也为数众多。他们在继承历代医家从脾论治的理念的同时，也在多年临床治疗中逐步探索，摸索出具有自身特色的治疗原则。随着中西医结合的日益深入，中医基础科研化的进程也使得实验医学与临床医学紧密结合，从脾论治的科学性、合理性与有效性正在不断被证实。

国医大师邓铁涛（1916—2019），对理论与临床都非常重视，双管齐下，中医理论造诣尤其高，邓老先后就五脏相关学说、脾胃学说、中医诊法与辨证、痰瘀相关学说、伤寒与温病之关系、中药新药开发、医史文献研究、岭南地域医学研究、中医教育思想等，提出了具自身特色的学术观念，对众多医家深有影响。

邓老根据临床心得，根据大多数胸痹心痛患者都具有心悸气短、胸闷、善太息、精神差、舌质胖嫩、舌边见齿印、脉弱或虚大等气虚的证候；或兼有舌苔浊腻、脉滑或弦及肢体困重等表现，提出了“心脾相关”理论与“痰瘀相关”理论，将其应用到临床对胸痹心痛患者诊断上，疗效甚好。邓老认为心脾相关，应注重养护脾脏，用以安心；痰瘀相关，应注重化痰祛瘀，用以益气。王士超等在临床研究中对邓老治疗心血管病的学术思想进行总结归纳，将邓老调理脾胃治疗胸痹分为五法：其一为健运中气法，以香砂六君子汤、桂枝汤、丹参饮合方化裁，奏健脾益气之功；其二为调脾养血法，以归脾汤为主，奏益气补血之功；其三为醒脾化湿法，以三仁汤、藿朴夏苓汤、茯苓杏仁甘草汤加减，奏健脾化湿之功；其四为健脾涤痰法，以黄连温胆汤、小陷胸汤加减，奏健脾祛痰之功；其五为温阳理中法，以附子理中汤加味，奏温阳理气之功。由上述五种治法分析，邓老在临证过程中

认为，胸痹心痛的发生跟脾失健运相关，同时与脾胃气机升降失司，脾胃化生气血功能异常相关，唯有脾胃功能正常，才能有效治疗胸痹心痛。

此外，邓老对于五脏相关学说也有极深的见解。邓老认为中医五行学说的核心是五脏相关，但是现阶段，随着医学认知水平的不断提升，中医脏腑学说的发展已经超越了单纯的五行学说，五行学说已经不能完全阐述五脏相关学说的内容，因此现代应以“五脏相关学说”取代“五行学说”，实现中医基础理论的质变。正是出于这种观念，邓老在“五脏相关”理论与“痰瘀相关”理论的指导下，认为心衰治疗应从病理产物入手，“脾为生痰之源”，一方面脾脏功能失司，则痰浊内阻，血脉瘀滞，不通则痛；另一方面瘀血停聚血脉，则津液巡行不畅，停聚某处，聚而成痰，两者互相影响，缠绵难去，最终胶结成病，发为胸痹，乃至发展为心力衰竭。

周炳文（1921—1997），生于三代中医世家，全国首批老中医专家学术经验继承工作指导老师。周老提出以“运脾转枢法”治疗心力衰竭。运脾转枢法是根据脾主升运属阴土，胃主和降属阳土，二者相反相成、运动不息的特殊功能，而以“运”为主的方法。因母令子虚，子盗母气，健脾能养心，益心能助脾，故运脾转枢，心病可从脾治。周洪彬根据这一观点，确定了慢性心力衰竭的两个基本分型，并以益气理脾的六君子汤为基础方药。证治分型如下：①心肾阳虚、脾阳不振、气不化水型：治以益气理脾，温阳行气，化水祛湿为主。方选六君子汤加五味子、麦门冬、黄芪等为主方，并随证加减。②肺火通调、脾不健运、肝郁气滞型：治以健脾柔肝，宣肺利尿，行气化瘀为主。方选归芍六君子汤合五味子、麦门冬等为主方，随证加减。

李德新（1935—2017），长期致力于中医藏象学说、气血学说、衰老学说和情志学说及其应用研究，中医学名词术语规范化研究，中医学理论体系研究等。李老认为脾胃为气机升降之枢纽，凡消化、吸收、输布、排泄障碍均可责之于脾胃，尽管病症变化万千，但根源皆为脾胃升降功能异常。李老常用的调理脾胃之法取法于李东垣之温补，叶天士之濡润。李老认为在胸痹心痛的诊治过程中应采“调脾胃而安五脏”之理论精华，在临证过程中以调理脾胃之方剂为基础方来治疗胸痹心痛，其弟子胡婉申总结李老从脾胃论治冠心病不稳定型心绞痛时，常以四君子汤为底，以益气健脾，并常在方中酌加云苓、焦术、扁豆、山药以健脾利湿。

周学文（1938—2018），辽宁省名中医、全国老中医药专家学术经验继承工作指导老师。周老提出“脾虚是本病的始动因素”“痰瘀互结、血脉同病”是本病的关键，确立“内清外柔”内清痰瘀，外柔血脉的系统创新的治疗理念，经多次临床重复，疗效确切，为血脂异常及动脉粥样硬化性疾病的治疗开辟了中医药从脾论治血脂异常的新思路。

宋军等总结路志正以调理脾胃法治疗胸痹的方药运用规律指出，路老对于胸痹的心脾两虚证，常以归脾汤加减治疗；对于胸痹的湿热内阻证，常用藿朴夏苓汤加减治疗；对于胸痹的痰浊内阻证，常用瓜蒌薤白半夏汤、小陷胸汤。

杨关林认为在冠心病心绞痛的治疗中应该重视脾脏虚弱，输布运化水气功能失司，乃至水湿内停，痰浊化生，闭阻于胸，最终导致胸痹心痛发病，因此在临证过程中每每以健脾化痰、益气祛瘀法论治冠心病心绞痛痰瘀互结证。

通过对上述医家对于胸痹心痛之症的治疗经验的分析，可见胸痹心痛等类型疾病从脾论治的基础在于，疾病发生的病理因素与脾的功能失司相关，多与气血亏虚、痰浊内生、水湿困脾、内热煎熬阴血聚而为痰，瘀血阻滞，闭阻血脉等原因相关，因此从脾论治的治法治则注重的便是益气补血，化痰祛瘀，温阳理中等，用以扶健脾气，使脾胃功能正常。

从脾论治脑血管疾病在现代医家中也有所发展，比如张贤明等选取100例中风后偏瘫的患者为研究对象，采用针灸联合康复技术对患者进行治疗，研究结果表明，中风后偏瘫采取针灸联合康复技术疗效颇佳，其中足阳明胃经的穴位三阴交为治疗要穴之一。于颂华等选取65例颈性眩晕患者随机分为针刺组和药物组，针刺组所选穴位包括足三里、阴凌泉、三阴交、丰隆等，其俱为调理脾胃功能的经穴，研究结果显示，针刺组的治愈率和总有效率均高于药物组。李燕梅报告的临床研究中共选取86例老年眩晕患者，使用自拟调脾升清方治疗中气不足型、湿遏脾土型、土滞木郁型，有效率高达97.67%。

综上所述，中医心脑血管病学是在历代医药学家广泛实践的基础上，逐步发展成熟的。这门学科不仅保存了古代和现代医药学家治疗中医心脑系病证的众多有效方药，且形成了能用于临床实践的较完整的理论体系。中医心脑血管病学是祖国医学伟大宝库中的瑰宝之一。因此，学习和研究中医心脑血管病学是继承和发展祖国医学遗产一个很重要的方面。从脾论治学说，可以说自中医理论的建立期就已经存在，并伴随整个中医理论体系与临床治疗应用的发展不断演变创新。由于历朝历代各位医家的不懈努力，从脾论治学说的发展不断深入，并与临床结合紧密，经典理论与经典验方流传甚广，直到现代，中西医结合的全面启动使从脾论治学说有了新的土壤，而从脾论治心脑血管疾病也跟随从脾论治学说不断探索、不断深化，治法治则不断进步，临床一直具有较好的疗效。

随着现代医疗事业与科研水平的不断发展，医学的进步达到了日新月异的程度，我国的传统医学也在日益发展创新。传统医学在未来的发展中，必须与先进的科研方法相结合，在现有的知识理论体系中与西方医学相结合，继续用现代医学的先进手段检验传统理论的科学性，同时用传统理论的实践性检验现代医学先进手段的准确性，唯有如此，中国传统医学才能够适应现阶段的社会发展形势，不断发展完善理论体系，焕发出崭新的生命力。

第三章　从脾论治心脑血管疾病的治则与治法

第一节　从脾论治心脑血管疾病的治则与治法概论

一、治则治法的概念

在辨证论治的理法方药之程序中，有治则治法的一个重要环节，即辨证明确便推定出治则，再依据治则选择治法进而拟方用药。

治则是在中医基础理论指导下治病时必须遵循的基本原则，是对疾病治疗规律的概括。其属决定论，为治法拟定的根本准绳，取于病机，一证应一则，一法之立基于多项治则的指导，层次较高，抽象性及规范性强。从字义而言，则也有法的含义，但在辨证论治中随着理论而深化，辨证论治的程式是辨证识证而确立治则，在治则的指规下确立方法，按法选方或制方，依方而议药。在具体的某一辨证论治中，治则决定于辨证，但具体的治法有多重途径、多重方法。

治法为治疗疾病的具体理法与措施，反映了病因、病位、病性等多项疾病的信息。其属选择论，是治则构成的基础，基于治病的实际条件、医生处方用药的主观能动性，一证可选若干不同治法，可操作性与针对性较强。

治则、治法二者是原则性与灵活性的结合，具有原则性、规范性的治则是治病决策中的战略，无治则指导，法易用而无度；灵活而具体的治法是决策中的战术，无治法，则之作用亦无以施展。

二、从脾论治心脑血管疾病的理论渊源

心脑血管疾病是全身性血管病变或系统性血管病变在心脏和脑部的表现，此类论治多集中于活血化瘀，通阳开痹，行气化痰，补益心气等方法上。常忽视了从脾胃论治。“善治病者，唯在调和脾胃”“治脾以安五脏”。脾胃学说在中医体系中举足轻重，从《黄帝内经》《难经》，至《伤寒杂病论》《脾胃论》，再至黄元御“土枢四象、一气周流”的中医模型，无不彰示着脾胃的重要性。同时《黄帝内经》还将有无胃气作为判断疾病预后的指标。从脾论治心脑血管疾病亦有据可依，归脾汤是心脾同治的经典代表方剂，在《济生方》中首次被用于治疗过度思虑、心脾劳累过度而引起的健忘，失眠，心慌等症。《四圣心源》中指出治疗神志类疾病应着重调理脾胃之气机。

张仲景治疗胸痹，“胸痹，心中痞，留气结在胸，胸满，胁下逆抢心，枳实薤白桂枝汤主之；人参汤亦主之”“胸痹，胸中气塞，短气，茯苓杏仁甘草汤主之；橘枳姜汤亦主之；胸痹缓急者，薏苡附子散主之”。其在用方上亦都体现了对中焦脾胃的重视。唐代孙思邈在《备急千金要方》卷十三第三中说：“心劳病者，补脾气以益之，脾旺则感于心矣。”明确提出了健脾治心之法。脾胃为后天之本，气血生化之源，脾胃虚弱、脾失健运乃胸痹发生之本，故不论心脑血管疾病发作期还是缓解期，皆可应用健脾和胃药，通过调

理脾胃达到延长缓解期或减轻发作时脾胃功能失调症状，以绝痰瘀滋生之源。通过调理脾胃，以预防疾病发生及缓解病情。叶天士认为中风根于内虚，包括精血衰耗，阴阳并损及中土虚衰，并有“凡中风症有肢体缓纵不收者，皆属阳明气虚，当用人参为首药，而附子、黄芪、炙甘草之类佐之”论述。《太平圣惠方》用葛根散辛通，并配合人参、黄芪、白术、茯苓健脾益气，地黄、赤芍、川芎养血和血，治疗中风因气血不足而四肢无力者，还提出中风见脾虚痰阻者，应配合健脾化痰以通络。

三、从脾论治心脑血管疾病的理论依据

脾为气血生化之源，《灵枢·决气》言“中焦受气取汁，变化而赤，是谓血”，脾气虚，中焦不能受气取汁变化为赤，则心血化生不足，《素问·痹论》言“荣者，水谷之精气也，和调于五脏，洒陈于六腑……卫者，水谷之悍气也，其气慓疾滑利”；二则脾虚时无力推动血液，血停留为瘀，如《灵枢·经脉》言“谷入于胃，脉道以通，血气乃行”；三则气为水母，气之升降出入主宰津液的生成、输布、排泄，脾阳不足，三焦温化失常，水液气化不利，水液内积为水饮。同时由于脾虚，气、血、水3种病理状态还可相互转化，加重病情，如水饮内聚，脉道不利，则生瘀血；血不利则为水，瘀阻脉道，津液不布又聚而为水，从而不断加速心脑血管疾病发展。《景岳全书》曰：“脾为土脏，灌溉四旁，是以五脏中皆有脾气，而脾胃中亦有五脏之气，此其互为相使……故善治脾者，能调五脏，即所以治脾胃也。”再者，脾主肌肉。脾为后天之本，气血生化之源，四肢肌肉皆有赖于脾气运化水谷精微的滋润和濡养。故脾气健运，则肌肉丰盈而有活力，并发挥其收缩运动的功能。如《素问·太阴阳明论》曰：“脾病……筋骨肌肉无气以生，故不用焉。”《黄帝内经素问集注·五脏生成》曰：“脾主运化水谷之精，以生养肌肉，故主肉。”《太平圣惠方》曰：“脾胃者，水谷之精，化为气血，气血充盛，营卫流通，润养身形，荣于肌肉也。”《四圣心源》曰：“肌肉者，脾土之所生也，脾气盛则肌肉丰满而充实。”

如果脾胃先衰，运化失职，气血亦必然随之渐衰。气不足则血运无力，血行缓慢，留着为瘀，内阻脉管。血不充或心失濡养，久而造成血虚气衰，气衰血瘀，瘀血不去，新血不生的恶性循环。脾胃失运，痰浊内生，或阻滞三焦气机运行，气滞而血瘀，或停驻脉中，形成瘀滞，延缓血液运行。气虚、血瘀、血虚、痰阻的结果就是心失所养，瘀血内停，发为胸闷、心悸、心痛诸症。如果再兼外感寒邪，内伤生冷，久而不解，以致沉寒痼冷留滞胸中，寒邪收引，客于脉外造成脉管蜷缩拘挛，客于脉中致使气机不通，更是造成心脑血管疾病的重要原因。

第二节　从脾论治心脑血管疾病的概述

一、心脑血管疾病异病同治概述

心脑密切相关。心主血脉，影响脑中血液的运行。脑为“元神之府”，接受和感知外界信息从而通过元神传至全身，“心藏神”通过摄神来调控各项生命活动，故心系疾病与脑系疾病往往有着共同的病理基础、发展和转归，且容易出现心病及脑、脑病及心，“心

脑同治”理论体系的形成已相对完备。“心脑同治”不仅凸显了中医“异病同治”及“辨证施治”的特色，亦有望促进中医脑病的发展与心脑病症理法方药的规范化、条理化。

二、心脑血管疾病概述

（一）冠心病

1.冠心病简介

冠心病是指冠状动脉发生粥样硬化引起管腔闭塞或狭窄，导致心肌缺氧缺血或坏死而引起的心脏疾病。其临床症状多为胸骨后发作性闷痛，呈现为压迫、紧缩感，持续数分钟不等，或放射至左侧肩臂部，可伴有心慌、胸闷、心悸、汗出、呼吸困难、乏力等不适。依据其临床表现，本病属中医学“胸痹”“真心痛”范畴。医圣张仲景首提“胸痹”病名，并开从脾论治心病之先河，如《金匮要略·胸痹心痛短气病脉证治》曰：“胸痹，心中痞气，气结在胸，胸满，胁下逆抢心，枳实薤白桂枝汤主之，人参汤亦主之。”指出胸痹辨治当分虚实，实者予枳实薤白桂枝汤助阳驱寒、行气泄浊；虚者予人参汤补气通阳、健脾养心。唐代孙思邈在《备急千金要方》中提出：“心劳病者，补脾气以益之，脾旺则感于心矣。”明确指出从脾论治心病。

2.从脾论治冠心病渊源

因心主血脉，主神明，脾主运化，主统血，注定心与脾无论从生理上还是病理上均相互为用、相互为病。心脾在五行当中为母子关系，若子病及母或母病及子，均可相互影响而发病。脾胃位于中焦，心脏居于上焦，三者之间通过经络相连，气血相通；另外，心主血脉，而脾则运化水谷，气血生化之源，脾健则心血旺，脉道通，脾病则脉失所养，此脉道当指血脉而言，如《素问·经脉别论篇》曰：“食气入胃，浊气归心，淫精于脉。”这里的浊气当指饮食精华的浊稠部分，属于精微营养物质，滋养血脉同时再运送到全身脏腑组织，说明血脉需要水谷精微的滋养，而脾的化生起到至关作用。但过则为害，如饮食过于肥甘厚味，浊气则变为浊邪，浸淫于脉，则脉道壅滞，故发而为病。或脾失健运，气血生化不足，则脉失所养，如《素问·至真要大论篇》所言：“脾病不能为胃行其津液，气日已衰，脉道不利。”因此脾气亏虚，或脾阳不足，则脾不运化，一是导致气血生化不足，使心血不充，心神失养，表现为心脾两虚证候，症见心悸、头晕、健忘、乏力、消瘦。长期气血亏乏，血脉失于濡养，日久则涩滞不畅。二是脾虚不运化水湿，清浊不分或痰浊内蓄，留而不除，蕴久则瘀，脉络瘀阻。

（二）心衰

1.心衰简介

中医学认为，心衰多归属于心痹、心胀、心水等范畴，有关心咳、水肿、喘证、心悸等相关论述也可散见对心衰的描述。慢性心衰往往是多种心脑血管疾病的转归，不易治愈，其主要病机为心气不足或心阳受损导致心无力鼓动血行导致血脉瘀阻；而痰湿、血瘀等实邪又会损及心之阴阳气血，属本虚标实。中医治疗通过心脾同治、益气活血、扶正祛邪，能够从整体上改善慢性心衰患者的症状和预后。

2.从脾论治心衰渊源

（1）位置相邻，经络相联：明代李梴在《医学入门·脏腑》中论述：“脾居胃上，并胃包络及胃脘相连，贯膈与心肺相通，隔膜相缀也。”《素问·灵兰秘典论》称心为“君主之官”，心位于胸腔，横膈之上，肺之下，外有心包保护，属于上焦，而脾胃属于仓廪之官，居于膈膜之下，属于中焦，由此看来心与脾仅有一膜之隔，位置毗邻，虽然两者在解剖上看起来并不相互关联，但是在经络方面心脾密切相关，足太阴脾经与手少阴心经在心中相交接，《灵枢·经脉》云：“脾足太阴之脉……其支者，复从胃，别上膈，注心中。”另外，杨上善注解曰：“足太阴脉注心中，从心中循手少阴脉行也。”皆说明心与脾在经络方面通过支脉、经筋等密切关联，这也为从脾论治心肌病在生理方面提供了理论基础。在病理方面，心与脾通过经络的沟通联系、感应传导、运输渗灌、调节等功能相互影响。

（2）五行相生，母子相及：依据中医学五行学说的相关理论，心在五行中属于火，脾在五行中属土，火生土，心与脾属于相生关系，亦即母子关系。心火具有炎热、上升、升腾、向上等特性，脾主运化、主升等生理功能均有赖于心火的温煦与升腾作用；脾土具有生化、长养、承载、受纳等特性，心为阳脏需要脾土的滋润方能使心阳不亢。在病理方面，如果心火与脾土的相生关系遭到破坏，则会导致母病及子或子病及母的病理表现，例如当脾土受损，运化失健，气机升降失常，则会产生水湿、痰饮、瘀血等病理产物，“子病及母”，使血运失畅，心脉痹阻，胸阳不振，出现各种心脏的病理表现。心火（阳）不足，不能温煦脾土，“母病及子”，则气机失调、血脉瘀阻、水饮内停，使脾失健运，导致水谷精微和气血生化乏源，影响到脾胃的正常生理功能，可见纳呆、腹胀等症状。

（3）心脾互养，气血相关：《素问·玉机真脏论》中论述：“脾脉者土也，孤脏以灌四傍者也。”脾脏属于中焦，为后天之本，气血生化之源，有主运化、主升、统血等生理功能。《灵枢·决气》曰出：“中焦受气取汁，变化而赤，是谓血。”饮食水谷通过中焦胃的受纳腐熟和脾的运化，转化为水谷精微，再经脾的“升清”作用上输心肺，通过心肺的作用灌注于脉，化赤为血，使心血充盈，心有所养；心主血脉，《素问·灵兰秘典论》曰：“诸血者，皆属于心。”心血濡养脾脏，脾脏要通过心血的濡养作用才能发挥正常的功能。脾胃居于中焦为气机升降之枢纽，脾气上升则水谷精微得以上充于心，使心血充足，脾气主要通过两条途径将水谷精微物质布散至全身：其一为通过脾的“散精”作用，将水谷精微上输于肺，经肺的宣发向上向外布散，肺的肃降向下输布，使水谷精微得以布散全身；其二是脾气自身的作用，将水谷精微转输全身；《素问·痿论》曰：“心主生之血脉。”心血充足濡养脾脏，脾气的功能才能正常发挥；气为血之帅，血为气之母，“血随气行，气行则行，气止则止，气温则滑，气寒则凝”。在病理方面，若脾气虚弱，脾气统摄不利，会使心血运行不畅，血不行常道而逸出脉外；心血不足不能濡养脾脏，可使脾失健运。

（三）高血压

1.高血压简介

高血压是以血压升高为主要临床表现，伴或不伴有多种心血管危险因素的综合征，是多种心、脑血管疾病的重要病因和危险因素，影响心、脑、肾的结构与功能，最终导致功能衰竭，是心血管疾病死亡的主要原因之一。中医根据高血压的临床表现，多将其归属于

“头晕”“头痛”“眩晕”等疾病范畴。早在《黄帝内经》中就对其病机进行了阐述。如《素问·至真要大论》曰：“诸风掉眩，皆属于肝。”《灵枢·卫气》曰：“上虚则眩。”

2.从脾论治高血压渊源

脾居中焦，主运化，统摄血液，为“后天之本”。《素问·灵兰秘典论》云：“脾胃者，仓廪之官，五味出焉。”脾五行属土，为阴中之至阴。《尚书·洪范》中“土爰稼穑”形象地指出了脾土的重要作用和地位。土载四行，生化万物。脾气主升，其性喜燥恶湿。脾脏受损，脾失健运，不能助胃转输水谷精微，从而导致气血的化生和输布障碍，各脏腑经络形体官窍不能得到精气血津液的滋润、濡养致功能不能正常发挥而病生矣。正如《脾胃论》所云：“百病皆由脾胃衰而生也。”脾宜升则健，胃宜降则和。脾气衰弱则清气不升，浊气亦不得下降。《素问·阴阳大象论》曰：“清气在下，则生飧泄；浊气在上，则生月真胀。”清气在下，则上窍不得精气之滋养，而见头晕、目眩。脾喜燥恶湿，主运化水液。“脾气散精，上归于肺，通调水道，下输膀胱，水精四布，五经并行”。脾气虚弱，则水液不化，痰饮水湿内生，进一步困遏脾气，致使脾阳不振，脾气不升。脾病者以虚证居多，而实证者较少。《素问·太阴阳明论》云：“阳道实，阴道虚。”阳刚阴柔，外邪多有余，六腑常受之；内伤多不足，五脏受之。故曰脾病多虚。但临床之中，脾病往往虚实夹杂，而纯虚者实不多见。因此，补益脾气之时当健运脾气以袪邪。高血压患者往往起居无常，饮食不节，压力较大，伤及脾胃。正如《脾胃论》所言：“饮食失节，寒温不适，则脾胃乃伤……形体劳役则脾病，脾既病，则其胃不能独行津液，故亦从而病焉……大抵脾胃虚弱，阳气不能生长，是春夏之令不行，五脏之气不生。”

脾五行属土，其子为肺，其母为心，其所胜为肾，其所不胜为肝。五脏相互滋生，又相互制约，维持平衡协调，保持正常功能的运行。故张介宾《类经图翼》上说：“盖造化之机，不可无生，亦不可无制。无生则发育无由，无制则亢而为害。”脾脏与肝脏关系极为密切。如《金匮要略·脏腑经络病脉证并治》所说：“见肝之病，知肝传脾，当先实脾。”脾病常与肝病相伴随。各种原因导致脾脏亏虚，则肝气来乘，而致脾脏更衰，称为“土虚木乘”；或因脾行不虚，而肝木亢盛，来乘脾土，称为“木旺乘土”。两者最终都表现为肝乘脾虚。许多高血压患者平素脾气急躁，或者性情忧郁，常致肝气郁结，肝脾不和，久则致肝郁脾虚。故对此类患者治疗之时必须疏肝与健脾同施。

（四）缺血性脑卒中

1.缺血性脑卒中简介

局灶性脑缺血缺氧是导致缺血性脑卒中发生的直接原因。中医学认为中风形成的主要病理环节在于脑脉气血不利，甚则痹阻，故本病是脉病，治疗上当维持脑部血液循环的正常，遵循“脉以通其营卫”的原则保持脉道的完好无损及通利。脾生营卫，主营卫，包括心主血脉在内的五脏与脉的关系，是在基于脾胃化营卫的基础之上，而“损其心者，调其营卫”，更是体现心主血脉离不开脾化营之功能，况且脾有统血之功。基于以营之化生和运行皆与脾关系密切，以及“壅遏营气”为脉的理论，建立了脾脉相关性。

2.从脾论治缺血性脑卒中渊源

脾气亏虚，脉失温润：脾阴充脉、濡脉，脾阳温脉、通脉。脾阴不足则对脉的濡润不足而涩滞，脾阳虚则温煦气化不足生湿而濡润太过，湿为阴邪，阻滞气机，脉不得宣通，故脾阴脾阳通过统血调控着脉的濡润柔和之性以及脉道的通利。“脾经阴虚，脉细弱，津液枯，血不宁者”，实为脾阴不能内聚血液以充实濡养脉道，终致血行异常。

（五）失眠

1.失眠简介

现代医学的失眠症属中医学“不寐”。不寐一词首次出现是在《诗经》中，其病名最早见于《难经》。美国精神障碍诊断与统计手册认为失眠是对睡眠质量或时间不满意，主要表现为入睡困难、睡眠难以维持和早醒。随着现代社会压力的增加，失眠变得越来越普遍。中国睡眠协会一项关于中国人睡眠状况的调查结果显示失眠的患病率高达57%。当前西医主要以口服镇静安神类药物来治疗本病，虽然见效快，但是极易产生副作用。例如有文章指出苯二氮䓬受体激动剂会产生各种不良反应，如白天思睡、行为异常、睡行症等，甚至引发交通意外等。中医认识失眠有独特性，且理论依据丰富。《难经》认为五神不安舍于五脏则发不寐，五神安于五脏则为安卧的关键。《灵枢·本神》曰：“肝藏血，血舍魂……脾藏营，营舍意……心藏脉，脉舍神……肺藏气，气舍魄……肾藏精，精舍志。”

2.从脾论治失眠渊源

脾藏意，意有记忆、思考的意思。《灵枢·本神》曰：“所谓任物者谓之心，心有所忆谓之意。”《医先》曰：“医者，意也，度时致病者，意起之。”意舍在脾。《素问悬解·六节藏象论》曰：“脾为仓之本，营之居也。”脾运化水谷精微，化生营气。《灵枢·本神》曰：“脾藏营，营舍意。”所以脾运化水谷，化生营气，以营养意是“脾藏意”的具体体现。《素问·六节藏象论》曰：“五味入口……气和而生，津液相成，神乃自生。”指出有水谷精微和津液的滋养，则能神旺。张景岳有“神安则寐，神不安则不寐”之说，即寐与不寐决定于神安与否。《难经》中认为五神安舍于五脏为安卧的关键，若五神不安舍于五脏则发不寐。意为五神之一，脾为五脏之一，意安舍于脾则安寐，意不安舍于脾则不寐。且水液能得以运送到全身，全在于脾气的充盛与否，若脾气不足、脾阳虚衰或脾为湿困等致运化不能，水谷不化，则食滞水停，痰湿生成，留于血脉或上犯，或蕴久化热而不寐。由此可见，脾失健运则诸邪生成，意不内守而夜不得卧。《灵枢·本神》曰：“肝藏血，血舍魂……脾藏营，营舍意……心藏脉，脉舍神……肺藏气，气舍魄……肾藏精，精舍志。”此为中医五神理论之基础，其中“脾藏意”理论又为其中之一，故从脾论治不寐。

第三节　从脾论治心脑血管疾病的病证举案

一、总治则治法

（一）正虚为本，调脾护心

心脑血管疾病与脾胃之间关系密切，调理脾胃在心脑血管疾病治疗中起着至关重要的作用。张仲景在《金匮要略·胸痹心痛短气病脉证治第九》中指出：“胸痹心中痞，留气结在胸，胸满，胁下逆抢心，枳实薤白桂枝汤主之，人参汤亦主之。”人参汤为调理脾胃之方药，为从脾胃论治冠心病开了先例。后世许多医家也根据临床经验提出了不少从调理脾胃方面治疗心脑血管疾病的理论。如根据五脏相关，痰瘀相关的学术思想，邓铁涛教授认为："治脾胃可以安四脏，调四脏可以治一脏，心病需调脾胃，肾病需调脾胃，何故，盖脾胃居于中焦，为全身气机升降之枢纽，枢机一开，则四脏气机皆得通达，邪有去路，正常的气血运行得以通畅，气血调和，真气内从，病去正安"。路志正教授在治疗心脑血管疾病时，提出了5种从脾胃入手的治法：宗气不足，健运宗气，治以五味异功散加味；血不养心，调补脾胃，治以调理心脾汤加减；痰湿蕴结，芳化醒脾，治以三仁汤加减；痰浊痹阻，化痰宣痹，治以瓜蒌薤白半夏汤合小陷胸汤，痰瘀化热，用黄连温胆汤；寒气上逆，温阳理中，治以附子理中汤加桂枝、高良姜、半夏。

（二）法因邪立，化痰逐瘀

心脑血管病邪实有痰浊、瘀血、寒凝、气滞之不同，以痰瘀多见，且病情以痰瘀合邪者最重。因此，在临床治疗中应更加重视痰瘀的治疗，相应的，在治法上则应采取化痰逐瘀法。如张仲景在《金匮要略·胸痹心痛短气病脉证治第九》篇中认为胸痹心痛的病因病机为"阳微阴弦"，即上焦阳气亏虚，胸阳不振，下焦阴寒内盛，阴寒水饮之邪上逆，阴乘阳位，痹阻胸阳，邪正相搏，从而导致胸痹心痛发生。在治疗上创立了化痰通阳宣痹的瓜蒌薤白半夏汤、瓜蒌薤白白酒汤等方剂，为临床从痰瘀论治冠心病奠定了基础。再如邓铁涛教授在心脑血管疾病的治疗上，以通为补，通补兼施，以补气化痰通瘀法为主，着重从脾胃入手，因脾为气血之海，脾为生痰之源，临床常用温胆汤为基本方。化痰逐瘀法临床应用于治疗心脑血管疾病，取得较好效果，但主要针对痰瘀为患，仍需仔细辨证，审因论治。

（三）未病先防，既病防变

古代医家讲，"圣人不治已病治未病"，而治未病又涉及未病先防和既病防变两方面。高血压、高血脂、糖尿病、糖耐量异常、吸烟是人们尤其是对于中老年人而言，属于心脑血管疾病的高危因素，而这些因素往往是由于不良的饮食、生活习惯造成，可以通过一些预防措施，如合理膳食、戒烟、限酒，多运动抑制肥胖等方式，来增强体质，减少冠心病的发病率。中老年人尤其当低盐、低脂、清淡、易消化饮食，来保护脾胃功能，防止痰湿内生，防止高血压、高血脂、高血糖等心脑血管的高危因素形成。对于已病者，则可以合理膳食、防寒保暖、减压畅情志，调理脏腑功能，尤其当在补益心气的基础上加强脾胃的调摄功能，使气血生化有源，各脏腑得到脾胃化生的水谷精微的濡养，则正气旺盛，邪不可干，使气机活动调畅，肝气得以升发，肺气得以肃降，心火得以下潜，肾水得以上升，则各脏腑功能协调，共同鼓邪外出，促进感邪之脏的功能恢复，而不变生他病。

二、病证举案

（一）冠心病

1.心脾两虚证

临床表现：胸闷隐痛，时作时止，劳累运动后加重，伴有神疲、气短、乏力，舌质淡，脉细弱无力。

治法：补血养心、健脾益气。

代表方：归脾汤。

归脾汤由人参、白术、当归、茯苓、黄芪、龙眼肉、远志、酸枣仁、木香、炙甘草、生姜、大枣组成，治以黄芪、白术、党参、茯苓等健脾益气；当归、龙眼肉等补养心血；心血不足，无以滋养心神，心神不宁，辅以酸枣仁、远志、柏子仁等养心安神；脾虚不能升清，脾虚下陷，水谷精微趋下，伴有泄泻或便溏者，可重用炒扁豆、薏苡仁、泽泻等。现代医家也注重益气健脾，如李德新教授主张用归脾汤、十全大补汤加减进行治疗。

2.脾虚气滞证

临床表现：症见胸中闷窒，脘腹胀满，不思饮食等，舌质淡、苔薄白，脉弦。

治法：健脾助运，理气行滞。

代表方：香砂六君子汤加减。

香砂六君子汤由党参、白术、茯苓、甘草、陈皮、半夏、木香、砂仁组成，胸闷心痛明显可合用失笑散；气郁日久化热，心烦易怒、口干便秘、舌红苔黄、脉弦数用加味逍遥散。

3.脾虚阴寒证

临床表现：胸闷隐痛，时作时止，劳累运动后加重，伴有神疲、气短、乏力，舌质淡，脉细弱无力。

治法：益气温阳、温中健脾。

代表方：附子理中汤。

附子理中汤由附子、干姜、党参、白术、炙甘草五味药物组成，治以干姜、附子、荜澄茄、高良姜等温补脾阳；病程日久，脾损及肾，脾肾阳虚，出现手脚冰凉，冷过膝肘关节，可配伍淫羊霍、补骨脂、附子等；脾主运化水湿，若脾阳不足，健运失职，湿滞为痰为饮，出现心下逆满、气上冲胸、小便不利，可配伍苓桂术甘汤。李七一教授在从脾胃论治冠心病八法中提到冠心病属于脾阳虚者用人参汤，若是胃阳虚导致水饮内停者则用桂枳姜汤合橘枳姜汤以温胃散寒。

4.脾虚血瘀证

临床表现：患者可见胸痛隐隐，遇劳加重，时作时止，倦怠懒言，心悸乏力，纳差食少，舌暗，可有齿痕，脉细或结代。

治法：健脾益气，活血化瘀。

代表方：人参养荣汤。

人参养荣汤由当归、白芍、陈皮、黄芪、桂枝、白术、人参、甘草、熟地、远志、五味子、茯苓等组成。当涉及肝时，当配伍柴胡、郁金、玫瑰花、香橼等；若胸痛甚者，口干、口苦，纳食尚佳，夜寐尚安，二便尚调。

5.脾虚痰凝证

临床表现：咳嗽痰黏，肢体沉重，纳差乏力，舌暗，苔腻，脉滑等。

治法：健脾化痰，通阳宣痹。

代表方：枳实薤白桂枝汤。

枳实薤白桂枝汤由枳实、厚朴、薤白、桂枝、瓜蒌组成，方中桂枝及薤白可温通心阳，豁痰下气；配半夏祛痰降逆；枳实消痞；厚朴下气宽胸。当涉及肝时，当配伍柴胡、郁金、玫瑰花、香橼等；若胸痛甚者，口干、口苦，纳食尚佳，夜寐尚安，二便尚调。

6.阳虚水泛证

症见心悸，水肿，腰以下为甚，按之凹陷不易恢复，神疲肢冷，纳减便溏，舌质淡、苔白滑，脉沉缓。

治法：温运脾阳，通利水湿。

方用实脾饮合参附汤加减，药用干姜、草果、白术、茯苓、桂枝、厚朴、木香、大腹皮、木瓜、红参、附子等。

（二）心衰

1.水饮凌心证

临床表现：胸闷心悸、气短伴双下肢水肿，咳嗽气喘，痰多稀白，或伴哮鸣音，倚息不能卧，神疲乏力，胃胀纳差，不欲饮，舌淡紫，苔白微腻，脉沉细。

治法：健脾助运，温阳利水。

代表方：香砂运脾汤加减。

药物组成：香附、砂仁、党参、白术、茯苓、枳壳、石菖蒲、炒麦芽、牛膝、桂枝、炙甘草、仙鹤草。

2.气虚痰阻证

临床表现：咳嗽、咳痰，痰色白量多，身体肥胖，动则喘息、气短，夜间不能平卧，胸闷如窒，倦怠乏力，四肢沉重，脘腹胀满，纳少，寐差，小便量少，大便黏滞不畅。舌体胖大，边有齿痕，舌质暗淡，苔白厚腻，脉沉滑。

治法：健脾益气，化痰宣痹。

代表方：瓜蒌薤白半夏汤和涤痰汤。

瓜蒌薤白半夏汤由瓜蒌、薤白、半夏、白酒组成；涤痰汤由半夏、胆南星、橘红、枳实、茯苓、人参、石菖蒲、竹茹、甘草、生姜组成。痰浊瘀而化热，用黄连温胆汤加郁金；痰热兼有郁火者加海浮石、栀子、天竺黄；大便干结用桃仁、大黄。

3.阳虚水泛证

临床表现：心悸，喘息不得卧，面浮肢肿，尿少，神疲乏力，四肢不温，腹胀，便溏，口唇发绀，胸部刺痛，或胁下痞块坚硬，颈脉暴露，舌淡胖有齿痕，或有瘀点瘀斑，脉沉细或结、代、促。

治法：益气温阳，化瘀利水。

代表方：补肾启枢方。

补肾启枢方由制附片、党参、淫羊藿、菟丝子、茯苓、白术、陈皮、干姜、桂枝、猪苓、泽泻、薏苡仁、玉米须、炙甘草组成。

4.气虚血瘀证

临床表现：胸闷气短，心悸，活动后诱发或加剧，神疲乏力，自汗，面色㿠白，口唇发绀。

治法：健脾益气，活血化瘀。

代表方：保元汤合血府逐瘀汤。

保元汤由人参、黄芪、肉桂、生姜、甘草组成；血府逐瘀汤由当归、生地、黄桃仁、红花、枳壳、赤芍、柴胡、甘草、桔梗、川芎、牛膝组成。若伴胸痛较著者可酌加桂枝、檀香、降香；心悸频发、发无定时、可酌加生龙骨、生牡蛎；若兼肢肿尿少者可合用防己黄芪汤或五苓散。

（三）高血压

1.脾气亏虚证

临床表现：头晕目眩，动则加剧，劳累即发，或头痛隐隐，时时昏晕，面色少华，神疲乏力，倦怠懒言，唇甲不荣，食欲不振，纳少腹胀，大便稀溏，舌淡苔薄白或白腻，脉细弱。

治法：健脾升清。

代表方：补中益气汤。

补中益气汤由黄芪、党参、白术、当归、陈皮、柴胡、升麻组成。若脾虚湿盛，腹胀纳呆者，加扁豆、薏苡仁、泽泻；若兼形性寒肢冷腹中隐痛，可加肉桂、干姜；若兼心悸、怔忡、少寐、健忘者，可酌加柏子仁、酸枣仁、首乌藤、龙骨、牡蛎。

2.肝郁脾虚型

临床表现：头晕，头痛，常遇烦劳郁怒而诱发加重，平素性格急躁易怒，夜寐不宁，腹胀，舌红苔黄，脉弦，右关脉弱或重按无力。

治法：疏肝健脾法

代表方：逍遥散加减。

逍遥散由柴胡、当归、白芍、白术、茯苓、天麻组成。若肝火偏旺，症见口苦，面红目赤，舌红苔黄，脉弦数者，加薄荷、菊花、夏枯草清肝泻火；若脾虚较重，症见疲乏无力，纳呆，便溏，右关脉较弱者，加用黄芪、党参补益脾气。

3.脾虚生风证

临床表现：头目眩晕，或视物旋转，突然发作，甚作仆倒，或伴肢麻震颤，平素血压波动不稳，舌淡红或红，苔白腻或黄腻，脉弦滑。

治法：健脾息风祛痰。

代表方：半夏白术天麻汤加减。

半夏白术天麻汤由天麻、白术、半夏、茯苓、陈皮、生龙骨、生牡蛎、白芍、炙甘草组成。若肝风内动较甚，伴肢麻震颤者，加用地龙、僵蚕息风通络；若眩晕较甚，伴有恶心、呕吐者，加代赭石、旋覆花、竹茹以降逆止呕；若右寸脉弦大，乃肝木刑金之象，加用黄芩、麦门冬以益肺制肝。

4.脾阳亏虚证

临床表现：常有或者无明显头晕、头痛的症状，面色皖白，倦怠懒言，形寒肢冷，食欲不振，大便稀溏，小便清长，舌淡嫩，或舌体胖大，边有齿痕，苔白腻，脉沉迟。

治法：温中健脾。

代表方：理中汤。

理中汤由党参、黄芪、白术、干姜、茯苓、炙甘草组成。若伴有肾阳亏虚，症见腰膝酸软，精神萎靡，尺脉细弱无力者，加用仙茅、淫羊藿、菟丝子温补肾阳。

（四）高脂血症

脾阳亏虚证

临床表现：部分人可出现头晕，失眠，健忘，乏力，心悸，胸闷，肢体麻木等症状。

治法：健脾温阳法。

代表方：真武汤加减。

真武汤由附子、生姜、茯苓、白术、泽泻组成。本方以附子为君药，辛甘性热，用之温肾助阳，化气行水兼运脾土以温化水湿。臣以茯苓、泽泻利水渗湿，使水邪从小便去。同时以健脾燥湿之白术、温阳化饮之生姜共为佐助之药，既助附子温中散寒，又合泽、苓宣散水湿以消痰浊。诸药相合，共奏健脾温阳，化痰消瘀之功。

（五）缺血性脑卒中

1.痰湿壅滞证

临床表现：突发神昏，半身不遂、肢体松懈、瘫软不温、甚则四肢逆冷、面白唇暗、痰涎壅盛、舌质黯淡，脉沉滑或沉缓。

治法：温阳化痰，醒神开窍。

代表方：涤痰汤配合灌腹或鼻饲苏合香丸。

涤痰汤由胆南星、半夏、枳实、茯苓、橘红、石菖蒲、人参、竹茹、甘草组成。方中半夏、茯苓健脾燥湿化痰；胆南星、竹茹清热化痰；石菖蒲化痰开窍；人参扶助正气。苏合香丸由白术、青木香、乌犀悄、香附、朱砂、诃子、白檀香、安息香、沉香、麝香、丁香、荜茇、龙脑、苏合香油、乳香组成。苏合香丸可芳香化浊，开窍醒神。

2.气虚血瘀证

临床表现：半身不遂，肌肤不仁，口舌㖞斜；言语不利，或謇涩或不语；面色无华，气短乏力；口角流涎，自汗，心悸，便溏；手足或偏身肿胀；舌质暗淡或瘀斑，舌苔薄白或腻，脉沉细、细缓或细弦。

治法：益气扶正，活血化瘀。

代表方：补阳还五汤。

补阳还五汤由生黄芪、当归尾、赤芍、川芎、桃仁、红花、地龙组成，且重用生黄芪。若心悸气短、乏力明显、加党参、太子、参红参；若肢体肿胀或麻木、刺痛等血瘀重者，加莪术、水蛭、鸡血藤；若肢体拘挛加穿山甲、水蛭、桑枝；若肢体麻木加木瓜、伸筋草、防己；上肢偏废者加桂枝、桑枝；下肢偏废者加川续断、桑寄生、杜仲、牛膝。

（六）失眠

1.心脾两虚证

临床表现：失眠、易醒、多梦、心悸、气短、神疲乏力、面色苍白、纳差、腹胀、大便干、小便少。舌质淡苔白、脉细数。

治法：健脾益气、养血安神。

代表方：归脾汤。

归脾汤由人参、黄芪、白术、茯神、酸枣仁、龙眼肉、木香、炙甘草、当归、远志、生姜、大枣组成。若心血不足较甚者，加熟地黄、白芍、阿胶；若不寐较重，加柏子仁、五味子、夜交藤、合欢皮；夜梦纷纭，时醒时寐，加肉桂、黄连；如兼脘，闷纳差，苔滑腻，加二陈汤；兼腹泻者，减当归，加苍术、白术等。

2.痰热内扰证

临床表现：夜间入睡困难，多梦心烦，神疲乏力，健忘，脘腹胀满，嗳气、矢气频，纳食欠佳，口中黏腻而口苦，大便质黏，舌质红、苔黄而厚腻，脉弦细。

治法：清热化痰和中。

代表方：黄连温胆汤。

黄连温胆汤由黄连、竹茹、枳实、半夏、陈皮、茯苓、甘草、生姜、大枣组成。方中半夏、陈皮、竹茹化痰降逆，茯苓健脾化痰，枳实理气和胃降逆，黄连清心泻火，若心悸动惊惕不安，加琥珀、珍珠母、朱砂；若痰热盛，痰火上扰，心神彻夜不眠，大便结秘不通者，加大黄，或用礞石滚痰丸。

3.痰湿困脾证

临床表现：头晕目眩、心烦喜吐、恶心吞酸、头重痰多、舌淡胖或者出现齿印、舌苔薄、脉细弱等。

治法：理气和中，燥湿化痰。

代表方：二陈汤合保和丸。

二陈汤由半夏、陈皮、茯苓、甘草组成，保和丸由神曲、山楂、半夏、陈皮、连翘、茯苓、莱菔子、麦芽组成。

第四章　从脾论治心血管疾病的现代创新

第一节　从脾论治心血管疾病

心血管疾病是心脏及血管疾病的统称，包括冠心病、高血压、心律失常、脑血管病等多种疾病，具有高患病率、高致残率及高死亡率的特点。中国心血管病患病率处于持续上升阶段。推算心血管病现患病人数3.30亿，其中脑卒中1300万，冠心病1139万，肺源性心脏病500万，心力衰竭890万，心房颤动487万，风湿性心脏病250万，先天性心脏病（先心病）200万，下肢动脉疾病4530万，高血压2.45亿。2018年，心血管病死亡率仍居首位，高于肿瘤及其他疾病。农村心血管病死亡率从2009年起超过并持续高于城市水平，城乡居民疾病死亡构成比中，心血管病占首位。2018年农村、城市心血管病分别占死因的46.66%和43.81%。每5例死亡中就有2例死于心血管病。虽然现在医疗水平飞速发展，治疗手段日新月异，但心血管疾病仍然严重威胁人类的健康，不容忽视。

在祖国医学的发展历程中，涌现了大量医家，他们指出脾胃为后天之本，心气的充沛有赖于脾胃运化的水谷精微的充养。心与脾的五行相关，心属火，脾属土，火为土之母，脾土有赖于心火的温煦方能生生不息，心火得脾土的充养则源源不绝。如果五行之间不平衡则出现母病及子或子病及母的病理表现。脾胃居于中央，以滋养全身，脾土能补心火，生肺金，养肝木，滋肾水。若脾胃虚弱则气血化生乏源，心脉失于濡养，则心气虚弱推动无力，瘀血形成，从而出现胸闷、气促、胸痛等心血管疾病的表现。心与脾的经络相连，足阳明胃经与足太阴脾经在足大趾端交接，足太阴脾经在心中与手少阴心经相交接。《素问·平人气象论》说："胃之大络，名曰虚里，贯膈络肺，出于左乳下，其动应衣，脉宗气也。"虚里乃心尖搏动的地方，说明在经络系统里胃和心在经脉上络属、贯通。心、脾两脏的在生理及病理上相互影响。《杂病源流犀烛》中沈金鳌曾提道："脾者，心君储精待用之府也。赡运用，散精微，为胃行精液，故其位即在广明之下，心紧切相承。"《千金要方》载"心劳病者，补脾以益之，脾旺则感于心矣"，说明心与脾位置相近。

近现代有不少医家对上述理论进行了整理研究，很多医家根据上述理论提出了"从脾论治"心血管病的思路，验之临床，从而达到了不治心而治心的目的，提高了疾病的治疗效果。

第二节　从脾论治高脂血症的现代研究进展

一、从脾论治高脂血症的现实意义

由于脂肪代谢或运转异常使血浆一种或多种脂质高于正常称为高脂血症。血脂是血浆中所含脂质的总称，主要由三酰甘油、磷脂、胆固醇、胆固醇酯和游离脂肪酸组成。全球疾病负担研究（GBD）2017中国资料显示，LDL-C水平升高是中国心血管疾病的第三大归因危险因素，仅次于高血压和高钠饮食。利用CHNS资料的一项预测研究发现，2016—2030

年，开展调脂治疗可以避免972万例急性心肌梗死和782万例脑卒中事件，并避免336万心血管病患者死亡。

正常的脂质代谢即脂质的合成、吸收、水解、转移和排出正常，维持人体整体代谢平衡和生命活动。现代医学研究发现，脂质是一类重要的生物小分子，根据不同结构分为胆固醇、糖脂、磷脂和脂肪等。细胞、组织和生物液体包含成千上万种不同结构的脂质，它们在细胞信号、生物能量、膜结构和功能等方面发挥着多种作用。脂肪酸和甘油三酯与能量代谢有关，是细胞重要的能量来源，心磷脂参与心肌组织能量代谢的调节。类二十烷酸和溶血磷脂等一些脂质分子参与细胞信号传导。多种磷脂、固醇、鞘脂和膜蛋白共同构成细胞和细胞器的生物膜。生物膜的完整性和理化性质则能影响细胞功能的实现。易园骊等发现外源性脂质主要来源于食物摄入，在胆汁、小肠液和胰酶作用下水解甘油和脂肪酸、溶血磷脂和胆固醇，进一步吸收到小肠黏膜上皮细胞中，在肠壁细胞内再酯化合成内源性脂质，脂质与血浆蛋白结合，以脂蛋白的形式存在于质膜中。协调的脂质代谢在维持能量代谢平衡、膜结构完整性和信号传导方面起着重要作用。脂代谢紊乱与多种疾病密切相关，如动脉粥样硬化、急性胰腺炎、肥胖、糖尿病、癌症和神经系统疾病等。

脾居中焦，主运化，脾的功能为升清降浊，输布精微。脾主运化的这个功能可分为“运”和“化”这两个概念来单独理解，首先是“脾主运”这个功能，脾主运是指脾具有直接或间接转输和输布水谷精微的功能，如《素问》中所述：“脾气散精，上输于肺。”其次“脾主化”这个功能，是指水谷精微经脾的气化后，化生为气、血、精、津液等物质，气、血、精、津液可以润养五脏六腑、四肢百骸、筋肉皮毛。脾的运、化功能通过如此的相互协调配合，来共同完成人体之精微物质的生成、吸收和转输等一系列过程。伍早霞等从生理功能、解剖学定位、执行结构三个方面来探讨脾主运化的生理机制，从而发现脾主运化是水湿、精微物质运化的枢纽，是整个饮食物代谢过程的中心环节。脾主运化功能是由现代解剖学器官肝脏执行，其执行结构是具有消化、吸收、排泄功能的消化系统和具有新陈代谢功能的物质交换系统。周丽等认为脾的运化功能是人体物质和能量代谢的重要组成部分，其中在参与脂质代谢的过程中也发挥了重要的作用。

因此脾能发挥正常的运化功能，脂类的合成、吸收、水解、转运和排泄都能正常进行，人体内脂类的组成和比例才能正常，脂类才能对人体起到有益的作用。当脾不能发挥正常的运化功能，就会使机体出现脂代谢紊乱，进而出现与脂代谢异常有关的各种代谢疾病。王朋等通过对古今文献的总结与分析，发现脾胃是化生水谷精微的主要脏腑，脾主运化对机体的新陈代谢起着重要的作用，机体内脂质代谢同样依靠脾的运化功能，即脾运化功能是脂质代谢的关键。有多篇文献报道，通过对高脂血症患者采用健脾利湿治疗，可以明显改善患者的高脂血症的指标，并提示健脾燥湿化痰法能够有效控制高脂血症的症状。

二、中医药从脾论治高脂血症

高脂血症是中老年人的常见多发病，与动脉粥样硬化、糖尿病、脂肪肝等疾病的发病密切相关。中医无高脂血症病名，从其临床症状来看属于中医学的“湿阻”“眩晕”“中风”“胸痹”等范畴。因机体内脂质的生成与转化与脾的运化功能有关。“脾失运化”

是高脂血症发病的重要病机。因此治疗高脂血症当以健脾助运为要，正如《素问·奇病论》中论及“脾瘅”时所述“治之以兰，除陈气也”，即运用辛平芳香，健脾运化之品，祛除体内的陈腐秽浊之气，使脾运恢复，水谷之精能被吸收和分布，脏腑能被气血津液滋养。

根据临床辨证，分清虚实，并辅以益气养阴、清热解郁、化痰除湿、活血化瘀等法，做到辨病与辨证相结合，以求标本同治。健脾化痰法：脾虚是高脂血症的病机基础，脾虚所生之痰浊是高脂血症产生的物质基础。基于此关键病机和物质基础，确定治疗高脂血症的基本原则为健脾化痰，也可应用本法调理痰湿体质，从“治未病”角度防治高脂血症。常用经典方剂为常用经典方有二陈汤、黄连解毒汤、血府逐瘀汤、参苓白术散、补阳还五汤等。理脾化湿法：脾的生理特性是喜燥恶湿，与其生理功能为运化水湿有关。脾气充足，其运化水液功能正常，则水精四布，脾不被痰饮水湿所困；若嗜食肥甘，则“脾生湿”，酿生痰浊；若外感湿邪侵袭人体，困于脾，则出现“湿困脾”。因此理脾化湿法适用于高脂血症患者中湿浊内蕴所致“湿困脾”。湿浊阻碍，其性黏腻，不能速清。因此用药宜轻疏灵动，不可壅滞，常用方剂为香砂六君子汤合二陈汤。疏肝健脾法：肝脾失调在高脂血症的发生过程中也起着重要的作用。高脂血症病机包含情志因素的影响。临床上，嗜食肥甘厚味者和脑力劳动者多发生高脂血症。因过食肥甘厚味致痰浊内生，土壅木郁而致肝之疏泄升发失常，肝郁又可横克脾土；脑力劳动者则因用脑过度，多思多虑伤及脾胃，脾胃气机不畅，运化失司，水谷精微不得输布，聚湿生痰，酿成脂膏，发为本病。故高脂血症之肝脾失调可用理脾化湿之法。治以疏肝健脾，兼以化痰利浊，临床上多选醋柴胡、川芎、炒枳壳、郁金、陈皮、半夏等以疏肝健脾化痰。

三、从脾论治高脂血症的基础实验研究

李静娴等，通过评价多名痰湿体质高脂血症患者的TC、TG、HDL、LDL、体重、腹围、BMI以及痰湿体质表现变化，发现高脂血症患者中痰湿的生成与血中脂质水平增高和脂质代谢紊乱密切相关，血脂升高，可视为血中痰湿的微观显现。王朋等通过对古今文献的总结与分析，发现脾主运化的功能能够通过改善低密度脂蛋白受体的表达来调节脂代谢。王莹等通过观察香砂六君子丸对脾虚痰浊证大鼠小肠cAMP/PKA信号通路的影响，探讨香砂六君子丸治疗脾虚痰浊证大鼠可能机制，脾虚痰浊组小肠cAMP活性显著降低，治疗组小肠cAMP活性显著升高；脾虚痰浊组GP、PHK、PKAmRNA和蛋白含量显著下降，治疗组GP、PHK、PKAmRNA和蛋白含量显著上升。香砂六君子丸可能通过调控cAMP/PKA信号通路影响脾虚痰浊证大鼠。冷雪等通过探讨化瘀祛痰方对脾虚型高脂血症大鼠肝脏固醇反应元件结合蛋白-2（Sterol regulatory element binding protein-2，SREBP-2）信号通路的干预作用，发现脾虚加重血清TC水平异常及肝脏脂质沉积，可能与调控SREBP-2信号通路中LDL-R、HMGCR、CYP7A1基因表达有关，化瘀祛痰方可调控该通路，发挥干预TC代谢失常作用。朱美林等发现脾主运化，脾失健运导致膏脂转输障碍。脾虚运化功能失常引起血清胆固醇水平异常及肝脏脂质沉积，可能与调控肝脏HL和CYP7A1等基因表达有关。宋囡等通过观察脾虚高脂血症（HLP）大鼠肝脏miRNA-122a及其与SREBP-2通路调控的关系，探讨脾虚对肝脏胆固醇代谢的影响及机制，发现脾虚加重血清胆固醇水平异常及肝脏脂质

沉积，可能与miRNA-122a调控SREBP-2通路有关。陈丝等通过实验研究发现香砂六君子汤可减轻脾虚高脂血症肝脏细胞肿胀、空泡，其机制可能与调控胆固醇逆向转运有关。李芹等通过实验研究发现健脾化痰中药具有良好的保护高脂血症（HLP）脾虚痰浊小猪血管内皮功能的作用，其机制可能是通过激活S1PR1/PI3K/Akt/eNOS信号通路实现的。

第三节　从脾论治冠心病的现代研究进展

一、从脾论治冠心病的现实意义

冠状动脉粥样硬化性心脏病（简称冠心病）指由于脂质代谢不正常，血液中的脂质沉着在原本光滑的动脉内膜上，在动脉内膜一些类似粥样的脂类物质堆积而成白色斑块，称为动脉粥样硬化病变。这些斑块渐渐增多造成动脉腔狭窄，使血流受阻，导致心脏缺血，产生心绞痛。近现代医家根据其临床表现，认为冠心病属于中医“胸痹”“真心痛”的范畴。从广义上看，凡是出现胸闷胸痛，气短喘息者均属于胸痹证。冠心病属于胸痹证中的主要疾病，胸痹证包含冠心病，其他诸如颈椎病引起的心前区不适，焦虑症或忧郁症引起的胸闷甚至心前区疼痛，肺梗死引起的胸痛等也属于胸痹证。

冠心病发病在心，其病机以心得脏气失调为主，冠心病的病理改变为气虚、气滞、痰浊、血瘀四个方面，其病机重点为水谷精微的输布，因此脾胃之运化水谷精微的功能与冠心病的发生发展关系密切。心与脾胃的关系，最早见于《黄帝内经》，《素问·至真要大论》中提到：“寒厥入胃，则内生心痛。”说明心与脾胃在生理与病理上相互影响。《灵枢·厥病篇》中说：“胃心痛，取之大都、太白。”大都、太白属于足太阴脾经的腧穴，通过针刺脾经腧穴，可以调节脾胃经气，从而治疗心痛病。医圣张仲景开创从脾论治胸痹的先河，《金匮要略·胸痹心痛短气病脉证治》曰：“胸痹，心中痞气，气结在胸，胸满，胁下逆抢心，枳实薤白桂枝汤主之，人参汤亦主之。”提出治疗胸痹当先分辨虚实，实者用枳实薤白桂枝汤助阳驱寒、行气泄浊；虚者用人参汤补气通阳、健脾养心。唐代孙思邈在《备急千金要方》中提出：“心劳病者，补脾气以益之，脾旺则感于心矣。”明确指出从脾论治心病。现代医家继承、发展从脾论治冠心病的理论，张会永等依据《黄帝内经》中脾病“脉道不利”之说。分别阐述“脉道”“脉道不利”“脾病”的含义，探讨脾与脉道的联系。《黄帝内经》中记载的脉道，即血脉，强调脉的形体，特指运行气血的管道，如气血运行不畅则会出现“脉道不利”的病理表现。脾运化水谷的必经途径为脉道，脉道须脾的滋养维持贯通。“脾病”可以概括为脾虚或脾实，均可导致“脉道不利”。冠心痛的中医病机为心脉痹阻，为“脉道不利”的特殊表现，其发病与脾运化失常密切相关。因此以《黄帝内经》脾病“脉道不利”理论，可以指导冠心病的治疗，为“从脾论治”冠心痛提供理论依据。刘悦等对《黄帝内经》“心受气于脾”提出了心病发生发展的病机关键在脾，而在冠心病的发生发展过程中“痰浊血瘀”是“心脉阻滞”的关键因素。以中医药“治未病”理念为启示，将动脉粥样硬化研究重心前移，探讨脾失健运，痰浊血瘀对动脉粥样硬化早期病理变化的影响机制，阐述中医“脾失健运”与“心脉阻滞”的关系。为中医“从脾论治”冠心病提供科学依据。

二、中医药从脾论治冠心病的进展

从脾胃论治的证型分类，诸多医家见解不一，尚未形成统一标准。国医大师路志正从脾胃论治胸痹临证将其分为心脾两虚、宗气匮乏、脾虚湿阻、痰热壅阻、脾虚痰阻、肝脾不和等15种证型，治以益气健脾、补益宗气、运脾化浊、疏肝理脾、温补脾肾等法，方用归脾汤加减、四君子汤或五味异功散加减、祛湿化浊通心方或运脾化浊汤加减、升降理中汤加减、瓜蒌薤白半夏汤合瓜蒌薤白桂枝汤加减、木土和合汤加减等。治疗时强调虽然可按藏腑辨证施治，但必须“持中央”，调脾胃，以运四旁，中气得调则事半功倍。

刘中勇教授基于脾胃不和致冠心病的相关理论，临床分为4个证型：脾胃虚弱，心脉失养，基本方剂为补中益气汤加减；肝郁脾虚，气血失和，心脉痹阻，基本方剂为自拟疏肝健脾调脂方加减；湿困脾胃，感受外湿，湿邪弥漫心胸，基本方剂为藿香正气散加减。脾虚脂浊壅盛，胸阳不展，心脉不利，基本方剂为：自拟健脾化浊调脂方。分别用补中益气法、疏肝健脾法、醒脾化湿法和健脾化浊法治疗，效果良好。

赵国定主任基于多年临床经验，临床分为气滞痞满，脾胃失和，心阳不展，用枳术丸合旋覆代赭汤为主方；脾胃虚弱，脾失健运，心脾两虚，用补中益气汤合归脾汤加减，并佐以丹参、鸡血藤、大枣、莪术、桃仁、红花等养血活血药味；脾阳虚弱，心阳不足，水饮凌心，主方用桂枝人参汤合二陈汤；对于不能平卧，面浮肢肿者，常予苓桂术甘汤合金匮肾气丸化裁，使以少量陈皮、木香、枳壳、柴胡等药物助利水；脾虚失运，湿盛痰凝，血瘀阻络，常予二陈汤、瓜蒌半夏薤白汤合平胃散化裁；若寒湿为主则香砂六君子加减。或见胸闷、胸痛，舌质紫黯，瘀斑者，可合桃仁四物汤；治疗上重视固护脾胃，并理气血、化痰湿、清热毒。

李敬林教授从整体着眼，时、地、病、人、症相互结合，综合多年行医经验，临床上分为3型分别为脾胃阳虚型、脾胃虚弱型、脾失健运型，以健脾和胃，强心通络为主要治疗大法，采用百合乌药丹参饮治疗冠心病，并随症加减，多获良效。虚者加太子参；心悸加珍珠母、生磁石等；心律不齐可合用“安魂汤”（龙眼肉、山萸肉、生龙骨、生牡蛎、酸枣仁、柏子仁、乳香、没药）。

寇晓忱等通过检索从脾论治冠心病的文献，发现从脾虚论治冠心病，使用最多的方是四君子汤，其次是二陈汤类、生脉散、瓜蒌薤白半夏汤和血府逐瘀汤。四君子汤出自《太平惠民和剂局方》，该方证由脾胃气虚，运化乏力所致；脾气虚则津液停聚，凝而成痰，痰阻脉络，阻滞气机，心脉痹阻，不通则痛发为胸痹。二陈汤为治一切痰湿之基础方，调理中焦之圣剂，用于治疗痰浊痹阻之冠心病，起到健脾化痰，宣通脉络之功。

三、从脾论治冠心病的基础实验研究

石月萍等研究发现瓜蒌薤白半夏汤对心肌缺血大鼠再灌注损伤是通过激活I3K/Akt信号通路，调节凋亡基因Bcl-2、Bax蛋白表达起保护作用。程岩岩等研究发现动脉粥样硬化脾虚痰浊证小猪心肌线粒体能量代谢、氢离子转运障碍，SDH、NDUF亚基相关基因mRNA表达改变。徐跃等研究发现冠脉细胞中与凋亡相关差异性表达基因为BAX、BCL2、TGFβ1等，与细胞生长与增殖相关基因为CSF-2、CCL2、MMP1等。曹慧敏等研究发现心脏线粒体蛋白质表达谱有250个蛋白点表达异常，15个涉及能量代谢，与冠状动脉粥样硬化及冠心病的发生发展相关。高晓宇等通过“从脾论治”对冠心病稳定型心绞痛脾虚痰浊证患者血同型半胱氨酸的影响及血同型半胱氨酸相关性分析，发现“从脾论治”可有效降低冠心病患者的血同型半胱氨酸值，并可能干预神经-内分泌-免疫网络。张成哲等通过实验研究发现益气健脾方加减可显著降低NF-κB、IL-6、TNF-α和水通道蛋白1水平，从而减轻缺血区心肌组织炎性反应和水肿的发生，改善“脾虚生痰”所致巴马小型猪冠心病症状。孙宇衡等探讨健脾祛痰中药防治冠心病的作用机制，以中医的“痰浊”与脂质代谢异常关系密切为切入点，基于JAK/STAT通路进行研究，发现健脾祛痰中药可能通过调节脂质代谢来减少血管内皮细胞损伤及miR-155、SOCS1的异常表达，从而抑制因JAK/STAT通路活化引起的炎症反应，起到保护血管内皮细胞防治冠心病的作用。刘悦等研究发现健脾祛痰法可通过神经调节机制缓解冠心病心绞痛症状，通过临床疗效及5-羟色胺（5-HT）、去甲肾上腺素（NE）、乙酰胆碱（Ach）含量的比较，发现使用健脾祛痰后，患者心绞痛症状及中医证候明显改善，5-HT、NE、Ach水平与治疗前比较均显著性下降。

第四节　从脾论治高血压的现代研究进展

一、从脾论治高血压的现实意义

高血压是一种以体循环动脉血压升高为特征，可引起心、脑、肾和血管等多器官功能损害的疾病。高血压患者呈逐年增加的趋势，据中国心血管健康与疾病报告2020概要，中国心血管病患病率处于持续上升阶段。推算心血管病现患人数3.30亿，其中高血压2.45亿。2018年，心血管病死亡率仍居首位，高于肿瘤及其他疾病。农村心血管病死亡率从2009年起超过并持续高于城市水平。高血压是我国最常见的心血管疾病，是我国心血管疾病死亡的首要病因。

高血压以体循环动脉压升高为主要特点，其发病与多基因遗传及多种危险因素，比如饮酒、高钠低钾饮食、肥胖、糖尿病等相互作用有关。高血压分为原发性高血压与继发性高血压，其中原发性高血压占高血压的95%以上。原发性高血压不仅是一种血流动力学现象，而且是一种涉及脂肪组织分布异常、交感神经系统过度活跃、代谢异常和免疫系统激活的复杂综合征。寻找高血压作为多种心脑血管疾病基础的关键，探索多重干预的共同靶点，更深入地发现和证明高血压的病因与机制，进而优化临床治疗决策，是目前研究的主要目标之一。

有研究表明，胃肠激素与胃酸调节和胃肠运动密切相关。激素在经典途径之外，还通过神经途径（主要是迷走神经）发挥作用，可以直接作用于中枢神经系统，参与调节身体的能量平衡。由血液携带的胃肠激素是胃肠道向大脑传递的重要化学信号，可通过脑干影响大脑介导胃肠道激素途径影响血压，胃肠道激素的改变可能是高血压的发病机制之一。

消化道器官与心脏之间存在交叉反射。自主神经可支配心脏和消化系统，而痛觉主要由交感神经传递。两者的痛觉纤维在胸部躯体组织的痛觉纤维有时会在中枢神经系统中相互重叠交叉。并汇聚于同一脊髓节段的同一神经元，共享同一传导通路。此外，位于脑干正常中缝两侧的中缝核具有特殊的功能。中缝核主要通过咀嚼、吞咽以及胃运动来调节消化道系统。中缝核调节心血管活动的主要功能是影响血压和应激反应。这说明血压与胃肠动力在解剖上有一定联系。

心房利钠肽主要由心房肌细胞分泌，消化道的不同部位存在不同亚型和不同数量的心房利钠肽及其受体。心房分泌大部分心房利钠肽，胃肠道也有多个分泌部位。外周和中央循环的心房利钠肽调节其他胃肠道激素的分泌，影响胃动力的改变。胃肠道激素和胃动力的变化可能对血压有某种形式的影响。近年来的研究发现，血管紧张素Ⅱ受体拮抗剂可降低门脉压力，抵抗肝纤维化，对门静脉高压性胃病有明显的治疗作用。

治疗高血压时最主要的主题是干预生活方式。高血压的危险因素比如肥胖、高盐低钠饮食、嗜酒、吸烟等都与“脾胃”相关。由于生活水平的提高，人们饮食的结构逐渐发生变化；社会生产力结构的改变，导致脑力劳动变多，而体力活动减少；生活节奏的加快；生存压力大，精神紧张以及过度吸烟、饮酒等，造成脾胃“超载”运化不及；肝失疏泄，脾胃气机升降失常，膏脂沉积；食咸过多，血液滞瘀。《素问·五脏生成》谓之“多食咸，则脉凝泣而变色”；烟性辛温燥烈，熏灼肺胃；酒浆湿热入胃、聚于肝，可导致气血逆乱，血压升高。《素问·经脉别论》谓之“生病起于过用”。脾胃纳运失职，水谷精微运化失常，化为湿、痰、瘀、浊、脂、热，是高血压及其并发症发生的重要病理因素。

二、中医药从脾论治高血压的进展

近年来，中医中药在高血压的治疗方面取得了显著效果。高血压在中医属于“眩晕”“头痛”范畴。历代医家对于高血压的中医病机认识虽然各有不同，但大多从肝论治。《脾胃论》曰：“治肝心肺肾有余不足，或补或泻，惟益脾胃之药为切。”在高血压治疗中，临床研究颇多的是镇肝熄风汤，此方是张锡纯注重脾胃气机升降、调理脾胃的代表性方药。张锡纯兼采李东垣、叶天士脾胃思想，《医学衷中参西录》提到“至哉坤元，资生万物”，强调人之脾胃为一身之坤，能资生一身；黄坤载曾说：“欲治肝者，原当升降脾胃，培养中宫，俾中宫气化敦厚，以听肝木之自理，即有时少用理肝之药，亦不过为调理剂中辅佐之品。”阐明肝胆气机疏调有赖于脾胃升降正常。

邓铁涛先生认为，高血压属于中医的眩晕、头痛、肝风等病症，受病脏腑以肝为主。肝为风木之脏，从高血压的证候表现来看，其受病之脏在肝；但忧思劳倦伤脾或劳心过度伤心，心脾受损，一方面可因痰浊上扰，土壅木郁，肝失条达而成高血压；一方面脾阴不足，血失濡养，肺失肃降，肝气横逆而致高血压。辨证可分为4型并自拟5条验方。肝阳上亢型用石决牡蛎汤治之，肝肾阴虚型用莲椹汤治之，阴阳两虚用肝肾双补汤治之，若以肾阳虚为主用附桂十味汤，气虚痰湿型用赭决九味汤治之。

李立志教授在秉承传统以肝为中心治疗高血压的基础上，结合脾胃与肝之脏腑气血的特殊关系及现代高血压人群饮食结构、生活节奏等对脾胃功能的影响，主张以调理脾胃为切入点，以脾胃之气血阴阳偏盛偏衰及肝阳、痰浊、瘀血之形成为重点，对高血压进行辨证论治。总结以脾胃为中心的高血压论治五法。健脾疏肝法，治以疏肝理气、养血健脾，主方为四君子汤合逍遥散加减；健脾化湿法，治以健脾燥湿化痰，主方为半夏白术天麻汤；健脾养血法，治以健脾益胃、补气养血，主方为补中益气汤加减；健脾化瘀法，治以健脾养血、化瘀生新，主方用自拟健脾活血汤；健脾温肾法，治以健脾温肾、化气利水，主方为苓桂术甘汤和真武汤加减，均获得了较好的临床疗效。

匡武等认为，高血压的血压波动与肝风扰动有关，而肝风或虚或实，离不开脾胃气血失和。因为肝为刚脏，“体阴而用阳”肝风就是肝所用太过，如果阴血足以濡养，阴阳就会不失其偏，肝阳也就不足以化风，所以脾胃不失其和，运化正常，气血生化有源，调制有度，肝得以阴血濡养，不至于肝风四起，血压也不会因此频繁变换波动。平素主要用平胃散加减，以调和脾胃治疗血压波动大的患者。如合并有肝木郁滞，常合用四逆散，或兼以当归、白芍养血，或兼以枸杞子、桑寄生柔补肝肾，或兼以天麻、钩藤平抑肝阳。总之不离调和脾胃一法为宗，其他诸法为辅。总以恢复脾胃健运功能，使气血生成得常，肝血得濡养，调治变动的高血压。

三、从脾论治高血压的基础实验研究

中医药对高血压的治疗作用机制主要包括：阻断肾素血管紧张素醛固酮系统、阻滞钙离子通道、保护血管内皮和抑制血管重构、改善胰岛素抵抗、抑制交感神经过度兴奋、利尿降压等，从而维持患者血压平稳。六味地黄丸联合中药丹菊葛芩汤在扩张中枢性及末梢性血管，改善血液循环，促进患者血压、心脏及血管的平衡稳定中也有显著效果。脾气虚与消化系统中的能量代谢相关，电针“足三里”穴对脾气虚模型大鼠空肠组织形态学变化有明显改善作用，能显著增加脾气虚大鼠空肠组织中胃生长激素释放激素、ATP、环磷酸腺苷（cAMP）含量，上调蛋白激酶A（PKA）表达，其作用机制可能是通过激活cAMP/PKA信号通路上的关键靶点，从而使能量代谢增强，进而发挥补益脾气的作用。

黄晓燕等通过半夏白术天麻汤对自发性高血压大鼠（SHR）血管内皮因子及血管紧张素Ⅱ1型受体（AT1R）表达的影响，探讨半夏白术天麻汤对高血压的作用机制，实验后发现用药后高血压大鼠血清中ICAM-1、ET-1水平均显著降低，NO水平显著升高，胸主动脉组织AT1R蛋白及mRNA表达量显著降低，说明半夏白术天麻汤能够降低SHR血压值，相关机制与调控ICAM-1、ET-1、NO等血管内皮功能相关因子水平、抑制胸主动脉组织肾素-血管紧张素系统（RAS）的激活有关。王现珍等探讨半夏白术天麻汤对自发性高血压大鼠高血压发展进程中的血管内皮功能修复作用及其机制，通过测定大鼠血压值，肠系膜上动脉乙酰胆碱（ACh）浓度依赖性舒张功能；测定血清NO-2水平和总抗氧化能力；检测动脉组织IL-1、IL-6及iNOS mRNA的表达，发现半夏白术天麻汤在降血压方面与卡托普利类似，但在改善SHR肠系膜上动脉内皮功能方面效果显著，该作用可能与其抑制iNOS和IL-1表达，改善血管微环境的氧化应激状态有关。谷丽艳等观察芪参健脾汤（白术、茯苓、黄芪、丹参、泽泻和甘草）对自发性高血压大鼠的降压作用，并探讨其对大鼠心肌组织内血管紧张素Ⅱ（AngⅡ）、转化生长因子β1（TGF-β1）、Smad2和Smad3表达的影响。通过无创血压计监测大鼠尾动脉压的变化、测定各组大鼠心肌组织中AngⅡ、TGF-β1、Smad2和Smad3的蛋白表达，发现芪参健脾汤可明显降低高血压大鼠的血压，并且通过调节TGF-β1/Smad信号传导途径内各因子的水平，改善自发性高血压大鼠心肌功能，这可能是其抑制自发性高血压大鼠的心肌纤维化有关。

第五节　从脾论治慢性心力衰竭的现代研究进展

一、从脾论治慢性心力衰竭的现实意义

慢性心力衰竭是心脏结构或功能性疾病导致心室充血或射血能力受损引起的临床综合征，慢性心力衰竭是各种心脏病的严重阶段，是心血管疾病的终末期表现。慢性心力衰竭是心血管疾病患者死亡的主要原因，西医在慢性心力衰竭的治疗上不断发展，心衰患者从西医治疗中获得一段时间的缓解，但病情仍会逐渐加重，本病依然存在着病死率高、再住院率高、住院花费高昂、治疗药物毒副作用大等许多问题。给患者家庭、社会经济带来巨大负担，如何更好、更有效、更安全地治疗慢性心力衰竭一直是临床研究和探讨的热点问题。

随着研究的不断深入，中医药在慢性心力衰竭治疗方面发挥了独特优势，目前《中国心力衰竭诊断和治疗指南》已纳入临床实践应用中。古代医家对从脾论治心力衰竭有所记载，李东垣在《脾胃论》中曰："脾胃既虚，不能升浮，为阴火伤其生发之气，营血大亏……血减则心无所养也，致使心乱而烦。"脾胃功能失常，气血生化不足，津血不足则无法上奉于心，心血亏少，日久脉络瘀阻，从而产生胸闷、气喘等。历代医家总结了慢性心力衰竭的发病特点，目前中医认为慢性心衰病位在心，涉及五脏，但脾胃失调为其关键，病机以心气亏虚为本，痰瘀水饮为标，脾胃运化受损与其密切相关，最后心脾功能失调发生发展为慢性心力衰竭。因此从脾胃入手，基于从脾胃论治心力衰竭的基础理论，探讨从脾胃角度辨证论治慢性心力衰竭、预防和治疗慢性心力衰竭发展。中医典籍中无慢性心力衰竭病名，根据其临床症状，本病可归属于中医"水肿""喘证""心悸""胸痹"等范畴。中医理论中"心主血脉"，是指心具有调控心脏搏动、脉管舒缩、血液运行的功能。而心主血脉功能的正常发挥赖于心气充沛，血液充盈，脉道通利。慢性心力衰竭多为外邪入侵、情志所伤、先天不足、年老体衰等因素伤及于心，或误治、迁延，导致气血阴阳亏虚，痰饮、水湿、瘀血停滞，虚实夹杂，共同为病。可见，慢性心力衰竭的病机复杂，所涉及的脏腑有肺、脾、肝、肾等，而五脏中，心脾关系最为密切。脾者，心之子，当脾运化失司，则子盗母气，必然会累及于心。

现代医学研究提示脾胃与慢性心力衰竭的联系，肠道微生态与慢性心力衰竭的相关性也开始被挖掘，研究显示，胃肠道对机体血流动力学的影响具有高度的敏感性，其对慢性心力衰竭的发生、发展具有重要的作用。如肠道菌群的改变可致肠道微生态失调，后可刺激血清中氧化三甲胺（TMAO）水平的升高，致使心肌发生损伤及心肌纤维化，诱导慢性心力衰竭的发生。而进一步对血清中TMAO的水平与慢性心力衰竭的关系进行研究后，发现其与心功能水平具有显著相关性，并对患者的生存率产生重要影响，若患者的血清中TMAO含量越高，其5年死亡率也越高。

二、中医药从脾论治心力衰竭的进展

张凤等观察调脾护心方治疗心脾两虚证慢性心力衰竭患者的临床疗效。治疗后慢性心

力衰竭患者的中医证候及NYHA心功能分级的显效率均显著优于治疗前；治疗后中医证候积分值较治疗前明显下降，治疗后左室射血分数较治疗前升高，而血浆脑钠肽水平较治疗前降低。罗新民在临床治疗慢性心力衰竭中注意顺应脾胃的气机升降机制，强调治疗时要健脾益心以启利中枢，使清升浊降，水湿运化而水饮自去。胡春申教授重视培土补中，认为气虚血瘀为慢性心衰的基本病机。临证以“心脾同治”入手，采用益气活血化瘀利水治疗气虚血瘀型心衰，慢病重视健脾、补肾，治疗时常用芪术救心汤，其组成为生黄芪、生白术、当归、赤芍、红花、桃仁、川芎、地龙、牛膝、丹参、茯苓、桂枝、甘草等组成，具有益气温阳，活血利水之功效。

周杰教授认为慢性心力衰竭为心气鼓动乏力、血脉瘀阻、痰浊内阻、水饮停聚之病理局面，属因虚致实、虚实交错之证候。其基于“心脾相关”理论，提出脾失健运是促使慢性心力衰竭心气虚证、兼阴虚证、兼血瘀证、兼血瘀水肿证病程发展的关键环节。脾失健运既是导致心气亏虚发生的始动因素，又为痰浊、瘀血、水饮等病理产物生成的关键所在。治疗方面，周杰教授善于从脾脏之角度入手进行辨证论治，处方用药多在健脾益气的基础上进行随症加减，以达到补益心气、化痰泄浊、逐瘀行水之目的，在临床实践中有良好的疗效。

田芬兰教授根据多年临床经验创立了“脾胃轴心，痰瘀互结，五脏相关”学说，提倡慢性心力衰竭从脾论治；补脾阳善用四君子汤加减，合炮姜、砂仁等药温脾阳；心衰发展到一定阶段，必损阴耗血，瘀血内阻。故可加入丹参、三七、黄芪、北沙参、玉竹、墨旱莲、女贞子等活血、养血、滋阴之品；病久必有瘀阻心络，则用瓜蒌皮开胸通阳，祛痰开窍；若临床见水肿、心悸、喘憋，则为心脾肾阳虚不能运化水湿，此时可用附子、黄芪、肉桂、细辛桂枝以温阳益气，墨旱莲、女贞子、黄精、山药、紫河车以育阴生津，配合利水除湿或活血化瘀之品。谢萍等治疗慢性心力衰竭以心病从脾施治为切入点，观察以六君子汤为基础方药益气健脾，行气利水。能够明显改善慢性心力衰竭患者治疗前后症状与体征、心功能分级、血清脑钠肽浓度、超声心动图左室射血分数及每搏输出量。周洪彬等以“运脾转枢”为理论指导，对慢性心力衰竭临床辨证分型论治，将证型分为脾阳不振和脾不健运两种证型，分别应用六君子汤合附子、黄芪、薏苡仁、桑白皮、泽泻为主方和归芍六君子汤合附子、丹参、郁金、枳壳为主方，临证加减，治疗慢性心力衰竭患者，患者心功能总有效率、左室收缩末期内径、左室射血分数均有显著改善。

毛以林教授认为，慢性心力衰竭发生发展的关键环节是宗气不足、心肾阳虚及脾运失健，同时也是瘀血、水湿、痰浊等病理产物产生的主要原因，临床治疗上注重升提宗气、温补元阳、健运脾胃；故常用升陷汤随证化裁升提宗气，真武汤、苓桂术甘汤、苓甘五味姜辛汤加减来利水消肿、温阳化饮。

邹旭等认为慢性心力衰竭以心气亏虚为本，责之于脾胃运化受损；以水饮痰瘀为标，责之于心脾功能失调，治疗时注意调理脾胃以益气化痰。常用五法：健运中气法，以香砂六君子汤、桂枝汤、丹参饮合方化裁；调脾养血法，以归脾汤为主；醒脾化湿法，以三仁汤、藿朴夏苓汤、茯苓杏仁甘草汤加减；健脾涤痰法以温胆汤、小陷胸汤加减；温阳理中法，以附子理中汤加减为主。

三、从脾论治心力衰竭的基础实验研究

雷瑗琳等以益心附葶饮治疗终末期慢性心力衰竭，方中以桂枝、附子、人参配伍补益心肾，振奋心阳；白术、茯苓皮健脾利湿，使水饮自去，提出此阶段病机核心为阳虚水泛，在温补心肾的基础上，大量使用健脾剂十分关键。建立实验性慢性心力衰竭大鼠模型研究益心附葶饮对慢性心力衰竭的影响，发现大鼠血流动力学的各项指标治疗后均升高；治疗后全心质量指数和左心室质量指数均降低；治疗后血中脑钠肽（BNP）、血清反应蛋白（CRP）、内皮素-1（ET-1）的含量均降低。益心附葶饮可以治疗慢性心力衰竭，其作用机制可能与抑制BNP、CRP、ET-1的分泌，减缓慢性心力衰竭的病理过程有关。徐颖等研究发现益气活血方能明显改善慢性心力衰竭患者的临床症状、体征，降低血浆氨基末端脑钠肽前体（NT-proBNP）水平，延长患者6分钟步行试验距离，改善心功能。方中黄芪、人参、党参用于治疗慢性心力衰竭，是由于这些益气药可以不同程度地干预心肌细胞产生L型钙电流，通过影响电压通道失活，从而减轻电信号对心肌细胞的影响。王婕等通过实验研究发现益气活血方能不同程度抑制心梗后心力衰竭大鼠心室重构，改善心功能，其作用机制可能与益气活血方促进心肌细胞sigma1受体（Sig-1R）、心肌肌浆网Ca^{2+}-ATP酶（SERCA2a）的表达，抑制三磷酸肌醇受体（IP3R）表达，恢复线粒体形态结构及功能，改善心肌组织能量代谢障碍有关。孟慧等研究发现，保元汤可以显著提高HF大鼠的左室短轴缩短率（FS）、射血分数（EF），同时抑制左心室内径（LVID）的扩张；此外，可以有效降低循环中ANP、BNP以及AngⅡ的含量；病理结果显示，保元汤可以能够有效抑制心肌纤维化程度以及心肌组织中AngⅡ的生成；保元汤可以下调缺血心肌组织中血管紧张素转化酶（ACE）1以及AngⅡ1型受体（AT1）的表达；同时下调AT1受体下游的磷酸化-P38丝裂原活化蛋白激酶（P38 MAPK）、转化生长因子β（TGF-β）、Smad3的表达以及上调ACE2的表达；保元汤可以抑制AngⅡ诱导的心肌细胞中AT1以及其下游P38 MAPK的激活，同时下调TGF-β以及Smad3蛋白的表达。保元汤能有效抑制MI后大鼠缺血区域的纤维化程度，减缓心力衰竭进程，其机制与保元汤调控AT1/P38 MAPK/TGF-β途径相关。汪磊等研究发现，基于“心脾相关理论”的调脾护心方治疗慢性心力衰竭（气虚血瘀兼痰饮证）患者，能进一步改善心衰临床症状、体征，提高患者的运动耐量和生活质量及临床疗效，治疗后患者NT-proBNP，半乳糖凝集素-3，肿瘤坏死因子-α（TNF-α），白细胞介素-6（IL-6），IL-17，转化生长因子-β（TGF-β）和基质金属蛋白酶-9（MMP-9）水平均下降，说明调脾护心方通过抗炎和改善心室重构发挥治疗作用，有利于改善心衰预后。

第六节　从脾论治心律失常的现代研究进展

一、从脾论治心律失常的现实意义

心脏正常激动起源于窦房结，沿着传导系统下传，在一定时间范围内依次抵达心房和心室，使心脏收缩和舒张。如果窦房结激动异常或激动产生于窦房结以外，激动的传导缓慢、阻滞或经异常通道传导，就会出现心律失常。因此，心律失常是由于心脏活动的起源

和（或）传导障碍导致心脏搏动的频率和（或）节律异常。心律失常是心血管疾病中重要的一组疾病。它可单独发病亦可与心血管病伴发。由于其可突然发作而致猝死，亦可持续累及心脏而衰竭。心律失常的血流动力学改变的临床表现主要取决于心律失常的性质、类型、心功能及对血流动力学影响的程度，如轻度的窦性心动过缓、窦性心律不齐、偶发的房性期前收缩、一度房室传导阻滞等对血流动力学影响甚小，故无明显的临床表现。较严重的心律失常，如病窦综合征、快速心房颤动、阵发性室上性心动过速、持续性室性心动过速等，可引起心悸、胸闷、头晕、低血压、出汗，严重者可出现晕厥、阿-斯综合征，甚至猝死。心律失常是导致人群发病率和死亡率的主要因素。自蒙特利尔心脏研究所成立以来，心律失常管理取得了巨大进步，但仍然存在重大挑战。诊断、检测和风险分层方面的挑战包括难以区分良性和高危晕厥和查明潜在原因，在有卒中风险的患者中检测出无症状心房颤动，以及对猝死风险的识别不足。可植入设备受到电池和设备更换需求、感染和功能障碍等设备并发症以及骨折、感染或移位等导致并发症的限制。抗心律失常药物治疗虽然被广泛使用，但受到可用药物范围非常有限、供应问题、疗效不足和显著不良反应风险的困扰。现在可以确定的是心律失常治疗领域是需要不断发展并改进的，中医药治疗心律失常历史悠久，安全性及疗效良好，有望解决这些问题。

胃肠道是一个由肠神经系统（ENS）控制和调节的系统，肠神经系统不受中枢神经系统（CNS）与脊髓神经元直接控制，但肠自主神经系统通过交感神经、副交感神经同中枢神经系统相连。中枢神经系统通过合成和分泌多种神经递质参与肠道的运动、分泌及内脏敏感性的调控称为脑肠轴。机体受到刺激时，下丘脑-垂体-肾上腺皮质轴（HPA）兴奋，释放的中枢介质-脑肠促皮质素释放激素（CRH）有助于介导直结肠对应激的敏感性。使用调心安神和胃类中药对肠易激综合征（IBS）大鼠进行治疗时发现CRH受到一定程度的抑制，推测CRH可能是从脾论治心律失常这一理论的物质基础。

临床上常见消化系统疾病引起心脏病，主要是由于消化道器官和心脏之间存在交叉的神经反射；消化道器官病变引起疼痛应激反应，使心率加快，心脏前后负荷增加，心肌耗氧量增加，这样就造成心脏氧供应相对不足，无氧代谢增加，乳酸堆积引起冠状动脉痉挛，从而出现心前区不适和心绞痛或心律失常；因为自主神经支配心脏、消化系统，而痛觉通过交感神经系统传导，两者的痛觉纤维和胸部躯体组织的痛觉纤维有时在中枢神经系统内相互重叠，在同一脊髓节段的同一神经元上会聚，共享一条传导通路。当胃和食管疾病引起疼痛应激反应时，可通过胃冠反射引起心律失常；消化器官的部分痛觉纤维有时通过迷走神经传导，比如胆汁酸盐、胃酸、胆管高压、胰管高压均可刺激迷走神经系统，并通过内脏-迷走神经反射引起心律失常；两者说明心律失常与消化系统、神经系统具有相关性，在解剖上有一定的病理生理基础。消化道不同部位存在不同亚型不同量的心房钠尿肽（ANP）和其受体，心房分泌绝大部分的心房钠尿肽，胃肠道也存在多个分泌点。外周和中心循环血中的心房钠尿肽调节其他胃肠激素的分泌，而且影响胃动力的变化。心房钠尿肽在胃肠道的分泌部位主要集中在胃、近侧结肠、直肠和肛门。心房钠尿肽在胃肠道起作用不仅可以是局部的自分泌、旁分泌，而且在胃肠道是内分泌调节肽。心房钠尿肽对胃肠道腺体的影响较为广泛，ANP、C-型利钠肽（CNP）分别通过不同的机制作用于不同的腺体。心房钠尿肽对胃肠动力起抑制作用，诱导胃肠平滑肌松弛，类似于一氧化氮对胃肠动力的作用；心房钠尿肽作为旁分泌、自分泌及神经传递素调节胃肠道分泌腺的分泌。其基本机制是ANP、CNP分别与不同的受体结合通过细胞内通路介导不同的生物学效应。

二、中医药从脾论治心律失常的进展

雷瑗琳根据多年临床经验，发现心系疾病与中焦脾胃功能失常有着密切的联系。提出“心胃同治”理论学说，在此基础上结合现代研究和自身临床经验又提出治悸四法，雷瑗琳主任认为气血亏虚，心脉失养；痰热阻络，心脉不通；痰湿不化，水饮凌心；气机不畅，心脉不通是心悸的主要病因病机，治法分别为补益中焦，益气养血，临床常用炙甘草汤、归脾汤等，若为气虚下陷之心悸，常用升陷汤；顾护脾胃，清热化痰，临床常用瓜蒌薤白半夏汤、黄连温胆汤加减，可适当配伍少许芳香化湿之品；温阳化饮，利水定悸，临床常用自拟方益心附葶饮加减（组成：附子，葶苈子、茯苓、人参、白术、桂枝）合小建中汤；疏肝和胃，行气通络，临床常用六君子汤合四逆散加减。

路志正教授结合自己多年的临床经验和体会，总结出“持中央、运四旁，怡情志、调升降，顾润燥、纳化常”调理脾胃的学术思想，在治疗心悸上屡获良效。“持中央，运四旁”益气养血以安神定悸，路老治疗心脾两虚、气血不足、心神失养之心悸，治以益气养血、安神定悸，常用的药物有太子参、黄芪、炒白术、茯苓、黄精、丹参、炒柏子仁、炒酸枣仁、远志、石菖蒲、当归、白芍、炙甘草等；若兼阴虚而舌红少津者，加石斛、玉竹；若脾运不健，而见纳呆腹胀，加生谷芽、陈皮、炒三仙；若血虚日久，进一步损及心阴，伴见心烦不寐、五心烦热、口干咽燥、舌红少苔者，加黄连阿胶鸡子黄汤养阴清热宁神。“怡情志，调升降”斡旋气机以安神定悸，脾胃气机升降失常，影响及肝，肝气不舒，心胸之气郁滞，日久气血津液运行失常，瘀血阻滞，心失所养则见心悸怔忡，路老常以柴胡疏肝散加素馨花、郁金、远志、川楝子、延胡索、生麦芽、生谷芽等以疏肝解郁、化瘀宁心。若肝郁乘脾，脾虚不运，兼见胃脘胀满，纳食不馨，或吐酸嘈杂者，辅以六君子汤、左金丸等加减以疏肝健脾和胃。如肝气郁久化火，上扰心神，证见心悸心烦、睡眠不安者，常加入凉肝泻火之品，如黄芩、黄连、栀子等。“顾润燥，纳化常”化痰祛湿以安神定悸，脾胃纳化失常易形成湿，湿聚成痰，痰湿阻滞于心脉心血运行不畅而发心悸，痰浊阻滞日久化热，痰热上扰心神，亦可心悸不安，路老常用黄芩、茵陈、青蒿、黄连、竹半夏、竹茹、杏仁、薏苡仁、茯苓等以清热化痰、降浊宁心，若兼见心神不宁、虚烦不眠，重用茯苓，加炒酸枣仁、柏子仁以安神，湿浊日久郁而化热，湿热内扰心神见心中烦闷，悸动不安，兼有胸闷、气短，证属湿热痹阻证者，路老常用黄连、黄芩、半夏、薏苡仁、炒杏仁、枇杷叶、茵陈、藿香、藿梗、佩兰、苏叶、苏梗、荷叶、荷梗、厚朴花、厚朴、苍术、陈皮、茯苓、芦根、六一散、泽泻、土茯苓、黄柏、败酱草、石见穿等以清化湿热。

刘真教授以“持中央，运四旁，怡情志，调升降，顾润燥，纳化常”为核心理论指导，在治疗心律失常时，以脾胃为中心，注意辨证论治，提出六种治法，治疗效果良好。顾护脾胃，益气生血以治病求本：用于心脾两虚，气血不足者，多以归脾汤、八珍汤加减，常用药物有党参、黄芪、五爪龙、白术、茯苓、龙眼肉、炙甘草等。调畅气机，调达中州，以充养五脏：升清则常用补中益气汤、益气聪明汤、柴胡葛根汤，以黄芪、升麻、柴胡、葛根等为主药；降浊则常用半夏厚朴汤、旋覆代赭汤等，以半夏、厚朴、枳实、旋覆花等。健运脾胃，运化水湿，以调和三焦：常用对药苍术、白术，健脾与运脾以燥湿；杏仁、白蔻仁、薏苡仁三药同用，宣肺、调中、渗下，调畅三焦气机，以清利湿热；茵陈、藿香、佩兰、竹茹清宣中上二焦湿热；滑石、车前子、玉米须通利小便，湿走下焦。调和肝脾，解郁清心，以宁心定悸：常用小柴胡汤、逍遥散、柴胡疏肝散、菖蒲郁金汤、小定志丸，以柴胡、郁金、石菖蒲、薄荷、预知子、百合、合欢花、制远志、龙骨、牡蛎等为主药。清解阳明，透达郁热，以安复心脉：常用栀子豉汤、黄连温胆汤、升降散、大柴胡汤等。补益脾胃，温阳化饮，以恢复正气：常用党参、高良姜或干姜、娑罗子、清半夏以补益健脾，温中理气；苓桂术甘汤以温脾化饮，并加黄芪以补气升阳，葶苈子以泻肺利水，车前子、玉米须以利小便，给邪以出路。

马英明通过对房颤律的脉学特点，挖掘传统中医对房颤的认识，认为房颤脉古已有之；房颤脉是脾病范畴；房颤脉是脾真藏脉。根据《黄帝内经》《伤寒杂病论》《脾胃论》等古籍所载，从培补中气、升提宗气、温中化饮三方面论治脾病，提出培土、升陷加味、化饮三方，并验之于临床，疗效较好。自拟“培土散”，由炙黄芪、党参（或太子参）、炒白术、高良姜、炒麦芽、炒山药、茯苓、当归、陈皮、法半夏等构成。自拟“升陷加味汤”，由生黄芪、高丽参、生麦芽、柴胡、升麻、桂枝、当归、干姜、半夏组成。立“化饮散”，由炮附子、干姜、桂枝、茯苓、猪苓、泽泻、车前子、枳实、陈皮、党参、淫羊藿等。

三、从脾论治心律失常的基础实验研究

马文建等通过实验研究黄芪炙甘草汤对气血两虚型心率失常小鼠血清炎症因子及心肌酶的影响，发现黄芪炙甘汤能明显升高模型小鼠的hs-CRP、TNF-α、IL-6以及IL-2等血清炎症水平，黄芪炙甘草汤能明显降低气血两虚型心律失常小鼠心肌酶心肌酶肌酸激酶（CK）和心肌酶肌酸激酶（LDH）的水平。黄芪炙甘草汤能较好地保护气血两虚型心律失常模型小鼠心脏功能，这可能是通过抗炎机制发挥作用。郑旭颖等通过实验研究发现炙甘草汤预处理能明显减少心肌缺血再灌注损伤（MIRI）致心律失常的发生，炙甘草汤预处理能使MIRI大鼠的心肌梗死面积明显缩小，心肌酶降低，提高心肌细胞的抗氧化能力，抑制细胞的过度自噬，上调磷脂酰肌醇3-激酶（PI3K）的表达，进一步上调蛋白激酶B（Akt）、哺乳动物雷帕霉素靶蛋白（mTOR）的表达，可能是通过PI3K/Akt/mTOR信号通路起到抗MIRI致室颤、室速的作用。祝丹等通过科学研究发现，预防性应用复方黄芪养心合剂对缺血性心律失常大鼠心肌细胞缝隙连接蛋白（Connexin，Cx）Cx43磷酸化（P-Cx43）和去磷酸化（NP-Cx43）有影响且存在量效关系，其抗心律失常作用可能与其减少缝隙蛋白Cx43的去磷酸化、增加磷酸化表达存在一定相关性。陈启兰等通过实验发现，复方黄芪养心合剂有抗再灌注心律失常作用，可能与其促进再灌注心肌缺血区Cx43的表达有关；复方黄芪养心合剂能够降低心脏重构心肌组织胶原容积分数、和血管周围胶原面积，改善心脏重构非梗死区心肌Cx43的表达减少，表明复方黄芪养心合剂抗心脏重构作用可能与其改善非梗死区心肌Cx43的表达减少有关。夏益等通过实验发现，复方黄芪养心合剂组有抗室性心律失常作用；其发挥抗室性心律失常的机制可能与提高相关位点（Ser262和Ser368）磷酸化水平，促进缝隙连接通信功能的发挥有关。经HE染色光学显微镜下观察缺血30分钟后

心肌细胞出现了胞浆嗜酸性变和颗粒变性，但未出现凝固性坏死。此病理切片的变化，说明复方黄芪养心合剂组在发挥抗室性心律失常作用的同时与组织病理学缺血性心脏病病程进展一致，间接说明复方黄芪养心合剂可能通过延缓心肌细胞缺血进程有关。

中篇

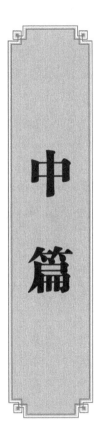

中篇

第五章　从脾论治心脑血管相关疾病

第一节　心律失常

一、概述

心律失常是指心脏起搏和传导功能紊乱而发生的心脏节律、频率或激动顺序异常，主要由高血压性心脏病、心力衰竭、冠心病、病毒性心肌炎、自主神经功能紊乱等多种疾病引起。以心悸、心跳停歇感、胸闷、乏力、眩晕，甚则昏厥，心电图检查结果提示各种心律失常为主要临床特征。心律失常可见于正常人，但大多见于器质性心脏病患者，如心肌炎、冠心病、心肌病、心功能衰竭等，以及洋地黄、奎尼丁等药物中毒。严重的心律失常可导致猝死，因此，积极防治心律失常，对提高患者的生存率及生存质量具有重要意义。本病属于中医学“心悸”“怔忡”“心动悸”“虚劳”等范畴。

心悸之病名，有“惊悸”“怔忡”“心动悸”“心下悸”以及“心忪”等。《黄帝内经》中虽无确切的病证名称，但对其临床证候及脉象等均有所论述。《素问·平人气象论》曰：“胃之大络，名曰虚里，贯膈络肺，出左乳下，其动应衣，脉宗气也。盛喘数绝者则病在中；结而横，有积矣；绝不至曰死。乳之下，其动应衣，宗气泄也。”《素问·痹论》说：“心痹者，脉不通，烦则心下鼓。”若虚里处有外可应衣的跳动，及心痹时“心下鼓”，均属宗气外泄的征象，多有自觉心悸怔忡的症状。《灵枢·经脉》论述心包络之病甚，则可出现“心中憺憺大动”的症状。《灵枢·根结》中“持其脉口，数其至也，五十动而不一者，五藏皆受气；四十动一代者，一藏无气；三十动一代者，二藏无气……不满十动一代者，五藏无气”，论述了心悸病位在心，但不仅“病本于心”，而与五脏的“受气”与否均密切相关。张仲景在《伤寒论》中提出发生部位不同的“心悸”“心中悸”“心动悸”“心下悸”，以分经论治。在《金匮要略》中提出了“惊悸”的病名，立“惊悸吐衄下血胸满瘀血病脉证治篇”，并载有“动则为惊，弱则为悸”，认为前者是因惊而脉动，后者是因虚而心悸。宋代严用和在《重订严氏济生方·惊悸怔忡健忘门》提出“怔忡”之名，并认为怔忡因心血不足所致，“夫怔忡者，此心血不足也”。成无己在《伤寒明理论·卷中·悸》提出“心忪”之名，“悸者，心忪是也，筑筑惕惕然动，怔怔忪忪，不能自安”。明代虞抟《医学正传·怔忡惊悸健忘证》对惊悸、怔忡两者的区别做了具体论述：“怔忡者，心中惕惕然动摇而不得安静，无时而作者是也；惊悸者，蓦然而跳跃惊动，而有欲厥之状，有时而作者是也。”至此，惊悸、怔忡之病名确立，历代医家在此基础上相继有所发挥，论述渐丰。

二、对病因病机的认识

本病的发生多因体虚劳倦、内伤情志、久病失养、饮食不节、感受外邪等，进一步导致心气血阴阳亏虚，心神失于濡养，心主不安；或有痰浊、水饮、瘀血阻滞心脉，扰乱心神。

本病病位在心，并涉及脾、肾、肺、肝诸脏，与脾脏的关系密切。发病机制为脾胃虚弱，心之气血阴阳亏虚，致心失所养；或邪扰心神，致心神不安，其中以正气亏虚为根本。心悸虽有虚实两端，但临床以虚证者最为多见，而其中又以气虚及阳虚较多，其次为虚实夹杂，但以虚为主。心悸初起多为心气虚，继而母病及子而成心脾气虚或心脾气血两虚，或素体后天之本亏虚，气血化生不足，而使心失所养。心为阳脏，心脾之阳气亏耗则有心阳虚衰，鼓动无力；阳气无力推动，血行不畅，则易产生瘀血，以致脉道不利。脾胃虚弱，升降失司，中焦气机枢纽失利，则肝失条达，脾虚肝旺，或情志不遂，肝气郁滞，肝郁而乘脾，以致脾失其运化统血，导致气机郁结，血运失常，心失所养。脾虚则运化水液失司，水湿停留，聚而成痰，或成痰浊，瘀滞气血，心脉失养，或痰郁化火，痰火上扰心神，或成痰饮，上泛凌心。在心神不安或失养的同时，痰湿进一步困遏中焦，脾胃功能受损。脾愈虚而痰愈盛，痰愈盛而脾愈虚，二者互为因果而成恶性循环。此外，心主血脉而肝藏血，《灵枢·本神篇》有云："肝藏血，血舍魂。"血为神的物质基础，而神志意识活动之魂，便寄舍于肝所藏之血中。故有心肝血虚，心脏失于濡养，心神失于所寄，而发心悸。

三、从脾论治心律失常

汉代医家张仲景最早在《伤寒论》对从脾胃论治心悸进行了阐述，将辨治伤寒的"扶阳气"思想，贯穿于六经病证的全程。《伤寒论·辨太阳病脉证并治》曰："伤寒脉结代，心动悸，炙甘草汤主之。"实乃治疗心悸的重要方剂之一。

（一）益气健脾，养心安神法

适用于心脾气血两虚的心律失常。脾胃虚弱，气血生化乏源，气虚无以鼓动，则血虚不能养心，临床以心悸气短，头目晕眩，面色不华，神疲乏力为主症，还可兼见胃脘痞闷，腹胀纳呆，大便溏薄等脾虚证的表现。舌淡苔薄白，脉细弱。方药以归脾汤加减，益气补血，健脾养心，安神定悸。归脾汤中参、术、苓、草即四君子汤健运脾胃，补益后天之本，鼓舞气血生化之源，佐以木香行气悦脾，龙眼肉和脾补血，先为调剂中州；复以黄芪入肺经而固其魄，酸枣仁入心经而敛其神，当归入肝经而悦其魂，远志入肾经而通其志，此为五脏安和。诸药配伍，心脾同治，气血并补，而使心有所养，神有所舍。

心脾两虚且偏于心之阴血亏虚，以致脉气不相接续，心动悸，脉结代者，方药予炙甘草汤加减以益气养血，通阳复脉。炙甘草擅补心气，《日华子本草》谓其能"安魂定魄"；又能补中益脾，化生气血。参、草相合补益心脾，养心复脉；麦门冬、生地、火麻仁滋心阴，养心血，充血脉；桂枝温心阳，通血脉而使气血通畅，脉气接续。数药相伍，气血阴阳并补，补血兼能通脉，使气血充足，血脉畅行，诸症自瘥。

（二）温补心阳，健脾安神法

适用于脾胃阳虚，心阳不振的心律失常。脾阳虚衰，伤及心阳，心失温养，则无力振奋，临床常表现为心悸胸闷，气短乏力，动则尤甚，面色㿠白或苍白，形寒肢冷，甚者四肢厥冷，舌淡苔薄白，脉沉细或沉弱无力。方药以桂枝甘草汤加减，温振心阳，健运脾胃，安神定悸。《伤寒论》云："发汗过多，其人叉手自冒心，心下悸，欲得按者，桂枝甘草汤主之。”桂枝既能助心阳化气，通血脉止悸，又可助卫实表，发汗解肌，畅营血于肌表；得甘草佐助，以补中气而养心血，补阳气而生心液。

（三）健脾化痰，宁心安神法

适用于脾失健运，气化不利，痰湿内停，上而扰心而导致的心律失常。痰浊上犯头目则有目眩头晕，水湿泛溢周身则肢体重着，水湿停聚胸腹，气机升降失司则有胸闷脘痞，脾胃虚弱，化生无权，清无以升，浊无以降则有倦怠乏力，纳呆呕恶，大便溏薄，小便不利等。舌淡胖，苔白腻或白滑，脉沉细或弦滑。方用苓桂术甘汤加减，健脾化痰，温阳化饮，宁心定悸。方中茯苓健脾利水，渗湿化饮，不仅能消除已聚之痰饮，还可入脾治生痰之源，入心以宁心安神；益以白术健脾燥湿，助脾运化；炙甘草甘温和中，合桂枝辛甘化阳。若脾虚痰湿停聚日久，痰浊蕴而化热生火，痰热上而扰心者，可用黄连温胆汤加减以化痰清热，宁心定悸。

（四）疏肝健脾，安神定悸法

适用于肝气郁结，脾胃虚弱所致的心律失常。肝喜条达，若情志抑郁，则肝气郁结，久而化火，或横逆犯脾，肝郁脾虚以致化生失司。肝郁气滞则心气不畅，脾虚不化则使心血不充，心失所养又有气郁化火，上而扰心，心脉不通而发心悸。症见心悸心烦，气短乏力，胁肋胀闷，急躁易怒，大便不调，女子月经不调，乳房胀痛，舌淡苔薄白，脉沉缓或沉弦。常见于更年期女性，故从肝脾两脏论治，治以疏肝解郁，健脾养心，宁心定悸，方用逍遥散化裁。临证常加酸枣仁、柏子仁以养心定悸；龙齿、磁石以重镇安神；脾虚明显，兼见神疲乏力，大便溏薄者，常加党参、茯苓健脾益气；气郁明显，兼见胸胁胀满，善太息者，常加香附、郁金、枳壳；气郁化火，上炎扰心者，常加丹皮、焦栀清泄肝火，淡豆豉清心除烦；气滞血瘀阻络，可加桃仁、红花活血化瘀。

（五）补血养肝，宁心安神法

适用于心肝血虚，心失所养，神明不守所致心律失常。心主血脉，而肝主藏血，脾司化生血液，三脏的生理功能通过血液的化生和循环紧密相连。若脾化生失职，肝无血可藏，则脉道空虚，心失荣养。症见心悸，盗汗，健忘失眠，头目晕眩，两目干涩，面色无华，气短乏力，爪甲不荣，甚者肌肉瞤动，舌淡苔薄白，脉弦细。方用酸枣仁汤加减以补养心肝之血。酸枣仁味酸而性平和，养肝血，安心神，川芎辛温而入肝，条畅疏达肝气。此二药酸收辛散，相反相成，补肝之体，遂肝之用。知母甘寒，又可制川芎之辛燥。茯苓、甘草使脾胃健运，以资气血生化之源。

第二节　慢性心力衰竭

一、概述

心力衰竭（简称心衰）是由于任何心脏结构或功能异常导致心室充盈或射血能力受损的一组临床综合征。主要以呼吸困难和乏力（活动耐量受限）及体液潴留（肺瘀血和外周水肿）为临床表现。根据心衰发生的时间、速度、严重程度可分为急性心力衰竭和慢性心力衰竭。在原有慢性心脏疾病基础上逐渐出现心衰症状、体征的为慢性心力衰竭。

中医学古籍并未将“心衰”作为独立的疾病加以命名。心衰的相关症状病名最早见于《黄帝内经》，其中有很多论述与其临床表现相似，“心胀者，烦心，短气，卧不安”“心痹者，脉不通，烦则心下鼓，暴上气而喘”。《金匮要略》曰：“心水者，其人身重而少气，不得卧，烦而躁，其人阴肿。”又如金代刘完素在《河间六书》说：“其肿，有短气，不得卧，为心水。”慢性心力衰竭根据其临床表现不同分属于中医学的“心悸”“喘证”“水肿”“心水”等范畴，部分左心衰夜咳、咯血、右心瘀血性肝硬化、胸腔积液、腹腔积液则当属中医学的“咳嗽”“血证”“癥积”“悬饮”“鼓胀”等范畴。

二、对病因病机的认识

心衰的病因多为心病日久，心脏气血阴阳及脏腑功能失调，以致水湿、瘀血内停，脉络血行不畅。病机为本虚标实，本虚为机体阳虚、气虚，标实以血瘀、痰饮、水停等为主。

中医学认为，心衰的病位主要在心，但并不局限于心。在心衰的发生发展过程中，肺、脾、肾、肝都与心相互制约，相互影响。《金匮要略》有言：“心下坚，大如磐，边如旋杯，水饮所作。”意为痰饮水湿参与慢性心衰的发病。“诸湿肿满，皆属于脾”“脾为生痰之源”，表明痰饮水湿的产生责之于脾的运化功能失常。《黄帝内经·素问·痹论》云：“风寒湿三气杂至，合而为痹也。”又云：“心痹者，脉不通，烦则心下鼓，暴上气而喘也。”外邪侵袭，久客经络，导致脾虚。心为脾之母，若子盗母气或子病及母，则脾病可累及于心。脾虚受损，气血津液化生无力，阳虚、血虚不能温煦、濡养心脉，心阳受损。脾运化失司，则痰饮水湿积聚；加之心阳不足，无力推动、温煦、气化，致使瘀血阻滞，发为心衰。《黄帝内经·素问·生气通天论》曰：“味过于咸者，大骨气劳，短肌，心气抑也。”“味过于甘，心气喘满。”饮食不节，损伤脾胃，脾气虚弱，不能化湿，湿邪从内而生，日久变生为痰，痰浊阻滞经脉，气血不能上通，发为心衰。《黄帝内经·灵枢·口问》载：“心者，五脏六腑之主也，悲哀愁忧则心动，心动故五脏六腑皆摇。”若情志失调，损伤脾胃，化生气血无力，不能供养心脉；同时脾运化失司，水湿内停，津液输布不行，聚而为痰饮，水饮上凌于心，则发为心衰。《济生方》云：“水肿为病，皆由真阳怯少，劳伤脾胃，脾胃既寒，积寒化水也。”《黄帝内经·素问·举痛论》载：“劳则喘息汗出，外内皆越，则气耗矣。”劳倦过度，耗伤脾胃之气，脾虚导致心气虚弱，血行无力，津血不能上承于心，最终瘀血内阻，加之脾虚化湿无力，痰饮水湿积聚，心脉痹阻，发为心衰。此外，《景岳全书》言：“虚喘者，气短而不续也。”“慌张气怯，声低息短，皇皇然若气欲断，提之若不能升，吞之若不相及，劳动则甚。”劳倦过度还可加重心衰。

三、从脾论治心力衰竭

汉代张仲景开辟了运用药物从脾胃论治心力衰竭的先河，在《金匮要略·胸痹心痛短气病脉证并治》篇中记载了以橘枳姜汤、人参汤、枳实薤白桂枝汤等从中焦脾胃论治胸痹的范例。金元时期的李东垣《脾胃论》中记载：“脾胃既虚，不能升浮，为阴火，伤其生发之气，营血大亏，营气伏于地中，阴火炽盛，日渐煎熬，血气亏少；且心包与心主血，血减则心无所养。”脾胃功能失常，气血生化不足则无法上奉于心，心血亏少，日久脉络瘀阻，从而产生胸闷、气喘等。久病伤阴，肾水无以上乘滋养心阴，心阴亦匮乏。心血、心阴匮乏，导致虚火内生，故见心悸、心烦等，并主张用草豆蔻丸调理脾胃以治心病之源。唐代孙思邈在《备急千金要方》中言：“心劳病者，补脾以益之，脾王则感于心矣。”明确地提出了健脾治心之法。朱丹溪在《丹溪心法·水肿》中记载：“水肿因脾虚不能制水，水渍妄行，当以参术补脾，使脾气得实，则自健运，自能升降运动其枢机，则水自行。”明代李中梓在《医宗必读》中言：“惟脾土虚弱，清者难升，浊者难降，留中滞隔，瘀而成痰。”脾胃运化迟缓，湿邪由内而生，弥漫三焦，日久变生痰饮，痰浊上犯心胸清旷之区，阻滞胸阳，胸阳不展，胸闷、气喘由是而生。清代程国彭在《医学心悟》中记载了用归脾汤治疗气血虚弱以致的心痛、心悸。近代名医施今墨先生指出心衰以心脾两虚证为主，表现心悸气短、纳差肢肿、失眠神疲者，则用归脾汤、柏子养心丸以益气养血、补心健脾。全国名老中医周炳文提出“运脾转枢法”治疗心力衰竭，因母令子虚，子盗母气，健脾能养心，益心能助脾，故运脾转枢，心病可从脾治。国医大师邓铁涛教授提出“五脏皆致心衰，非独心也”，并创立调脾护心法，心脾功能失调是心力衰竭之病理产物“痰”与“瘀”产生的重要因素，故防治心力衰竭当以益气健脾、化浊祛瘀为治疗大法，以调理后天之本为要。陈可冀院士认为慢性心力衰竭的病机可用“虚”“瘀”“水”三者概括，其中中阳虚衰、水湿内停证，运用苓桂术甘汤加味。

（一）健脾益气，化浊祛瘀法

适用于脾失健运，气虚血瘀型慢性心力衰竭，临床上常表现为气短喘息，乏力，心悸，倦怠懒言，活动易劳累，自汗，语声低微，咳嗽咳痰，腹胀痞满，胁下积块，肢肿尿少，面色或口唇紫暗。舌质紫暗或有瘀斑、瘀点或舌下脉络迂曲、青紫，舌体不胖不瘦苔白、白滑或白腻，脉沉细，或虚而无力，或滑。方药以归芍六君子汤加减。

（二）益气养心，健脾祛湿法

适用于脾阳不振，气不化水型慢性心力衰竭，临床上常表现为心悸气喘，难以平卧，肢体水肿，或伴腹水，脘痞腹胀，尿少，乏力、怕冷喜温，腰背或肢体冷感，冷汗，面色或口唇紫暗，纳差，恶心。舌质紫暗或有瘀斑、瘀点，或舌下脉络迂曲、青紫，舌体胖大，或有齿痕，脉细沉或迟而无力。方药以苓桂术甘汤加减。

第三节　高血压

一、概述

高血压是一种以动脉压升高为特征，可伴有心脏、血管、脑和肾等器官功能性或器质性改变的全身性疾病。高血压可导致高血压性心脏病、动脉血管壁改变，并且是脑卒中（脑梗死和脑出血）、冠心病、视网膜病变、肾脏损害（肾小球梗死、肾衰）的致病因素，其中脑卒中和冠心病是高血压的最常见并发症。虽然我国高血压病患者的知晓率、治疗率和控制率近年来有明显提高，但患病率仍然处于升高趋势，总体形势仍然较严峻，因此高血压的预防及治疗已成为临床关注的重点，也是中医药当前研究的重点领域及优势所在。

中医学虽无高血压的名称，但对本病已早有认识。主要临床表现为头昏、头痛、头胀、眩晕耳鸣、心慌、四肢麻木、面红、烦躁、失眠等症状，依据其主要临床表现，归属于中医学“眩晕”“头痛”范畴。眩晕病证，历代医籍记载颇多。《黄帝内经》对其涉及脏腑、病性归属方面均有记述，如《素问·至真要大论》认为“诸风掉眩，皆属于肝”，指出眩晕与肝关系密切。《灵枢·卫气》曰：“上虚则眩。”《灵枢·海论》认为“脑为髓海”，而“髓海不足，则脑转耳鸣”，认为眩晕一病以虚为主。汉代张仲景认为痰饮是眩晕发病的原因之一，为后世“无痰不作眩”的论述提供了理论基础。元代朱丹溪倡导痰火致眩学说，《丹溪心法·头眩》说：“头眩，痰挟气虚并火，治痰为主，挟补气药及降火药。无痰不作眩，痰因火动，又有湿痰者，有火痰者。”明代张景岳在《黄帝内经》“上虚则眩”的理论基础上，对下虚致眩做了详尽论述，并认为眩晕的病因病机“虚者居其八九，而兼火兼痰者，不过十中一二耳”。徐春甫《古今医统·眩晕宜审三虚》曰：“肥人眩运，气虚有痰；瘦人眩运，血虚有火；伤寒吐下后，必是阳虚。”龚廷贤《寿世保元·眩晕》集前贤之大成，对眩晕的病因、脉象都有详细论述，并分证论治眩晕，至今仍值得临床借鉴。至清代对本病的认识更加全面，形成了一套完整的理论体系。

二、对病因病机的认识

中医认为，高血压的发病与情志刺激、饮食不节、劳欲过度、体质禀赋等因素有关，病机多为肝、脾、肾、心之间的平衡关系失调，脏腑气机升降失常是高血压的病机关键。

高血压虽然表现以肝经病候为主，但因五脏之间的整体关系，往往与肾、心、脾紧密相关。由于脏腑阴阳的平衡失调，表现为阳亢与阴虚两个方面的病变。阳亢主要为心肝阳亢，但久延可致伤阴，发展为肝肾阴虚；而肝肾阴虚，阴不制阳，又可导致心肝阳亢。两者之间相互联系演变，故其病理中心以“阴虚阳亢”为主，表现为“下虚上实”之候。少数患者，后期阴伤及阳，可致阴阳两虚。从其病程经过而言，一般初起时中青年者以阳亢居多，逐渐发展为阴虚阳亢。久病不愈又可见阴虚为主阳亢为标，多属暂时性，阴虚是本，常为重要的后果。标实与本虚互为对立，影响联系。脏腑阴阳的正常功能活动，是生化气血并主宰其运行的基础，脏腑阴阳失调也必然引起气血运行的反常，而气血运行的紊乱又可加重脏腑阴阳的失调。

三、从脾论治高血压

脾为气血生化之源，临床上高血压的发病，在脾主要由脾虚所引起，《素问·玉机真藏论》曰：“脾为孤脏，中央土以灌四傍。”脾具有运化水谷精微，并将其运输布散于周身的生理功能，脾胃功能受损，气虚无力运血致气虚血瘀，血阻气滞，停而为瘀，阻塞经脉，上扰清窍，则发为眩晕。同时，脾失健运，则水液运化和输布功能失常，导致全身的津液不足，肌体失于濡养，水液停聚，而致痰饮形成。《丹溪心法·头眩》言“无痰不作眩”，痰浊内蕴，阻滞气机，使清阳不升，浊阴不降，浸淫脑窍而发为本病。

在高血压发病过程中，肝与脾的关系最为密切。见肝之病，知肝传脾，当先实脾，肝脾二者之间存在“木克土”的关系；克制之中又存在相互为用，即肝木必得脾土供给血液濡养，方遂其条达之性，即所谓“土旺荣木”。若饮食不节，饥饱失宜，会导致脾阳不振，脾的运化功能失调，水湿内停，土壅木郁，肝失条达而发病。而脾阴不足，阴血亏虚，不能濡养肝脏，可导致肝气横逆而致高血压。许多高血压患者平素脾气急躁，或者性情忧郁，常致肝气郁结，肝脾不和，久则致肝郁脾虚。此外，脾在志为思，少动多思，致气血郁滞，停而为瘀，阻塞经脉，上扰清窍，则发为眩晕。

（一）疏肝健脾法

本法主要针对肝郁脾虚型高血压患者。临床上常表现为头晕、头痛，常遇烦劳郁怒而诱发加重，平素性格急躁易怒，夜寐不宁，腹胀，舌红苔黄，脉弦，右关脉弱或重按无力。方药以逍遥散加减。若肝火偏旺，症见口苦，面红目赤，舌红苔黄，脉弦数者，加薄荷、菊花、夏枯草清肝泻火；若肝气郁滞较甚，表现胸胁胀痛者，加香附、郁金、陈皮以理气解郁；若脾虚较重，症见疲乏无力，纳呆，便溏，右关脉较弱者，加用黄芪、党参补益脾气。

（二）健脾息风祛痰法

本法主要针对脾虚生风型高血压患者。临床上常表现为头目眩晕，头重如蒙、或视物旋转，突然发作，甚作仆倒，或伴肢麻震颤，平素血压波动不稳，舌淡红或红，苔白腻或黄腻，脉弦滑。方药以半夏白术天麻汤加减。若肝风内动较甚，伴肢麻震颤者，加用地龙、僵蚕息风通络；若眩晕较甚，伴有恶心、呕吐者，加代赭石、旋覆花、竹茹以降逆止呕；若痰湿郁久化热，痰热上犯清窍者，宜用黄连温胆汤清化痰热。

（三）温中健脾法

临床上有部分高血压患者，常有或者无明显头晕、头痛的症状，面色㿠白，倦怠懒言，形寒肢冷，食欲不振，大便稀溏，小便清长，舌淡嫩，或舌体胖大，边有齿痕，苔白腻，脉沉迟。方药以理中汤温中健脾。若伴有肾阳亏虚，症见腰膝酸软，精神萎靡，尺脉细弱无力者，加用仙茅、淫羊藿、菟丝子温补肾阳。

（四）健脾升清法

本法主要针对脾气亏虚、清气不升型高血压患者。临床上常表现为头晕目眩，动则加剧，劳累即发，或头痛隐隐，时时昏晕，面色少华，神疲乏力，倦怠懒言，唇甲不荣，食欲不振，纳少腹胀，大便稀溏，舌淡苔薄白或白腻，脉细弱。方药以补中益气汤治疗。若气虚卫外不固，表现眩晕兼见汗出者，当重用黄芪，加防风、浮小麦益气固表敛汗；若中阳不足，表现眩晕兼见腹中冷痛，喜温喜按等阳虚症状者，加桂枝、干姜温中散寒；若心神不宁，失眠多梦者，加酸枣仁、柏子仁、朱砂等养心安神。

第四节　冠状动脉粥样硬化性心脏病

一、概述

冠状动脉粥样硬化性心脏病（简称冠心病）是指冠状动脉发生粥样硬化引起管腔闭塞或狭窄，导致心肌缺氧缺血或坏死而引起的心脏疾病。其临床症状多为胸骨后发作性闷痛，呈现为压迫、紧缩感，持续数分钟不等，或放射至左侧肩臂部，可伴有心慌、胸闷、心悸、汗出、呼吸困难、乏力等不适。依据其临床表现，本病属中医学“胸痹”“真心痛”范畴。

“心痛”病名最早见于马王堆古汉墓出土的《五十二病方》。“胸痹”病名最早见于《黄帝内经》，对本病的病因、一般症状及真心痛的表现均有记载。《素问·藏气法时论》曰：“心病者，胸中痛，胁支满，胁下痛，膺背肩胛间痛，两臂内痛。”《灵枢·厥病》曰：“真心痛，手足青至节，心痛甚，旦发夕死，夕发旦死。”《灵枢·厥病》中提到的“厥心痛，痛如以锥针刺其心，心痛甚者，脾心痛也。”说明了可因脾病而邪气上乘于心导致心痛。《金匮要略·胸痹心痛短气病脉证治》认为心痛是胸痹的表现，“胸痹缓急”，即心痛时发时缓为其特点。后世医家丰富了本病的治法，如元代危亦林《世医得效方》用苏合香丸芳香温通治卒暴心痛；明代王肯堂《证治准绳·心痛胃脘痛》明确指出心痛、胸痛、胃脘痛之别；清代陈念祖《时方歌括》用丹参饮活血行气治疗心腹诸痛；清代王清任《医林改错》用血府逐瘀汤活血化瘀通络治胸痹心痛等。

二、对病因病机的认识

中医学认为，胸痹的发生多与寒邪内侵、饮食失调、情志失节、年迈体虚等因素有关，其病机有虚实两方面，常为本虚标实，虚实夹杂。虚者多见气虚、阳虚、阴虚、血虚，尤以气虚、阳虚多见；实者不外气滞、寒凝、痰浊、血瘀，并可交互为患，其中又以血瘀、痰浊多见。但虚实两方面均以心脉痹阻不畅，不通则痛为病机关键。

本病病位在心，但与肝、脾、肾三脏功能的失调有密切关系。本病多发于中老年人，肾阳虚衰则不能鼓动五脏之阳，引起心气不足或心阳不振，血脉失于阳之温煦、气之鼓动，则气血运行滞涩不畅，发为心痛；若肾阴亏虚，则不能滋养五脏之阴，阴亏则火旺，灼津为痰，痰热上犯于心，心脉痹阻，则为心痛。《症因脉治》云：“胸痹之因，饮食不节，饥饿损伤，痰凝血滞，则闭食闷痛之症作矣。”恣食肥甘厚味或经常饱餐过度，日久损伤脾胃，运化失司，酿湿生痰，上犯心胸，清阳不展，气机不畅，心脉痹阻，遂成本病；或痰郁化火，火热又可炼液为痰，灼血为瘀，痰瘀交阻，痹阻心脉而成心痛。忧思伤脾，脾虚气结，运化失司，津液不行输布，聚而为痰，痰阻气机，气血运行不畅，心脉痹阻，发为胸痹心痛；或郁怒伤肝，肝郁气滞，郁久化火，灼津成痰，气滞痰浊痹阻心脉，而成胸痹心痛。《诸病源候论·心腹痛病诸候》曰：“心腹痛者，由腑脏虚弱，风寒客于其间故也。”《医门法律·中寒门》云：“胸痹心痛，然总因阳虚，故阴得乘之。”阐述了寒邪内侵，素体阳虚，胸阳不振，阴寒之邪乘虚而入，寒凝气滞，胸阳不展，血行不畅，而发本病。

三、从脾论治冠心病

汉代张仲景于《金匮要略·胸痹心痛短气病脉证治》中云：“胸痹，心中痞气，气结在胸，胸满，胁下逆抢心，枳实薤白桂枝汤主之，人参汤亦主之。”首先提出以脾论治胸痹。葛洪的《肘后备急方》最早记载了如何运用健脾补气化痰法治疗胸痹心痛的案例。

国医大师邓铁涛教授提出“心脾相关”理论、“痰瘀相关”理论，对于冠心病的治疗，邓老认为应做到调脾护心、益气化痰祛瘀，在临证实践中常常采用健运中气法、调脾养血法、醒脾化湿法、健脾涤痰法以及温阳理中法5种方法。由此分析，邓老在临证过程中认为胸痹的发生跟脾失健运相关，同时也与脾胃气血生化乏源导致气血亏虚而引发胸痹心痛相关。国医大师李德新认为，在胸痹心痛的诊治过程中应采“调脾胃而安五脏”之理论精华，在临证以调理脾胃之方剂为基础方来治疗胸痹心痛。名医李果烈主张调脾护心，在治脾的同时配以活血通络之品。梁念祖认为脾虚贯穿整个冠心病的发病与演变，治法以益气健脾为主，随证配以活血化瘀、化痰通络、利水消肿等法。杨关林认为在冠心病心绞痛的治疗中应该重视脾虚失运，痰浊内生，痰浊闭阻于胸中则引发胸痹心痛，因此在临证过程中常以健脾化痰祛瘀治法论治。可见冠心病从脾论治的基础在于病理因素与脾相关，无非气血亏虚、痰浊闭阻、湿邪困脾扰心、虚证日久成实、痰湿久酿成瘀等原由，因此在治疗法则上便形成了健脾、益气、养血、涤痰、化湿等。

（一）调理脾胃，滋养营血

《灵枢·营卫生会》说“谷入于胃，以传于肺，五脏六腑皆以受气，其清者为营”，脾胃具有化生血液以营养全身的功能，血液来源于水谷精微、精髓、营气，可见营血的生成依赖于脾胃功能协调。营血亏虚则脉不充盈、血行滞涩，可见胸部隐隐刺痛、心悸怔忡、胸闷气短、头晕目眩、唇甲色淡、失眠多梦、舌质黯淡、脉细弱而涩或结代等症状。临床辨为营血亏虚、血少不运所致之脉道滞涩，治当养血和营、行血导滞，方药以归脾汤加减。该方心脾同治，重点在脾；气血并补，重用补气，意在生血。若舌有瘀点者，脉涩等瘀血见证显露者加桃仁、红花、川芎以养血活血；血亏久而伴虚热者加麦门冬、地骨皮等并去黄芪；肾阴不足加墨旱莲、何首乌、枸杞子。

（二）健脾益气，鼓舞宗气

《灵枢·邪客》曰：“故宗气积于胸中，出于喉咙，以贯心脉而行呼吸焉。”宗气是由自然界吸入之气和经由脾胃化生的水谷精气结合而成，因而宗气依赖于脾、肺二脏功能健旺，但脾为肺之母，两者构成母子关系，共为宗气之源。宗气不足可见胸部隐痛、时发时止、心悸气短、动则憋闷、纳少倦怠、易汗出、面色萎黄、舌质淡有齿痕、脉沉细无力或结代等症状。临床辨为气虚运行无力而致气滞，治当补虚行滞，方药以异功散加减。方中四君子为健脾益气之基本方，陈皮气香醒脾，为治脾胃气滞、痰湿壅肺之要药，李时珍谓其“同补药则补”；若失眠多梦者加夜交藤、炒酸枣仁；脘腹痞胀者加砂仁、广木香；瘀血阻络者加少许红花、川芎。

（三）芳香醒脾，运化水湿

《素问·六元正纪大论》曰：“湿胜则濡泄，甚则水闭胕肿。”湿邪为病具有重浊、黏滞之特点，湿为阴邪，易阻碍气机，遏伤阳气；脾有运化水之湿功能，且喜燥恶湿，脾阳不足则水湿停聚，反之湿胜则困脾，遏伤脾阳。湿浊蕴结可见胸部闷痛阴寒湿冷气候则加重脘痞纳呆、口黏恶心、头晕沉重如裹、便溏不爽、溲浊、苔白腻、脉濡缓等症状。临床辨为湿邪困脾、气机阻滞，治当芳香醒脾、运化水湿，方药以三仁汤加减。该方以芳香苦辛、轻宣淡渗之法，宣畅气机、清利湿热，宣上畅中渗下。该证湿在上焦，故宜芳香化湿、醒脾运湿，气机顺畅，胸痹得消。若湿易困阳故少佐砂仁、干姜以振中阳；湿易化热而湿热偏重者加黄连、黄芩、茵陈以清热祛湿但药量宜小。

（四）理脾化痰，通阳升痹

“脾为生痰之源，肺为贮痰之器”，痰饮病源于肺、脾、肾三焦气化失常，然三脏之中，脾运失司，首当其要。若素食肥甘厚腻，损伤脾胃，脾失健运，则聚湿成痰，痰随气升，阻遏心阳，而成胸痹。正如《素问·痹论》云："饮食自倍，脾胃乃伤。"痰湿痹阻，可见胸窒闷而痛、心中痞塞、胸满咳喘、痰黏不爽、肢体酸楚、沉困乏力、舌质黯淡苔白腻、脉沉伏或弦滑等症状。临床辨为胸阳阻闭、不通则痛，方药以瓜蒌薤白半夏汤或枳实薤白桂枝汤合小陷胸汤加减。若心阳虚衰则加制附子、干姜；如痰热痹阻者上方法桂枝合温胆汤以治其标急，待病缓则在上药基础上减量而渐加入调补脾胃之药以收功。

（五）温中健脾，散寒宣痹

《金匮要略·胸痹心痛短气病脉证治》曰："阳微阴弦，即胸痹而痛。"《素问·举痛论》曰："寒气入经而稽迟，涩而不行，客于脉外则血少，客于脉中则气不通，故卒然而痛。"寒为阴邪，易伤阳气，寒性凝滞、收引。寒气上逆而犯阳位，可见卒然心痛如绞，形寒肢冷、甚则冷汗出、短气心悸或伴脘腹冷痛、大便稀溏、小便清长、舌淡苔白、脉沉迟等症状。临床辨为脾阳素虚之人阴寒内盛，复感外寒，寒气上逆心胸，胸阳不宣，血行不畅，血脉瘀阻而痛。治当温中健脾、散寒宣痹，方药附子理中汤加减。该方温中祛寒益气健脾，正如《临证指南医案》曰："脾寒气厥，病在脉络，为之辛香开通也。"

第五节　失眠

一、概述

失眠，即入睡和维持睡眠障碍，亦称为睡眠过少，指患者的睡眠数量（时间）或质量（深度）不能满足其自身的生理需要，并且会因为睡眠时间或深度的不满足而影响其白天的社会功能降低生活质量，由此使患者产生出的一种主观体验与感受。主要表现为入睡困难、睡眠深度或频度过短、早醒、睡眠时间不足或质量差等，同时可伴有醒后疲乏，白天精力不足，警觉性降低、认知功能及行为情绪等方面的功能障碍，是临床常见病症之一，常妨碍人们正常生活、工作、学习和健康。顽固性的失眠，给患者带来长期的痛苦，甚至形成对安眠药物的依赖，而长期服用安眠药物又可引起医源性疾病。中医药通过调整人体脏腑气血阴阳的功能，常能明显改善睡眠状况，且不引起药物依赖及医源性疾患，因而颇受欢迎。失眠在中医学中称为"不寐""不得眠""不得卧"以及"目不瞑"等。

《黄帝内经》中认为失眠原因主要有两种，一是其他病证影响，如咳嗽、呕吐、腹满等，使人不得安卧；二是气血阴阳失和，使人不能入寐。《素问·逆调论》还记载有"胃不和则卧不安"是指"阳明逆不得从其道""逆气不得卧，而息有音者"，后世医家延伸为凡脾胃不和，痰湿、食滞内扰，以致寐寝不安者均属于此。《难经》最早提出"不寐"这一病名，认为老人不寐的病机为"血气衰，肌肉不滑，荣卫之道涩，故昼日不能精，夜不得寐也"。汉代张仲景在《伤寒论》及《金匮要略》中记载了用黄连阿胶汤及酸枣仁汤治疗失眠，至今临床仍有应用价值。张景岳《景岳全书·不寐》较全面地归纳和总结了不寐的病因病机及其辨证施治方法，"寐本乎阴，神其主也，神安则寐，神不安则不寐。其所以不安者，一由邪气之扰，广由营气之不足耳"，还认为"饮浓茶则不寐，心有事亦不寐者，以心气之被伐也"。《景岳全书·不寐·论治》曰："无邪而不寐者……宜以养营气为主治……即有微痰微火皆不必顾，只宜培养气血，血气复则诸症自退，若兼顾而杂治之，则十曝一寒，病必难愈，渐至元神俱竭而不可救者有矣。”“有邪而不寐者，去其邪而神自安也。”《医宗必读，不得卧》将失眠原因概括为“一曰气盛，一曰阴虚，一曰痰滞，一曰水停，一曰胃不和”五个方面。《医效秘传·不得眠》将病后失眠病机分析为“夜以阴为主，阴气盛则目闭而安卧，若阴虚为阳所胜，则终夜烦扰而不眠也。心藏神，大汗后则阳气虚，故不眠。心主血，大下后则阴气弱，故不眠，热病邪热盛，神不精，故不眠。新瘥后，阴气未复，故不眠。若汗出鼻干而不得眠者，又为邪人表也”。

二、对病因病机的认识

失眠是由于情志、饮食内伤，病后及年迈，禀赋不足，心虚胆怯等病因，引起心、肝、胆、脾、胃、肾的气血失和，阴阳失调，其基本病机以心血虚、胆虚、脾虚、肾阴亏虚进而导致心失所养及由心火偏亢、肝郁、痰热、胃失和降进而导致心神不安两方面为主。

本病其病位在心，但与肝、胆、脾、胃、肾关系密切。情志不遂，肝气郁结，肝郁化火，邪火扰动心神则不寐。或思虑太过，损伤心脾，脾虚生化乏源，营血亏虚，不能奉养心神，即《类证治裁·不寐》曰：“思虑伤脾，脾血亏损，经年不寐。”脾胃受损，宿食停滞，壅遏于中，胃气失和，阳气浮越于外而卧寐不安，如《张氏医通·不得卧》云：“脉滑数有力不得卧者，中有宿滞痰火，此为胃不和则卧不安也。”或过食肥甘厚味，酿生痰热，扰动心神而不眠。饮食不节，脾胃受伤，脾失健运，气血生化不足，心血不足，心失所养而失眠。血虚，产后失血，年迈血少等，引起心血不足，心失所养，心神不安而不寐。正如《景岳全书·不寐》所说：“无邪而不寐者，必营气之不足也，营主血，血虚则无以养心，心虚则神不守舍。”亦有因心虚胆怯，暴受惊恐，神魂不安，以致夜不能寐或寐而不酣，如《杂病源流犀烛·不寐多寐源流》所说：“有心胆惧怯，触事易惊，梦多不祥，虚烦不寐者。”综上所述，失眠的病因虽多，但以情志、饮食或气血亏虚等内伤病因居多。

三、从脾论治失眠

早在《黄帝内经》已有关于从脾论治失眠的阐述。《灵枢·本神》曰：“脾藏营，营舍意。”脾主运化，化生营气，以营养意，若脾运化失司，化生无权，意不入舍，则致不寐。《灵枢·邪客》曰：“夫邪气之客人也，或令人目不瞑，不卧出者……治以半夏秫米汤一剂。”后世诸多医家从脾论治失眠，隋·巢元方《诸病源候论》曰：“夫食过于饱，则脾不能磨消，睡卧不安，令气急烦闷。”金元时期，李东垣指出：“百病皆由脾胃生。”对我们现在从脾论治失眠仍有指导意义。张从正有情志伤脾致不寐之说，《儒门事亲》云：“思气所至，为不眠。”认为思虑太过伤脾之不寐可用情志相胜法，“以污蔑欺罔之言触之”。张仲景在《景岳全书》认为“无邪而不寐者”，治“皆宜以养营气为主”“劳倦思虑太过者，必致血液耗亡，神魂无主，所以不眠”。他认为因为思虑劳倦伤脾导致的失眠，可予补中益气汤治疗。清代林佩琴《类证治裁·不寐》则曰：“思虑伤脾，脾血亏损，经年不寐，归芍六君子汤或益气安神汤。”

（一）健脾益气法

适用于脾气虚弱的失眠，具体临床表现为思虑纷纭，迟寐或不寐，面色萎黄，少气懒言，纳呆便溏，全身无力，舌质淡苔薄，脉细缓等。当以健脾补气，选四君子汤加减。方中以人参为君，大补元气；以白术为臣，健脾燥湿；佐以茯苓渗湿健脾；使以炙甘草，甘温调中。若兼阳虚者，则加干姜、附子以温中驱寒。

（二）运脾化湿法

适用于脾失运化，湿邪中阻的失眠。临床表现为寐而不实，头目昏沉，脘痞腹胀，恶心欲呕，纳呆便溏，身体困重，口淡不渴，舌质淡苔白腻，脉虚缓等。治以运脾化湿，和中安神，方选参苓白术散加减。人参、白术、茯苓健脾渗湿为君。山药、莲子加强健脾补气之功，白扁豆、薏苡仁健脾渗湿为臣。砂仁醒脾化湿，桔梗载药上行为佐。甘草健脾调中为使。若兼里寒者，加干姜、肉桂温中祛寒；若久郁热生者，可予龙胆草、泽泻等清热利湿。此外，由于湿性黏滞，气不行则湿不化，故此类患者病情缠绵反复，正所谓久病入络，故容易形成瘀血，因此方中可适当加入活血之药，如川芎、丹参、当归等。

（三）清热化痰法

适用于痰湿内生，郁久化热的失眠。临床表现为夜寐不宁，呕恶频作，头重目眩，心烦口苦，便黏难解，舌红苔腻，脉滑数等。当清热化痰安神，予以黄连温胆汤加减。半夏燥湿化痰，和中消痞为君，使痰随气降，黄连、竹茹清热化痰为臣，陈皮化痰理气，竹茹、黄连清热化痰燥湿，枳实消积化痰，茯苓健脾化痰，龙骨、磁石镇惊安神。若饮食停滞，加炒山楂、枳实等以行气消食。

（四）调和肝脾法

适用于肝郁犯脾的失眠。临床表现为夜寐烦躁，梦扰纷纭，耳鸣口苦，大便干结，食少纳呆，舌红苔黄，脉弦虚数。予以调肝补脾，清热安神，选择丹栀逍遥散加减。方中以逍遥散疏肝理脾，丹皮清热祛瘀，栀子清热解毒。若伤及肾阴，阴亏火旺者，则予山茱萸、金樱子等药。

第六节 脑梗死

一、概述

脑梗死又称缺血性卒中，是由多种原因所致的局部脑组织区域血液供应障碍导致脑组织缺血缺氧性病变坏死，进而产生临床上对应的神经功能缺失表现。脑梗死以其高发病率、高复发率、高致残率、高病死率的“四高”特点已成为危害健康最为严重的疾病之一。脑梗死在中医学属“中风”范畴。

《黄帝内经》虽没有明确提出中风病名，但所记述的“大厥”“薄厥”“仆击”“偏枯”“风痱”等病证，与中风病在卒中昏迷期和后遗症期的一些临床表现相似，对本病的病因病机也有一定认识，如《灵枢·刺节真邪》曰：“虚邪偏客于身半，其人深，内居营卫，营卫稍衰，则真气去，邪气独留，发为偏枯。”此外，还认识到本病的发生与个人的体质、饮食、精神刺激等有关，如《素问·通评虚实论》明确指出：“仆击、偏枯、痿厥、气满发逆、肥贵人则膏粱之疾也。”还明确指出中风的病变部位在头部，是由气血逆而不降所致。如《素问·调经论》说：“血之与气，并走于上，则为大厥，厥则暴死。”对中风病的病因病机及其治法，历代医家论述颇多，从病因学的发展来看，大体分为两个阶段。唐宋以前多以“内虚邪中”立论，《金匮要略》正式把本病命名为中风，病因为络脉空虚，风邪入中。唐宋以后，特别是金元时代，许多医家以“内风”立论，其中刘河间力主“肾水不足，心火暴甚”，李东垣认为“形盛气衰，本气自病”，朱丹溪主张“湿痰化热生风”，元代王履从病因学角度将中风病分为“真中”“类中”。明代张景岳提出“非风”之说，提出“内伤积损”是导致本病的根本原因。明代李中梓又将中风病明确分为闭、脱二证，仍为现在临床所应用。清代医家叶天士、沈金鳌、王清任等丰富了中风病的治法和方药，晚清及近代医家张伯龙、张山雷、张锡纯进一步认识到本病的发生主要是阴阳失调，气血逆乱，直冲犯脑，至此对中风病因病机的认识及治疗日臻完善。

二、对病因病机的认识

中风病是由于正气亏虚，饮食、情志、劳倦内伤等引起气血逆乱，产生风、火、痰、瘀，导致脑脉痹阻或血溢脑脉之外，以突然昏仆、半身不遂、口舌㖞斜、言语謇涩或不语、偏身麻木为主要临床表现的病症。根据脑髓神机受损程度的不同，有中经络、中脏腑之分，有相应的临床表现。本病多见于中老年人。四季皆可发病，但以冬春两季最为多见。

本病病位在脑，与心、肾、肝、脾密切相关。《景岳全书·非风》指出：“卒倒多由昏愦，本皆内伤积损颓败而然。”劳倦内伤，伤耗阴精，阴虚而火旺，或阴不制阳易使阳气鸱张，引动风阳，内风旋动，则气火俱浮，或兼挟痰浊、瘀血上壅清窍脉络。过食肥甘醇酒，致使脾胃受伤，脾失运化，痰浊内生，郁久化热，痰热互结，壅滞经脉，上蒙清窍；或素体肝旺，气机郁结，克伐脾土，痰浊内生；或肝郁化火，烁津成痰，痰郁互结，携风阳之邪，窜扰经脉，发为本病。此即《丹溪心法·中风》所谓“湿土生痰，痰生热，热生风也”。饮食不节，脾失健运，气血生化无源，气血精微衰少，脑脉失养，再加之情志过极、劳倦过度等诱因，使气血逆乱，脑之神明不用，而发为中风。七情所伤，肝失条达，气机郁滞，血行不畅，瘀结脑脉；暴怒伤肝，则肝阳暴张，或心火暴盛，风火相煽，血随气逆，上冲犯脑。凡此种种，均易引起气血逆乱，上扰脑窍而发为中风。尤以暴怒引发本病者最为多见。

三、从脾论治脑梗死

许多著名医家在中风的治疗上总结了自己的宝贵临床经验。清代名医叶天士治疗中风以“补虚息风”为总则，用药讲求温柔濡润，忌过补攻伐助邪伤正完善了“阳化内风”理论。其后名医王清任创立“中风气虚血瘀论”的理论，制方补阳还五汤对后世影响巨大，是益气活血通脉治疗中风之经典。清末民初医家张山雷总结治中风八法，即开闭醒神法、回阳固脱法、镇肝潜阳法、开痰泄浊法、顺气降逆法、养心培肝法、滋肾填精法、通经宣络法。近代名医张锡纯提出中风防治理论，分期治疗与分类治疗，并独创镇肝熄风汤、建瓴汤等名方。国医大师周仲瑛认为瘀热阻窍是缺血性中风的中心病理环节。风火痰虚皆因瘀热而起，皆处于从属地位。他认为瘀热导致缺血性中风的机制是因素体痰湿内盛气血运行不畅，血行迟滞，瘀而生热瘀热相搏，升腾于上，气血雍滞，蒙蔽清窍；大病不愈，久病入络，有形之瘀留滞，一旦遇到气火亢逆之因，则随火热直冲犯脑，阻闭脑络，蒙蔽清窍。以王永炎院士为代表在中风毒邪论指导下提出了“毒损脑络”病机假说，认为中风发病是由于毒邪损伤脑络，络脉破损，或络脉拘挛瘀闭，气血渗灌失常，导致脑神失养，神机失守，形成神昏闭厥半身不遂的病理状态。国医大师李振华认为在中风发病及其病机演变过程中，中焦脾胃是重要的始动因素，脾伤失运、痰浊内生脾胃亏虚、正气不足肝脾失调、化生内风枢机不利、气血逆乱是中焦脾胃导致中风的关键病机。

（一）健脾行气化瘀法

中风患者临床常见肌肤甲错，肢体肿胀，抑郁少言，痰多流涎，筋缩骨萎等“瘀”象，健脾亦可祛“瘀”。中风发病瘀血为先，离经之血和瘀滞之血皆为瘀血，新血不生，瘀血不去，欲生新血，先健脾胃，脾胃旺则新血得生，充盈血脉，瘀血得去。若脾失健运，则水谷不能尽化气血，留饮为痰，血阻为瘀，且水病累血，血病累水，形成恶性循环，健脾则痰瘀自消，如朱丹溪所言：“理脾如烈日当空，痰浊阴凝自散。”中风肝郁皆因瘀血伤肝，肝气郁结而发，健脾可旺气血，血藏于肝，肝血足则肝阴得养，肝气自舒，气郁得解，又可达潜阳息风之效。

（二）运脾消积化痰法

中风日久多脏腑功能衰退，脾胃运化不及，水谷津液则聚而生痰成饮，或流溢于血脉，或走注于经隧，或充塞于清窍，或泛溢于肌肤，或郁阻于脏腑肢节，致衰生病。多见中风患者咳嗽痰多，口角流涎，肢体肿胀，腹胀便溏，舌胖苔腻、脉滑等痰湿之象。因此治宜健运脾胃、祛湿化痰，但同时也当注重消积除滞、消食化积、祛瘀活血。

第七节　病案

一、邓铁涛教授益气活血，除痰通络法治心悸

董某某，男，72岁，2001年1月3日初诊。

主　诉　反复心悸20年，胸闷1年，加重1周。

现病史　患者20年来多次心电图提示频发室性早搏，曾因室早发作而晕厥几次，症状渐重。1999年4月因频发室性早搏在本院二沙分院住院，服用普罗帕酮0.2g每日一次维持。2000年7月停用后早搏明显增多。入院前1周因过度激动后，觉心脏跳一停一，胸闷不适，胸部颇抖。急诊求治，心电图示室早二联律，予利多卡因静滴，好转而入本科。入院查体：心界不大，心率80次/分，心律不齐，可闻及早搏10次/分，无病理性杂音。入院心电图示：频发室性早搏四联律，电轴左偏，血糖17.3mmol/L。入院第二天，邓老查房，症见：疲乏，面色晦黯，心悸、胸闷，活动后气促，消谷善饥，口干欲饮，微咳，无寒热，眠可，二便调，舌淡暗，苔薄白，脉浮滑。

诊　断　心悸（冠心病心律失常，频发室性早搏，心功能Ⅱ～Ⅲ级）。

辨　证　气虚痰瘀阻络。

治　则　益气活血，除痰通络。

方　药　温胆汤加减。北黄芪30g，淮山药60g，玉米须30g，竹茹10g，枳壳6g，橘红6g，胆南星10g，茯苓12g，仙鹤草30g，豨莶草12g，丹参15g，甘草30g。服3剂，水煎服。

二　诊　3剂后，即诉无明显心悸胸闷、消谷善饥明显减轻。5天后的动态心电图示：偶发室早（单发室早90个）。继续服用原方2周，上症消失，听诊无早搏，血糖6.83mmol/L，带药出院。

按　语

（1）益气活血除痰通络之法，治心悸气虚痰瘀阻络之证。邓老认为冠心病心律失常为本虚标实之证，以心阴心阳亏虚为本，以痰瘀闭阻为标。以心阳虚兼痰者，治宜益气除痰，方用温胆汤加减，加用益气之品。邓老分析，本病证属"气虚痰瘀阻络"，以益气活血除痰通络为法，方用温胆汤加减。重用北黄芪、淮山药、茯苓、甘草健脾益气，丹参活血通络，胆南星、竹茹化痰，轻用橘红、枳壳理气化痰。上方中用橘红易陈皮，邓老经验：陈皮除湿化痰为主，痰多用之；橘红行气化痰，胸闷明显用之；用枳壳代实，因后者通腑攻伐力强，而前者理气为主、攻伐力弱。方中重用益气之剂以扶助正气：橘红、枳壳量轻，因恐其有破气之弊。

（2）辨证与辨病相结合，重视整体观念。邓老认为中医重视辨证治疗实际上辨证中亦包含辨病。此患者糖尿病史15年，中消症状明显，根据以往临床经验，北黄芪、淮山药重用既可改善中消症状，又有助于控制血糖，故用北黄芪、淮山药、玉米须、仙鹤草以辨病治疗糖尿病；另外，脉浮，微咳有外感之征，故用豨莶草祛风解表。邓老观点：临证施治，既要辨证，也要结合病史辨病治疗，实际上二者并不矛盾，均为辨证施治。虽然从西医角度讲，同一患者有多种疾病，治疗时相对独立，甚至毫不相干。而中医重视整体观念，对某一疾病的控制，有助于另一疾病的治疗，目的是达到整体阴阳平衡，恢复健康。本例中的辨病治疗，即是从整体出发，以助于心悸的治疗。

二、路志正教授健脾涤痰，清热散结法治胸痹

患者，初诊日期：2005年8月16日。

主　诉　胸闷胸痛3个月。

现病史　2005年5月出现胸闷胸痛，曾在北京某医院诊断为冠心病心绞痛，服硝酸甘油及硝酸异山梨酯，药后颜面潮红，心悸不宁；又改服硝苯地平治疗，药后头胀痛，遂请中医诊治。症见：胸闷痛在阴雨天及饱食后易发，形体丰腴，头昏，心悸，眠差，脘闷纳差，恶心欲吐，口黏口苦，不欲饮水，肢体沉重，舌质淡红，舌体胖，边有齿痕，舌苔黄腻，脉象沉滑。

诊　断　胸痹（冠心病心绞痛）。

辨　证　脾虚痰浊。

治　则　健脾涤痰，佐以清热。

方　药　黄连温胆汤合小陷胸汤加减。黄连6g，瓜蒌15g，枳实12g，半夏10g，陈皮10g，石菖蒲12g，茯苓12g，郁金10g，竹茹10g，旋覆花6g（包煎）。

二 诊 患者遵医嘱服上方7剂，胸闷胸痛、心悸眠差减轻，恶心欲吐、脘闷纳差消失，仍肢体沉重，头昏，口黏口苦，舌质淡红，舌体胖，边有齿痕，舌苔黄腻，脉象沉滑。路老认为证候未变，在原方基础上加黄芩10g，薤白12g。

三 诊 患者遵医嘱服上方14剂，胸闷胸痛减轻，头昏、肢体沉重减轻，已无口苦，仍口黏，舌质淡红，舌体胖，舌苔薄白略腻，脉沉滑。路老辨证后认为此乃痰痹已开，胸阳复展，但脾虚尚未恢复，基本治疗方法不变。患者仍口黏，舌苔转为白腻，热象已不明显，故上方去苦寒的黄连、黄芩、竹茹，加苍术、白术、紫苏梗、荷梗各10g，太子参15g。服14剂，2个月后随访偶有胸痛，无其他不适。

按 语

（1）病属少阳三焦，痰热为患，治以健脾涤痰，佐以清热。路老认为本病机制属少阳三焦，痰热为患，病位在脾胃。脾不运湿，湿聚成痰，痰停胃脘，故阴雨天易发，胸脘闷，纳差，恶心欲吐，舌胖大，苔黄腻，脉沉滑，少阳有热，阻碍清阳上升，反为痰热上扰，故头昏，胆热乘胃，浊阴上逆而为恶心呕吐，痰热壅于少阳，阴阳升降之机被阻，则心烦不眠，痰热扰心，则心悸易惊。

（2）健脾燥湿，豁痰下气，健脾补益，补气生津。叶氏《外感温热篇》说："邪留三焦，亦如伤寒中少阳病也。彼则和解表里之半，此则分消上下之势。随证变法，如近时杏朴苓等类，或如温胆汤之走泄。"汤药中以枳实行气导滞，陈皮芳香化浊，展其气机；半夏燥湿祛痰，茯苓淡渗利湿，祛其湿浊；再加黄连、竹茹清热止呕，共分消走泄之功。郁金、菖蒲开窍醒神。加瓜蒌含小陷胸汤之意，专治痰热结于心下的"小结胸病，正在心下，按之则痛，脉浮滑者"之证。瓜蒌开胸散结，清热涤痰；黄连助瓜蒌泻热降火半夏助瓜蒌降逆消痞。半夏与黄连同用，一辛一苦，辛开苦降能开痰热之互结。方中少许旋覆花，降肺气以利大肠，降胃气而止呕恶，体现了路老用药轻灵的特点。二诊时虽诸症减轻，但痰热仍在，路老加黄芩，黄连、黄芩配伍，苦寒降泄，以清中焦湿热。疼痛因于气郁痰滞，胸阳痹阻，法当开胸豁痰，通阳宣痹，使痰祛气疏则痹结开而胸阳振，胸阳振则疼痛愈。故加薤白辛温通阳，豁痰下气。三诊时痰痹已开，胸阳复展，但脾胃尚虚，治疗当以健脾补益为主，故去苦寒的黄芩、黄连、竹茹，加苍术、白术健脾除湿，太子参补气生津。

三、李德新教授健脾化痰，升阳宣痹法治胸痹

张某，女，62岁，2009年9月23日初诊。

主 诉 心胸闷痛数月。

现病史 心胸憋闷疼痛，甚或胸痛彻背，背痛彻心，昼轻夜重，形体肥胖，舌淡苔薄白，脉沉滑。既往骨质增生，双膝退行性病变。

诊 断 胸痹（冠心病）。

辨 证 痰浊闭阻。

治 则 健脾化痰，升阳宣痹。

方 药 瓜蒌20g，薤白20g，桂枝15g，焦白术15g，半夏10g，陈皮10g，茯苓15g，丹参20g，郁金15g，枳壳10g，柴胡10g，甘草10g。7剂，每日1剂，水煎分3次口服。

二 诊 2009年9月30日。症见：偶有胸闷疼痛，善太息，脘痞，乏力，少寐，神疲，舌淡苔薄白，脉弦细。方用柴胡10g，郁金15g，香附15g，枳实10g，赤芍15g，当归20g，瓜蒌20g，薤白20g，丹参15g，鸡内金15g，夜交藤30g，甘草10g。共7剂，每日1剂，水煎分3次口服。

三 诊 2009年10月7日。症见药后胃脘胀闷及胸闷减轻，偶有心悸怔忡，嗳气少寐，舌淡，苔薄白，脉沉细。处方党参20g，麦门冬20g，五味子15g，菖蒲15g，远志10g，郁金15g，香附15g，枳壳10g，枳实1g，砂仁10g，鸡内金15g，甘草10g。共7剂，每日1剂，水煎分3次口服。随访半年，症状基本未再复发。

按 语

益气健脾，祛痰化浊治疗冠心病心绞痛。冠心病心绞痛经常表现在胃脘部，这是因为心胃毗邻，经络相连。所谓胃之大络，名曰虚里，为心尖搏动之处，可察宗气盛衰。李老认为此案例主要由于脾虚生痰，气机不畅，以致痰浊与瘀血互结，阻塞心脉，不通则痛，形成心脾同病，因此在处方中用香砂六君子汤加瓜蒌、薤白、菖蒲、郁金、丹参健脾化痰、通阳活血，随着消化道症状的改善，心绞痛也会随之好转。

四、邓铁涛教授健脾益气，化浊行瘀法治心衰病

吴某，男性，60岁，广东省惠东籍。

主 诉 反复心悸气促2年余，加重伴头晕2天。

现病史 患者2年前开始出现心慌，劳累后气急，2个月前开始症状加重伴恶心、乏力，无尿，于广东省某医院诊为“扩张型心肌病，心功能Ⅲ级，急性肾衰竭”，行抗心衰、血透等治疗，心衰、肾衰缓解，但恶心、乏力、纳差一直未愈。2天前症状再次加重，遂就诊我院。

查 体 神清，精神极差，慢性面容，发育正常，营养较差，半卧位，唇稍发绀，颈静脉稍充盈，双肺呼吸音稍粗，双肺底少许湿啰音。心尖搏动无弥散，叩诊心界向左下扩大，心率140次/分，可闻及早搏3次/分，心尖区可闻及SM4/6级吹风样杂音，向左腋下传导。腹稍膨隆，腹软，肝右肋下2指，腹部叩诊移动性浊音（±），双下肢无水肿。心电图示：心房扑动，频发室性早搏，心肌劳损。

诊 断 心衰（扩张型心肌病，心功能Ⅲ级，肾功能不全）。

辨 证 脾气亏虚，痰瘀互结，闭阻于脉，枢机不利。

治 则 健脾益气、化浊行瘀。

方 药 温胆汤加减。橘红6g，法半夏12g，茯苓15g，枳壳6g，竹茹10g，党参30g，黄芪12g，田七末3g（冲服），麦门冬10g，五味子6g，白术5g，生姜片2片，益母草30g，甘草5g。

二 诊 患者服药后头晕、呕恶已愈，气促心悸大减，小便频数量多，口干饮多，双下肢始现水肿，按之凹陷，腹稍膨隆，血压恢复正常，脉虚，尺脉弱，舌质嫩、暗，准头、厥庭转亮。现口干，尿多，慎防伤津，原方加石斛12g，另以生晒参10g炖服，进服7剂。

按　语

（1）健脾益气，化浊行瘀，调理枢机。方中法半夏橘红化痰燥湿，入脾、胃、肺经，为君药，党参、白术、北黄芪益气培正，脾气旺则痰浊自化，竹茹降逆化痰泄浊，共为臣药，田七活血化瘀，麦门冬、五味子养阴，为佐药，再以甘草调和诸药，生姜降逆，益母草化浊，共奏健脾益气，化浊行瘀，调理枢机之功。

（2）慢性心衰，重在脾胃，枢机得利。胃气来复之象，中焦脾胃功能渐复，枢机一转，故诸症皆减轻，但为何反见肢肿，盖胃气来复，患者引水自救，但中焦运化功能、肾主水功能、心化气行水功能仍未及恢复，加以痰瘀未去，阻碍水液的正常运化，津液泛于肢体，治法仍宜围绕中焦脾胃、痰瘀阻络的病机关键，是谓不治水而治水。

五、路志正教授升阳健脾，祛湿化浊法治不寐

患者，男，51岁，2008年5月17日初诊。

主　诉　多梦早醒2年。

现病史　患者缘于2年前因工作紧张，出现不寐，多梦早醒，平素喜甜食、冷饮，饮水多为冰白水，心烦，晨起少痰，痰黏，四肢沉重，容易疲劳，头昏蒙不清，胸闷，大便稀溏，每日3～4次，食油腻后口气较重，既往有痛风病史。舌质暗，苔白腻，脉沉滑。

诊　断　不寐。

辨　证　脾失健运，湿浊内停，扰动心神。

治　则　升阳健脾祛湿。

方　药　竹节参12g，藿梗10g（后下），苏梗10g（后下），厚朴花12g，半夏12g，炒苍术、白术各15g，炒杏仁10g，茯苓30g，荷叶12g，升麻8g，砂仁10g（后下），草蔻仁9g（后下），陈皮12g，车前草18g，炒枳实15g，六一散20g（包煎），益智仁10g（后下），生薏苡仁、炒薏苡仁各30g，玉米须30g。14剂，水煎服。

二　诊　药后头昏蒙减轻，时头脑清醒，睡眠质量较前改善。大便每日1～2次，四肢沉重亦减。服药已见效，上方去车前草加生山药12g，继服。

三　诊　患者已能入睡，诸症亦缓，继如法调理，3个月后患者不寐基本消除。

按　语

（1）脾失健运，内外湿合，湿邪扰心致不寐。患者不寐，从病史看，原有痛风病史，又平时喜甜食、饮冰白水，生冷肥甘，损伤脾胃，致脾失健运，内湿停聚，又因发病在夏秋之际，虑有外湿为患，从临床症状看，如四肢沉重，头昏蒙不清，便溏，口黏，苔腻，脉沉滑等，皆脾虚水湿内停之象。李东垣认为，“湿为阴病，利湿为阴药，治湿利小便，复益其阴而伤其阳，可损伤脾阳；脾虚湿盛，易伤阳气，脾阳升则水湿行；升清降浊，恢复脾胃功能，则水湿之邪尽除”。辨证为内外湿合，湿邪内扰心神而致不寐。故治以升阳健脾祛湿为法，方用藿朴夏苓汤合清震汤加减。以藿梗、苏梗、荷叶芳化湿浊；炒苍术、白术、草蔻仁健脾燥湿、化湿；厚朴花、半夏、炒枳实、砂仁、生薏苡仁、炒薏苡仁、陈皮健脾和胃降浊；升麻升阳胜湿；六一散清利湿热；炒杏仁降肺通调水道；茯苓、车前草、玉米须淡渗利湿；益智仁补肾助气化。全方芳化湿浊，升阳健脾，又结合燥湿、化

湿、利湿之品，使内外之湿邪祛则头清神安，睡眠得到改善。

（2）健脾升阳，益气除湿治不寐。不寐之证，系心神被扰所致。因心为五脏六腑之大主，心之本脏虚，或心经受邪，或肝胆、脾胃、肺、肾四脏对心的影响，均可使心神被扰而出现不寐。故路志正教授治疗内伤不寐，多从五脏论治。随着生活水平的提高，饮食结构改变，由脾胃功能失常导致不寐的患者越来越多。饮食不节，过食生冷肥甘，损伤脾胃，脾失健运，内湿停聚，外界湿邪易乘虚而入，与内湿相和为患，湿邪扰动心神可致不寐，即常说的“胃不和则卧不安”。此不寐的特点是常伴有脾胃功能失调的症状，因病发为湿，内伤在脾，故可用升阳健脾除湿法。

第六章 从脾论治心脑血管疾病的常用食物与药物

随着人口老龄化及城镇化进程的加速，我国心脑血管疾病的发病率持续增高。人类追求的健康与长寿，离不开科学的食养、食疗和养生。先贤在生活积淀及临床实践中创立和总结了常用食物、中药材以及食疗养生法则，后人有责任去继承、整理、创新、发展。前文已述及，从脾论治心脑血管疾病是符合当下社会及医疗需求的重要举措，调理脾胃贯穿防治心脑血管病的始终，对老年患者调理脾胃功能尤为重要，本章将围绕饮食与药物两大方面展开介绍。

食物是生命活动的物质与能量基础。《金匮要略》载有："所食之味，有与病相宜，有与病为害，若得宜则益体，害则成疾，以此致危。"提示应关注疾病与饮食的匹配情况。饮食调养本身就是一种重要的养生之术。《千金翼方》强调："安身之本，必资于食。救疾之速，必凭于药。不知食宜者，不足以存生也；不明药忌者，不能以除病也。斯之二事，有灵之所要也，若忽而不学，诚可悲夫！""长年饵老之奇法，极养生之术也。"《备急千金要方》有云："食能排邪而安脏腑，悦神爽志以资血气，若能用食平疴，释情遣疾者，可谓良工夫为医者，当须先洞晓病原，知其所犯，以食治之，食疗不愈，然后命药。"体现饮食是调养防病治病的关键。

治疗疾病还可将药食相结合。"药食两攻，则病无逃矣""药性刚烈，犹若御兵，兵之猛暴，岂容妄发？"告诫人们用药必须谨慎，对疾病的治疗既要采用"药食两攻"之法，也要优先考虑食疗，"夫为医者，先洞晓病源，知其所犯，以食攻之。食疗不愈，然后命药"。医者首先要清楚患者的症状及病因，用相应的食物进行食疗。"药补不如食补""药食两攻"并优先考虑食疗的思想，从现代医学角度也值得提倡。中草药与膳食的合理搭配，能有效地增强人体机能。通过选择不同功能的食物，或通过食物与中药配伍，经过烹调加工，可以制成体现出中医治法的饮食物。临证中根据患者体质与不同季节辨证配以相应药膳，嘱适时服用，可达到调理脾胃、强身健体、预防疾病、加快康复之效。

第一节 从脾论治心脑血管疾病的常用食物

饮食是供给机体营养物质的源泉，是维持人体生长、发育，完成各种生理功能，保证生存的不可缺少的条件，同时又是防治疾病的重要手段。人们在日常生活中如果能够注意调和饮食五味，讲究饮食卫生，掌握饮食宜忌，并根据自身的需要选择合理的膳食进行调养，可保证机体的营养需求，使五脏功能旺盛，气血得以充盛，减少疾病的发生。心脑血管疾病患者更应关注自身的饮食"安全"。

精、气、血、津液是人体生命活动重要的物质基础，均在饮食调和的前提下由饮食五味所化生。饮食入胃，通过胃的受纳、腐熟，小肠的泌别清浊，脾的运化功能，化生为水谷精微，进一步通过脾的升清，上焦心肺的气化作用，并借助肝肾等脏腑的功能化为精、气、血、津液。饮食源源不断地予以补充，才能滋养脏腑、形体、组织，维持正常生命活动。

《周礼·天官冢宰》载有："五味五谷五药以养其病。"《素问·脏气法时论》提出："五谷为养，五果为助，五畜为益，五菜为充，气味合而服之，以补益精气。"《素问·生气通天论》指出："是故谨和五味，骨正筋柔，气血以流，腠理以密，如是则骨气以精，谨道以法，长有天命。"《灵枢·决气》有云："胃满则肠虚，肠满则胃虚，更虚更满，故气得上下，五脏安定，血脉和利，精神乃居。故神者，水谷之精气也。"强调饮食调养的重要意义。中医脾是"谨和五味"和"食饮有节"的关键脏器，脾之健运为水谷精微正常运化、气血正常流通提供了重要保障。

尽管营养学家提出了多种膳食营养搭配方案，如地中海饮食、低碳水饮食、间歇性饮食等，但因地域和人种的差异，很难适应我国民众的饮食特点。正如《素问·上古天真论》所言："上古之人，其知道者，法于阴阳，和于术数，食饮有节，起居有常，不妄作劳，故能形与神俱，而尽终其天年，度百岁乃去。"若"饮食失宜"可导致疾病的发生。《素问·生气通天论》载："膏粱之变，足生大疔。"《素问·痹论》中"饮食自倍，肠胃乃伤""食饮有节"是对饮食摄入搭配原则的高度概括。"不多食""食勿求饱"，即便是对疾病有益的食物也应控制摄入量。晋代陶弘景在《肘后备急方》中强调："所食愈少，心愈开，年愈益；所食愈多，心愈塞，年愈损焉。"说明适当的饮食节制对心脏功能大有裨益，心脏病患者在饮食上尤其应注意节制，防止过度饱食。现代医学证实饱食后，过多的胃内容物可使腹内压迅速升高，迫使膈肌上抬，对心脏和肺脏形成压迫，增加心脏负荷。而且饱食可增加氯化钠的摄入，可以加重水钠潴留，加重心脏负担。

《素问·脏气法时论》言："五谷为养，五果为助，五畜为益，五菜为充。气味合而服之，以补精益气。"健康饮食要五色五味、搭配丰富，力求营养均衡。"五谷"一般指稻、黍、稷、麦、菽，泛指现在的谷类和豆类食品，蕴藏了生命勃发所需营养物质，含有丰富的碳水化合物和植物蛋白质。其次，"五谷"性平、味甘，归脾、胃、肾经，可调养脾胃。"五果"即李、杏、枣、桃、栗，广义的指各种"果蔬"，含有丰富的维生素、纤维素、糖类和有机酸。因其寒热性味的不同，可起到强健体魄以及中医治未病的作用。"五畜"即犬、马、牛、鸡、猪，属于高蛋白、高脂肪、高热量食品，含有人体必需的氨基酸，是人体生理代谢及增强机体免疫力的重要营养物质。"五菜"即韭、薤、葵、葱、藿，广义的指各种蔬菜，含有多种微量元素、维生素、纤维素，具有助消化、补充营养、防便秘、降血脂、防癌等作用。"谷肉果菜，食养尽之"，饮食丰富多样，调节优化饮食结构，使气血化生有源，五脏得养，达到"阴平阳秘"健康平衡的身体状态。

中医的饮食观中，"五谷"是人体最基本的营养来源，是饮食的核心组成部分。而当今流行的"地中海饮食""升酮饮食""轻食"等理念，更强调蛋白质、纤维素的摄入，但不适合心血管疾病患者。一是高蛋白食物，如畜禽肉类往往含有大量的脂肪，增加了降脂难度和疾病复发风险；二是部分心血管病药物，如抗血小板聚集药物等，对胃黏膜存在刺激和损伤，高蛋白食物可以增加胃酸分泌，容易加重胃的负担。最为重要的是蛋白质、脂肪分解速度慢，转化为葡萄糖供能速度相对较慢，容易出现低血糖情况。老年心血管病患者往往合并2型糖尿病，对于低血糖耐受能力差，容易诱发心律失常、心绞痛、心肌梗死、脑卒中甚至猝死。因此，制定"五谷"的优化策略尤为重要，一是"五谷"要粗，适当增加糙米、豆类的占比，不仅能增加膳食纤维，更能提高饱腹感；二是"五谷"要杂，可搭配数种谷类、豆类食物或“药食同源”中药，如薏苡仁、山药等，既增加了营养，又丰富了口味，达到事半功倍的效果。

目前公认的高危心脑血管饮食习惯包括高盐、高糖、高脂、高嘌呤饮食等。对于心脑血管疾病患者应减少精制食物的摄入（如罐装食品、方便面、熏制或腌制食品等），同时日常减少高糖、高脂、红肉、动物内脏的食用。脂肪摄入应严格限制在每日不超过30克或占总热量的15%以下。胆固醇摄入量每日应该控制在200～300毫克以下。尽量避免食用高胆固醇食品，如咸蛋黄、动物脑、内脏、软体类等。

在规避风险的同时，心脑血管疾病患者需采取均衡合理的饮食。膳食纤维含量丰富的食物主要是粗杂粮、干豆类、蔬菜、水果等，有降低血清胆固醇浓度的作用，每日摄入纤维量35～45克为宜。适量增加鱼和鱼油的摄入，鱼油具有明显的调脂功能，能够预防动脉硬化。具有降脂功能的常见食品还有洋葱、大蒜、香菇、木耳、芹菜等。大豆中富含多种人体所必需的磷脂，能够预防心脑血管疾病。坚果的脂肪含量基本在46%～76%，虽然大多是不饱和脂肪酸，但摄入过多同样会导致热量超标，每周应摄入50～70克。即便坚果有利于心脑血管疾病，也应多样搭配、交替食用，这样摄入的营养才能更加均衡全面。

养脾要食些温性的或燥性的食物或中药，因脾喜燥恶湿，喜温恶寒。厨房里常用的香料多温性偏燥，具有养脾之功。豆蔻、砂仁、肉桂、小茴香、木香、干姜、高良姜等（部分药物的功能及应用参考下节）。脾主土，故需食多得土气的食物，如地瓜、山药等；脾喜温恶凉，故需食温；脾色为黄，故需食黄色食物，小米色黄，最养脾土；脾德在缓，故需食甘味以缓脾之情。香味入脾，香可醒脾，香可燥湿，亦可让脾舒畅。炒香的食物多具养脾之功，如炒花生、炒瓜子等。再者，米或面食烤成半焦半糊时既有香味，亦可养脾。

现重点将从脾论治心脑血管疾病的常用食物进行梳理，按照蔬菜、水果、谷物、干果、肉蛋、菌菇、海产和其他类别，简述其性味、功能、现代研究的部分成果以及针对心脑血管疾病患者较为常用的食疗方法等，不胜枚举，以飨读者。

一、蔬菜类

（一）白菜

味甘，性平。有消痰止咳，除烦清肺热，通利胃肠，解毒醒酒，消食下气，养胃和中，利大小便等功效。对热病、痰热、烦热、便干等均有辅助治疗作用。

（二）菠菜

味甘，性凉。可养血，止血，敛阴，润燥。治衄血，便血，坏血病，消渴引饮，大便涩滞。对于高血压，可将鲜菠菜放沸水中略烫数分钟，以麻油拌食，每日2次。对于高胆固醇，可用菠菜根煮汤常服。

（三）芹菜

味甘、微苦，性凉。平肝凉血，清热利湿。对于中风，可用芹菜洗净后，绞取汁，每日3～4汤匙，每日3次，连服7日。对于失眠，可将芹菜根60克，水煎服。

（四）油菜

味辛，性凉。散血消肿，清热解毒。油菜籽即油菜的种子，味辛，性温，可消肿解毒，润燥通便，止血杀虫。油菜籽榨出的油透亮清香，是日常生活中常用的植物油，其不饱和脂肪酸含量较高，有利于降血脂，防止动脉硬化。

（五）生菜

味甘、微苦，性凉。有清热提神，镇痛催眠，降低胆固醇，辅助治疗神经衰弱等功效。生菜中含有甘露醇等有效成分，有利尿和促进血液循环、清肝利胆及养胃的功效。生菜中的膳食纤维等营养物质含量很高。

（六）韭菜

味甘、辛，性温。生食活血、散血；熟食可和中下气，补肾益阳，健胃提神，调和脏腑，理气降逆，暖胃除湿，解毒。用于腰膝酸冷，小腹冷痛，早泄，吐血，尿血，痔漏，脱肛，肠炎，反胃，噎膈，习惯性便秘等。

（七）茼蒿

味甘、辛，性平。安心气，和脾胃，消痰饮，利二便。常食开胃增食，降压补脑，助睡眠，对咳嗽多痰，脾胃不和，记忆力减退及便秘者颇有益处。

（八）甘蓝

味甘，性平。益心肾，健脾胃，补骨髓，利关节，壮筋骨。对胃及十二指肠溃疡有止痛及促进愈合的作用。

（九）豇豆

味甘，性平。健脾利湿，清热解毒，止血。治脾土虚弱，开胃健脾，久服令人白胖。

（十）竹笋

味甘，性凉。清热化痰，和中润肠。《本草纲目拾遗》曰："利九窍，通血脉，化痰涎，消食胀。"常食可清热化痰、利膈下气、促发痘疹。可辅助治疗糖尿病。

（十一）冬瓜

味甘淡，性凉。利水消痰，清热解毒。治水肿，胀满，脚气，淋病，咳喘，暑热烦闷，消渴，泻痢，痈肿，痔漏，解鱼毒，酒毒。可荡涤肠内秽物，用于减肥健身。

（十二）南瓜

味甘，性温。补中益气，润肺化痰，消炎止痛，解毒杀虫。适用于脾虚弱，营养不良，肺痈，水火烫伤。现代研究发现，南瓜所含的微量元素对血脂异常、冠心病及糖尿病患者有益。

（十三）白萝卜

味辛、甘，性凉。能消食化积，还具有清热化痰的功效，生吃可以止渴、清内热；熟食可消食健脾。对于高血压，可服鲜萝卜汁，每日2次。

（十四）胡萝卜

味甘、辛，性微温。能下气补中，利胸膈肠胃，安五脏，令人健食，有益无损。对于高血压，可用鲜胡萝卜洗净切块，同粳米煮粥吃，每日1次。

（十五）番茄

味甘、酸，性微寒。可止渴生津，健胃消食，凉血平肝，清热解毒。每日生食西红柿1～2个，可辅助治疗高血压。

（十六）大葱

味辛，性温。能通阳宣痹，解表发汗，健胃祛痰，增进食欲。可用于风寒感冒，风湿身痛，肺结核，痢疾，眩晕，胸膈闷满，鼻寒喉痹，心腹疼痛，乳汁不通，二便不利，还可治疗食欲欠佳，寒痰咳嗽。

（十七）圆葱

味甘、辛，性平。可清热化痰，行气宽中，杀虫解毒。用于食少腹胀，创伤，溃疡等。现代研究证实，洋葱可明显降低胆固醇、血糖含量，对冠心病、糖尿病、高血压均有预防保健作用。对于糖尿病，可将洋葱洗净，用开水泡后，加适量酱油调味，当菜佐餐用。

（十八）大蒜

生者辛热，熟者甘温。具有杀菌驱虫，止咳祛痰，宣窍通闭，消肿解毒的功效。用于痈肿疮疡，疥癣，肺痨，顿咳，泄泻，痢疾。对血脂异常、冠心病患者来说有益。但大蒜性热，刺激性强，不宜多食，否则易损伤肠胃。素体阴虚火旺、胃病、口齿喉舌肿痛者，均不宜用。

（十九）蒜苗

味苦、辛，性温。可理气，宽胸，通阳，散结，补虚调中。用于胸痹，诸疮肿结，久痢不瘥，体虚弱羸，泻痢后重等。

（二十）莲藕

生莲藕甘寒，熟莲藕甘温。生用能凉血散瘀，熟用则补心益胃。对于高血压，可将莲子心5～9克，代茶饮。针对神经衰弱，可用莲子心30个，水煎，放盐少许，睡前服。

二、水果类

（一）苹果

味甘，性凉。益胃，生津，除烦，醒酒。主津少口渴，脾虚泄泻，食后腹胀，饮酒过度。《滇南本草图说》曰："治脾虚火盛，补中益气。"

（二）梨

味甘、微酸，性凉。生津，润燥，清热，化痰。主热病伤津，热咳烦渴，惊狂，噎嗝，便秘等，还助消化，解疮毒，解酒毒等。

（三）香蕉

味甘、涩，性寒。清热，润肠，解毒。主热病烦渴，便秘，痔血。《本草求原》曰："止渴润肺解酒，清脾滑肠；脾火盛者食之，反能止泻止痢。"

（四）桃

味甘、辛、酸，性微温。益气生津，活血化积，润肠通便，解劳热，美颜色，养气血。用于老年体虚，津伤肠燥，经闭及瘀血肿块，肝脾肿大，高血压等。各种虚劳咳喘及肺病者尤宜食用。

（五）西瓜

味甘，性寒。清热解暑，除烦止渴，利小便。用于暑热烦渴，热盛津伤，小便不利，喉痹，口疮。中寒湿盛者忌服。

（六）柑橘

味甘、酸，性凉。开胃理气，止渴润肺。用于胸膈结气，呕逆，消渴。

（七）柠檬

味酸、甘，性凉。生津解暑，和胃安胎。用于胃热伤津，中暑烦渴，食欲不振，脘腹痞胀，肺燥咳嗽，妊娠呕吐。

（八）葡萄

味甘、酸，性平。补气血，生津液，健脾开胃，利尿消肿。用于气血虚弱，肺虚久咳，心悸，盗汗，小便不利。研究发现，葡萄提取物白藜芦醇可抗血栓、抗肿瘤、抗炎、抗氧化、舒张血管。多食葡萄易引起烦闷、腹泻等不适。

（九）菠萝

味甘、酸，性平。解烦，健脾解渴，消肿祛湿，醒酒。用于肾炎，高血压，支气管炎，消化不良等。适当食用对高血压患者有益。

（十）大枣

味甘，性温。补中强力，益气养血，补肝安神，除烦。主体虚消瘦，血亏血少，面色萎黄，脾胃寒痛，便溏泄泻。可用于更年期患者脾气暴躁，精神不安以及失眠等。

（十一）椰子

味甘，性温。补虚，生津，利尿，杀虫。主脾虚水肿，口干烦渴，腰膝酸软，产妇乳汁缺少。可用于心脏病、水肿。

（十二）草莓

味甘、微酸，性凉。清凉止渴，健胃消食。用于口渴，食欲不振，消化不良。

（十三）猕猴桃

味酸、甘，性寒。解热，止渴，健胃，通淋。用于烦热，消渴，肺热干咳，消化不良，湿热黄疸，石淋，痔疮。研究发现，猕猴桃可延缓衰老，降血脂，抗炎等。

（十四）桑葚

味甘、酸，性寒。补血滋阴，生津润燥。用于眩晕耳鸣，心悸失眠，须发早白，内热消渴，血虚便秘。脾胃虚寒便溏者慎服。

三、谷薯类

（一）粳米

味甘，性平。补中益气，健脾养胃，益精强志，和五脏，通血脉，聪耳明目，止烦，止渴，止泻。用于治疗虚烦，消渴，泄泻，下痢，肌肉消瘦。

（二）糯米

味甘，性温。暖脾胃，补中益气，缩小便。治消渴溲多，自汗，便泄。糯米性黏滞，难以消化，多食损伤脾胃，故不宜多食，脾虚患者和小儿不食为佳。对于失眠者，可将糯米50g，小麦米50g，共煮粥，加适量红糖或白糖。

（三）小米

味甘、咸，性微寒。和中健脾除热，益肾气补虚损，利尿消肿。脾胃虚弱者食用为佳。而小米锅巴（焦厚不糊者）性味甘平，补气健脾，消积止泻。小米糠油祛风，杀虫，止痒，收敛。煮粟米粥时，待到粥熟后稍稍冷却沉淀，最上层浮有一层细腻的米脂（米油），具有保护胃黏膜、补益脾胃的功效，适合慢性胃炎、胃溃疡者食用。

（四）黄米

味甘，性平。补脾和胃，消食止泻，益肺益气。滋补强壮，可补中益气，肺病宜食；亦可健脾和胃，治呕逆烦渴、泄泻、食积；还可除热安眠，治骨蒸盗汗。

（五）籼米

味甘，性温。温中益气，健脾止泻。用于脾胃虚寒泄泻。用于养胃和脾时，可将籼米200g淘洗干净，加水后用旺火烧开，再转用文火熬煮成稀粥。

（六）大麦

味甘，性凉。和胃，宽肠，利水。用于食滞泄泻，小便淋痛，水肿，腹胀。《名医别录》曰："主消渴，除热，益气，调中。"

（七）小麦

味甘，性平。补心养肝，除热止烦，厚肠胃，强气力，消肿止痛。用于神志不安，心慌怔忡，自汗，盗汗，脏躁，泄泻，寒痢，气短乏力，骨蒸潮热，咽干口燥，心烦口渴，身体壮热，小便不利等症。小麦麸可除心烦，止消渴。而以小麦粉水洗得之的面筋，性甘凉，为素食中的佳品，可益气和中。

（八）荞麦

味甘，性凉。清热利湿，开胃宽肠，下气消积。主肠胃积滞，泄泻，痢疾等。荞麦所含的烟酸和芦丁，具有降低胆固醇以及保护血管的重要作用。荞麦中的铬能增强胰岛素的活性，加速糖代谢。荞麦具有抗血栓等作用。

（九）高粱

味甘、涩，性温。高粱米或碾粉熟食，有健脾益胃，充饥养身的作用。煮粥滋养，宜为脾虚有水湿者食用。高粱米还具温中、燥湿、收敛的功效。

（十）玉米

味甘，性平。和中开胃，渗湿利水。用于水肿，小便不利，高血压，黄疸，鼻衄等。玉米油含亚油酸、卵磷脂、维生素A、维生素E等，长期食用可降低胆固醇，软化血管，是心血管疾病及肥胖者的理想食品。

（十一）芝麻

味甘，性平。润肠和血，补肝肾，强壮机体。适用于体虚、肝肾亏虚所致贫血，头发早白，头晕耳鸣症，阴津不足所致的大便秘结。芝麻对慢性神经炎、末梢神经麻痹及高血压患者有益。

（十二）黄豆

味甘，性平。宽中下气，补脾益气，消热解毒。能滋阴强壮，长肌肤，加气力，补虚弱。大豆中的植物固醇有降低血液胆固醇的作用，卵磷脂中的甾醇可增加神经机能和活力。食用黄豆可预防动脉硬化。

（十三）黑豆

味甘，性平、微寒。补肾益阴，健脾利湿，除热解毒。用于肾虚阴亏，消渴多饮，小便频数；肝肾阴虚，头晕目眩，视物昏暗，或须发早白；脚气水肿，或湿痹拘挛、腰痛；腹中挛急作痛或泻痢腹痛；服药中毒或饮酒过多等。常食黑豆，能软化血管，延缓衰老。特别是对高血压、心脏病等患者有益。黑豆生用、煎煮偏寒，炒食性温，过食不易消化；

小儿不宜多食。

（十四）绿豆

味甘，性凉。清热，消暑，利水，解毒。用于暑热烦渴，疮毒痈肿，感冒发热，霍乱吐泻，痰热哮喘，头痛目赤，口舌生疮，水肿尿少，疮疡痈肿，风疹丹毒，药物及食物中毒等症。《日华子本草》曰："益气，除热毒风，厚肠胃，作枕明目，治头风头痛。"脾胃虚寒滑泄者忌之。

（十五）豌豆

味甘，性平。益中气，止泻痢，调营卫，利小便。用于糖尿病，腹胀，下肢水肿，脚气，产妇缺乳。豌豆可作为高血压、糖尿病患者之佳食。

（十六）蚕豆

味甘，性平。健脾利湿，通便消肿。用于小便不利，肾脏水肿等。100g蚕豆可产热量为1444kJ，低于其他豆类。所以蚕豆是肥胖者减肥及高血压、血脂异常患者的保健食品。

（十七）红薯

味甘，性平。补脾益胃，宽肠通便。对气虚不足者有效。《本草纲目拾遗》曰："补中和血暖胃，肥五脏。白皮白肉者，益肺气，生津。"红薯被誉为"健身长寿"食品。可将鲜甘薯叶100g、鲜冬瓜适量水煎服，或干藤50g、干冬瓜皮12g水煎服，对糖尿病有辅助治疗作用。红薯不可多食，防滞气碍脾。

（十八）马铃薯

味甘，性平。和胃调中，健脾益气。用于胃溃疡疼痛及习惯性便秘。所含维生素B_6有防止动脉硬化的功效，故常食马铃薯可减少脑出血的发生。马铃薯发芽时需注意，有毒物质龙葵素的含量急剧增高。

（十九）芋头

味甘、辛，性平。补气益肾，和胃健脾，破血散结。用于脾肾阴虚所致的食少瘦弱，久痢便血，口渴便秘，气血郁结所致的腹中癖块、瘰疬肿毒。

四、干果类

（一）栗子

味甘，性温。补中益气，健脾益胃，补肾益精。对于病后体弱者，服之具有滋补强壮的功效。可用于治疗肾虚腿软无力，小便频繁，气虚喘咳。多食使脾滞纳呆。

（二）松子

味甘，性温。润肺，滑肠。用于肺燥咳嗽，慢性便秘。还可祛风湿，润五脏，充饥，逐风痹寒气，滋润皮肤。松子中磷和锰含量丰富，对大脑和神经有补益作用，是脑力劳动者的健脑佳品，可用于预防老年痴呆。

（三）榛子

味甘，性平。健脾和胃，益肝明目，润肺止咳。用于病后体弱，食少疲乏，脾虚泄泻，眼目昏花，气血不足，肌体消瘦，咳嗽等症。榛子含有β-谷甾醇，能抑制胆固醇的吸收，促进其降解代谢，对冠心病、动脉粥样硬化等有一定的防治效果。

（四）葵花籽

味甘，性平。滋阴，止痢，透疹。用于食欲不振，虚弱头风，血痢，麻疹不透。生葵花籽能驱虫润肠燥。葵花籽仁中所含植物固醇和磷脂，能够抑制人体内胆固醇的合成，防止血浆胆固醇过多，可防止动脉硬化。适宜于神经衰弱、失眠、高血脂、动脉硬化患者食用。

（五）花生

味甘，性平。润肺，和胃，补脾。用于燥咳，反胃，水肿，脚气，乳妇奶少，润肺化痰，滋养调气，清咽止咳之功效。用于营养不良，食少体弱，燥咳少痰，咯血，齿衄鼻衄，皮肤紫斑等。花生中的不饱和脂肪酸有降低胆固醇的作用，有助于防治动脉硬化、高血压和冠心病。

（六）白果

味甘、略苦涩，性平，有毒。敛肺定喘，止带缩尿。用于哮喘，痰嗽，梦遗，白带，白浊，小儿腹泻，虫积，肠风脏毒，小便频数，疥癣等。还可通畅血管，改善大脑功能，延缓增强记忆能力，用于治疗老年痴呆症和脑供血不足。本品生食有毒，炒熟后毒性降低，一次食入量不宜过多。

（七）杏仁

苦杏仁味苦，性微温，有小毒；甜杏仁味甘，性平。均有滋润肺燥，止咳平喘，润肠通便的功效。甜杏仁更为和缓，偏于润肺止咳。主治虚劳咳嗽，气喘，胸腹逆闷，肠燥便秘。甜杏仁可做凉菜、熬粥、炖汤等；苦杏仁一般用来入药，因有小毒，不可多服。杏仁中所富含的黄酮类、多酚类、维生素E等，可减少胆固醇的含量。

（八）腰果

味甘，性平。补脑养血，补肾，健脾，下逆气，止久渴。用于口渴，烦躁，伤寒清涕，咳逆上气。所含维生素和微量元素可软化血管。

（九）核桃

味甘、涩，性温。补肾固精，温肺定喘，润肠通便。用于腰痛脚弱，尿频，遗尿，阳痿，遗精，久咳喘促，肠燥便秘，石淋及疮疡瘰疬。核桃具有一定补脑和养护心脏的作用，减少血液中的胆固醇含量，对心脑血管疾病患者大有裨益。

五、肉蛋类

（一）牛肉

味甘，性温。补中益气，滋补脾胃，强健筋骨。用于身体虚弱，病后虚满，脾虚久泻之症。牛肉还可化痰息风。牛肉经加工制成“霞天膏”，可治沉苛固疾，中风偏枯，痰涎壅塞。需将净牛肉文火煮一日，榨取肉汁，滤去渣，浓缩入少量黄酒收膏，冷后切小块，晾干备用。

（二）兔肉

味甘，性平。补中益气，凉血解毒，止渴健脾，通利大便。兔肉是中老年人、心血管病以及肥胖症患者理想的动物食品。其胆固醇含量很少，而卵磷脂含量较多，具有较强的抑制血小板黏聚的作用，可阻止血栓形成，预防动脉硬化。

（三）鸡肉

味甘，性温。温中，益气，补精填髓，健脾胃益五脏，强筋骨补虚损。用于老年体弱，虚劳羸瘦，病后虚弱，产后乳少，泄泻，下痢，水肿，消渴，阴虚咳喘，肾虚耳聋等症。鸡肉还是益寿健身之佳品，老幼皆宜。

（四）猪肚

味甘，性微温。补虚损，健脾胃。用于虚劳羸弱，泄泻，下痢，消渴，小便频数，小儿疳积。《本草经疏》曰："猪肚为补脾胃之要品，脾胃得补，则中气益，利自止矣。"

（五）牛肚

味甘，性温。补虚羸，健脾胃。用于病后虚羸，气血不足，消渴，风眩。《本草纲目》曰："补中益气，解毒，养脾胃。"对脾气不足、健运失职所致之纳差、乏力、便溏者，可将牛肚洗净、切片，与120g薏苡仁同煮，制成牛肚苡仁粥。

（六）鸡肫

味甘，性寒。消食导滞，帮助消化。用于食积胀满，呕吐反胃，泻痢，疳积，消渴，遗溺，牙疳口疮。鸡肫粉粥可消积健脾，先将鸡内金6g、橘皮3g、砂仁1.5g共研细末，再用水煮米做粥，粥成入三物粉1/3量，加白糖适量。

（七）鸡蛋

味甘，性平。滋阴润燥，补心宁神，养血安胎，解毒止痒。用于热病烦闷，虚劳骨蒸，惊悸失眠，胎动不安，产后口渴，烫伤，疮疖等。醋鸡蛋有降血压作用。卵黄所含卵磷脂具有一定的抗动脉粥样硬化、抗脂肪肝和预防脑血管障碍的作用，但食用过多不利胃肠的消化。

（八）鹌鹑蛋

味甘，性平。补脾养血，强筋壮骨。用于气阴亏虚，口干舌燥，纳食不振，咯血，大便秘结。其所含芦丁对心血管疾病者有益，可少量食用。但脑血管患者不宜多食。对于神经衰弱、失眠多梦，可早晚各吃2枚。

六、菌菇海产类

（一）黑木耳

味甘，性平。补气血，润肺，止血。用于气虚血亏，四肢搐搦，肺虚咳嗽，咯血，吐血，衄血，崩漏，便秘。久服能和血养荣，润肺补脑，益气强志。现代研究发现，其具有降血脂及抗动脉粥样硬化的作用，对心脑血管病患者颇为有益。

（二）白木耳

味甘、淡，性平。滋阴清热，润肺止咳，养胃生津，益气和血，补肾强心，健脑提神。用于虚劳咳嗽，痰中带血，虚热口渴，大便秘结，妇女崩漏，心悸失眠。对于高血压与动脉粥样硬化症有一定的疗效。

（三）猴头菇

味甘，性平。健脾胃，助消化，滋养强壮，补益五脏。用于胃及十二指肠溃疡、浅表性胃炎、神经衰弱、食道癌、胃癌、眩晕、阳痿等病症。其含不饱和脂肪酸，能降低血胆固醇和甘油三酯含量，调节血脂，利于血液循环，是心血管患者的理想食品。

（四）香菇

味甘，性平。健胃益气，透托痘疹。可治疗食欲不振，促进脾胃功能。现代研究证实，其可降低血脂、降低血压、预防血管硬化。对于冠心病，可将香菇50g，大枣7~8枚，共煮汤食。

（五）海带

味咸，性寒。软坚散结，行水化湿。治瘿瘤结核，脚气，水肿，瘰疬等症，并能解酒毒及煤烟毒。现代研究发现，海带可降低血液中的血脂水平，可预防血管硬化、心脏病和肝硬化，被誉为“长寿食品”。

（六）紫菜

味甘、咸，性寒。软坚，化痰，散结，清热，利尿。能消瘿瘤，治脚气、水肿、热淋尿赤涩痛等症。对于高血压，可将紫菜、决明子各15g，水煎服。

（七）鲫鱼

味甘，性平。健脾利湿。治脾胃虚弱，纳少无力，痢疾，便血，水肿，淋病，痈肿，溃疡。其所含的蛋白质质优、齐全、易于消化吸收，是心脑血管疾病患者的良好蛋白质来源。

（八）带鱼

味甘，性温。暖胃，泽肤，补气，养血，健美，强心补肾，舒筋活血，消炎化痰，清脑止泻，消除疲劳，提精养神。研究发现，其具有增强记忆力、预防老年痴呆症、降低胆固醇、细嫩皮肤、乌发等作用。

（九）青鱼

味甘，性平。补气，养胃，除烦满，化湿，祛风。用于脚气，脚弱。青鱼枕，为青鱼头中的枕骨，《食疗本草》曰：“疗卒心痛，平水气，以水研服之。”

（十）乌鱼

味甘，性温。补脾，利水。对水肿日久有较好疗效。《医林纂要》曰：“补心养阴，退风祛湿。治妇人血枯，经水不调，崩淋二带，理腰脚气。”

（十一）海参

味咸，性平。补肾益精，养血润燥。对老人及产后、病后精血亏损虚弱劳怯者，多食海参，对体质改善，延年益寿大有好处。海参含胆固醇极低，还具有提高记忆力、延缓性腺衰老，防止动脉硬化、糖尿病以及抗癌等作用。

七、其他类

（一）醋

味酸、苦，性温。开胃，消食，驱虫、散瘀破结。醋还具有软化血管、降低血压、美颜润肤、消脂减肥的作用。对于高血压，可将带红衣的花生米，在醋中密封浸泡7天，每晚睡前吃2~4粒，7天为1个疗程；或醋50g，鸡蛋1枚，煎煮后早晨空腹服用，连服1周。

（二）茶叶

味苦、甘，绿茶性凉，红茶性温。清头目，除烦渴，化痰，消食，下气，利尿，止泻。对于冠心病，可将老茶树根30g，余甘根30g，茜草根15g，每日1剂，水煎服。

第二节　从脾论治心脑血管疾病的常用药物

中药是以中国传统医药理论指导采集、炮制、制剂，说明作用机制，指导临床应用的药物，其对于机体某部分的选择性作用称为“归经”，即药物对某些脏腑经络有特殊的亲和作用。归经指明了药物治病的适用范围，即药效所在，包含了药物定性定位的概念，药物的归经不同，其治疗作用也不同。它与脏腑经络生理特点，临床经验的积累，中医辨证理论体系的不断发展与完善及药物自身的特性密不可分。

脾经的循行起于足大趾内侧端（隐白穴），沿内侧赤白肉际，上行过内踝的前缘，沿小腿内侧正中线上行，在内踝上8寸处，交出足厥阴肝经之前，上行沿大腿内侧前缘，进入腹部，属脾，络胃，向上穿过膈肌，沿食道两旁，连舌本，散舌下。本经脉分支从胃别出，上行通过膈肌，注入心中，交于手少阴心经。因此，脾主要维持消化功能及将食物化为气血。脾经失调主要与运化功能失调有关，常出现腹胀，便溏，下痢，胃脘痛，嗳气，身重无力等症状。

胃经的循行起于鼻（承泣穴），主要分布在身体的正面，从眼部下边的承泣穴开始向下走，一直到脚部的厉兑穴，贯穿全身。主治消化系统、神经系统、呼吸系统、循环系统某些病症和咽喉、头面、口齿等器官病症，以及本经脉所经过部位之病症，包括肠鸣腹胀，腹痛，腹水，胃痛，呕吐或消谷善饥，口渴，咽喉肿痛，鼻衄，胸部及膝髌等本经循行部位疼痛，热病，发狂等证。脾与胃通过经脉相互络属构成表里关系，相互配合以完成饮食物的消化吸收及水谷精微的输布。

脾病，泛指脾脏各种病证。《黄帝内经》载有脾风、脾热、脾咳、脾疟、泄泻、脾胀、脾疸、脾痹、脾心痛、太阴呕吐、太阴腰痛等，后世亦有补充。脾司运化，统血，主肌肉、四肢，开窍于口，受水谷之精气以充养五脏及人体各部，为生化之源。脾病以腹满作胀、脘腹痛、食少便溏、身重乏力、肢冷、脱垂，以及便血、崩漏、紫癜等为主症，治以健脾利湿、补中益气、温阳运脾、升阳摄血等。脾病与脾胃经失调的症状有诸多重合，常见于心脑血管疾病。

人体生长壮老与脾胃功能密切相关。调理脾胃防治心脑血管病，根据不同的疾病特点、病程阶段及病理情况，采取温、清、消、补、和等对应方法辨证施治，可明显提高疗效。正如岳美中所言“若医者治慢性病懂得培土一法，思过半矣”。脾为中土，为阳气左升之枢机。脾胃作为饮食水谷消化的场所，需要阳气温煦腐熟水谷，脾阳不足则不能运化水湿，湿聚成痰。《金匮要略》云：“病痰饮者，当以温药和之。”五味以甘为主，其次为苦、辛，甘味入脾胃，能补益和中、缓和药性。根据病机特点，治脾方法也丰富多样。

健脾益气（补脾法）多用于脾气虚而症见倦怠懒言，不思饮食，食入胀满，乏力，肠鸣，下肢水肿，舌淡，苔薄白，脉细弱者。常用药物包括黄芪、白术、人参、炙甘草等。脾虚生痰，指脾虚运化水湿功能减退，津液代谢失调，痰浊内生的病理变化。健脾可增强脾的运化功能，使痰饮水湿消除。陈皮为健脾化痰代表药，橘红、半夏可燥湿化痰。脾主运化，喜燥恶湿，若为湿所困，则运化失常，表现为大便稀溏，腹满腹胀，不思饮食，嗳腐吞酸等，其病机为湿邪困脾，故应健脾气祛湿邪。此法常与芳香化湿、温脾、利水渗湿等治法配合使用。常用药物除前已述及的白术、党参、茯苓之外，还有白扁豆、砂仁等，可健脾化湿。补脾止泻以莲子、芡实、薏苡仁为代表，而砂仁具有温脾止泻之效。温中祛寒（温脾法）可用于脾阳虚而症见面黄少华，四肢不温，腹痛喜按，食少纳呆，呕吐清水，水肿便溏，舌淡苔白，脉沉细者，代表药物有厚朴、干姜、豆蔻、木香等。健脾消食可治脾弱气虚，运化失司，纳呆便溏、消瘦乏力者，常用山楂、鸡内金等。小儿脾胃病以厌食、腹泻、腹痛、积滞以及疳气为主，运用健脾助运法治疗，包括健脾益气、消食导滞、理气消积、芳香醒脾、通下化积、温中暖胃等子法。健脾利水法主要用于脾虚水肿或泄泻等情况，常配伍应用茯苓、猪苓。此外，润脾法可用于脾阴虚而症见唇燥口干，喜饮，口淡无味，饮食减少，大便干结，舌红干，苔少或舌面光滑，脉细者，代表药火麻仁。醒脾法用于脾病之湿热中阻而症见食欲不振，腹胀呕吐，泛酸，口干，口苦，便溏秽臭，舌苔黄腻，脉滑数者，代表药枳壳。还有尚待挖掘的其他脾经药物防治心脑血管疾病。

根据中医理论的指导思想，对伴有脾病表现的心脑血管疾病患者，可选取从脾论治的中药进行调治，合理配伍脾胃经的药物。本节内容将从脾论治心脑血管疾病关键药物以功能为纲，重点介绍药物的性味、归经、功能、应用、脾相关的古代文献、心血管疾病相关的现代研究成果等，篇幅有限，不宥于此，对于部分方剂的选择及临床应用可参见后续章节。

一、健脾益气类

（一）人参

味甘、微苦，性微温。归脾、肺、心、肾经。大补元气，复脉固脱，补脾益肺，生津养血，安神益智。用于体虚欲脱，肢冷脉微，脾虚食少，肺虚喘咳，津伤口渴，内热消渴，气血亏虚，久病虚羸，惊悸失眠，阳痿宫冷。《医学启源》曰："治脾胃阳气不足及肺气促，短气、少气，补中缓中，泻肺脾胃中火邪。"现代研究认为，人参对于高血压、心肌营养不良、冠状动脉硬化、心绞痛等均有一定治疗作用。

（二）党参

味甘，性平。归脾、肺经。健脾益肺，养血生津。用于脾肺气虚，食少倦怠，咳嗽虚喘，气血不足，面色萎黄，心悸气短，津伤口渴，内热消渴。《本草从新》谓其"主补中益气，和脾胃，除烦渴。中气微弱，用以调补，甚为平妥"。《本草正义》曰："健脾而不燥，滋胃阴而不湿。"

（三）黄芪

味甘，性微温。归肺、脾经。补气升阳，固表止汗，利水消肿，生津养血，行滞通痹，托毒排脓，敛疮生肌。用于气虚乏力，食少便溏，中气下陷，久泻脱肛，便血崩漏，表虚自汗，气虚水肿，内热消渴，血虚萎黄，痹痛麻木，痈疽难溃，久溃不敛。《本草求真》言其为"补气诸药之最"，尤善补脾肺之气。《珍珠囊》曰："补诸虚不足，一也；益元气，二也；壮脾胃，三也。"

（四）炙黄芪

味甘，性温。归肺、脾经。益气补中。用于气虚乏力，食少便溏。

（五）炙甘草

味甘，性平。归心、肺、脾、胃经。补脾和胃，益气复脉。用于脾胃虚弱，倦怠乏力，心动悸，脉结代。用于多种气虚证，如脾胃虚弱，气短乏力，食少，便溏者。若心气气虚不足，配熟地、麦门冬。《本草述钩元》曰："凡心火乘脾，腹中急痛，腹皮急缩者宜信用之。健中汤用之以补中而缓脾急。"

（六）白术

味苦、甘，性温。归脾、胃经。健脾益气，燥湿利水，止汗，安胎。用于脾虚食少，腹胀泄泻，痰饮眩悸，水肿，自汗，胎动不安。《本草通玄》曰："补脾胃之药，更无出其右者。"《医学启源》曰："除湿益燥，和中益气，温中，去脾胃中湿，除胃热，强脾胃，进饮食，和胃，生津液，主肌热，四肢困倦，目不欲开，怠惰嗜卧，不思饮食，止渴，安胎。"现代研究发现白术有扩张血管作用。

（七）山药

味甘，性平。归脾、肺、肾经。补脾养胃，生津益肺，补肾涩精。用于脾虚食少，久泻不止，肺虚喘咳，肾虚遗精，带下，尿频，虚热消渴。麸炒山药补脾健胃。用于脾虚食少，泄泻便溏，白带过多。《本草纲目》载其"益肾气、健脾胃、止泄泻、化痰涎、润皮毛"。

（八）黄精

味甘，性平。归脾、肺、肾经。补气养阴，健脾，润肺，益肾。用于脾胃气虚，体倦乏力，胃阴不足，口干食少，肺虚燥咳，劳嗽咯血，精血不足，腰膝酸软，须发早白，内热消渴。脾虚有湿、中寒泄泻、痰湿痞满气滞者忌用。

（九）大枣

味甘，性温。归脾、胃、心经。补中益气，养血安神。用于脾虚食少，乏力便溏，妇人脏躁。《神农本草经》曰："主心腹邪气，安中养脾，助十二经。平胃气，通九窍，补少气、少津液，身中不足，大惊，四肢重，和百药。"

（十）绞股蓝

味甘、苦，性寒。归脾、肺经。益气健脾，化痰止咳，清热解毒。用于脾胃气虚，体倦乏力，纳食不佳，口渴，咽干，心烦，肺中燥热，咳嗽痰黏。研究表明，绞股蓝能降低低密度脂蛋白水平，抑制脂肪细胞产生游离脂肪酸及合成中性脂肪，保护心肌缺血再灌损伤。绞股蓝总苷具有降脂、改善心肌缺血缺氧、抗氧化等作用。

二、燥湿化痰类

（一）陈皮

味苦、辛，性温。归肺、脾经。理气健脾，燥湿化痰。用于脘腹胀满，食少吐泻，咳嗽痰多。

（二）橘红

味辛、苦，性温。归肺、脾经。理气宽中，燥湿化痰。用于咳嗽痰多，食积伤酒，呕恶痞闷。《药品化义》曰："辛能横行散结，苦能直行下降，为利气要药。盖治痰须理气，气利痰自愈，故用入肺脾，主一切痰病，功居诸痰药之上。"

（三）半夏

味辛，性温，有毒。归脾、胃、肺经。燥湿化痰，降逆止呕，消痞散结。用于湿痰寒痰，咳喘痰多，痰饮眩悸，痰厥头痛，呕吐反胃，胸脘痞闷，梅核气；外治痈肿痰核。《药性论》曰：“消痰涎，开胃健脾，止呕吐，去胸中痰满，下肺气，主咳结。”《主治秘要》曰：“燥胃湿，化痰，益脾胃气，消肿散结，除胸中痰涎。”

（四）法半夏

味辛，性温。归脾、胃、肺经。燥湿化痰。用于痰多咳喘，痰饮眩悸，风痰眩晕，痰厥头痛。

（五）姜半夏

味辛，性温。归脾、胃、肺经。温中化痰，降逆止呕。用于痰饮呕吐，胃脘痞满。

（六）清半夏

味辛，性温。归脾、胃、肺经。燥湿化痰。用于湿痰咳嗽，胃脘痞满，痰涎凝聚，咳吐不出。

三、健脾化湿类

（一）苍术

味辛、苦，性温。归脾、胃、肝经。燥湿健脾，祛风散寒，明目。用于湿阻中焦，脘腹胀满，泄泻，水肿，风湿痹痛，风寒感冒，眼目昏涩。《珍珠囊》曰：“能健胃安脾，诸湿肿非此不能除。”《玉楸药解》曰：“白术守而不走，苍术走而不守，故白术善补，苍术善行。其消食纳谷，止呕住泄亦同白术，而泄水开郁，苍术独长。”

（二）厚朴

味苦、辛，性温。归脾、胃、肺、大肠经。燥湿消痰，下气除满。用于湿滞伤中，脘痞吐泻，食积气滞，腹胀便秘，痰饮喘咳。《日华子本草》曰：“健脾。主反胃，霍乱转筋，冷热气，泻膀胱，泄五藏一切气，妇人产前产后腹藏不安。调关节，杀腹藏虫，明耳目。”

（三）厚朴花

味苦，性微温。归脾、胃经。芳香化湿，理气宽中。用于脾胃湿阻气滞，胸脘痞闷胀满，纳谷不香。

（四）白扁豆

味甘，性微温。归脾、胃经。健脾化湿，和中消暑。用于脾胃虚弱，食欲不振，大便溏泄，白带过多，暑湿吐泻，胸闷腹胀。炒白扁豆健脾化湿，用于脾虚泄泻，白带过多。

（五）砂仁

味辛，性温。归脾、胃、肾经。化湿开胃，温脾止泻，理气安胎。用于湿浊中阻，脘痞不饥，脾胃虚寒，呕吐泄泻，妊娠恶阻，胎动不安。《日华子本草》曰：“治一切气，霍乱转筋，心腹痛。”《医林纂要》曰：“润肾，补肝，补命门，和脾胃，开郁结。”

（六）草果

味辛，性温。归脾、胃经。燥湿温中，截疟除痰。用于寒湿内阻，脘腹胀痛，痞满呕吐，疟疾寒热，瘟疫发热。《本草正义》曰：“草果，辛温燥烈，善除寒湿而温燥中宫，故为脾胃寒湿主药。”

四、利水渗湿类

（一）茯苓

味甘、淡，性平。归心、肺、脾、肾经。利水渗湿，健脾，宁心。用于水肿尿少，痰饮眩悸，脾虚食少，便溏泄泻，惊悸失眠。《本草衍义》曰："茯苓、茯神，行水之功多，益心脾不可阙也。"

（二）猪苓

味甘、淡，性平。归肾、膀胱经。利水渗湿。用于小便不利，水肿，泄泻，淋浊，带下。《药品化义》曰："猪苓味淡，淡主于渗，入脾以通水道，用治水泻湿泻，通淋除湿，消水肿，疗黄疸，独此为最捷，故云与琥珀同功。但不能为主剂，助补药以实脾，领泄药以理脾，佐温药以暖脾，同凉药以清脾，凡脾虚甚者，恐泄元气，慎之。"

五、补脾止泻类

（一）莲子

味甘、涩，性平。归脾、肾、心经。补脾止泻，止带，益肾涩精，养心安神。用于脾虚泄泻，带下，遗精，心悸失眠。《本草纲目》曰："交心肾，厚肠胃，固精气，强筋骨，补虚损，利耳目，除寒湿，止脾泄久痢，赤白浊，女人带下崩中诸血病。"《玉楸药解》曰："莲子甘平，甚益脾胃，而固涩之性，最宜滑泄之家，遗精便溏，极有良效。"

（二）芡实

味甘、涩，性平。归脾、肾经。益肾固精，补脾止泻，除湿止带。用于遗精滑精，遗尿尿频，脾虚久泻，带下。《本草从新》曰："补脾固肾，助气涩精。治梦遗滑精，解暑热酒毒，疗带浊泄泻，小便不禁。"《本草求真》曰："芡实如何补脾，以其味甘之故；芡实如何固肾，以其味涩之故。惟其味甘补脾，故能利湿，而泄泻腹痛可治；惟其味涩固肾，故能闭气，而使遗带小便不禁皆愈。功与山药相似，然山药之阴，本有过于芡实，而芡实之涩，更有甚于山药；且山药兼补肺阴，而芡实则止于脾肾而不及于肺。"

（三）薏苡仁

味甘、淡，性凉。归脾、胃、肺经。利水渗湿，健脾止泻，除痹，排脓，解毒散结。用于水肿，脚气，小便不利，脾虚泄泻，湿痹拘挛，肺痈，肠痈，赘疣，癌肿。《本草纲目》曰："健脾益胃，补肺清热，祛风胜湿。炊饭食，治冷气；煎饮，利小便热淋。"《本单经疏》曰："性燥能除湿，味甘能入脾补脾，兼淡能渗泄，故主筋急拘挛不可屈伸及风湿痹，除筋骨邪气不仁，利肠胃，消水肿，令人能食。总之，湿邪去则脾胃安，脾胃安则中焦治，中焦治则能荣养乎四肢，而通利乎血脉也。"

六、温中祛寒类

（一）干姜

味辛，性热。归脾、胃、肾、心、肺经。温中散寒，回阳通脉，温肺化饮。用于脘腹冷痛，呕吐泄泻，肢冷脉微，寒饮喘咳。《长沙药解》曰："燥湿温中，行郁降浊，下冲逆，平咳嗽，提脱陷，止滑泄。"研究发现，姜烯酚具有升压作用；干姜醇提取物对心脏有直接兴奋作用。

（二）炮姜

味辛，性热。归脾、胃、肾经。温经止血，温中止痛。用于阳虚失血，吐衄崩漏，脾胃虚寒，腹痛吐泻。《医学入门》曰："炮姜，温脾胃，治里寒水泄，下痢肠澼，久疟，霍乱；心腹冷痛胀满，止鼻衄，唾血，血痢，崩漏。"

（三）高良姜

味辛，性热。归脾、胃经。温胃止呕，散寒止痛。用于脘腹冷痛，胃寒呕吐，嗳气吞酸。《珍珠囊》曰："温通脾胃。"《本草纲目》曰："健脾胃，宽噎膈，破冷癖，除瘴疟。"《食物本草》曰："去白睛翳膜，补肺气，益脾胃，理元气。"

（四）丁香

味辛，性温。归脾、胃、肺、肾经。温中降逆，补肾助阳。用于脾胃虚寒，呃逆呕吐，食少吐泻，心腹冷痛，肾虚阳痿。《开宝本草》曰："温脾胃，止霍乱。壅胀，风毒诸肿，齿疳匿。"

（五）小茴香

味辛，性温。归肝、肾、脾、胃经。散寒止痛，理气和胃。用于寒疝腹痛，睾丸偏坠，少腹冷痛，脘腹胀痛，食少吐泻。盐小茴香具有暖肾散寒止痛之效。用于寒疝腹痛，睾丸偏坠，经寒腹痛。

（六）草豆蔻

味辛，性温。归脾、胃经。燥湿行气，温中止呕。用于寒湿内阻，脘腹胀满冷痛，嗳气呕逆，不思饮食。《珍珠囊》曰："益脾胃、去寒，又治客寒心胃痛。"《本草原始》曰："补脾胃，磨积滞，调散冷气甚速，虚弱不能饮食者最宜，兼解酒毒。"

（七）肉豆蔻

味辛，性温。归脾、胃、大肠经。温中行气，涩肠止泻。用于脾胃虚寒，久泻不止，脘腹胀痛，食少呕吐。《本草纲目》曰："暖脾胃，固大肠。"《本草经疏》曰："辛味能散能消，温气能和中通畅。其气芬芳，香气先入脾，脾主消化，温和而辛香，故开胃，胃喜暖故也。故为理脾开胃、消宿食、止泄泻之要药。"

（八）木香

味辛、苦，性温。归脾、胃、大肠、三焦、胆经。行气止痛，健脾消食。用于胸胁、脘腹胀痛，泻痢后重，食积不消，不思饮食。煨木香实肠止泻。用于泄泻腹痛。《日华子本草》曰："治心腹一切气，止泻，霍乱，痢疾，安胎，健脾消食。疗羸劣，膀胱冷痛，呕逆反胃。"

（九）土木香

味辛、苦，性温。归肝、脾经。健脾和胃，行气止痛，安胎。用于胸胁、脘腹胀痛，呕吐泻痢，胸胁挫伤，岔气作痛，胎动不安。《陕西中药志》曰："行气化滞，健脾和胃。"

七、健脾消食类

（一）山楂

味酸、甘，性微温。归脾、胃、肝经。消食健胃，行气散瘀，化浊降脂。用于肉食积滞，胃脘胀满，泻痢腹痛，瘀血经闭，产后瘀阻，胸痹心痛，疝气疼痛。焦山楂消食导滞作用增强，用于肉食积滞，泻痢不爽。《本草求真》曰："山楂，所谓健脾者，因其脾有食积，用此酸咸之味，以为消磨，俾食行而痰消，气破而泄化，谓之为健，止属消导之健矣。"需注意脾胃虚弱者慎服。研究发现，山楂有较持久的降压作用，还可增加胆固醇的排泄而实现降脂。其成分三萜烯酸类可增加冠状动脉血流量，增加心排出量等。

（二）山楂叶

味酸，性平。归肝经。活血化瘀，理气通脉，化浊降脂。用于气滞血瘀，胸痹心痛，胸闷憋气，心悸健忘，眩晕耳鸣。研究发现，山楂叶聚合黄酮能对抗垂体后叶素诱发的家兔急性心肌缺血，缩小其心肌梗死范围。山楂叶对蛋黄乳剂快速形成的小鼠胆固醇血症，有显著疗效。

（三）鸡内金

味甘，性平。归脾、胃、小肠、膀胱经。健胃消食，涩精止遗，通淋化石。用于食积不消，呕吐泻痢，小儿疳积，遗尿，遗精，石淋涩痛，胆胀胁痛。《医学衷中参西录》曰："（脾胃）居中焦以升降气化，若有瘀积，气化不能升降，是以易致胀满，用鸡内金为脏器疗法。若再与白术等分并用，为消化瘀积之要药，更为健补脾胃之妙品，脾胃健壮，益能运化药力以消积也。"

（四）沙棘

味酸、涩，性温。归脾、胃、肺、心经。健脾消食，止咳祛痰，活血散瘀。用于脾虚食少，食积腹痛，咳嗽痰多，胸痹心痛，瘀血经闭，跌扑瘀肿。

八、其他类

（一）火麻仁

味甘，性平。归脾、胃、大肠经。润肠通便。用于血虚津亏，肠燥便秘。《本草思辨录》曰："仲景麻仁丸证，是脾受胃强之累而约而不舒……麻仁甘平滑利，柔中有刚，能入脾滋其阴津，化其燥气。但脾至于约，其中之坚结可知，麻仁能扩之不能破之，芍药乃脾家破血中之气药，合施之而脾其庶几不约矣乎。"

（二）枳壳

味苦、辛、酸，性微寒。归脾、胃经。理气宽中，行滞消胀。用于胸胁气滞，胀满疼痛，食积不化，痰饮内停，脏器下垂。《日华子本草》曰："健脾开胃，调五脏，下气，止呕逆，消痰……"注意脾胃虚弱及孕妇慎服。

（三）枳实

味苦、辛、酸，性微寒。归脾、胃经。破气消积，化痰散痞。用于积滞内停，痞满胀痛，泻痢后重，大便不通，痰滞气阻，胸痹，结胸，脏器下垂。《用药心法》曰："枳实，洁古用去脾经积血，故能去心下痞。"研究发现，枳实注射液能显著增加实验动物脑血流量、降低脑血管阻力。

第七章 从脾论治心脑血管疾病的常用方剂

第一节 从脾论治高血压常用方剂

高血压是以体循环动脉压升高为主要临床表现的心血管综合征。高血压属中医“眩晕”“头痛”等病证范畴，属于本虚标实，病变涉及心、肝、脾、肺、肾等多个脏器。相比而言，西药显效更快，中医药则更注重通过调理机体从而达到标本兼治，平稳降压，改善症状的目的，从多层次、多靶点进行干预。因此深入发掘传统中医药治疗高血压优势有一定临床意义。现代医家秉遵内经意旨，多从肝脏论治高血压，认为高血压之病机在于肝肾亏虚，肝阳上亢，因此常选镇肝熄风汤等方药平肝潜阳，滋水涵木。其效者有之，而无效者亦不在少数。从中医整体观念角度出发，五脏一体，肝脏只是其中一环，而其他脏器在发病中亦发挥着重要作用。

脾脏与肝脏关系十分密切。如《金匮要略·脏腑经络病脉证并治》所说：“见肝之病，知肝传脾，当先实脾。”脾与肝病常相伴随。《素问·六微旨大论》曰：“亢则害，承乃制，制则生化，外列盛衰，害则败乱，生化大病。”脾为肺之母，肺为脾之子，肺金克肝木，肝木克脾土。脾母敦实，肺子不病，则制克肝木，使肝木不亢，肝木不亢则脾土亦不至被制约太过。母病常及子。脾土亏虚，常致肺金不足，则肝木无所制。脾脏亏虚，则肝气乘脾，致脾脏更衰，称为“土虚木乘”。

从脾论治常用方剂如下：

一、理中汤

（1）药物组成：人参6g，干姜9g，白术12g，炙甘草6g。

（2）功效：温中祛寒，补气健脾。

《黄帝内经》曰：“诸风掉眩，皆属于肝。”高血压的病理多责之于肝阳、肝风。临床多见肝火上炎、肝阳上亢、肝阳化风等病证，但亦有因中焦脾胃虚寒而致的。足太阴脾经之为病，腹满而吐，食不下，自利益甚，时腹自痛。若下之，必胸下结硬。太阴寒化，脾气亏虚，导致脾升胃降失调，肺降肝升失调、心肾失交，木火易浮越而亢于上；此外脾胃运化失调，导致后天之本亏虚，气血生化无源，血行不畅，脉道不利，水液运化不利。水湿内停，可加重脉道不利，引起血液黏稠度增高、动脉粥样硬化，使脉管壁的顺应性下降，导致血压升高。理中汤以温中助阳而立法，契合太阴之病机，运轴行轮，以降肝火、肝风。

方中干姜温运中焦，温补脾胃阳气以祛除里寒，所谓“寒者热之”；阳虚者气必虚，温阳必先益气，人参补气健脾，振奋脾胃，所谓“虚者补之”；白术甘苦温，燥湿健脾，配合干姜增强散解脾胃寒湿之效；炙甘草为补脾安中之圣药，亦可调和诸药。全方辛甘化阳，温中健脾，凡由中焦虚寒所致各种杂证，非温补不能奏效者，均可选用本方。

有部分高血压患者，常有或者无明显头晕、头痛的症状，面色皖白，倦怠懒言，形寒肢冷，食欲不振，大便稀溏，小便清长，舌淡嫩，或舌体胖大，边有齿痕，苔白腻，脉沉迟。加用黄芪，茯苓。若伴有肾阳亏虚，症见腰膝酸软，精神萎靡，尺脉细弱无力者，加用仙茅、淫羊藿、菟丝子温补肾阳。

二、泽泻汤

（1）药物组成：泽泻15g，白术6g。

（2）功效：升清降浊，健脾利水。

高血压痰湿壅盛证（主症具备四项以上，次症具备一至两项即可确诊）：主症为眩晕、头痛、头如裹、胸闷、呕吐痰涎；次症为心悸、失眠、口淡、食少、舌胖苔腻、脉滑。其中，眩晕、头痛在高血压痰湿壅盛证的患者中最为常见。泽泻汤现多用于治疗饮停心下，清阳不升，浊阴上犯之头目眩晕。泽泻汤源于《金匮要略》痰饮咳嗽病脉证并治篇，主治的眩晕病机为“水浊中阻，上干清窍”。由于病机相近，当代医者亦在临床用于治疗高血压痰湿壅盛证，并获得较好的临床效果。黄元御所著《长沙药解》论及泽泻汤，由于脾土不能制水，水饮停聚于心下，阻隔阳气升降的通道，阳气不能根于阴气，阳气升浮旋转，支饮上泛，因而眩晕发作，治疗当用“泽泻泻其水，白术燥其土”。

方中泽泻甘淡，利水渗湿，使水湿从小便而出，为君药。白术甘苦，健脾益气，利水消肿，白术为脾脏补气第一要药，可助脾运化水湿，为臣药。重用泽泻利水下行，以治其标；以白术健脾制水，以治其本。两药相须为用，重在利水，兼健脾以制水，为治脾虚水饮内停之良方。

现代临床药理研究表明，泽泻汤可通过抑制代谢基因的表达而达到降脂的目的。泽泻汤中三萜类化合物具有抑制胆固醇和TG的作用，泽泻剂量占比越大，三萜类化合物药效含量越高，其降脂作用就越为明显。此外，泽泻汤是盐敏感及痰湿型高血压的首选方剂之一，通过介导钠-钾离子泵、调节RAAS保护血管内皮、保钾利尿、抑制血管重塑等环节而起到降压作用。西药联合加味泽泻汤较单纯西药有着明显改善临床症状和降压的效果。

三、半夏白术天麻汤

（1）药物组成：半夏9g，天麻6g，茯苓6g，橘红6g，白术15g，甘草3g，生姜1片，大枣2枚。

（2）功效：化痰息风，健脾祛湿。

《医学心悟·眩晕》言：“痰厥头痛者，胸膈多痰，动则眩晕，半夏白术天麻汤主之。”半夏白术天麻汤源于李东垣的《脾胃论》，该书论及必用半夏方可治疗足太阴痰厥头痛，必用天麻方可治疗眼黑头眩。《中医内科学》及《高血压中医诊疗指南》针对痰湿证型眩晕病均一致推举半夏白术天麻汤为基础方。故现代临证治疗痰湿壅盛证时亦遵循古训，多施以半夏白术天麻汤治疗。

方中半夏燥湿化痰，降逆和胃，是治痰之要药，对痰多咳喘、风痰眩晕、痰厥头晕均有较好的治疗效果。天麻平肝潜阳，息风止痉，通达经络，为治风之要药，两药共为君药，共同发挥燥湿化痰、平肝息风、活血通络之效。白术、茯苓共为臣药，具有健脾行气、燥湿利水的功效，脾旺健运则湿去痰消。橘红疏肝息风，利气化痰，既可助天麻平上逆之肝气，又善入络而祛经络之痰；陈皮、生姜、大枣，主要发挥理气化痰、调和脾胃之功效，与橘红共为佐药。甘草调和诸药，为使药。全方共奏化痰息风、通络止痛、健脾祛湿之功效。

现代临床药理研究表明，半夏白术天麻汤可以显著降低高血压痰湿壅盛证患者的血压值，并能明显改善患者的眩晕、头痛、头沉、胸闷等症状，改善头晕头痛、胃脘痞闷等积分以及TG、LDL水平。半夏白术天麻汤加减联合西药治疗相较于单纯西药治疗更能明显降压、改善临床症状。此外，半夏白术天麻汤还有降糖、控制体重、保护脑神经、舒张血管、降低脑血管阻力、改善脑供血等作用。

四、五苓散

（1）药物组成：猪苓（去皮）9g，泽泻15g，白术9g，茯苓9g，桂枝（去皮）6g。

（2）功效：利水渗湿，温阳化气。

《伤寒论》云："太阳病，发汗后，大汗出，胃中干，烦躁不得眠，欲得饮水者，少少与饮之，欲胃气和则愈。若脉浮，小便不利，稍热消渴者，五苓散主之。"《素问·灵兰秘典论》云："膀胱者，州都之官，津液藏焉，气化则能出矣。"水湿蕴结下焦，膀胱气化不利，邪无出路，反逆于上，则可出现头痛眩晕。若脾失健运，不能布散津液，气血运行不畅，水湿内停，易化生痰湿。痰浊中阻，清阳不升，浊阴不降，痰浊上扰清窍，故头目昏眩，如《丹溪心法·头眩》所言"无痰不作眩"。

方中重用泽泻，利水渗湿，为君药。茯苓、猪苓甘淡利水，健脾渗湿，共为臣药。猪苓、茯苓、泽泻，导水下行，通利小便。白术健脾祛湿；桂枝助阳化气，解表散寒，共为佐药。五药合用，使表解脾健，水行气化，蓄水留饮自除。故临床多用本方加减以治疗具有头眩、心悸、小便不利及舌质淡胖有齿痕等特点的高血压。

现代临床药理研究表明，五苓散的降血压机制可能与其对RAAS系统的调控作用有关。五苓散可以降低高血压模型大鼠的血压，增加其尿排泄和血清Na^+的排出。五苓散提取液可以增加腹泻模型大鼠肾血流量，降低其血管紧张素Ⅱ和组织内皮素水平，增加24小时尿量，减少24小时尿蛋白含量，说明五苓散的降压作用可能是通过利尿排钠实现的，类似于现代降压药中的利尿剂。五苓散的活性成分，能够有效地对细胞溶质、有机物质产生影响，并且还能够上调代谢，促进小分子物质、离子、蛋白之间结合，加强转运活性等，帮助人体内达到水液代谢以及电解质的平衡。桂枝有良好的舒张血管作用，能改善肾脏的血液循环功能，其主要成分桂皮醛对肾上腺皮质性高血压有降压作用，在120～360 mg/kg 剂量范围内，可依赖性地降低人体血压、左室收缩压。茯苓、猪苓可改善水液代谢，特别是茯苓潜在的醛固酮受体拮抗成分起到了利尿效果。茯苓不仅能使平滑肌收缩振幅减少，张力下降，从而影响体内代谢，降低血压，还可通利小便，通过排出体内多余水分减轻血管压力，从而发挥降压作用。有研究表明泽泻、白术可降低血中甘油三酯，也可修复动脉粥样硬化造成的创伤。

五、防己黄芪汤

（1）药物组成：防己12g，黄芪15g，甘草（炒）6g，白术9g。

（2）功效：益气祛风，健脾利水。

《金匮要略》云："风湿，脉浮，身重，汗出，恶风者，防己黄芪汤主之。"过食肥甘厚味而致脾胃虚弱，运化水湿功能失常，水湿内停聚而成痰，上蒙头窍而致清阳不升、浊阴不降，最终引发眩晕、头痛等发生。故治疗时当标本兼顾，不仅应祛风化痰除湿，同时还要健脾益气以达扶正祛邪之功。防己黄芪汤出自张仲景《金匮要略》，主治表虚不固之风水、风湿，是祛风利水的代表方剂。

方中防己苦泄辛散、祛风除湿，黄芪补气健脾、固表行水，两者共为君药，祛风除湿而不伤正，益气固表而不恋邪，使风湿俱去，表虚得固。白术归经脾胃，健脾祛湿，既助防己祛湿行水，又增黄芪益气固表之效，为臣药。佐以甘草、大枣、生姜调和营卫。诸药合用，共奏益气祛风，健脾利水之效。

现代临床药理研究表明，防己黄芪汤有抑制进食进水欲望，调节瘦素、脂联素水平，改善内脏体脂分布，缩小脂肪细胞体积，改善炎症反应等作用，多用于治疗肥胖型高血压，具有减重与降压的双重功效。防己黄芪汤可以通过抑制NF-κB信号通路的激活和炎症因子的表达，调整PPAR-γ、瘦素和脂联素的失衡状态，调节胰岛素敏感性，保护主动脉组织的损伤，降低血压，延缓高血压对靶器官的损伤。

六、苓桂术甘汤

（1）药物组成：茯苓12g，桂枝（去皮）9g，白术6g，甘草（炙）6g。

（2）功效：温阳化饮，健脾利湿。

苓桂术甘汤是张仲景治疗痰饮病的经典处方。《金匮要略·痰饮咳嗽病脉证并治》认为该方主治"心下有痰饮，胸胁支满，目眩"，《伤寒论》记载该方主治"心下逆满，气上冲胸，起则头眩，脉沉紧，发汗则动经，身为振振摇者"。故临床治疗痰湿壅盛的高血压亦可选择苓桂术甘汤。苓桂术甘汤所治痰饮乃中阳素虚，脾失健运，气化不利，水湿内停所致。若脾阳不足，脾失健运，则湿滞而为痰为饮，而痰饮随气升降，无处不到。正如尤在泾所云："痰饮阴邪也，为有形，以形碍虚则满，以阴冒阳则眩，苓桂术甘汤温中祛湿，治疗之良剂，是即所谓温药也。盖痰饮为结邪，温则易散，内属脾胃，温则能运耳。"《金匮要略》曰："病痰饮者，当以温药和之。"

方中茯苓甘淡利水，补脾厚土，健脾利湿以化饮，为君药。桂枝通阳消阴，补心阳而制水寒，温通血脉又化饮为臣药。白术祛湿健脾，脾气健运则湿邪去而不复。甘草和中益气。茯苓、桂枝相伍，一利一温，效果显著。茯苓、白术健脾利水。桂枝、甘草补心阳之虚。甘草、白术补脾益中、培土强源。四药合用温而不燥，利而不峻，标本兼顾，具有温阳健脾、化饮利水的功效。充分体现了"病痰饮者，当以温药和之"的理念。

现代临床药理研究表明，本方可加强降低患者收缩压及脉压差的作用，改善患者的临床症状，其降压机制可能与改善血脂、改善血管内皮功能、调控RAAS系统有关。茯苓不仅能使平滑肌收缩振幅减少，张力下降，从而影响体内代谢，降低血压，还可通利小便，通过排出体内多余水分减轻血管压力，从而发挥降压作用。这其中主要是茯苓潜在的醛固酮受体拮抗成分起到了利尿效果。桂枝有良好的舒张血管作用，能改善肾脏的血液循环功能，其主要成分桂皮醛对肾上腺皮质性高血压有降压作用，在120～360 mg/kg 剂量范围内，可依赖性地降低人体血压、左室收缩压。白术可降低血中甘油三酯，也可修复动脉粥样硬化造成的创伤。

第二节　从脾论治高脂血症常用方剂

本病病位在脉，与脾、肝、肾等脏腑密切相关，而以脾为要。基本病机为：痰瘀互结，脏腑功能失调。总属本虚标实之证，本虚是脏腑阴阳气血虚损，标实为“湿”“痰”和“瘀”。“湿”“痰”和“瘀”的形成与气血有着紧密关联。

血中脂膏来源于食物，对人体具有濡润、充养的功能，是构成人体的重要组成部分。脂膏的生成和输布有赖于五脏六腑功能的协调平衡，其中脾胃的运化功能尤为重要。若脾主运化功能失调，饮食水谷不能化生精微以营养全身，反变生痰浊，使得膏脂过剩，堆积体内，导致血脂代谢紊乱。

痰、瘀是高脂血症的两大病理因素，一般痰浊发于前，血瘀形成于后。在本病中脏腑功能一旦失职，首先表现以痰浊为患，痰性黏滞，阻滞血脉，则血行不畅，日久成瘀，痰瘀互结。瘀血阻滞，脉道不通，影响津液正常输布，以致津液停聚而成痰。因痰致瘀，因瘀致痰，两者互为转化，互为因果，胶结难解，缠绵难愈。

从脾论治常用方剂如下：

一、补阳还五汤

（1）药物组成：黄芪（生）120g，当归尾6g，赤芍5g，地龙（去土）、川芎、红花、桃仁各3g。

（2）功效：补气，活血，通络。

过食膏粱厚味，导致脾失健运，气机受阻，痰浊内蕴，瘀血阻滞，日久脏腑失调，气血阴阳亏虚，血脉瘀阻不通，气血失畅。气为血之帅，血为气之母，气行则血行，气虚则血瘀。

方中重用生黄芪以补元气，气行则血行，瘀除络通，为君药；当归活血补血，为臣药；配以川芎、赤芍、桃仁、红花等活血化瘀之品，祛瘀而不伤正；地龙“上食埃土，下饮黄泉”，长于通行经络，全方合用共奏益气活血，化瘀通络之功，用于气虚血瘀证。

现代临床药理研究表明，补阳还五汤可以改善高脂血症大鼠血脂代谢，及血液浓、黏、凝、聚状态，具有提高血管内皮功能，减轻动脉粥样硬化的作用。临床研究证实，补阳还五汤可有效降低患高脂血症老年人的血脂水平，有效治疗高黏血症。黄芪不仅有利尿、强壮作用，还具有扩张心血管、改善心血管功能和降脂、降糖作用；当归能影响内分泌功能，改善循环系统作用；川芎可改善中枢系统和有降压作用；赤芍具解痉、镇痛、抗菌、降糖作用；桃仁、地龙既能抗血凝、降脂，还具溶栓作用；红花不仅可以降压，还具降脂和消除斑块作用。全方合用具抗氧化、抗血凝及降脂作用。

二、二陈汤

（1）药物组成：半夏（汤洗7次）15g，橘红15g，白茯苓9g，甘草（炙）4.5g，生姜7片，乌梅1个。

（2）功效：燥湿化痰，理气和中。

脾主运化的功能失常，致饮食水谷不化，反生痰浊。过剩的膏脂堆积体内，引发血脂代谢异常。二陈汤出自《太平惠民和剂局方》，为治痰妙剂。治疗高脂血症，症见：胸闷气短、头晕乏力、肢体沉重、困倦嗜卧，舌淡红，苔白腻，脉弦滑。

方中半夏之性辛温而燥，可燥湿化痰，降逆和胃，为君药。橘红，辛苦而温，为臣药，与半夏相配，共祛湿痰，调畅气机，使胃气得和，清阳得升，眩悸得止。茯苓，健脾渗湿，使湿祛脾运，痰无由生，为佐药。茯苓为利水除湿要药，与橘红相伍，可化脾湿，畅脾气，使脾运化有权，又能助半夏祛痰。生姜用为佐药，可降逆化痰止呕，既能制半夏之毒，又能助半夏、橘红行气消痰，和胃止呕。佐入少许乌梅，酸敛生津，可以防半夏等过于辛燥，用量较少，不致助湿生痰。与半夏配伍，散收同用，相反相成，并收痰祛不伤正，邪去正复之效。使以甘草，调和药性。诸药相合，共奏燥湿化痰，理气和中之功。

现代临床药理研究表明，二陈汤可使升高的TG显著地降低。半夏可阻止或延缓食饵性高脂血症的形成，对高脂血症有一定的治疗作用。其中对降TG和LDL-C的作用较显著。陈皮所含橘皮果胶对实验性高脂血动物能降低血清CHO，明显减轻和改善AS病变，延长AS大鼠的存活时间。甘草酸能降低高血脂以及预防高脂饮食诱发的动脉粥样硬化。许多实验证明甘草酸有保肝、利胆、促进肝细胞代谢等作用，对降低胆固醇含量作用最佳。生姜有降胆固醇、甘油三酯的作用。有研究报道，姜黄素有非常明显的降低高脂血症患者以及动物血清TC、TG、LDL、动脉硬化指数、载脂蛋白B（ApoB）和升高HDL、载脂蛋白AI（ApoAI）的作用。乌梅亦对二陈汤调节脂代谢有明显的增强作用。综上所述，二陈汤方中药物大多具有降脂作用，这更为二陈汤降脂提供了药理依据。

三、血府逐瘀汤

（1）药物组成：桃仁12g，红花9g，当归9g，生地黄9g，川芎5g，赤芍6g，牛膝9g，桔梗5g，柴胡3g，枳壳6g，甘草3g。

（2）功效：活血祛瘀，行气止痛。

血府逐瘀汤出自清代王清任的《医林改错》，是治疗血瘀症的传统名方。脾虚气结，升降失司，津液不能输布，酿聚为痰，痰湿内阻，血行不畅，则易导致瘀血内生。“痰瘀互结，阻滞脉络”是高脂血症的主要病机。

方中桃仁破血行滞而润燥，红花活血祛瘀以止痛，相须为用，共为君药；赤芍性凉，能制川芎之温燥，川芎为“血中气药”，二者合用助君药活血祛瘀；牛膝活血通经，祛瘀止痛，引血下行，共为臣药；当归养血活血，生地清热凉血养阴；桔梗、枳壳，一升一降，宽胸行气，兼助柴胡理气调达；柴胡疏肝解郁，升达清阳，与桔梗、枳壳同用，尤善理气行滞，使气行则血行，以上均为佐药；桔梗并能载药上行，发挥行胸中气之用，兼有使药之用；甘草调和诸药，亦为使药。合而用之，共奏血活瘀化气行之效，使瘀血去而不伤正，则诸症可愈。

现代临床药理研究表明，本方具有改善微循环和血液流变、保护血管平滑肌和内皮细胞，保护心肌细胞、抑制心肌重构、双向调节血管、增加毛细血管开放数量、改善微循环、增强机体免疫功能等多种药理作用。大量研究表明，LDL-C、APO-A、APO-B、LP（a）

是动脉粥样硬化的重要危险因素。血府逐瘀汤对大鼠血脂异常具有良好的调节作用，可显著降低血液黏稠度，增加血流变，降低 LDL-C、APO-A、APO-B、LP（a）的水平。

第三节　从脾论治冠心病常用方剂

冠心病是冠状动脉粥样硬化后血管腔的狭窄甚至阻塞，或者由于冠状动脉的功能性改变以及痉挛导致血流不畅，心肌呈缺血缺氧状态或坏死，出现典型胸痛症状的心脏疾病。属于中医“胸痹心痛”范畴。脾胃虚弱，升降失司，水液内停，湿聚成痰，聚浊成膏，上犯心胸，清阳不展，气机不畅，心脉痹阻，不通则痛。与此同时，脾虚胃弱不能将水谷精微转运周身，损及先天之本，不得濡养肾阴，“五脏之阴非此不能滋”，若水不涵木，肝阳上亢，损耗心血及心阴；若不得温煦肾阳，“五脏之阳非此不能发”，心阳受其影响，胸阳不振，阴寒凝滞，拘急而痛。由此可见，脾胃虚弱不仅可以直接影响心，也可以通过脏腑传变致冠心病发作。

从脾论治常用方剂如下：

一、瓜蒌薤白半夏汤

（1）药物组成：瓜蒌12g，薤白9g，半夏9g，白酒适量（非现代之白酒，实为黄酒，或用醪糟代之亦可）。

（2）功效：行气解郁，通阳散结，祛痰宽胸。

瓜蒌薤白半夏汤，出自《金匮要略》：“胸痹不得卧，心痛彻背者，栝蒌薤白半夏汤主之。”症见胸中满痛彻背，背痛彻胸，不能安卧者，短气，或痰多黏而白，舌质紫暗或有暗点，苔白或腻，脉迟。

方中瓜蒌甘寒，清肺化痰、利气散结，开通胸膈痹塞。薤白辛开行滞、苦泄痰浊，散阴寒凝结而温通胸阳，为治疗寒痰阻滞，胸阳不振之胸痹要药。薤白与瓜蒌，相须为用，加强了行气散结、祛痰通阳作用。半夏辛温，燥湿化痰，清痞散结；白酒通阳，可助药势。诸药合用，使上、中、下的寒滞得以消除。散气宣痹，祛痰行滞，通阳泄浊，对于脾运失健，湿痰阻脉，气滞血瘀，胸阳失展之胸痹有良效。

现代临床药理研究表明，半夏所含的总生物碱具有祛痰、降压、降脂作用。其中的γ-氨基丁酸有临时性降压作用，临床用于降血脂。半夏所含的β-谷甾醇具有祛痰及降低血中胆固醇作用。药理动物实验研究表明，瓜蒌有明显缓解心绞痛，扩张冠状动脉，增加冠脉血管血流灌注，保护缺血心肌，缩小梗死面积，还可降低心肌收缩力和收缩速率，减少心肌耗氧量，提高耐缺氧能力，降低血清胆固醇、减少主动脉粥样硬化脂质斑块面积和厚度，还具有抗血小板聚集、抗脂质过氧化等作用，对心肌缺血后恢复再灌注具有保护作用。薤白可增加患者心肌细胞超氧化物歧化酶的活性，减少过氧化脂质，抑制氧自由基的生成，具有抗氧化作用，还可降低高脂血症患者血清总胆固醇和LDL-C含量，降低甘油三酯水平，促使动脉粥样硬化斑块维持稳定，缩小动脉粥样斑块的厚度，其化学成分薤白醇可作用于血小板血栓素A2，阻断其合成，具有良好的抗血小板聚集、抗血栓作用。同时，薤白提取物可以抑制平滑肌细胞的增生，从而抗动脉粥样硬化。

二、枳实薤白桂枝汤

（1）药物组成：枳实12g，厚朴12g，薤白9g，桂枝3g，瓜蒌12g。

（2）功效：通阳散结，祛痰下气。

枳实薤白桂枝汤出自《金匮要略》：“胸痹心中痞气，气结在胸，胸满，胁下逆抢心，枳实薤白桂枝汤主之。”主治胸阳不振、痰浊阻滞的胸痹，本方证因胸阳不振，痰浊中阻，气结于胸所致。胸阳不振，津液不布，聚而成痰，痰为阴邪，易阻气机，结于胸中，则胸满而痛，甚或胸痛彻背；痰浊阻滞，肺失宣降，故见咳唾喘息、短气；胸阳不振则阴寒之气上逆，故有气从胁下冲逆，上攻心胸之候，治宜通阳散结，祛痰下气。

方中瓜蒌、薤白为君药。瓜蒌涤痰散结，开胸通痹；薤白通阳散结、行气导滞，为治疗胸痹之要药。枳实、厚朴为臣药。枳实破气消积、化痰除痞；厚朴燥湿化痰，下气除满，与枳实同用，具有宽胸散结、下气除满、通阳化痰之效。桂枝解肌发表、温经通络、助阳化气，既通阳又降逆，使阴寒之气不致上逆、不致内结。诸药合用，使胸阳得振，阴寒得消，气行结散，化痰泄浊，标本同治，诸症乃愈。

现代临床药理研究表明，枳实具有心血管病变相关的药理作用，可有效延长心肌舒张期，延长心肌血流灌注时间，增加心肌血流灌注，减少心肌耗氧量，从而减轻心肌缺血反应；还具有显著的抗血小板聚集、抗血栓作用，可减少血小板、红细胞的聚集，其作用优于阿司匹林等常用的抗血小板药物。枳实的提取物新橙皮苷、柑橘苷具有抗炎作用，其成分可抑制炎性因子的释放，减轻血管内皮损伤。薤白可增加患者心肌细胞超氧化物歧化酶的活性，减少过氧化脂质，抑制氧自由基的生成，具有抗氧化作用，还可降低高脂血症患者血清总胆固醇和LDL-C含量，降低甘油三酯水平，缩小动脉粥样斑块的厚度，促使动脉粥样硬化斑块维持稳定。薤白的化学成分薤白醇可阻断血小板血栓素A2合成，具有良好的抗血小板聚集、抗血栓作用。同时，薤白提取物可以抑制平滑肌细胞的增生，从而实现抗动脉粥样硬化的作用。瓜蒌可促使冠脉血管扩张，增加冠脉血管血流灌注，还可降低心肌收缩力和收缩速率，减少心肌耗氧量，增强心肌对缺氧的耐受力，还具有抗血小板聚集、抗脂质过氧化等作用，对心肌缺血后恢复再灌注具有保护作用。瓜蒌有明显缓解心绞痛，扩张冠状动脉，增加冠脉血管血流灌注，保护缺血心肌，缩小梗死面积，还可降低心肌收缩力和收缩速率，减少心肌耗氧量，提高耐缺氧能力，降低血清胆固醇、减少主动脉粥样硬化脂质斑块面积和厚度，还具有抗血小板聚集、抗脂质过氧化等作用，对心肌缺血后恢复再灌注具有保护作用。桂枝的乙醇提取物可抑制动脉血管平滑肌细胞内质网中的钙离子释放，减少钙离子内流，促使血管扩张，改善心肌血供。桂枝中的桂皮醛可阻断血小板血栓素A2合成，发挥抗血栓作用，还可降低心肌收缩力和收缩速率，减少心肌耗氧量。厚朴可有效抑制脂质氧化，减少氧自由基生成，延缓动脉粥样硬化进展，还有抑制中枢、降低心肌收缩力、抗炎症反应、抗血小板聚集和ATP释放、松弛平滑肌的作用。

临床上运用本方治疗冠状动脉硬化性心绞痛须掌握以下原则：本方适用于心绞痛中医辨证属实证（即辨为胸阳不振痰气互结）者，虚证慎用。对有血瘀兼症者可加用桃仁、红花、丹参、川芎、赤芍等活血化瘀药，可以提高疗效。

三、归脾汤

（1）药物组成：人参、白术、当归、白茯苓、炒黄芪、龙眼肉、远志、炒酸枣仁各3g，木香1.5g，炙甘草1g，加生姜、大枣。

（2）功效：益气补血，健脾养心。

归脾汤首载于宋代严用和所撰的《严氏济生方》（简称《济生方》）。归脾汤处方严谨，配伍得当，名为“归脾”实则心脾双补。

本方中以人参、黄芪、白术、甘草等甘温品补脾益气以生血，使气旺而血生；当归、龙眼肉甘温补血养心；茯苓（多用茯神）、酸枣仁、远志宁心安神；木香辛香而散，理气醒脾，与大量益气健脾药配伍，复中焦运化之功，又能防大量益气补血药滋腻碍胃，使补而不滞，滋而不腻；用法中姜、枣调和脾胃以资化源。全方共奏益气补血健脾养心之功。本方的配伍特点：一是心脾同治，重点在脾，是脾旺则气血，生化有源，方名归脾意在于此；二是气血并补但重在补气意在气为血之帅，气旺血自生，血足则心有所养；三是补气养血药中佐以木香，理气醒脾，补而不滞。

现代临床药理研究表明，黄芪甲苷可明显改善心肌能量代谢，抑制心肌细胞凋亡，预防心脏重构，延缓心力衰竭发展。黄芪提取物可抑制受氧化应激损伤细胞的凋亡，影响动脉粥样硬化的发生发展。龙眼肉水提物可增加肝糖原储备，减轻机体氧化损伤，抗疲劳和耐缺氧作用显著。人参皂苷Rg1、GRb1能够通过抗氧化应激、抗细胞凋亡和促增殖等机制促进血管生成，保护心脏。远志具有一定的抗凝血作用。酸枣仁皂苷B可抑制血管平滑肌细胞的异常增殖和迁移，可能对血管介入术后再狭窄具有治疗作用。酸枣仁皂苷A可延缓动脉粥样硬化；木香烃内酯可抑制大鼠脑微血管内皮细胞的氧化应激及细胞凋亡，减轻细胞损伤。当归具有一定扩血管作用，可降低血压。当归多糖可以增加细胞活力，减少细胞凋亡，以保护和治疗损伤心肌细胞。

在西医治疗的同时配合归脾汤治疗证属心脾两虚型的心血管系统疾病，可使临床疗效得到显著提高，同时大大降低不良反应的发生率。在治疗冠心病改善心绞痛等临床症状方面，加味归脾汤的临床疗效等同于单硝酸异山梨酯片。

四、补阳还五汤

（1）药物组成：黄芪（生）120g，当归尾6g，赤芍5g，地龙（去土）、川芎、红花、桃仁各3g。

（2）功效：补气，活血，通络。

过食膏粱厚味，导致脾失健运，气机受阻，痰浊内蕴，瘀血阻滞，日久脏腑失调，气血阴阳亏虚，血脉瘀阻不通，气血失畅。气为血之帅，血为气之母，气行则血行，气虚则血瘀。

方中重用生黄芪以补元气，气行则血行，瘀除络通，为君药；当归活血补血，为臣药；配以川芎、赤芍、桃仁、红花等活血化瘀之品，使瘀祛而不伤正；地龙“上食埃土，下饮黄泉”，长于通行经络，全方合用共奏益气活血，化瘀通络之功，用于气虚血瘀证。

现代临床药理研究表明，补阳还五汤中黄芪甲苷、芍药苷、苦杏仁苷、山柰素、红花黄色素、羟基红花黄色素、川芎嗪、阿魏酸等抗AS有效活性成分，能够通过抗炎、抗氧化应激等途径防治AS。无论是单体成分、单味中药，还是补阳还五汤整方，均可通过多靶点、多层次综合调节，共同发挥抗AS作用。黄芪主要化学成分包括多糖、苷类、黄酮类、微量元素、氨基酸类物质等，具有较好的抗氧化应激、保护心血管、调节免疫和抗炎等药理作用。川芎化学成分主要为生物碱、有机酸、多糖等，能够抗炎、抗氧化、抗AS以及镇痛。当归主要有效成分为多糖、有机酸和挥发油，可通过降低炎症因子的表达，对心血管系统产生抗AS作用。赤芍主要化学活性成分芍药总苷，能够抑制动脉氧化应激，同时所含的芍药苷能抑制炎性介质的活化，保护缺血性脑损伤。红花主要有效成分为红花黄色素，可通过抑制氧化应激反应起到抗AS的作用，还能改善凝血功能，稳定动脉粥样斑块。地龙有较好的抗炎、抗血栓和改善血液循环的作用。

五、血府逐瘀汤

（1）药物组成：桃仁12g，红花9g，当归9g，生地黄9g，川芎5g，赤芍6g，牛膝9g，桔梗5g，柴胡3g，枳壳6g，甘草3g。

（2）功效：活血祛瘀，行气止痛。

血府逐瘀汤出自清代王清任的《医林改错》，是血瘀症的传统名方。《金匮要略》曰：“夫脉当取太过不及，阳微阴弦，即胸痹而痛，所以然者，责其极虚也。今阳虚知在上焦，所以胸痹心痛者，以其阴弦故也。”概括了胸痹“阳微阴弦”，心胸阳虚，阴邪内阻的病机，阴邪有水饮、痰湿、瘀血等。脾虚气结，升降失司，津液不能输布，酿聚为痰，痰湿内阻，血行不畅，则易导致瘀血内生。

方中桃仁破血行滞而润燥，红花活血祛瘀以止痛，相须为用，共为君药；赤芍性凉，能制川芎之温燥，川芎为“血中气药”，二者合用助君药活血祛瘀；牛膝活血通经，祛瘀止痛，引血下行，共为臣药；当归养血活血，生地清热凉血养阴；桔梗、枳壳，一升一降，宽胸行气，兼助柴胡理气调达；柴胡疏肝解郁，升达清阳，与桔梗、枳壳同用，尤善理气行滞，使气行则血行，以上均为佐药；桔梗并能载药上行，发挥行胸中气之用，兼有使药之用；甘草调和诸药，亦为使药。合而用之，共奏血活瘀化气行之效，使瘀血去而不伤正，则诸症可愈。

现代临床药理研究表明，血府逐瘀汤可以帮助调节机体抗炎水平，并提高心功能。还能够显著改善冠心病稳定型患者的心绞痛症状，能够显著降低患者血浆的比黏度，使红细胞电泳加速，从而起到扩张血管，改善微循环，改善患者的心肌缺血症状，同时能够起到降低胆固醇的作用，抑制冠状动脉粥样硬化形成。对冠心病稳定型心绞痛患者采用血府逐瘀汤治疗后，可显著改善临床症状及血小板活化因子水平。桔梗与柴胡配合使用可以扩张血管、缓解胸疼痛并且扩张冠脉、使纤维蛋白快速溶解，增加炎性因子的排泄量；牛膝含有大量的胆固醇与蛋白质，可以抵抗心律失常；当归中的丁基苯酞可以减缓神经细胞凋亡过程，改善心脑循环抑制异位节律；川芎挥发油少量时对脊髓反射中枢具有兴奋作用，从而减轻心脏负荷；赤芍、白术、黄芪配合使用理气疏肝、燥湿利水、活血滋阴、调节血液黏稠度、改善血脂水平；桃仁中的苦杏仁酶和脂肪油可以抑制血小板的形成，降低血栓素β2水平；甘草与枳壳配合使用可促进血液的流通。根据症状的变化，对血府逐瘀汤的药方适当加减，治疗效果更为显著。

六、黄芪桂枝五物汤

（1）药物组成：黄芪9g，桂枝9g，芍药9g，生姜18g，大枣4枚。

（2）功效：益气温经，和血通痹。

黄芪桂枝五物汤首载于仲景《金匮要略·血痹虚劳脉证并治篇》：“血痹，阴阳俱微，寸口关上微，尺中小紧，外证身体不仁，如风痹状，黄芪桂枝五物汤主之。”

方中黄芪大补脾肺之气，益气固表、培本固元，内可和营止汗，外可扶正御邪，为君药。桂枝发散风寒，温经通痹，舒经活络，助黄芪温阳强卫。桂枝得黄芪，则邪散而不伤正；黄芪得桂枝，则固表而不留邪，使温通之力大增。芍药养血和血，益阴敛营，与桂枝相配，调和营卫，共为臣药。倍用生姜，助桂枝以散外邪。大枣养血益气，助芍药以和营阴。姜枣相合，又可调和脾胃，二味共为佐使。五药相合，使卫阳复，营卫调和，则气血得行，筋脉通利，肌肤得养，诸症可除。

现代临床药理研究表明，黄芪中活性成分黄芪多糖可有效抑制中性粒细胞趋化，通过减轻微血管内皮黏附，从而减少炎症介质释放，改善血管内皮功能。桂枝能够有效增加动脉血流量，修复损伤心肌，改善心肌缺血，并能提高心功能，还可抑制血小板聚集和血栓形成。白芍可有效扩张冠状动脉，同时抑制血小板聚集，增强纤维蛋白溶解酶活性，能够对抗血栓形成。

实验研究表明，黄芪桂枝五物汤具有抗炎、镇痛、抗心肌缺血、免疫调节等多种作用，能够显著改善左心室功能，还可改善血瘀状态，降低血浆血小板黏聚性，防止血栓生成，改善微循环，对心肌梗死有一定的预防和治疗作用。黄芪桂枝五物汤加味，可以提高临床总有效率，改善心电图和化验指标，减少心绞痛发作次数以及不良事件的发生，还可降低急性心肌梗死PCI术后患者血液黏稠度和血清炎症因子水平，有效改善心悸、胸痛等临床症状，提高心功能。

第四节　从脾论治心衰常用方剂

心衰归属于中医的“喘证”“水肿”“心悸”等范畴。以心气虚、心阳虚为本，血瘀、水停、痰湿内阻为标，病因病机比较复杂，但总属本虚标实之病证。心衰病病位在心，而五脏一体，在疾病的发生发展过程中，五脏相互制约，相互影响。其中心脾关系最为密切，二者位置相邻，经络相通，功能相系，五行相生相制。心脏的正常搏动有赖于心气充沛，血液充盈，脉道通利，而脾胃健运则为气血充足的基础。若脾胃功能失司，气血化生乏源，则血不养心，脉道不利，可为心衰发生或加重之诱因，此乃“子盗母气”也。脾土灌溉四傍，脾胃之气皆入五脏。若脾土病及肺金，母病及子，肺宣发肃降不利，运化功能失司，痰水内结，可伤及心阳，阻滞心气。若脾胃化生无源，先天之精无法得到后天之精的补充，或中阳不运，水火不济，则久病及肾，影响心衰病的疾病进程。因此，健脾益气和胃，巩固机体后天之本应贯穿于心衰的治疗全程。

从脾论治常用方剂如下：

一、真武汤

（1）药物组成：茯苓、芍药、生姜（切）、附子（炮，去皮，破八片）各9g，白术6g。

（2）功效：温阳利水。

真武汤出自《伤寒论》，为治疗心衰之阳虚水泛证的代表方剂。《伤寒论》原文第82条："太阳病发汗，汗出不解，其人仍发热，心下悸，头眩，身瞤动，振振欲擗地者，真武汤主之。"第316条："少阴病，二三日不已，至四五日，腹痛，小便不利，四肢沉重疼痛，自下利者，此为有水气。其人或咳、或小便利，或下利，或呕者，真武汤主之。"原文所述虽略有不同，但基本病机殊途同归，即少阴阳虚水停、水湿泛滥。真武汤证乃肝脾肾同病，水寒土湿木郁。

方中附子大热，温补心肾阳气，兼暖脾土，为"通行十二经纯阳之要药"，配伍茯苓、白术等温运水湿、化气行水。白术苦温，燥湿健脾，温补中焦，补土治水，配伍附子，可加强温肾益脾、温化寒湿之效。茯苓淡渗利湿、渗利膀胱，又可健脾宁心安神，为治水湿之要药。配伍白术同时发挥健脾与祛湿二功，制水兼利水，堪为绝配。生姜温肺散水，助附子温阳祛寒，又伍茯苓、白术可温散水湿。芍药敛阴和营，入血分而利水，调养厥阴肝木，恢复肝木条达疏泄之性，其性微寒，可缓和生姜、附子之燥烈，利水而不伤阴。诸药合用，补中有宣，散中有敛，共同发挥温肾阳、利水湿、宁心悸等功效，恢复少阴之开合。

临床治疗观察发现，真武汤可以有效改善心悸气喘、水肿尿少等症状，还可改善患者心功能及血液流变学状态。同时，真武汤的疗效还体现在改善脑钠肽（BNP）、左室射血分数（LVEF）等心衰特征性指标以及血脂水平等常见实验室指标方面。相较单纯应用西药治疗，真武汤的联合应用，可以进一步缩短住院时间，降低不良反应的发生率，进而提高患者的生活质量。

现代临床药理研究表明，真武汤能对心力衰竭患者的心肌收缩力进行提升，同时对外周血管进行扩张，促进血液循环，促使缺血心肌的血氧供应得到改善，从而改善血液循环，且不会给患者心肌耗氧量、传导系统产生影响。真武汤能够通过抑制相关细胞因子水平，发挥改善心室重构的作用，减少心肌细胞凋亡与心肌纤维化，进而改善心衰。附子可降低慢性心衰大鼠肾素-血管紧张素-醛固酮系统活性，增加心肌收缩力，改善心室重构，进而提高心功能。制附子成分中的棍掌碱、去甲乌药碱具有强心的功效；白芍的有效成分芍药苷，具有镇静、扩张血管、改善循环、抗炎等生物效应。白芍水提物可以通过促进NO合成释放，舒张血管平滑肌、增加心肌血流量，进而改善心肌缺血症状。茯苓的提取物，能有效促使离体蛙心心肌收缩力得到提升，且能促使心率加快。生姜能直接兴奋心脏。

二、参附汤

（1）药物组成：人参30g，附子10g。

（2）功效：益气回阳救脱。

参附汤出自《校注妇人良方·卷九》，治疗元气大亏、阳气暴脱证，为温里剂中回阳救逆的代表方剂。症见四肢厥冷、冷汗淋漓、呼吸微弱、脉微欲绝等。

方中人参甘温，有大补元气、补益脏气、生津止渴、安神益智之效，为君药。附子大辛大热，具有补火助阳、回阳救逆、益气活血，散寒止痛之效，为臣药。两药相须配伍，上助心阳，下补肾阳，中健脾气，气阳同救，温而兼润，补而能固，共奏回阳救逆、益气固脱之功，为气衰脉微欲脱之要方。

现代临床药理研究表明，参附汤具有强心、升压、增强心肌收缩力，减低外周阻力，增加组织器官的血供，改善组织器官缺血状态，同时可改善血液流变性及微循环的作用，使冠脉流量增加，治疗慢性心力衰竭均能改善患者的心功能和临床症状，减少再次住院次数和病死率。参附汤萃取液成分（Rg1、Rb1、Re、Rg2、乌头碱、乌头次碱）可保护缺氧复氧的心肌细胞，抑制心肌细胞凋亡和自噬，调整能量代谢，通过改善相关血流动力学指标而增强心肌的舒缩功能，进而控制或缓解心衰，对大鼠急性心衰有治疗作用。

附子里的附子苷和消旋去甲乌头碱具有显著的强心作用。附子的煎剂可使正常和衰竭心脏的收缩力增强、心室的压力增加，从而提高心输出量，且这种作用不随久煎而减弱。附子注射液可显著提高小鼠耐缺氧能力。人参增加心肌收缩力，减慢心率，其有效成分三醇型皂苷具有明显的强心作用。人参皂苷Rb1有保护缺血心肌，改善心血管功能，并且还具有促血管生成作用。Rb1和R0对血管有非选择性扩张。Rg1可让骨髓细胞进入到缺血心肌组织中，从而分化为血管内皮细胞，进而促使毛细血管重生及增加血液供应，选择性对Ca^{2+}引起的血管收缩。Rg1和Rg2均具有抗凝血活性。人参液可扩张冠脉，使之血流量增加，同时降低血红蛋白对氧的亲和力，向组织释放更多的氧，从而提高对缺氧的耐受达到保护心肌的作用。附子与人参配伍后强心作用比配伍前增强，能更加显著改善动物的血液流变学。

三、苓桂术甘汤

（1）药物组成：茯苓12g，桂枝（去皮）9g，白术6g，甘草（炙）6g。

（2）功效：温阳化饮，健脾利湿。

苓桂术甘汤是张仲景治疗痰饮病的经典处方。《金匮要略·痰饮咳嗽病脉证并治》认为该方主治“心下有痰饮，胸胁支满，目眩”，《伤寒论》记载该方主治“心下逆满，气上冲胸，起则头眩，脉沉紧，发汗则动经，身为振振摇者”。苓桂术甘汤在临床除了能治疗痰湿壅盛的高血压，在心衰的治疗中应用也非常广泛，已被证实是治疗慢性心力衰竭安全有效的药物，且毒副作用较小。苓桂术甘汤所治痰饮乃中阳素虚，脾失健运，气化不利，水湿内停所致。若脾阳不足，脾失健运，则湿滞而为痰为饮，而痰饮随气升降，无处不到。正如尤在泾所云：“痰饮阴邪也，为有形，以形碍虚则满，以阴冒阳则眩，苓桂术甘汤温中祛湿，治疗之良剂，是即所谓温药也。盖痰饮为结邪，温则易散，内属脾胃，温则能运耳。”《金匮要略》曰：“病痰饮者，当以温药和之。”

方中茯苓甘淡利水，补脾厚土，健脾利湿以化饮，为君药。桂枝通阳消阴，补心阳而制水寒，温通血脉又化饮为臣药。白术祛湿健脾，脾气健运则湿邪去而不复。甘草和中益气。茯苓、桂枝相伍，一利一温，效果显著。茯苓、白术健脾利水。桂枝、甘草补心阳之虚。甘草、白术补脾益中、培土强源。四药合用温而不燥，利而不峻，标本兼顾，具有温阳健脾、化饮利水的功效。充分体现了“病痰饮者，当以温药和之”的理念。

现代临床药理研究表明，苓桂术甘汤可以抑制心肌细胞凋亡，参与心率调节、改善心功能、调节血流动力学、控制血压调节血管活性、改善心室重构和血液循环、减缓心肌缺血损伤及心肌纤维化、抑制内质网应激损伤、抑制神经内分泌及细胞因子的效果。茯苓主要成分为茯苓素，相关研究结果表明茯苓素可有效地激活细胞膜上的酶。可竞争醛固酮受体，逆转醛固酮效应，加快机体水盐代谢，起到利尿消肿效果；桂枝主要成分为桂皮醛、桂皮酸钠与原儿茶酸，具有利尿、扩血管效果；白术中含有发挥性成分如内酯类、多糖类可调节水液代谢、脂质代谢血糖；甘草中含甘草多糖、甘草次酸、甘草黄酮，具有保护心血管、抗炎、抗心律失常、抗纤维化等作用。

第五节　从脾论治心律失常常用方剂

心律失常属中医学中的“心悸”“怔忡”“晕厥”等范畴。临床表现大多为心悸、眩晕、一过性黑矇、胸闷、乏力、气短、有时心前区有冲击感，严重者可发生晕厥。心主血脉，心血充盈可维持心搏生理性的节律及频率，保证血于脉道之中畅行输布至四肢百骸。若心血不足，血行动力不足，脉中循行不畅，影响心搏，出现心悸。五行体系中，心脾为母子关系，是其中重要环节。心为母，脾为子，子旺母不病。心脾在血液生成及运行方面相辅相成。脾将后天饮食化生为水谷精微，脾气健旺，血液化生有源，心血充盈。心主血而脾统血，心血在脉道中的循行既赖于心气的推动又靠着脾气的统摄。脾虚失于健运，化生不足，则心血不充，统血无权。心血不足又可影响脾之健运，母病及子，陷入不良循环。

从脾论治常用方剂如下：

一、炙甘草汤

（1）药物组成：甘草（炙）12g，生姜（切）9g，桂枝（去皮）9g，人参6g，生地黄50g，阿胶6g，麦门冬（去心）10g，麻仁10g，大枣（擘）10枚。

（2）功效：益气滋阴，通阳复脉。

炙甘草汤出自《伤寒论》：“伤寒脉结代，心动悸，炙甘草汤主之。”心律失常与患者血液循环差以及心静脉阻塞等原因息息相关，治疗病时，应以活血化瘀、养阴益气为治疗重点。炙甘草汤是气血双补之剂，具有滋阴复脉，温振心阳、益气养血的功效，主要用于治疗阳气虚弱、阴血不足的心悸疾病。

方中人参具有补气回阳救逆功效；炙甘草补中益气，调和诸药，缓和药性；阿胶可发挥补血滋阴、化瘀活血的效用；桂枝具有温经通阳、消痹化气功效；生姜、地黄具有发表散寒、补血滋阴功效；桂枝与生姜可发挥温通血脉，振奋心阳的作用；生地黄与麦门冬，可发挥滋阴养血，清心润肺的功效；阿胶、麦门冬具有补血滋阴功效；大枣可发挥健脾养心的功效，有安抚五脏，补气活血的作用；麻仁可通便润肠。诸药合用，共奏止痛行气、振奋心阳之效。

现代临床药理研究表明，炙甘草汤能有效改善心肌缺血和心功能、扩张冠脉血管、增强心肌收缩功能、抗早搏效果显著。在原方基础上进行辨证加减，可有效治疗心律失常。与西药联合应用，可取得标本兼治的效果。甘草能够有效地促进其心脏的血液循环，同时还能够调节患者的经络。红枣、人参也能够起到养血的作用，生姜能对血管起到疏通作用。人参能够增强心肌收缩力，同时改善患者血液流通的情况；麦门冬所含的大量生物碱，能够扩张冠状动脉，促进血液循环，起到抗心肌缺血，抗心律失常的作用；生地黄具有减慢心率等作用；阿胶的补血作用较为显著，能够有效地改善其心肌缺血和缺氧症状；桂枝与炙甘草汤中的其他成分结合就能起到温心阳、通血脉的作用。

需注意的是，心律失常患者不能够持续性地大剂量服用炙甘草汤，主要原因为方中主要成分甘草能够有效地生化气血以及补益中气，若长时间大剂量使用，可能会使患者出现高血压或低血钾，不利于疾病的治疗。

二、麻黄附子细辛汤

（1）药物组成：麻黄6g，附子（炮，去皮，破八片）9g，细辛3g。

（2）功效：温经散寒、助阳解表。

麻黄附子细辛汤出自汉代医家张仲景《伤寒论》第301条，“少阴病，始得之，反发热，脉沉者，麻黄附子细辛汤主之”。

方中麻黄发汗解表散寒，“走少阴，去营中的寒气”，为君药；附子辛甘大热，上可助心阳以通脉，中可温脾阳以散寒，下可补肾阳以益火，为臣药；麻黄行表以开泄皮毛，逐邪于外；附子在里以振奋阳气，鼓邪于外，二药配合，相辅相成，既能鼓邪外出，又无过汗伤阳之虞，为助阳解表的常用组合。细辛，温阳散寒、振奋心阳，又能助附子温阳，助麻黄通阳，为佐药。三药并用，补散兼施，共奏温阳散寒，解表助阳之效，使外感风寒之邪得以表散，在里之阳气得以维护，对心悸病阳虚偏寒，表里同病之证有较好的疗效。

现代临床药理研究表明，麻黄能够对β受体产生激动作用，加快心率，增加心肌收缩力，且具有对抗急性血瘀症形成的作用。其主要有效成分麻黄碱，通过拟肾上腺素的作用激动β受体，对心肌细胞产生兴奋作用，改善肌力水平；麻黄果多糖影响血液凝固过程，能改善模型大鼠的血液流变性，将其血液黏度明显延长，对抗血瘀形成。附子主要成分为乌头碱、次乌头碱、新乌头碱等，具有升压、强心、抗缓慢性心律失常之效，并能对心肌提供一定保护作用。附子煎剂对动物有强心作用，去甲乌药碱、尿嘧啶能够兴奋和激动β受体，释放儿茶酚胺产生强心作用。去甲乌药碱通过兴奋垂体的肾上腺皮质激素，强心肌收缩力，加快心率。乌头生物碱能增加缺血心肌血流灌注作用，改善心肌的缺血缺氧状况，减少因缺氧而致的心律失常。另外附子煎剂可使血栓形成时间延长，即有抑制凝血和抗血栓形成的作用。细辛有效成分为挥发油，主要含甲基丁香酚、黄樟醚、细辛醚等，具有改善心肌收缩力，增加心排血量及加快心率的效果，同时降低血小板活性，对血供情况进行改善。细辛醇提取物能改善心肌收缩力，增加心输出量，加快心率，对心肌细胞Na^+通道电流有增强作用，且能双向调节血压。β-细辛醚能降低血小板的活性，抑制血小板聚集和黏附能降低高脂血症大鼠脑组织中内皮素及神经肽的含量，改善血液的供应。

麻黄附子细辛汤可以提高缓慢性心律失常患者的临床有效率，改善中医证候积分，提高24小时最慢心率，改善24小时平均心率，改善血液流变学指标，缩短缓慢性心律失常患者的临床症状消失时间，且疗效优于西医常规治疗组或单纯西药治疗组，药物安全性良好。

第六节 从脾论治脑梗死常用方剂

脑梗死属中医“中风”“卒中”范畴，本病从经络伤及脏腑，主要表现为半身不遂、口舌㖞斜、言语不利、偏身麻木，甚至突然昏仆、不省人事等症状。脾胃为气机升降之枢纽，人体一身的阴阳气血津液全赖脾胃的升降，使机体处于“清阳出上窍，浊阴出下窍；清阳发腠理，浊阴走五脏；清阳实四肢，浊阴归六腑”的正常升降运动。脾虚运化失司，痰浊内生。头为人之巅顶，若清阳不升，痰浊蒙窍，则出现头晕耳鸣，失语，眼前黑蒙等症状；若胃气不降则腑气不通，出现大便干结，口气秽臭，甚至浊邪积而成毒，毒损脑络，脑脉闭阻，发为中风失语、痴呆等症。气机不畅，则血脉瘀阻，而见舌体发硬或失养，痿软无力。四肢运动感觉障碍是中风的主要表现，中医藏象理论指出“脾在体合肌肉，主四肢”，四肢的正常活动亦与脾的功能有关。

从脾论治常用方剂如下：

一、补阳还五汤

（1）药物组成：黄芪（生）120g，当归尾6g，赤芍5g，地龙（去土）、川芎、红花、桃仁各3g。

（2）功效：补气，活血，通络。

补阳还五汤出自清代名医王清任《医林改错》曰：“此方治半身不遂，口眼歪斜，语言蹇涩，口角流涎，大便干燥，小便频数，遗尿不禁。”“元气既虚，必不能达于血管，血管无气，必停留为瘀。”是中风病恢复期气虚血瘀证的经典方剂。过食膏粱厚味，导致脾失健运，气机受阻，痰浊内蕴，瘀血阻滞，日久脏腑失调，气血阴阳亏虚，血脉瘀阻不通，气血失畅。气为血之帅，血为气之母，气行则血行，气虚则血瘀。

方中重用生黄芪以补元气，量大力专，旺气行血，为君药；当归活血补血，为臣药；配以川芎、赤芍、桃仁、红花等活血化瘀之品，使瘀祛而不伤正；地龙“上食埃土，下饮黄泉”，性善走窜，长于通行经络，全方合用共奏益气活血，化瘀通络之功，用于气虚血瘀证。

现代临床药理研究表明，现代药理发现黄芪重用可扩张血管，改善颅内微循环，提高脑组织耐缺血缺氧的能力，保护缺血缺氧的脑组织；黄芪重硒元素抑制自由基损伤组织，清除自由基，提高超氧化物歧化酶的活性。当归尾增强超氧化物歧化酶的活性。地龙软化颅内血管，激活纤溶蛋白酶促进血栓溶解。川芎是钙离子拮抗剂，扩张颅内微血管，降低血液的黏稠度，改善颅内的微循环及血液流变学，调节血小板的功能，抗凝血。赤芍、桃仁改善颅内微循环，防止纤维组织增生，减轻炎性反应，调节免疫，增加冠状动脉的血流量。红花中黄色素降低全血的黏稠度，降低缺血再灌注损伤，保护脑神经。丹参酮扩张外周血管，改善微循环，增加脑组织血流量，促进脑细胞再生改善脑神经。

补阳还五汤可调节同型半胱氨酸（Hcy）、脑源性神经营养因子（BDNF）、高敏C-反应蛋白（hs-CRP）、可溶性CD14（sCD14）的表达水平，改善肌力，促进肢体运动功能恢复；可调节血液浓度、脑能量代谢、保护神经、促进神经再生方面来治疗缺血性中风；可抑制二磷酸腺苷介导血小板聚集，加速血栓溶解，抑制血栓的形成，改善微循环；可降低全血黏稠度，改善血液高度凝状态；还可正向调节脑能量代谢、炎症损伤、神经功能、内源性代谢等方面改善缺血性中风患者的生活质量，使其预后更佳。

本方仅适宜于气滞血瘀或气虚血瘀型，症见意识清晰、面色淡白、唇舌暗紫，脉微弱或缓慢。脑卒中早期症见头痛明显、眩晕、面色锈红、脉洪实或弦硬有力，或脑卒中后期，阴虚阳亢、风火上扰、痰浊蒙蔽者均不适用。

二、半夏白术天麻汤

（1）药物组成：半夏9g，天麻6g，茯苓6g，橘红6g，白术15g，甘草3g，生姜1片，大枣2枚。

（2）功效：化痰息风，健脾祛湿。

半夏白术天麻汤为治疗痰湿中阻型中风的常用方。

方中半夏燥湿化痰，降逆和胃，是治痰之要药，对痰多咳喘、风痰眩晕、痰厥头晕均有较好的治疗效果。天麻平肝潜阳，息风止痉，通达经络，为治风之要药，两药共为君药，共同发挥燥湿化痰、平肝息风、活血通络之效。白术、茯苓共为臣药，具有健脾行气、燥湿利水的功效，脾旺健运则湿去痰消。橘红疏肝息风，利气化痰，既可助天麻平上逆之肝气，又善入络而祛经络之痰；生姜、大枣，主要发挥理气化痰、调和脾胃之功效，与橘红共为佐药；甘草调和诸药，为使药。全方共奏化痰息风、通络止痛、健脾祛湿之功效。

现代临床药理研究表明，半夏有效成分生物碱、多糖、有机酸等多种活性成分，不仅可发挥明显的抗炎及降血脂作用，还可有效抑制红细胞聚集，降低全血黏度，提升红细胞变形能力。白术能够使脑缺血再灌注后脑水肿减轻，降低神经细胞受损程度，对神经功能缺损具有改善作用，实现对神经的保护，还可发挥扩张血管、增加脑血流并调节颅脑血液循环的作用，对血小板聚集有较强的抑制作用，在抗凝、抑制血栓形成也有一定效用。天麻不仅同样具有抗炎作用，并能发挥抗自由基作用，改善局部微循环障碍，抑制血栓形成；在维持内环境稳定、提升内皮细胞存活率及活性上优势显著，可在一定程度上减轻缺血缺氧引起的脑组织损伤，降低血管阻力，增加脑血流，于改善脑灌注有益。茯苓有效成分茯苓内酯Ⅰ可作用于白细胞膜及Toll样受体4，发挥抗炎作用；茯苓皮三萜甲醇液还可不同程度抑制超氧阴离子自由基、羟自由基等多种氧自由基，保护细胞膜并防止细胞内容物外流，并对毛细血管渗出等急亚性炎症有明显的抑制作用。

半夏白术天麻汤理气化痰，对中风的治疗主要在于对神经功能的保护及损害的修复，能从根本上降低中风再发的概率，使患者预后更佳。半夏白术天麻汤可增加脑组织血流灌注量，促进神经功能恢复，改善脑供血，治疗脑卒中后眩晕效果良好，可有效缓解患者眩晕症状。与常规西药联用无明显不良反应发生，安全性良好。

三、温胆汤

（1）药物组成：半夏（汤洗7次）、竹茹、枳实（麸炒）各6g，陈皮9g，茯苓4.5g，炙甘草3g，生姜5片，大枣1枚。

（2）功效：理气化痰，和胃利胆。

温胆汤源于《外台秘要》卷十七所引的《集验方》，后被《备急千金方》转载，《三因极一病证方论》中载药在《备急千金要方》的基础上增白茯苓、大枣，减生姜用量。痰证患者多因血液浓稠性、黏滞性、聚集性和凝固性增高导致脑血流量减少，引起脑血管病变。温胆汤为治疗痰热内扰证之常用方，方中化痰与理气合用，清胆与和胃兼行，胃气和降则胆郁得舒，痰浊得去则胆无邪扰。

方中半夏降逆和胃、燥湿化痰，为君药；竹茹清热化痰、止呕除烦；枳实行气消痰、使痰随气下，共为臣药；半夏和竹茹合用可以发挥逐痰通络、活血化瘀的功效；陈皮理气燥湿，活血通络，与枳实合用化痰效果显著；茯苓益气健脾渗湿，湿去则痰消，共为佐药。生姜、大枣、甘草益脾和胃，协调诸药，共为使药，全方共奏清热燥湿、理气化痰之效。

因中风患者多兼夹痰、瘀，因此很少单用温胆汤，多在其基础上加入豁痰开窍、活血化瘀、祛风通络等药物以达到更理想的疗效。现代临床药理研究表明，黄连温胆汤具有的清热除湿化痰功能，对于恢复脑供血、恢复神经细胞功能、减轻脑水肿起着较好的疗效，还可加速侧支循环的建立，促进病灶周围脑细胞的代偿，对大脑神经功能的修复有促进作用，从而改善患者的肢体及言语等功能，减少残疾的发生。温胆汤加味不但对中风急性期效果好，对中风留下的后遗症也有相当好的疗效。因为中风患者的后遗症多为痰热阻络，脉络不通而致，治疗时应以通络化痰为主，故温胆汤加味对各种痰热所致的疾病均有较好的临床效果。温胆汤治疗后患者神经功能缺损恢复，可加速患者恢复，改善生活质量。温胆汤具有促进损伤、抑郁后大脑海马组织功能恢复的作用，在一定程度上改善动物模型的神经功能。中风后抑郁是中风后最常见的并发症之一，加减温胆汤可以逆转血浆中生长抑素含量降低的局面，并提高大鼠神经行为学评分，改善抑郁。

四、星蒌承气汤

（1）药物组成：生大黄（后下）10～15g，芒硝（冲服）10～15g，全瓜蒌30～40g，胆南星6～10g，羌活6g。

（2）功效：化痰通腑。

星蒌承气汤是中风病“上病下治”的经典方剂，由王永炎院士首次提出，应用于治疗急性缺血性脑卒中之中经络和中腑的痰热腑实证。痰热腑实证是中风病急性起病常见类型，临床主要表现为偏身麻木，舌强语塞，腹胀，便秘。治疗关键在于润肠通便，通腑气，减痰热，活血通络。

方中大黄重浊直走于下而荡涤邪实，具有凉血解毒、泻热通便、止血消肿等功效，被喻为斩将夺关之良将，为君药；芒硝性寒味咸，泻下软坚、清热泻火，与大黄同用可达到泻热降浊、通腑和营的功效；瓜蒌清热涤痰，润肠通便，为逐邪实清润肠腑之出路；胆南星清热化痰、开窍醒脑。羌活为风药，具有祛风散寒、祛湿止痛之效，与大黄、芒硝、瓜蒌的沉降之性相反相成，调整气机升降；本方泻腑热、降浊毒，既能通畅腑气，通痹达络，又能消痰热、浊邪，调理气机，以防内闭。

现代临床药理研究表明，大黄可减轻脑缺血急性期“瀑布效应”，可降低炎症反应，以此达到保护脑细胞的作用；同时可降低十二指肠反流，使胃内胆酸浓度降低，防止胃黏膜上皮细胞加快凋亡，减少胃黏膜损害；瓜蒌、胆南星可抑制血小板聚集，使大脑耐受缺氧能力增强，保护内皮细胞。瓜蒌具有降血脂的药理作用。方中几种药物相互作用，可通过清除自由基减轻脑组织水肿，还可清除肠道有害物质进入血循环，明显改善神志异常等症状，改善血流动力学指标和血小板参数，具有镇静、抗惊厥、降低血液黏稠度等作用。此外，还可改善脑肠肽对胃肠道的调节功能，进而促进肠管运动。患者服用星蒌承气汤后，意识状态逐渐好转，肌力得到恢复，舌苔黄腻改善，临床效果确切。西药联合星蒌承气汤治疗缺血性脑卒中，可有效调节胃肠功能，促进肠道活动，有效改善痰湿证，减轻神经功能损伤程度，提高日常生活活动能力和认知功能，效果优于单纯西医治疗，安全性较高。

第八章　从脾论治对心脑血管疾病的预防作用

第一节　心脑血管疾病的危险因素

心脑血管疾病是心脏血管和脑血管的疾病统称，具有高患病率、高致残率、高复发率和高死亡率的特点。《2021中国卫生健康统计年鉴》显示心脏病和脑血管病分别列居2020年城市居民主要疾病死亡率的第一、第二位次。心脑血管疾病已成为影响健康和寿命的重要公共卫生问题，流行病学调查发现，高血压、高血糖、高血脂、吸烟、饮酒、肥胖、年龄增长、家族史等危险因素都能增加心脑血管疾病的发生率，针对性开展预防工作可以取得显著的成效。

一、高血压

高血压是导致我国居民心血管病发病和死亡增加的首要且可改变的危险因素，约50%的心血管病发病和20%的心血管病死亡归因于高血压。机体血压升高可增加动脉管壁的压力负荷以及搏动负荷，在长期高负荷下，动脉血管壁呈纤维性硬化性改变，动脉粥样硬化形成，进而引发血管闭塞以及破裂。我国高血压人群中最主要的心脑血管事件是脑卒中，每年以8.3%速率增长，其发病率仍显著高于冠心病。其他心脑血管事件包括心肌梗死、心力衰竭、脑小血管疾病等。《中国居民营养与慢性病状况报告（2020年）》数据显示，我国>18岁的居民高血压患病率为27.5%，总人数约3亿人。我国有高达23.2%的成年人血压处于130～139/80～89mmHg（1mmHg=0.133kPa）水平，该类中青年人群15年内将有2/3发展为高血压，其心血管病发病风险是血压<130/80mmHg人群的3.01倍。血压如保持在理想水平（<130/80mmHg）可预防44.1%我国成年人心血管病，中青年高血压人群的早期防治对降低心血管病的长期风险至关重要。

二、糖尿病

中国慢性病前瞻性研究结果发现，糖尿病可明显增加缺血性心脏病和脑卒中风险，50岁前诊断为糖尿病的患者平均寿命估计缩短9年。糖尿病可引起血管病变、神经病变等多种并发症，其中血管病变是糖尿病引起的最严重并发症，包括微血管并发症和大血管并发症，而冠心病、脑血管疾病及周围血管疾病等大血管并发症是导致糖尿病患者死亡、残疾的主要病因，糖尿病患者一旦发生动脉粥样硬化性心血管疾病，其病变弥漫复杂、预后差。近期，国内外指南均将糖尿病患者列为心血管病的高危人群。糖尿病引发动脉粥样硬化的机制复杂，可通过增加氧化应激和慢性炎症加重内膜损伤和血管平滑肌细胞增殖。经常低血糖的糖尿病患者容易出现血糖的波动以及波动性升高，能够使血管内皮细胞凋亡的速度加快，促进血管各种并发症的出现和发展。我国有50%糖尿病患者合并高血压、心脑血管等疾病，并会出现糖代谢紊乱、血脂异常、尿酸代谢异常等现象，2019年《中国心血管病风险评估和管理指南》指出，对糖尿病患者开展血糖监测、健康教育、掌握自我管理技能，对开展心血管病一级预防十分重要。

三、血脂异常

体内脂类代谢紊乱是冠状动脉粥样硬化性心脏病、心肌梗死、缺血性脑卒中等心脑血管疾病的重要危险因素。血浆中所含血脂主要包括胆固醇酯以及游离脂肪酸等，而胆固醇在其功能作用上是属于可以引发动脉粥样硬化的脂蛋白，这种脂蛋白在血中的含量越高，就会越加大动脉粥样硬化的风险。中国多省市心血管病危险因素的队列研究证实，与总胆固醇＜5.72mmol/L相比，总胆固醇≥5.72mmol/L时急性冠心病发病危险增加74%，缺血性脑卒中发病危险增加12%。LDL-C是低密度脂蛋白胆固醇，在血脂化验中是非常重要的指标，如果此指标偏高，患者就容易出现动脉粥样硬化性疾病，控制LDL-C水平对心脑血管疾病治疗有积极作用，也能据此判断心脑血管疾病是否存在复发的情况，为临床治疗提供参考。LP（a）是一种独立的特殊的脂蛋白，也是一种敏感的急性时相蛋白，其构成成分主要是低密度脂蛋白和载脂蛋白A（ApoA），尸体解剖证实主动脉和冠状动脉粥样硬化斑块中存在大量的LP（a），能明显强化动脉粥样硬化和促血栓形成。

四、吸烟与饮酒

吸烟是心脑血管疾病重要危险因素。若每日吸烟量增加，开始吸烟年龄减低及持续吸烟时间延长，冠心病患病风险也逐级增加，存在明确剂量反应关系。吸烟能使血管疾病死亡风险增加两三倍，吸烟者心衰危险是不吸烟者2倍，且预后差。针对中国高血压流行病学随访研究（CHEFS）约16万≥40岁中国成年人数据一项分析显示，调整多种因素后，每天吸烟1～9支、10～19支、≥20支者的脑卒中发病风险分别是不吸烟者的1.21倍、1.21倍和1.36倍。踝臂指数（ABI）是反映亚临床期外周动脉粥样硬化疾病的一项无创检测指标。国内外多项研究表明，吸烟与ABI密切相关，提示吸烟可增加外周动脉粥样硬化风险。吸烟还能降低心脑血管疾病治疗措施疗效，与做过经皮冠状动脉介入治疗或者冠状动脉旁路移植手术不吸烟人群相比，吸烟人群再次心肌梗死或者死亡风险要高得多。酗酒行为长期存在时，心脑血管疾病发生风险会明显提高，原因是酒内含有可导致心脑血管痉挛发生的成分比较多，而且在过量酒精影响下，脂质过氧化物增加，较易发生动脉粥样硬化。

五、肥胖、年龄与遗传

肥胖已成为重大公共卫生问题，我国超重和肥胖人群在过去40年中迅速增加。在心脑血管疾病中，高血压、冠心病、充血性心力衰竭、卒中和静脉血栓形成都和肥胖有密切关系。腹部脂肪堆积与心血管疾病、糖尿病的发生风险呈正相关，可能的机制是肥厚的脂肪细胞和免疫细胞相关的脂肪组织可以促进炎性细胞的增殖，从而加速脂肪因子和有活性的脂质体的分泌，脂肪因子和脂质体的作用可以加重代谢性疾病。健康人群维持体质量在参考范围可减少心脑血管疾病患病的可能。年龄和遗传病史也是导致心脑血管疾病发生的高危因素，年龄大于60岁、有遗传病史者更易发生心脑血管疾病。

第二节　从脾论治防控心脑血管疾病危险因素之高血压

高血压是一种在遗传因素与环境因素共同作用下发生的以体循环动脉压高于正常值为主要临床表现，后期常伴发冠心病、脑梗死、慢性肾衰竭等严重并发症的临床心血管综合征。根据《2020国际高血压学会全球高血压实践指南》，全球已有接近14亿人患高血压，尽管降压药物的广泛运用将全球平均血压控制在了相对稳定水平，但是仍然可能发生心脑血管事件。在我国传统医学理论中，高血压属于眩晕、头痛、肝风等范畴，其特点是本虚标实。患者主要表现为头晕目眩、乏力，病情轻者在稍作休息后症状自行缓解，而病情严重者不能站立，甚至是发生晕倒、意识丧失。

一、西医高血压诊断标准

主要根据实际测量静息坐位肱动脉部位的血压值，非同日测量3次血压均为：收缩压≥140mmHg和（或）舒张压≥90mmHg。对于初诊高血压者诊断要慎重，宜多次反复查血压。患者既往有高血压病史，目前正在服用抗高血压药物，即使血压已低于140/90mmHg，仍应诊断为高血压。

二、中医从脾而论高血压

基于中医头痛、眩晕等“肝肾亏虚，肝阳上亢”病机理论，多从肝论治高血压，但五脏一体观提示了其他脏腑对于疾病的协同作用。《脾胃论》指出：“内伤脾胃，百病由生。”脾脏居中土之位，为气机升降枢纽，无脾提供精微物质滋润濡养其他四脏，人体气血运行会出现问题。脾胃健运，肝肾等脏腑才能和顺协调、功能畅达。而嗜酒肥甘、饥饱劳倦等会损伤脾胃致使健运失司，水谷不化精微，聚湿生痰。痰浊中阻，则清阳不升，浊阴不降，引发眩晕。

《素问·六微旨大论》曰：“亢则害，承乃制，制则生化，外列盛衰，害则败乱，生化大病。”脾为肺母，肺为脾子，肺金克肝木，肝木克脾土。脾母敦实，肺子不病，则制克肝木，而使肝木不亢，肝木不亢则脾土亦不被其制约太过。母病常及子。脾土亏虚，常致肺金不足，金行亏虚，则肝木无所制，阳亢化风，从而导致血压波动频繁，头晕、头痛反复发作。肝行亢盛，倍乘脾土，而致脾病加重；肝行亢盛，又可反侮肺金，而使肺病加重。故脾脏不复，肺金不实，则肝木无制，病必不愈。临床发现，不少高血压患者均存在脾胃功能不足，土虚则木陷，木陷则疏泄失司，湿邪留恋燥土，化为痰浊。许多高血压患者平素脾气急躁，或性情忧郁，常致肝气郁结，肝脾不和，久则致肝郁脾虚。肝与胆相表里，五行同属木，《医原·望病须察神气论》曰：“凡人食后，小肠饱满，肠头上逼胆囊，胆汁渍入肠内，利传渣滓。”胆汁源于肝，贮藏于胆，排泄进入小肠，以助饮食物消化吸收，若肝胆功能失常，胆汁分泌排泄障碍则影响脾胃的运化。肝胆与脾胃在病理上相互影响，循环往复愈加严重。

《医学求是》曰：“中气为升降之源，脾胃为升降之枢轴。”脾有升阳之功，胃有降浊之效，脾升胃降是血压平稳重要基础。李仲守认为，高血压病机“变动在肝，根源在肾，关键在脾”。《丹溪心法》曰：“头痛多主于痰。”“头眩，痰……无痰则不作眩。”现代研究中高血压的病机主要可分为痰湿中阻、热毒炽盛、瘀血阻滞、痰瘀阻络、阴虚阳亢、肝火亢盛、阴阳两虚等，可见，“痰”在高血压发病中占有重要地位。痰形成原因较多，如外感六邪、食卧不当、七情劳伤等，究其本质与五脏功能失调有关，其中又属脾与痰的关系较为密切。《诸病源候论》曰：“劳伤之人，脾胃虚弱，不能克消水浆，故为痰饮也。”《素问·经脉别论》曰：“食气入胃，浊气归心，淫精入脉。”“饮入于胃，游溢精气，上输于脾。脾气散精，上归于肺，通调水道，下输膀胱。”脾主运化，既可以将食物化生为水谷精微输至全身，又可以吸收输布津液，调节全身水液代谢。若嗜食肥厚醇酒导致形盛气虚，加之劳逸失衡导致气血运行不畅，累及脾胃运化失调，痰浊血瘀滋生，堵塞脉道，郁久生热，痰热上扰则发眩晕；或气机不畅而水饮内停，痰随气生，上扰脑窍，脑失清明则发为眩晕。

三、高血压的中医治疗

（一）辨证分型以甄脾胃（表8-2-1）

表8-2-1 高血压的辨证分型

证型	症状
肝阳上亢证	头晕头痛，口干口苦，面红目赤，烦躁易怒，大便秘结，小便黄赤，舌质红，苔薄黄，脉弦细有力
痰湿内盛证	头晕头痛，头重如裹，困倦乏力，胸闷，腹胀痞满，少食多寐，呕吐痰涎，肢体沉重，舌胖苔腻，脉濡滑
瘀血阻窍证	头痛经久不愈，固定不移，头晕阵作，偏身麻木，胸闷，时有心前区痛，口唇发绀，舌紫，脉弦细涩
肝肾阴虚证	头晕耳鸣，目涩，咽干，五心烦热，盗汗，不寐多梦，腰膝酸软，大便干涩，小便热赤，舌红少苔，脉细数或细弦
肾阳虚衰证	头晕眼花，头痛耳鸣，形寒肢冷，心悸气短，腰膝酸软，遗精阳痿，夜尿频多，大便溏薄，舌淡胖，脉沉弱

（二）相符之证治从脾胃

1.*方药治疗*

痰浊内盛所致高血压，治疗方法当以祛湿化痰、补脾益气、兼以活血为主。有研究表明，痰湿内盛证的核心处方为：陈皮、甘草、茯苓、天麻、半夏、白术、泽泻，即半夏白术天麻汤化裁。方中半夏燥湿化痰，白术健脾祛湿，天麻息风止头眩为主药；茯苓、甘草、生姜、大枣则是健脾和胃之药，再加陈皮以理气化痰，使脾胃健运，痰湿不留，眩晕乃止。若脾虚生痰者可用六君子汤加黄芪、胆南星、白芥子之类。若为痰郁化火，宜用温胆汤加黄连、大黄、黄芩、竺黄等以化痰泄热或合滚丸以降火涤痰。又因“因肝之病，必先实脾”，若动怒，痰、火、风交织者，可用大柴胡汤合二陈汤配伍，并投以柴胡、白芍、茯苓、陈皮、川芎、牛膝等；也可用二陈汤合当归龙荟丸，并可随症加天麻、钩藤、石决明等降压息风之药。结合痰瘀同治理论，可依症状酌加牛膝、红花、桃仁、赤芍、三七等，也符合现代研究高血压病程中伴随不同程度的血瘀状态。

2.针灸治疗

临床上，针灸作为一种应用最普遍的非药物疗法，在降血压方面疗效确切，降压平稳不易反复，在高血压病防治中起着重要作用。高血压主要责之肝脾，足阳明胃经五行属土，根据五行“土侮木”理论，临床上多有运土疏木治法；手阳明大肠经属金，金克木。从五行相克、相侮来看，手足阳明经均可抑制肝气上逆。石学敏院士确立了“活血散风，疏肝健脾”治法，创立了“司气海，调血压”针刺技术，使用三经（足阳明胃经、手阳明大肠、足厥阴肝经）五穴（人迎、合谷、太冲、曲池、足三里）降压。有研究表明，阴虚阳亢者可加三阴交、太溪滋阴潜阳；头痛、眩晕较重者可加风池、百会清头散风，通达脑络；脾肾阳虚者可加肾俞、丰隆益肾壮阳，益气化痰；伴有胸心胃病者可配合内关理气降逆，宁心安神。

第三节　从脾论治防控心脑血管疾病危险因素之糖尿病

糖尿病是一组由多种病因引起以慢性高血糖为特征的代谢性疾病，可引起多系统损害，导致肾、心脏、血管、神经、眼等组织器官慢性进行性病变、功能减退及衰竭。糖尿病前期又称为糖调节受损，包括空腹血糖受损和糖耐量异常。糖尿病前期持续时间较长，如果早期干预治疗则可以使血糖水平恢复到正常范围，若继续发展则易成为2型糖尿病。

一、西医糖尿病诊断标准

糖尿病症状是指多尿、烦渴多饮和难于解释的体重减轻；空腹指至少8小时内无任何热量摄入；随机血糖指不考虑上次用餐时间，一天中任意时间的血糖。目前国际上通用WHO糖尿病专家委员会1999年提出的诊断标准，基于空腹，任意时间或OGTT中2小时血糖（2hPG）值。正常空腹血糖（FPG）为3.9～6mmol/L，空腹血糖6.1～6.9mmol/L者为空腹血糖调节受损（IFG），≥7mmol/L应考虑诊断为糖尿病；OGTT时2hPG≤7.7mmol/L为正常糖耐量，7.8～11.1mmol/L为糖耐量减低（IGT），≥11.1mmol/L应考虑诊断为糖尿病。

二、中医从脾而论糖尿病

糖尿病前期血糖异常不仅是2型糖尿病的危险因素，也与心脑血管疾病、代谢综合征、认知功能障碍等疾病密切相关，早期干预治疗可以使血糖水平恢复到正常范围，避免糖尿病发生或延缓糖尿病前期向糖尿病演变进程。糖尿病前期属中医“脾瘅”“消瘅”“消渴”等范畴，现较公认为“脾瘅”。《素问·奇病论》曰：“有病口甘者，病名为何？何以得之？岐伯曰：此五气之溢也，名为脾瘅……此肥美之所发也，此人必数食甘美而多肥也，肥者令人热，甘者令人中满，故其气上溢，转为消渴。”这里指出“脾瘅”的一大重要病因是过食肥美影响脾胃运化的能力，水谷精微失于输布，聚湿生痰，郁而化热，痰热内蕴，伤阴耗气，消谷耗液，若得不到及时干预就有可能进展为消渴，可见脾胃功能失调在疾病过程中起重要的作用，具体言之责在湿热、脾虚、膏脂不化所成浊毒等，从脾论治应可收效。

血糖作为机体生命活动基本物质，属中医所言水谷精微，由脾运化而成。脾虚则运化失常，血糖代谢障碍，引起机体内血糖升高，诱发糖尿病，且脾胃为“后天之本”“气血生化之源”，脾虚则气血乏源，吸收受阻，致使胰岛细胞不能正常发挥生理功能，诱发糖尿病。同时，不化之水谷精微在脉道中不断积聚成为浊邪，壅滞日久酿成浊毒，与现代医学所提的“糖毒性”“脂毒性”性质相同。

此外，五志过极化火，气机失常也能引起脾瘅。《素问·举痛论篇》曰：“怒则气逆，气上矣；喜则气和志达，气缓矣；悲则心系急，气消矣；恐则精，气不行矣；惊则心无所依，气乱矣；思则心有所存，气结矣。”气机不畅，久郁则化火，耗气伤阴，形成脾瘅。随着生活节奏加快、压力增大，常导致思虑过度损伤脾胃，肝气郁结肝失疏泄，人体气机失常，脾胃升降失司，又肝气郁而化火消灼肺胃阴津。

现代医学研究表明，糖尿病主要为胰腺胰岛细胞功能异常引起，胰腺和脾两者在功能上密切相关，互相影响，脾病可累及于胰，反之亦然。脾虚患者机体中血清淀粉酶、尿淀粉酶总活性等均有明显降低，也就是说，脾虚患者胰腺分泌淀粉酶功能降低。

血管病变是糖尿病最常见并发症之一，广泛发生于大中小血管、动脉、毛细血管和静脉，且进展速度快，常可引起心血管、脑、肾、眼底等部位病变。目前医家多赞同“气阴两虚兼夹瘀血”为糖尿病血管病变基本病机，主要致病因素是贯彻全程的血瘀之症。上文已提到，脾虚水谷精微失于运化后浊邪壅滞日久侵入血分就会酿成瘀毒，又可导致阴虚、气虚，气虚与血瘀相互影响，相互作用，互为因果。现代医学认为，胰岛素的作用就是将水谷精微物质的重要成分——葡萄糖运送至靶器官组织为生命活动提供能量，当“脾不散精”或胰岛素抵抗时，上述过程即发生障碍。因此，在糖尿病的防治中治脾有助于促进胰岛功能从而提高调节血糖的能力。

三、糖尿病的中医治疗

（一）辨证分型以甄脾胃（表8-3-1）

表8-3-1　糖尿病的辨证分析

阶段	证型	症状
无症状期	阴虚火旺证	一般没有突出的临床症状，食欲旺盛，而耐劳程度减退，化验检查一般血糖偏高，但常无尿糖。应激情况下血糖可明显升高，出现尿糖，舌暗红，少苔，脉细数
症状期	肺热津伤证	烦渴多饮，口干舌燥，尿频量多，多汗，舌边尖红，苔薄黄，脉洪数
	胃热炽盛证	多食易饥，口渴多尿，形体消瘦，大便干燥，舌红苔黄，脉滑实有力
	肾阴亏虚证	尿频量多，混浊如脂膏，或尿有甜味，腰膝酸软，乏力，头晕耳鸣，口干唇燥，皮肤干燥、瘙痒，舌红少苔，脉细数
	气阴两虚证	口渴引饮，能食与便溏并见，或饮食减少，精神不振，四肢乏力，体瘦，舌质淡红，苔白而干，脉弱
	阴阳两虚证	小便频数，混浊如膏，甚则饮一溲一，面色黧黑，耳轮焦干，腰膝酸软，形寒畏冷，阳痿不举，舌淡苔白，脉沉细无力
	痰瘀互结证	“三多”症状不明显，形体肥胖，胸脘腹胀，肌肉酸胀，四肢沉重或刺痛，舌暗或有瘀斑，苔厚腻，脉滑

续表

阶段	证型	症状
症状期	脉络瘀阻证	面色晦暗，消瘦乏力，胸中闷痛，肢体麻木或刺痛，夜间加重，唇紫，舌暗或有瘀斑，或舌下青筋紫暗怒张，苔薄白或少苔，脉弦或沉涩
并发症	疮痈	消渴易并发疮疡痈疽，反复发作或日久难愈，甚则高热神昏，舌红苔黄，脉数
	白内障 雀目 耳聋	初期视物模糊，渐至昏蒙，直至失明，或夜间不能视物，白昼基本正常，也可出现暴盲，或见耳鸣、耳聋，逐渐加重，舌暗或有瘀斑，苔薄白或少苔，脉弦或沉涩

（二）相符之证治从脾胃

1.**方药治疗**

近年依据2型糖尿病患者多肥胖而“三多”不著，中医学有“肥人多痰湿”学说，故从痰论治日趋多见，常有理气化痰、升清化浊、化湿祛瘀等治法。也有学者认为脾虚、脾胰同病是2型糖尿病的病理基础，脾虚及脾胃失常是主要病机，五脏皆虚为其重要的病理转归，因此健脾益气为重要治法，用方含黄芪、太子参、白术、茯苓、枸杞子、山药、丹参、白芍、玉米须等。名老中医常用的健脾固肾方剂有参苓白术散、补中益气汤、平胃散、胃苓汤、六君子汤等，化湿祛痰类常用加味二陈汤。亦有采用运脾法治疗消渴病，如肝木乘脾法用柴胡疏肝散加减治疗，脾肾阳虚型采用金匮肾气丸加减治疗，脾虚血瘀型采用黄芪桂枝五物汤治疗。

2.**针灸治疗**

针灸疗法在中医“治未病”理论基础上，能够“未病先防”，有效降低糖尿病发病率，且可以对患者进行系统辨证诊治，提高机体抵抗力，达到阴平阳秘的状态。《灵枢·五邪》曰：“阳气有余，阴气不足，则热中善饥……皆调于三里。”足三里能健脾和胃，调和气血，是治疗胃肠病之主穴，也是全身强壮要穴，补虚之要穴。有医者选用足三里、三阴交以补法针刺，太冲、合谷以平补平泻法针刺，留针30分钟；脾俞、胃俞间接灸法5分钟。结果显示：患者糖耐量受损情况明显改善，且腹围及体质量下降。糖尿病由轻到重的演变规律是：肥胖—脾瘅—糖尿病—并发心脑血管病。脾瘅是“救其萌芽”最关键一步，《针灸逢源》消渴方起着清虚火、健中焦、滋肾阴的作用，正好符合脾瘅的清内热、益脾气、养身阴的针灸治疗基本法则。处方组成为人中、关冲、脾俞、中脘、足三里、公孙、照海、太溪。针刺时先刺脾俞，再刺其他腧穴。其中，脾俞、中脘、足三里、公孙这一组腧穴健脾和胃，健运中焦。

第四节　从脾论治防控心脑血管疾病危险因素之血脂异常

血脂异常包括血浆中甘油三酯或（和）总胆固醇、低密度脂蛋白升高以及高密度脂蛋白降低。血脂异常时，作为靶细胞的血管内皮细胞，其结构和功能将会发生变化，不仅对低密度脂蛋白的通透性增加，胆固醇也更易附着在血管内膜处，大量脂质积聚在血管壁，从而导致血管内皮细胞的抗氧化酶含量减少，机体清除自由基的能力也迅速下降。与此同时，由单核细胞转化而来的巨噬细胞吞噬氧化低密度脂蛋白从而形成泡沫细胞产生斑块。随着脂质的堆积和斑块进一步发展，动脉粥样硬化由此形成。因此，血脂异常被认为是冠心病、脑卒中等心脑血管疾病发生发展的病理生理基础。血脂异常在中医上属本虚标实之证，多因过食过逸、情志不调等产生，与脾胃关系密切。

一、西医原发性血脂异常诊断标准

正常饮食情况下，取禁食10小时后患者前臂静脉血，进行全自动生化分析仪检测血脂各项指标。满足下列4项中的1项或1项以上即可诊断为血脂异常：甘油三酯（TG）≥1.70mmol/L；总胆固醇（TC）≥5.18mmol/L；低密度脂蛋白胆固醇（LDL-C）≥3.37mmol/L；高密度脂蛋白胆固醇（HDL-C）＜1.04mmol/L。原发性定义为：由不良生活方式（高脂饮食、酗酒、运动缺乏等）所引起，或家族性血脂异常。

二、中医从脾而论血脂异常

“膏粱”之变多责于脾失健运：其一，脾不能够将蓄积于体内水谷精微（各种能量代谢底物）完全转化吸收则膏脂（形成高血糖、高血脂等）可现；其二，水谷所化生精微和体内水湿因“脾运失司”而不得布散，水谷精微不归正化，聚湿生痰，阻碍气血久则血瘀，脉道内粥样斑块即为上述痰瘀搏结而成，此为因痰致瘀；水液代谢正常有赖于气血运行通畅，否则水湿亦可生成痰浊，此为因瘀致痰。痰瘀互为因果，终而出现痰瘀互结脉内，此为心脑血管疾病发生基础。

血脂异常在中医古籍中无明确定义，但自《黄帝内经》便出现相关叙述，体脂量高的胖人被载为“肥人”“膏人”。中医认为，人体膏脂属于正常津液的一部分，早在《黄帝内经》中已明确阐述了膏脂的生成及其作用。张景岳也说：“膏，脂膏也。津液和合为膏，以填补骨空之中，则为脑为髓，为精为血。”说明膏脂随血而循脉上下，敷布全身以濡养五脏六腑、四肢百骸。“饮入于胃，游溢精气，上输于脾。脾气散精，上归于肺，通调水道，下输膀胱，水津四布，五经并行。”血脂与津液皆为水谷所化，随着津液一同输布全身，既为后天水谷化生之精微之物，便需依赖脾之运化、肾之气化、肝之疏泄、肺之宣发布散与心气的推动来实现其生理功能，这一系列以脾之化为开端。就精微物质化生的场所而言，饮食物的消化和吸收过程主要在胃和小肠中进行，与肝、胆均有关，但必须依靠脾气的推动、激发作用。这个过程中若脾化失常，则导致水谷不能被完成纳化为精微，已化生之浊邪亦不能进一步被化除，最终余浊邪内积，“津液稠黏，血为之浊”。

前之言为不化，而脾主运化，“运”亦为重。脾主升清的生理特性是脾转输精微物质的基础，即脾通过“升清”达到布散精微物质的作用，若脾虚失运则精微不布，精化为浊，产生膏脂转输障碍。“脾主运”还包括将浊毒物质及时输送出体外的过程。饮食物中不能被人体利用的物质，或者于人体有害的痰、浊、毒性物质最终以各种形式排出体外，其中固态物质和部分水液通过大肠由魄门排出体外，大部分废液变成尿液，在肾气的开合作用下由膀胱排出体外，这一过程离不开脾主升清和胃主降浊的气机调节作用，若脾胃失去推陈致新的功能，亦会引起浊毒壅滞于血脉。“浊滞血脉”为血脂异常发病的核心病理基础。临床上血脂异常患者多见体型肥胖、肌肉松弛、倦怠乏力、胸脘痞闷、舌苔厚腻等症状，这些症状也同样存在于脾气虚痰浊内生的患者，可见血脂异常与脾虚痰浊关系密切。

三、血脂异常的中医治疗

（一）辨证分型以甄脾胃（表8-4-1）

表8-4-1　血脂异常的辨证分型

证型	症状
痰浊中阻证	四肢倦怠，胸脘痞满，腹胀纳呆，大便溏薄，形体肥胖，心悸眩晕，舌体胖，边有齿痕，苔腻，脉滑
肝郁脾虚证	精神抑郁或心烦易怒，肢倦乏力，胁肋胀满窜痛，月经不调，口干，不思饮食，腹胀纳呆，舌苔白，脉弦细
胃热滞脾证	多食，消谷善饥，体胖壮实，脘腹胀满，面色红润，口干口苦，心烦头昏，舌红，苔黄腻，脉弦滑
肝肾阴虚证	头晕目眩，腰膝酸软，失眠多梦，耳鸣健忘，咽干口燥，五心烦热，胁痛，颧红盗汗，舌红少苔，脉细数
脾肾阳虚证	畏寒肢冷，腰膝腿软，面色㿠白，大便稀溏，腹胀纳呆，耳鸣眼花，腹胀不舒，舌淡胖，苔白滑，脉沉细
气滞血瘀证	胸胁胀闷，胁下痞块刺痛拒按，心烦易怒，夜不能寐或夜寐不安，舌紫暗或见瘀斑，脉沉涩

（二）相符之证治从脾胃

1.方药治疗

中医药治疗血脂异常的常用药物中泽泻、茵陈、荷叶、泽泻汤属祛湿利水剂，丹参、桃红四物汤属活血祛瘀剂，二陈汤、枳实薤白桂枝汤属祛痰剂，山楂属消导剂，决明子属泻下剂，逍遥散属理气剂，何首乌、黄精、枸杞子属补益剂。痰浊中阻证有以燥湿祛痰为主的治法，方用二陈汤合胃苓汤加减，痰郁化火加莲子、黄连，眩晕较甚加竹茹、天麻，胸闷加瓜蒌、薤白，胸闷纳差加砂仁、白豆蔻、焦山楂，麻木加胆南星、僵蚕；又有以芳香化湿、健脾祛痰、化瘀降浊为主的治法，常用七味白术散、二陈汤、六君子汤、五苓散等，选用党参、苍术、厚朴、陈皮、车前子、石菖蒲等温和健脾的药物来加减，同时加入僵蚕、水胚等虫类药物进行活血化瘀、祛痰通络的治疗。腹胀纳呆加薏苡仁、扁豆，气短乏力加黄芪，少寐健忘加合欢皮、夜交藤，肾阳虚明显加巴戟天、肉桂，形寒肢冷加干姜，下肢水肿加生黄芪、茯苓。

2.针灸治疗

针灸治疗高脂血症的方法主要包括体针、电针、温针灸、针扣、穴位埋线、耳针、灸法等单一疗法以及针药并用、体针配合刺络拔罐等综合疗法，取穴多以特定穴为主，使用频次较多的依次是丰隆、足三里、三阴交、内关和天枢，使用频次较高的经脉依次是足阳明胃经、足太阴脾经、任脉、足太阳膀胱经和手厥阴心包经。亦有从三焦气化理论而治，调畅全身气化，维持机体正常的水液代谢平衡。在上取内关、膻中、中府，以助“上焦如雾”之功能；“中焦如沤”，脾胃为气机升降的枢纽，取中脘、天枢、大横、带脉等以调畅脾胃运化；在下取水分、水道、阴陵泉以助“下焦如渎”之功能，并将女子月经排泄归入“下焦如渎”的范围中，女子月经病针取气海、归来、三阴交以调畅下焦气机。有医者采用眼针治疗痰浊内阻型糖尿病取得良好效果。眼针选取穴区为：中焦穴区（双）、脾胃穴区（双）、肺大肠穴区（双）、肾膀胱穴区（双）、上焦穴区（双）、下焦穴区（双）。其中，选取中焦、脾胃穴区意在调畅中焦，加强脾胃生理功能。

第五节　从脾论治防控心脑血管疾病危险因素之肥胖症

肥胖是全球性社会公共卫生问题，2000年世界卫生组织（WHO）将肥胖定义为慢性疾病。在我国城市肥胖的发病率达10%～15%，而且有逐年增高和年轻化的倾向。肥胖的产生是超额摄入了机体所需的营养物质，使得过剩的能量在机体内不断累积，从而使脂肪细胞的数目增多和体积增大而造成的。肥胖不仅缩短了患者的寿命，还能增加其罹患心脑血管病、呼吸系统疾病、代谢性疾病和骨关节病等疾病的风险，并能引起患者抑郁或焦虑等不良心理反应，导致患者生活质量下降。中医认为，肥胖症在中医方面归属于“痰浊”“湿阻”“痰瘀”“脂浊”范畴，多由过食肥甘、饮食不节而致，如《素问·痹论》曰：“饮食自倍，脾胃乃伤。”若脾胃虚弱，运化失司，水谷等精微物质化生不利，痰湿膏脂蓄积体内发为肥胖，所以有“肥人多湿”“肥人多痰”等说法。

一、西医肥胖症诊断标准

根据世界卫生组织标准将体质指数（BMI）≥25kg/m^{2}且<30kg/m^{2}定义为超重，BMI≥30kg/m^{2}定义为肥胖。在中国，超重定义为BMI≥24kg/m^{2}且<28kg/m^2，肥胖定义为BMI≥28kg/m^2。腰围采用最低肋下缘与髂脊最高点连线的中点作为测量点，被测者取直立位平静呼气状态下，用软尺水平环绕于测量部位，松紧适度。中国建议将女性腰围≥85cm，男性腰围≥90cm作为判断肥胖的标准。

二、中医从脾而论肥胖症

《医宗必读·痰饮》云：“脾土虚弱，清者难升，浊者难降，留中滞膈，瘀而成痰。”脾虚失运致清阳不升浊阴不降，清浊不分，则不能消化体内糟粕以及促使糟粕排出，使得饮食水谷壅滞中焦，聚而生浊生膏而发为肥胖。《景岳全书》云：“脾虚不能制湿，肾虚不能纳水……或以脾阴干燥而液化为胶，痰证中十居八九，是皆虚痰之不可攻者也。”脾失运化，则津液输布障碍，水湿痰饮内聚，形成体形肥胖，正如《素问·至真要大论》所言：“诸湿肿满，皆属于脾。”中医在治疗肥胖时多从“脾胃”入手。联系现代医学，脾主运化包含了物质的代谢、细胞的更新、食物的消化与吸收，还包括免疫、内分泌等诸多环节。自噬体被形象地称为细胞的“清理站”和细胞物质与能量转化的“急救站”，在机体中的自我防御、自我调节、物质代谢及细胞更新等方面正是脾主运化的微观体现。中医运用健脾祛痰的方法可以间接激活自噬，被激活的自噬通过溶酶体降解途径清除体内产生的病理性代谢产物——痰浊，给予邪气以出路。

《灵枢·阴阳二十五人》云：“土形之人……黄色圆面，大头，美肩背，大腹，美股胫。小手足，多肉，上下相称……”详细描述了“土形人”的皮肤表征、体型比例、肌肉分布特点，与现代的向心性肥胖相吻合。“脾主肌肉”理论最早源于《黄帝内经》，《素问·痿论》曰：“肺主身之皮毛，心主身之血脉，肝主身之筋膜，脾主身之肌肉，肾主身之骨髓。”《素问·五脏生成篇》曰：“脾之合肉也。”李东垣在《脾胃论》中记载：“脾胃俱旺，则能食而肥，脾胃俱虚，则不能食而瘦或少食而肥，虽肥而四肢不举。”名医唐容川认为：“肉是人身之阴质，脾为太阴，主化水谷以生肌肉，‘肌’为肥肉，‘肉’为瘦肉，肥肉是气所生，瘦肉是血所生。”故脾主肌肉中“肌肉”的概念可理解为现代医学中的脂肪组织和肌肉组织的总称。肢体筋脉弛缓与形体肥胖都属于疾病表相，其根本病机在于脾虚不能运化及布散水谷精微，使得肢体肌肉无化生之源，而脾失健运同样会导致膏痰湿内生，则体形肥胖。

三、肥胖症的中医治疗

（一）辨证分型以甄脾胃（表8-5-1）

表8-5-1　肥胖症辨证分型

证型	症状
胃热火郁证	肥胖多食，消谷善饥，脘腹胀满，面红，口干苦，胃脘灼痛，嘈杂，得食则缓，舌红，苔黄，脉平或偏数
脾虚不运证	肥胖臃肿，神疲乏力，身体困重，胸闷脘胀，四肢轻度水肿，晨轻暮重，劳累后明显，饮食如常或偏少，既往多有暴饮暴食史，舌淡胖，边有齿痕，苔薄白或白腻，脉濡缓
痰湿内盛证	形盛体胖，身体重着，肢体困倦，胸膈痞满，痰涎壅盛，头晕目眩，呕不欲食，口干而不欲饮，嗜食肥甘醇酒，神疲嗜卧，苔白腻，脉滑
脾肾阳虚证	形体肥胖，颜面虚浮，神疲嗜卧，气短乏力，腹胀便溏，自汗气喘，动则更甚，畏寒肢冷，下肢水肿，舌淡胖，苔薄白，脉沉细
气滞血瘀证	肥胖懒动，喜太息，胸闷胁满，面色紫红或暗红，胸闷胁胀，舌暗红或有瘀点、瘀斑，脉沉弦或涩

（二）相符之证治从脾胃

1.方药治疗

有研究表明，治疗单纯性肥胖常用的药物主要包括以白术、黄芪、甘草、陈皮为核心的益气健脾药和以茯苓、泽泻为核心的祛湿药，以及以大黄、山楂、荷叶、决明子为主的通腑消食化积药。应用关联规则挖掘方法，得到13对常用药对，如山楂—茯苓、白术—山楂、茯苓—荷叶、茯苓—泽泻、白术—茯苓、大黄—茯苓、陈皮—茯苓等，所有常用药对均为白术或茯苓与其他药物的配伍组成，展现了健脾祛湿中药在单纯性肥胖的临床运用中的主体地位。常用核心组合有6个，其中的白术、茯苓配伍泽泻和党参、白术配伍茯苓均是由健脾祛湿经典药对（茯苓、白术）加味。白术甘温，能健脾益气，燥湿利水，偏于守中。茯苓甘淡渗湿，健脾止泻。二药之中，茯苓偏于利水，白术偏于健脾，两药配用，守中有通，补泻并行，补则健脾助运，使化湿运积有权。现代药理研究显示，茯苓可以提高超氧化物歧化酶浓度，抗脂质过氧化，降低血脂血糖；白术能够促进胃排空及肠蠕动。

2.针灸治疗

从经络理论来看，肥胖症的发生是因为局部的经络阻塞、气血不畅壅滞而致。故在病变局部取穴，直接针灸治疗，可以起到疏通经脉、行气活血的作用。中医认为肥胖多责之于脾胃，减肥常用穴位多位于腹部，属于脾经、胃经。针刺这些穴位可以调理脏腑功能，使脏气充盛，运化正常，行气化湿，则肥胖无化生之源。可选取阴陵泉、丰隆、足三里、三阴交、带脉、阿是穴配合脐周八穴。脐周八穴包括天枢（双）、大横（双）、中脘、关元、水道（双）。背面选取肾俞（双）、脾俞（双）、三焦俞（双）。也有研究表明，穴位埋线减肥效果好。穴位埋线是将可吸收性蛋白线植入所选定的腧穴后，利用线在吸收过程中对腧穴的刺激作用，从而激发患者经气，使之气血调和，从而加强机体自我调节和恢复，达到防治疾病的目的。

第六节　从脾论治防控心脑血管疾病危险因素之代谢综合征

前文已提到胰岛素抵抗，它是指靶组织、靶细胞对胰岛素的敏感性下降，从而诱使胰岛B细胞代偿性分泌更多的胰岛素来完成应有生命代谢的病症，不仅可以引起肥胖，也是血脂异常和2型糖尿病的重要病因，同时，胰岛素抵抗又是高血压的独立危险因素，与高血压的发生、发展、预后有密切关系，并影响高血压靶器官损害。而以中心性肥胖、糖尿病、高血压、高脂血症为主要特征，以胰岛素抵抗为共同基础，以合并出现多种代谢性疾病为临床特点的综合征即为代谢综合征。代谢综合征是引起心脑血管疾病的高危因素，也是导致死亡和致残的主要原因。血管内皮损伤是心脑血管疾病的始动环节。胰岛素抵抗状态时脂肪会释放多种炎症递质，加重高胰岛素血症，继而减弱机体的抗氧化能力，损伤内皮细胞和动脉壁；同时，刺激动脉内膜下平滑肌细胞发生迁移，脂质则沉积滞留于内，加剧动脉粥样硬化，继而促成血栓形成，造成脑卒中和冠心病。此外，高胰岛素血症还易诱发高血糖，促使血脑屏障减弱，管壁通透性增强，继而使得纤维蛋白易沉积于内，官腔逐渐狭窄，造成脑内缺血、缺氧，髓鞘脱失，加重病情发展。

一、西医代谢综合征的诊断标准

具备以下3项或更多：①腹型肥胖：腹围男性≥90cm，女性≥85cm；②高血糖：FPG≥6.1mmol/L，及（或）2hPG≥7.8mmol/L及（或）已确诊为糖尿病并治疗者；③高血压：BP≥130/85mmHg及（或）已确认为高血压并治疗者；④空腹TG≥1.7mmol/L；⑤空腹HDL-C＜1.04mmol/L。

二、中医从脾而论代谢综合征

代谢综合征是现代医学病理概念，1998年被WHO正式命名。近年来，由于人们物质生活水平提高及生活方式转变，代谢综合征发病呈明显上升趋势。中医学虽未对代谢综合征定义，却早有相关记载，《黄帝内经》中依照代谢综合征症状特点，可将该病归入消瘅、肥胖、脾瘅、消渴等范畴。代谢综合征临床表现多样，发病与人体诸脏腑功能失调皆有关，与脾关系最为密切。现代医学研究表明，中医之脾维系着摄入物质的代谢、结构更新和功能运作，故认为物质代谢紊乱可能是脾失健运、痰浊内生的具体表现。前文已说明脾与高血压、糖尿病、血脂异常和肥胖症的关系，在此不再赘述。无论代谢综合征初期、中后期，还是代谢综合征的衰竭期，都不可否认脾为病机关键，从脾论治必不可少。

胰岛素抵抗是糖尿病、高血压、冠心病、动脉粥样硬化等疾病发生的病理基础，是代谢综合征的核心。胰岛素来源于胰腺，胰腺具有外分泌和内分泌的功能，外分泌指其可以分泌多种消化酶来消化饮食，形成机体所能吸收的营养物质；内分泌指其可分泌胰高血糖素来促进糖原分解和糖异生以维持血糖供应，还可分泌胰岛素来发挥降糖作用，促进靶细胞吸收利用血糖形成糖原，或者通过各种酶促反应形成蛋白质和脂质以供机体代谢所需。无论由于胰岛素结构异常或存在胰岛素抗体或胰岛素受体、受体后存在异常，均导致葡萄糖无法被运载到组织内得以利用。从中医角度，血糖为脉中“水谷精微”，不能被组织摄取供机体需要，即脾“运”功能受损。脾“运”赖脾气推动作用。由于饮食、情志、劳欲等直接或间接损伤脾，脾虚气不运，导致“水谷精微”留于脉内，“脾土虚弱，清者难升，浊者难降，留中滞膈，瘀而成痰”。脾虚失运，清阳不升，浊阴不降，运化无权，水津失布，聚而为痰。同时痰湿困脾，又进一步损伤脾气。运用取象比类的方法抽取脾主运化过程中精微的转输和化生功能作为“象”，则胰岛素促使机体将血液中葡萄糖、游离脂肪酸、氨基酸等营养物质转输进细胞内，与脾主运化中精微的转输功能相近；胰岛素还可促进糖原、脂肪、蛋白质的合成，这些营养物质可视为水谷精微，因此，胰岛素具有促进精微物质转输和化生的功能，与脾主运化可归为同类事物。

研究显示，肠道菌群改变可影响宿主胰岛素敏感性和胰岛素分泌，导致胰岛素抵抗并诱发2型糖尿病，而肠道微生物产生的代谢产物及对宿主的调控是影响胰岛素抵抗的重要因素。健康的肠道固有菌群抵御致病菌侵犯人体，维持肠道稳态，维护着机体健康，是中医理论“脾为之卫”的现代映射。“脾为之卫”语出《灵枢·五癃津液别》“五藏六府，心为之主……脾为之卫，肾为之主外”，是基于中医学脾的生理功能，对脾抵御疾病和维持人体自稳作用的高度概括。《存存斋医话稿》曰：“营卫非谷不能充。”“卫”者护卫、防护之意。《素问·痹论》曰：“卫者，水谷之悍气也。”脾运化而生精微物质，再化营卫之气，慓悍卫气可抗御外邪，形成机体抗御外邪的屏障而使体坚难伤，并可协同他脏共同抗邪，实现机体自稳，这与肠道菌群发挥帮助机体消化代谢、免疫防御等功能异曲同工，肠道菌群是“脾”之“卫”功能发挥不可或缺的土壤和媒介。脾失健运，内生痰湿，常致肠道菌群紊乱，导致多种代谢性疾病。

线粒体功能障碍导致胰岛素抵抗可能与游离脂肪酸和/或细胞内脂肪酸代谢中间产物（包括脂酰辅酶A、甘油二酯和神经酰胺）在肝脏和肌肉组织中蓄积有关。同时，线粒体是细胞呼吸和能量代谢重要场所，通过三羧酸循环等方式为糖、脂肪、蛋白质进行有氧氧化及物质代谢提供了渠道，将物质代谢、能量代谢等生命活动融为一体，为细胞提供能量物质。胰岛素发挥降血糖的作用，促进组织细胞吸收血糖，依赖脾气的正常运化功能。同样，当血糖进入细胞后，进一步氧化供能需要线粒体功能正常，而线粒体数量和质量的稳定与线粒体自噬密不可分，亦与脾主运化功能紧密相关。《注解伤寒论》中“脾助胃气消磨水谷，脾气不转，则胃中水谷不得消磨”，阐述了脾运有常才可推动运化，助胃气受纳腐熟水谷而化精微。因此，脾主运化的本质可视为线粒体对物质转运及能量转换。

三、代谢综合征的中医治疗

（一）辨证分型以甄脾胃

由于代谢综合征是复杂疾病导致的综合征，目前暂无统一的辨证分型，暂列常见分型以供参考（表8–6–1）。

表8–6–1　代谢综合征辨证分型

证型	症状
痰热中阻证	口干渴而饮水不多，口苦、口臭、口中异味，易饥多食，肢肿，大便黏腻，腹坠后重，舌体胖、舌边尖红、舌苔黄厚腻而干，脉滑或滑数
气阴两虚证	气短神疲，胸闷隐痛，时作时止头晕心悸，五心烦热，自汗或盗汗，口渴喜饮，舌胖嫩边有齿痕，脉沉细无力或结代
胃热湿阻证	形体壮实，口干、口渴、口苦，口臭，多饮，多食，舌质红，苔黄，脉弦实有力
痰瘀互结证	形体肥胖，嗜卧懒动，肢麻疼痛，胸闷如窒，刺痛，痛有定处，固定不移，心悸不宁，眩晕头痛，动则加重，舌紫暗或有斑点、舌下络脉青紫、苔腻，脉弦滑或结代
痰浊郁阻证	形体肥胖，头身困重，倦怠乏力，肢麻沉重，舌质淡胖，苔厚腻，脉滑或濡缓
肝胃郁热证	口渴喜饮，急躁易怒，面色赤红，失眠，多梦，腹满，善太息

（二）相符之证治从脾胃

1.方药治疗

在中药单体的药理研究中，关于葛根素、盐酸小檗碱两个与脾胃相关的单体治疗代谢综合征的作用已经得到广泛认可。

葛根：《神农本草经疏》曰："葛根禀天地清阳发生之气……解散阳明温病热邪之要药也。故主消渴，身大热，热壅胸膈作呕吐。"现代研究表明，葛根有效成分葛根素能通过改变骨骼肌纤维组成成分、增加靶组织葡萄糖转运体4的含量以及影响胰岛素受体后信号转导而增加胰岛素敏感性，有效纠正胰岛素抵抗。

黄连：《神农本草经疏》曰："其主热气……涤除肠、胃、脾三家之湿热也。"黄连善于清泄胃火，治胃热炽盛，消谷善饥，烦渴多饮之消渴证。盐酸小檗碱是黄连中含量最高的化合物，作为黄连的有效生物成分，对于治疗糖尿病、改善细胞糖代谢紊乱、降低血清胆固醇有显著作用。

研究显示，治疗代谢综合征的常用方有黄连温胆汤、降糖三黄片、六味地黄丸、半夏白术天麻汤、二陈汤、益气化聚方、益糖康、葛苓术参汤、参苓白术颗粒等，其中不乏健脾益气化痰降浊之类方剂。

2.针灸治疗

研究表明，针灸可以在持续的高糖刺激下保护胰岛B细胞结构，维护其分泌功能，促进胰岛素的表达；下调胰岛B细胞凋亡，维持胰岛B细胞数量；增加机体对胰岛素敏感性，保持胰岛素水平的动态平衡，并认为胰俞穴可能是胰岛细胞的特定反应点，具有独特的疗效。有医者分析近30年针刺治疗胰岛素抵抗相关疾病的文献，针刺治疗糖尿病取穴频次由高到低依次为足三里、气海、关元、脾俞、肾俞、膈俞、中脘、肺俞、曲池；针刺治疗肥胖取穴频次由高到低依次为足三里、三阴交、丰隆、天枢、曲池、气海、中脘、内庭、关元、阴陵泉；针刺治疗高血压取穴频次由高到低依次为内关、太冲、足三里、曲池、风池、丰隆、合谷、三阴交、肾俞、中脘。从以上针灸治疗胰岛素抵抗相关疾病的取穴特点来看，以扶助先后天之气的足三里、关元为常选穴位，即脾肾同治。

第七节　从脾论治防控心脑血管疾病危险因素之治未病

人体生理功能随年龄和病史增加而不断衰退，故而衰老后更易罹患心脑血管疾病。现代医学认为衰老是在多因素协同作用下，生物体对压力、损伤及疾病的抵抗能力逐渐下降的一种复杂生理病理过程，表现为皮肤皱褶、头发花白、行动迟缓、相关激素分泌减少、记忆功能减退以及多种脏器的退行性变化等。从中医以表知里、以象测脏原则及脾胃后天之本的理论来看，衰老与脾脏密切相关。《素问·上古天真论》中“五七，阳明脉衰，面始焦，发始坠”说明衰老与脾胃有直接关系，如李东垣所言“内伤脾胃，必暗伤人寿数”。脾胃为后天之本，气血化生之源，气血是构成与维持人体生命活动的基本物质，与人体生命活动息息相关。《素问·生气通天论》谓：“气血以流，腠理以密……长有天命。”强调气血充足流畅是人体健康长寿的必要条件。而气血之所由生，一靠先天之精的激发和化生，二靠后天之精的滋养和补充。先天之精禀受于父母，发源于肾脏，而后天之精则源于脾运化之水谷精微。《素问·太阴阳明论》有“脾者，土也……土者，生万物而法天地”，又有《素问·太阴阳明论》“饮食不节，起居不时者，阴受之……四肢皆禀气于胃，而不得至经，必因于脾，乃得禀也。今脾病不能为胃行其津液，四肢不得禀水谷气，气日以衰，脉道不利，筋骨肌肉，皆无气以生，故不用焉”。即脾胃功能受损衰退则化源不足而致早衰。气血虚衰和滞缓又易引起血脉瘀滞。《黄帝内经素问集注·上古天真论篇第一》曰：“是以老年之人，能饮食而脾胃健者，尚能筋骨坚强，气血犹盛。”强调脾之健运能延缓衰老。现代研究表明，脾虚可致老年味觉下降，吞咽能力减退，食道黏膜萎缩，蠕动减弱，唾液淀粉酶，胃蛋白酶及胰蛋白酶分泌不足，木糖排泄率和血清胡萝卜素含量下降，胃肠消化吸收功能降低，从而影响各种营养物质的吸收。

《慎斋遗书》有言：“脾胃一伤，四脏皆无生气。”脾胃枢纽以阴升阳降，运行五脏之气，使五脏气机升降正常，以维持正常的生命活动，脾气健旺则四时主脏脏气充足，不易受邪气侵袭，即“四时脾旺不受邪”。《素问·六微旨大论》说：“出入废则神机化灭，升降息则气立孤危。故非出入，则无以生长壮老已；非升降，则无以生长化收藏。是以升降出入，无器不有。”若脾虚不运痰瘀内阻，气血运行不畅，则他脏得不到足够滋养而功能减退。从而出现气生成不足，气机升降失常，进而导致津血代谢失常，津不得化而成痰，血不得行而成瘀，六腑浊气留而成积，由此互为因果循环往复则愈加严重。因此，明代张介宾云：“善治脾者，能调五脏，即所以治脾胃也。能治脾胃，而使食进胃强即所以安五脏也。”临床上治疗其他四脏疾病往往需与调脾紧密结合，如心脾气血两虚证，治当补益心脾，养血安神，方以归脾汤加减；肝脾不调证，治当调和肝脾，理气助运，方以柴胡疏肝散或归芍六君子汤加减；痰湿壅肺证，其本质在于脾湿生痰，上渍于肺，壅遏肺气，当燥湿化痰，理气止咳，以二陈平胃散合三子养亲汤加减治之；肺气虚，常以参苓白术散“补土生金”而善后；在水肿阴水辨治中，因脾阳不振，运化无权，土不制水所致的脾阳虚衰证，应健脾温阳利水，方以实脾饮加减。

《素问·四气调神大论》言：“圣人不治已病治未病，不治已乱治未乱。”首次提出了“治未病”思想。又有《素问·阴阳应象大论》云：“故邪风之至，疾如风雨，故善治者治皮毛，其次治肌肤，其次治筋脉，其次治六腑，其次治五脏，治五脏者，半死半生也。”中医学治未病的思想强调未病先防、既病防变与瘥后防复，调护脾胃功能正常使脾气健运，胃纳正常，既可收缓衰延年之功，又能够祛病复健防止影响到其他脏腑的功能。具体补益脾胃的方法如下：

一、饮食调节

《本草纲目·水部第五卷》记载：“饮食者，人之命脉也，而营卫以赖之。”可见，饮食对于生命有着极其重要的作用，而饮食入于脾胃，饮食不节则伤于脾胃而引发疾病，故合理饮食能养护脾胃以防止疾病发生。建议使用补益脾胃食物如下：

（1）谷物类：粳米、籼米、粟米、小麦（粉）、糯米、荞麦、高粱、黄大豆、大麦、黑米、小米、玉米、燕麦、红豆、豌豆。

（2）蔬菜类：刀豆、甘薯、芋头、豇豆、胡萝卜、茼蒿、擘蓝（甘蓝）、马铃薯、水芹菜、黄芽白菜（大白菜）、南瓜、花椰菜。

（3）肉禽蛋奶类：牛肉、鸡内金、黄鸭、鹅肉、乌骨鸡、白鸭肉、羊肉、鸡肉、鹅卵（鹅蛋）、猪肉、牛乳。

（4）水产类：黄花鱼、青鱼、鲈鱼、鲢鱼、鲤鱼、鲫鱼、银鱼、大马哈鱼、泥鳅、鳝鱼头、带鱼、黄鱼、鳗鱼。

（5）花茶类：茶海棠。

（6）水果类：橙子、橘子、金背枇杷果、猕猴桃、苹果、木瓜、杧果（芒果）、柠檬、无花果、椰子、樱桃、番石榴果。

（7）干果类：无名子（开心果）、蚕豆、落花生、榛子、栗子。

（8）其他类：豆腐、冬菇、猴头菇、芡实、赤砂糖（红糖）、草豆蔻、莳萝子（小茴香）、蜂乳（蜂王浆）、冰糖、刺五加、西洋参、燕窝、灵芝（草）、酒酿、蜂蜜、豆浆。

此外，《冯氏锦囊秘录·后天根本论》云：“宁少毋多，宁饥毋饱，宁迟毋速，宁热毋冷，宁零毋顿，宁软毋硬，此六者调理脾胃之要法。”此亦调理脾胃的要素，即避免暴饮暴食，达到饥饱适宜；饮食避免过快过慢，定时饮食；避免过热过冷，要寒温适宜“宁饥毋饱”。

二、调畅情志

随着生活节奏的加快，人面临压力增加，精神情志成为一个重要致病因素。《素问·阴阳应象大论》曰：“人有五脏化五气，以生喜怒悲忧恐。”脏腑精气是情志活动产生的物质基础，情志活动是脏腑活动的外在表现。“怒伤肝，喜伤心，思伤脾，悲伤肺，恐伤肾”，情志不畅则脏腑损伤，百病由生。《脾胃虚实传变论》所言：“喜怒忧恐，损耗元气，资助心火，火与元气不两立，火胜则乘其土味。”《素问·宝命全形论》云：

"土得木而达。"。因此，保持恬淡虚无，心神安静，不恼怒、少忧思，才能使脾气不伤而功能健运。另外，医生对患者进行诊治时，要做好耐心细致的解释工作和正确的心理疏导，消除患者的恐惧和疑虑，保持乐观的态度，有助于疾病的康复。

三、运动起居

"人体欲得劳动，但不当使极耳。动摇则谷气得消，血脉流通，病不得生，譬如房枢，终不朽也。"适当运动有利于促进脾胃运化、健脾和胃，还能增进食欲、舒畅情志。自古医家就研究出许多有利于养生防病的运动方法，诸如五禽戏、八段锦、太极拳、易筋经、八卦掌等传统功法，对调理脾胃促进健康深有益处。《吕氏春秋·尽数》说："天生阴阳，寒暑燥湿，四时之化，万物之变，莫不为利，莫不为害。圣人察阴阳之宜，辨万物之利，以便生，故精神安乎形而年寿得长焉。"重视养生对疾病的预防作用，顺应四时阴阳的变化，调养精神，调整起居，才能做到益寿延年。"四季脾旺不受邪"，除了顺四时保护脾胃而适寒暑之外，还要做到前文所提饮食有节、情志调畅、起居有常，共同达养生防病之效。

下篇

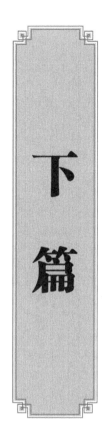

下篇

第九章　脾脏象研究动物模型及制备

第一节　概述

一、中医动物模型研制的意义

医学发展的几千年来，当科学家发现动物的某些生理、病理特征和人类疾病有相似之处时，就开始了用动物研究疾病的科学研究。有学者提出，早在18世纪初，欧洲一些国家就出现了对动物生理指标的报道。随着生命科学领域新技术、新方法的高速发展，动物模型广泛应用于生命科学领域的研究，为医学发展做出重大贡献，为探索疾病机制、新药研发等领域提供极大便利。

中西医具有完全不同的思维模式，西医是一门实验医学，受到唯物主义自然观的影响，习惯将人体看成一个机器，从生理和病理的角度出发，把人体不停地细分再细分，在诊疗过程多为“头痛医头，脚痛医脚”的治疗方法；中医强调“天人合一”整体辨证观，注重疾病过程中不停的证候演变，针对不同的疾病阶段需要不同的诊疗方法，这也就导致中西医的动物模型无法互通。1960年，邝安堃研制成功首例中医动物模型，标志中医开始借鉴先进的动物模型方法用于自身的理论研究。60多年来中医动物模型的发展已经取得了很大的成就，对促进中医学的学术发展大有裨益，对中医临床理论的形成、发展、诊疗水平的不断提高起着重要作用，更是实现中医药现代化的重要依附条件。

二、脾脏象动物模型的类型

脾为“后天之本”“气血生化之源”，在人体的生命活动中占据着重要地位，《素问，厥论》中有言：“脾主为胃行其津液者也。”脾气健运，则能为化生精、气、血等提供充足的原料，脏腑、经络、四肢百骸、筋肉皮毛等就能得到充足的营养，从而发挥正常的生理功能。若脾病则上述功能减退，影响机体气血津液、精微物质的输布，导致各种疾病的发生。在越来越重视“治未病”的今天，剖析脾脏象功能，阐释脾病发病机制，具有重要的时代意义。这就必须借助合适的脾病动物模型，以探讨脾相关病症的本质、病理机制和防治措施。

脾的主要病理变化为运化、统血、升清等功能失司，脾病虽有虚、实之分，但多以虚证为主，或为虚实夹杂证，如脾气虚证、脾阳虚证、脾阴虚证、脾虚痰浊证、肝郁脾虚证、脾不统血证等。中医动物模型多为病因造模法，基于中医病因学说与发病理论，模拟导致“证”形成的致病因素并作用于实验动物身上，使模型呈现特定的证候特征，制备出与脾脏象证候相呼应的动物模型。借鉴不同的疾病动物模型，选择小鼠、大鼠、兔、巴马小型猪等实验动物制备不同的病证结合的动物模型以支持脾脏象疾病的相关研究。

第二节　脾气虚动物模型制备与评价

脾虚是常见的脾病表现，而脾虚证是一组比较集中地反映脾的生理功能减退的综合征，临床常见脾气虚、脾阳虚证、脾虚气陷证、脾不统血证等多种证候，并以脾气虚为一般见症，脾病多从脾气虚证开始，或治愈或发展。所谓脾气虚证是由于脾的运化统血功能失常，导致脾不能正常地将水谷转化为精微物质，并输运到全身各个组织，引起消化、免疫等多系统和器官功能紊乱，从而导致一系列证候，“十三五”规划精编教材《中医诊断学（第3版）》中列举的脾气虚证临床表现如下：纳少腹胀，食后尤甚，便溏，肢体困倦，消瘦，或水肿，面色无华，神疲乏力，少气懒言，舌淡苔白，脉缓弱；辨证要点：纳少、腹胀、便溏与气虚症状共见。脾气虚证动物模型是利用动物的某些生物体表特征来模拟人体证候特征的一类生物表征模型，继而诠释中医理论或解决中医临床问题，对于脾胃病证的研究意义重大。

一、脾气虚证动物模型的制备方法

脾气虚证模型多采用病因造模的思路，即将符合单一或多种病因理论的致病因素作用于实验动物，制备单纯脾气虚证模型，依据应用的病因理论数量分为单病因造模法与多病因造模法，常用的方法有饮食失节法、劳倦过度法、饮食偏嗜法、苦寒泻下法、番泻叶法、X线法、秋水仙碱法、利血平法等，以上方法或单独使用或组合。

（一）单因素造模法

1.饮食失节法

《脾胃论·脾胃虚实传变论》曰：“夫饮食失节，寒温不适，脾胃乃伤。元气之充足，皆由脾胃之气无所伤，而后能滋养元气；若胃气之本弱，饮食自倍，则脾胃之气既伤，而元气亦不能充，此诸病之所由生也。”祖国医学认为，脾主运化，为后天之本。若饮食失节，过食生冷，或过服寒凉药物，或饥饱无度，伤及脾胃，致使脾胃虚弱。依据“饮食自倍，肠胃乃伤”理论，制备脾气虚模型的方法称为饮食失节法。造模中，常用于伤害脾脏功能的饮食失节包括饥饱无度、过食肥甘、生化无源等。

（1）饥饱无度：即根据中医饥饱无度损伤脾胃理论制备脾虚模型的方式，给小鼠喂饲甘蓝，数量不限制，每2天加喂数量不限的猪脂1次，造模时间9天。

（2）过食肥甘：即依据“饮食自倍，脾胃乃伤”理论制备脾虚模型的方式，采用过食肥甘厚腻方法给小鼠每天喂以自制的高蛋白、高热量饲料，饲料由鱼松、豆粉、面粉、牛奶粉按1：2：1：1的比例配成。将上述食材做成饼干，用电热恒温鼓风干燥箱烘干，代替食物喂食小鼠，同时喂以50%牛乳0.2mL/10g，自由摄食和饮水，连续7天，造成脾气虚证模型。

（3）生化无源：即限制小鼠饮食中蛋白质和热量摄入，模拟人体“生化乏源”的气血亏虚状态。其方法是小鼠喂含7%蛋白质的饮食2.5g/（只·天）（合蛋白质约0.17g，热量36.3kJ），平均进食量约5.76g/（只·天）（合蛋白质1.16g，热量81.3kJ）；同时，每天加喂鲜青菜约3g/只，饮水量不限。造模时间15天，小鼠可表现出脾气虚症状。

2.苦寒泻下法

苦寒药物易损伤脾胃，形成脾虚之证，如《脾胃论》“大忌苦寒之药损其脾胃”，《本草纲目》对大黄的论述“其性苦寒，能伤元气耗阴血”。1979年，北京师范大学利用上述理论，创立苦寒泻下法制备脾气虚证动物模型。常用的苦寒泻下药包括大黄、番泻叶等。

（1）大黄制剂制备方法：取生大黄500g（按实际用量调整），加10倍量纯净水浸泡1小时，大火煮开、小火煎沸10分钟，煎液经过二层纱布过滤，再次加入6倍量纯净水，二煎煎沸10分钟，过滤方法同上。合并二次煎液，将滤液在60℃水浴中浓缩成100%（每升溶液中含大黄生药1kg，1g/mL）或200%（每升溶液中含大黄生药2kg，2g/mL）的水煎液，4℃保存。

造模时，小鼠：常用浓度为1g/mL的大黄水煎液，每日0.5～0.8mL为小鼠灌胃，每日1次，连续5～7天，制备脾气虚小鼠动物模型；大鼠：常用浓度为2g/mL的大黄水煎液，每日4～6mL为大鼠灌胃，每日1次，持续10～12天，制备脾气虚大鼠动物模型。

（2）番泻叶制剂制备方法：取番泻叶500g（按实际用量调整），加10倍量纯净水浸泡1小时，大火煮开、小火煎沸10分钟，煎液经过二层纱布过滤，再次加入6倍量纯净水，二煎煎沸10分钟，过滤方法同上。合并二次煎液，将滤液在75℃水浴中蒸发浓缩成100%（每升含1kg生药，1g/mL）的水煎液，4℃保存。

造模时，小鼠：1g/mL番泻叶水煎液给小鼠灌胃，每次0.3～0.5mL，每天1次，持续5～8天，制备脾气虚小鼠动物模型；大鼠：1g/mL番泻叶水煎液给大鼠灌胃，每次4mL，每天2次，持续20天，制备脾气虚大鼠动物模型。

3.耗气破气法

《本草经疏》曰：“脾虚忌下、降泄、破气。”有文献依据“亢则害，承乃制”的原则，应用小承气汤加减变化来造模脾气虚模型，称为耗气破气法。该方法常用于大鼠脾气虚证模型的制备。

生大黄、厚朴、枳实按照1∶1∶1比例，其中，厚朴、枳实先以10倍的纯净水量浸泡40分钟，在加入生大黄浸泡20分钟。然后厚朴、枳实先煎沸10分钟，再下大黄共煎10分钟，煎液经二层纱布过滤；加入6倍量纯净水，二煎煎沸10分钟，过滤方法同上。合并二次煎液，于60℃水浴中浓缩成200%（2g/mL）的水煎液，4℃保存。大鼠以上述浓度的水煎液灌胃，每次2mL，每日2次，持续6周，制备大鼠脾气虚模型。也有将枳实、厚朴、大黄的比例设为3∶3∶2或1∶1∶2者，方药制备及灌胃条件相同，同样可制备大鼠脾气虚模型。

4.劳倦过度法

《黄帝内经》云：“人饮食劳倦即伤脾。”劳倦过度易伤脾，使脾虚气耗。因此，通过使机体过度运动而造成脾气虚的方法称为劳倦过度法。常用的伤害脾气，使脾气因过劳而虚弱的方法有游泳力竭法和跑步过劳法。

小鼠：每天将小鼠置于（28±2）℃温水中游泳至力竭（判定标准为小鼠鼻部没入水下5秒），同时可在此基础上每天剥夺1/3睡眠时间（大约5小时），连续造模12天。

大鼠：每日上午将大鼠置于（28±2）℃的温水中游泳至力竭（判定标准为大鼠鼻部没入水下5秒），总共造模14天；或隔天将大鼠置于跑步机上连续跑步30分钟，造模时间21天。

猪：运动器材为小型跑步机。每日对巴马小型猪进行冲刺跑步训练，起始速度从

0.8km/h起。首先对巴马小型猪进行适应性跑步训练1周。1周后巴马小型猪表现为适应跑步，方可进入实验阶段，跑步过程中，在一定速度进入稳定跑态后，若稳定跑态的持续时间大于30秒，可增加0.3km/h（可根据实际情况以0.3的倍数进行增加），直至冲刺到最大耐受速度为止，若不能进入稳态跑步或能进入稳态跑步但不能维持30秒，则根据实际情况适当减速；最终至巴马小型猪不能继续跑动，趴地喘息为止。造模时间持续到小猪出现脾气虚症状。

5.偏食五味法

《素问·宣明五气篇》曰："五味所入：酸入肝，苦入心，甘入脾，辛入肺，咸入肾。"又有云："味过于苦，脾气不濡，胃气乃厚。"根据中医五行理论，五脏对五味各有特定的亲和性，若单用某一性味或某一性味服用过多，就会对五脏产生一定的影响。所以，通过偏食某一性味来制备脾气虚模型的方法称为饮食偏食法（或偏食五味法），即对模型动物采用过酸、过苦、过辛等药物或试剂灌胃，造模时间3天到2周不等，常用的方法有偏食酸味和偏食苦味。

（1）偏食酸味

祖国医学认为，酸味药与肝脏关系密切，《黄帝内经》记载"酸生肝""夫五味入胃，各归所喜。故酸先入肝""肝欲酸"，表明酸味喜入肝，而肝对酸味有偏嗜。《素问·生气通天论》又云"味过于酸，肝气以津，脾气乃绝"，认为酸味药入肝，但长期过量的服食，可导致肝气过于亢盛，同时肝气欲散不欲收，而酸性本收而涩，更不利于肝气之疏泄，久则必横逆乘脾，损伤脾气，以致使脾气衰竭。即所谓"味过于酸，肝气以津，脾气乃绝"。

山茱萸造模法：适量山茱萸置煎药机内，加水适量，浸泡1小时，水煎煮，第1次6倍水，1小时；第2次3倍水，1小时。取两次水煎液混合，浓缩至浓度为1.6g/mL（生药）的药液。采用低剂量组（4.1g/kg）、中剂量组（8.2g/kg）、高剂量（12.3g/kg）灌胃给药，灌胃体积为1mL/100g，每天1次，连续给药9周。以上3个剂量组均可导致脾气虚的发生。

食醋造模法：①大鼠使用山西白醋每日每只灌胃10mL/kg；连续造模10天。②使用食醋与白酒并用的方法，食醋pH为3～5，白酒为50°的食用白酒（或使用50%的医用乙醇）；第1日用50°白酒2mL灌胃，白酒损伤脾胃，破坏动物胃的屏障作用，使大鼠脾胃受病；第2日以后每天用食醋2毫升灌胃加重病情，造模时间为10天，可造成脾虚模型。

（2）偏食苦味

与苦寒泻下法类似，但常选用黄连、黄芩等苦味药。

①将黄连以10倍量冷水浸泡30分钟，大火沸腾煎煮20～30分钟，然后文火煎煮15～20分钟，煎液经二层纱布过滤，加入8倍量冷水，使用相同的方式进行二次煎煮，二次煎煮时间应少于一次煎煮时间，将两次煎液合并，并按100%的浓度浓缩。造模时，每日每只小鼠灌胃0.25mL/10g的100%黄连浓缩液，连续造模15天，可得到脾气虚小鼠模型。②黄芩、黄连比例为3：1，加入清洁自来水浸泡30分钟，常规煎煮2次，30min/次，4层纱布过滤滤液，2次药液混合后，水浴加热浓缩为每1mL药液含2g生药的提取药液。4.4g/kg为大鼠灌胃，连续15天，可出现脾虚症状。

除以上两种饮食偏食法外，何晓辉首先研制了偏食辛温燥热脾虚小鼠模型：每日用炒过的混合饲料喂养（豆饼2%、大米粉20%、米糖16%、玉米粉15%、大豆粉20%、鱼粉5%、骨粉3%、食盐1%），同时以新鲜辣椒作为饲料喂养，连续14天即可得到相应模型。

6.X线法

腹部X线照射可致大、小肠黏膜溃疡、狭窄而发生吸收不良综合征，该征与中医脾气虚证密切相关，同时X线照射引起的肌肉萎缩、血小板减少而致的各种出血与中医脾气虚脾不统血证密切相关。因此使用X线制备脾气虚动物模型是可行的。

实验器具：日本产HG7001型X线远距离照射机。使用0.3～0.5mm厚的有机玻璃制备规格为20cm×7.5cm×5cm的照射盒，为便于通气，应将照射盒打上小孔。

造模方法：将大鼠固定在制备的照射盒中，将照射中心置于大鼠胸骨下缘沿腹正中线5cm处，射野为3×3cm，照射距离为50cm，电压10MV，射时1分钟，每次按250拉德/分进行腹外照射，共进行2次，每次间隔7天。照射10天，即可得到脾气虚大鼠模型。

7.秋水仙碱法

根据临床观察，治疗肿瘤的化疗药物如秋水仙碱，可导致患者出现程度不等的脾气虚弱征象，如肌无力，肌病，营养吸收不良及出血等，且此类症状可通过相关治脾药物得到缓解，说明实验时可使用秋水仙碱法来制备脾气虚动物模型。

造模时，将模型大鼠单独饲养，按照每日每只1.2mg/kg胃饲秋水仙碱溶液，总共造模25天，可得到大鼠脾气虚模型；将小鼠每天灌胃秋水仙碱溶液 3 mg/kg，连续造模14天，可得到脾气虚小鼠模型。

8.利血平法

利血平法作为一种现代方法，经相关研究，也可用来制备脾气虚动物模型。该法主要依据利血平影响到节后交感神经末梢内的递质–去甲肾上腺素（NE）的贮存和释放，并降低脑内和外周神经中单胺类递质（NE，DA，5–HT）含量，从而降低交感肾上腺素能神经的功能，使副交感神经功能亢进，同时，能引起腹泻，耗气。但有认为利血平上午用药毒性较大。

小鼠：使用利血平注射液皮下注射，用药量0.15～1mg/（kg·d），平均约0.37mg/（kg·d），用药7～14天，平均约10天，总用药量1.1～9mg/kgbw，平均约3.7mg/kgbw；体重约25g时，利血平注射液腹腔注射，用药量0.25mg/kgbw/天，用药7～9天；体重25～30g时，利血平注射液，口服，用药量1mg/kgbw/d，造模7天；造模时应根据小鼠性别，年龄，体重等做相应调整。大鼠：肌肉注射利血平注射液，用药量0.2mg/（kgbw·d），用药3～5天；腹腔注射时，用药量0.4mg/（kgbw·d），用药1天，然后0.2mg/（kgbw·d），用药4d；皮下注射时，用药量0.05mg/（kgbw·d），用药6d；同样也需根据实验动物因素，环境因素做相应调整。

兔：利血平注射液肌肉注射时，用药量0.3mg/（kgbw·d），用药3天。使用以上方法，均可得到相应脾气虚动物模型。

（二）多因素造模法

单因素造模法由于涉及的因素单一而常出现模型症状不明显、效果不稳定、维持时间短等情况，具有一定的局限性，随着研究者对脾气虚证病因病机的深入了解，后期出现多病因造模法，此方法相较于单因素造模法实验结果更具有说服力，更贴合临床，可重复性好，效果稳定，成为近年来复制脾气虚证的主流方法。

1.苦寒泻下结合劳倦过度法

大鼠：制备大黄水煎液（浓度如单病因造模法中的苦寒泻下法），每日上午以1.5mL/100g灌服大黄水煎液，每日1次；每日下午将动物负重——于大鼠尾根部缠绕重量为该大鼠体重10%的保险丝，放入水深50cm、水温20℃的水槽中游泳，以力竭——大鼠鼻尖没入水面10秒为度，每日1次；造模时间21天。可替换为番泻叶水煎液。

小鼠：小鼠施于游泳，2～5分钟，水深30cm，水温25±2℃，以身体下沉为度，每日1次；同时予以番泻叶水煎剂（浓度同上）0.5mL/（只·d），每日1次；造模时间8天。

2.苦寒泻下结合饮食失节法

根据不同的实验动物（大鼠、小鼠），固定时间如上午7:00—8:00应用单因素造模法中的苦寒泻下法，大黄或番泻叶水煎剂按实验动物的不同灌胃给药，剂量同前。同时予以控制饮食，控制饮食的方式可选择时隔日喂食，即自由饮食24小时后断食24小时；或可选择禁食12小时，如每日早8:00给食，晚20:00开始断食。造模时间根据实验动物的不同，可为2～4周，观察动物是否出现脾虚状态。

3.劳倦过度结合饮食不节法

根据不同的实验动物（大鼠、小鼠）选择单因素劳倦过度法，一般为游泳、跑步致力竭，游泳以鼠鼻部没入水下5秒为度，跑步法为将大鼠或小鼠每日放在跑步机上跑步，时长为15～30分钟，使实验动物过度疲劳，时间可根据小鼠状态调整。在劳倦过度的前提下控制饮食，常用的饮食不节法有3种：①大鼠单日用猪油灌胃每天2次，每次3mL；双日喂不限量大白菜，使动物饮食失节，造模总时长为3周。②大小鼠单日禁食，自由进水；双日自由饮食，自由饮水，造模时长为2周。③大小鼠第1天先过量喂食，接着连续2天禁食处理，不限制饮水，重复操作5次。

除以上方法外，还有振荡器联合饮食不节的造模方式，其方法是讲实验组的鼠笼固定在振荡器上，启动振荡器，震动20分钟、停10分钟，交替震荡，每日震荡10小时，共震荡33天，震荡的同时，普通饲料隔日给食，给食日自由饮食，不限制。该方法也可制备脾虚模型，且可成组操作，但每日震荡所需时间较长，各团队可根据实际情况选择。

4.耗气破气结合饮食不节法

根据不同的实验动物（大鼠、小鼠）选择单因素耗气破气法，常用药物及计量同前。同时使用饮食不节法，最常用的为隔日禁食，造模时间根据实验动物的不同为7～42天不等，根据实验动物是否出现脾气虚表现定夺。

多病因造模法除了以上两两因素组合造模为脾气虚模型外，还可应用两种以上方法造脾气虚模型，如苦寒泻下、饥饱失常结合劳倦过度法，耗气破气、劳倦过度结合饥饱失常法，五味偏食、控制饮食结合劳倦过度法，饮食失节、疲劳过度结合情志失调法等，其中情志失调法常采用夹尾方法激惹实验动物进行脾气虚证造模。以上方法均可参考使用。

（三）其他造模方法

除上述传统的病因学造模方法之外，随着现代医学的发展，近年来学者开始借鉴现代医学的方法研究中医，出现了制造脾虚模型的新方法，新思路，如手术法、转基因小鼠模型造模法等。

1.手术法

临床上，行右半结肠切除术的患者在手术后相当长的一段时期里表现出气短、食少、腹胀、神疲乏力等脾气虚证症状，给了模型研究者启示，通过手术的方式制备脾气虚模型。章学林试验此法，将大鼠麻醉后，通过寻找盲肠、辨认血管、确定范围、切除-吻合等几个关键步骤，切除回肠肠管长约400mm、结肠肠管长约50mm，术后大鼠表现出脾虚证候，成功建立脾气虚证模型。

2.转基因小鼠模型造模法

也有人认为基因敲除小鼠是当今最常用的疾病模型工具，其中一些表型与中医脾气虚证的某一方面特征具有高度相似性，该类小鼠兼具稳定性好、重复性好以及具有确切的疾病特征等优点，是复制脾虚模型的重要选择之一。基因突变小鼠（如APCmin/+）、基因敲除小鼠（如Txnip-/-、IP3R2-/-、db/db小鼠）以及条件性敲除Pten小鼠具有易感肿瘤、肌肉失养、肥胖、能量代谢障碍等特征，与脾虚运化失司、清阳不升、聚湿生痰和抗病能力降低相关，该类模型具有较好的转化潜力，将有助于深化脾气虚证候的本质研究。

二、脾气虚证动物模型的指标评价

（一）宏观指标

《中医临床诊疗术语》指出，脾气虚证是指气虚脾失健运，以食少、腹胀、大便溏薄、神疲、肢体倦怠、舌淡脉弱等为常见症的证候。同时，《中药治疗脾虚证的临床研究指导原则》也给出脾气虚证的主要症状为胃纳减少或食欲差、大便不正常（溏、烂、先硬后溏、时溏时硬）、食后腹胀或下午腹胀。根据以上两项用于人类脾气虚证的诊断的原则，结合国内学者对动物脾气虚的症状判定，认为动物模型的脾气虚证宏观指标应从体征、毛发、活动状况、舌象、体重、体（肛）温、体长、进食量、饮水量、游泳时间等方面来判断是否脾气学动物模型是否建模成功。

多位学者对此做出探索。陈小野等通过实验总结了脾气虚证的宏观指标，认为出现精神倦怠、嗜卧、懒动、拱背、扎堆、眯眼、受惊动时无神、抓取时挣扎无力等倦怠表现，出现毛色枯黄甚至稀少、耳尾色白等脾气虚不濡养肌肤的表现，出现便溏、泄泻、受激排便率增高等排便改变，或通选舌淡苔少、体质量增长缓慢或下降、体温不变或略有降低、食量减少、游泳时间缩短等均可认为是脾气虚证。田茸等依据卫生部（现卫健委）药政局颁布的《中药治疗脾气虚证的临床研究指导原则》将大鼠的脾气虚症状通过评分来进行判断是否建模成功，判定标准如下：蜷缩扎堆1分，眯眼拱背1分，食量减少1分，体质量减轻1分，便形质软1分，便形溏稀2分，肛温下降2分，游泳耐力下降1分；得分为5分以上者模型构建成功；评分总和增加提示症状加重。以此来量化动物模型脾气虚证是否构建成功。

中华中医药学会脾胃病分会所形成的脾虚证中医诊疗专家共识意见根据全国中西医结合虚证老年病防治学术会议制定的“中医虚证参考标准”及北京师范大学构造脾虚模型的标准制定了相应的动物模型评价标准：①泄泻严重者甚至脱肛。②食少纳呆。③消瘦，体质量减轻。④神态萎靡，四肢不收，毛色枯槁。⑤蜷缩聚堆。⑥易疲倦。第①②项为主症，第③至⑥项为兼症，具备2项主症及2项兼症时，即可认定脾气虚证模型造模成功。

也有学者根据不同的脾气虚证造模方法来分别说明出现哪些宏观指标可定义为脾气虚证，如苦寒泻下法所致的脾气虚模型以便溏、脱肛、消瘦、皮毛枯槁、蜷缩、精神萎靡、拱背等症状较为常见，饮食不节法所致的脾气虚模型常见体重减轻、少动、皮毛枯槁、体温降低、蜷缩、拱背、嗜睡等症状，劳倦过度法所致的脾气虚模型以精神萎靡、倦怠、懒动、扎堆、皮毛枯槁、眯眼、抓取时挣扎无力等症状较为常见。

此外，实验动物不同，其脾气虚所表现的症状也有所不同，小鼠常表现为便溏、脱肛、皮毛枯槁、纳呆、体重减轻、少动、四肢无力、精神萎靡、眯眼、体温降低等；大鼠常表现为便溏、皮毛枯槁、消瘦、食量减少、体重增长缓慢、精神萎靡、蜷缩、嗜睡、懒动、拱背等；家兔常表现为便溏、食量减少、腹胀、体重减轻、消瘦、皮毛枯槁、少动、拱背、蜷缩、体温降低等。这在脾气虚证动物模型评价时需要特殊注意。

（二）微观指标

虽然参照《中医临床诊疗术语》《中药治疗脾虚证的临床研究指导原则》等临床诊断脾气虚证的原则可以从宏观上判断实验动物是否出现脾虚，但这种从外观体征上的评价大多以定性描述为主的，没有加入定量外观评价对揭示脾气虚证本质还不够全面，无法为中医基础和临床研究筛选出更为客观的脾气虚动物模型。根据动物模型脾气虚证诊断的规范化要求，学者引入“临床流行病学”方法，力求开展实验动物脾气虚证半定量化、定量化、客观化和标准化的诊断研究的各种探索；力求建立西医微观指标与中医“证候”的联系。从细胞、分子水平、理化、免疫、代谢、微量元素等方面来探讨与脾气虚证间的关系，旨在筛查脾气虚证的微观指标，从而构建评价脾气虚证的微观指标体系，更好地评价脾气虚证动物模型。

研究从功能、细胞分子水平，围绕免疫、内分泌、神经等多个层面提出可判定脾气虚证的理化、生物学等微观指标。

（1）消化功能层面：表现为消化道推进速度增快、胃泌素分泌减少。

（2）组织器官层面：出现脾脏指数降低、肝脏湿重降低，胃肠黏膜水肿或糜烂、胃肠黏膜点状或片状出血等变化，同时内分泌腺如肾上腺、睾丸等萎缩、退变。

（3）细胞层面：胃黏膜实质细胞（主细胞、壁细胞、颈黏液细胞）幼稚化，自然杀伤细胞（NK细胞）活性降低，巨噬细胞活性降低。

（4）免疫系统方面：细胞免疫功能下降，出现胸腺萎缩、胸腺皮质厚度减少，脾脏中央动脉周围淋巴鞘直径减少等现象，血液检查显示外周血T淋巴细胞总数（CD_3^+细胞）减少，T细胞亚群变化见CD_4^+细胞降低、CD_8^+细胞不变或升高、CD_4/CD_8比值降低，脾脏细胞增殖反应降低等。

（5）神经系统方面：交感神经功能亢进、副交感和交感神经应激能力低下、血浆儿茶酚胺神经递质改变。

（6）其他：血木糖含量及吸收率下降，尿木糖排泄率降低，血浆环磷酸腺苷（cAMP）含量降低、环磷酸鸟苷（cGMP）含量升高或不变、cAMP/cGMP比值降低，胃肠黏膜屏障TLR-2、MyD88蛋白表达上调等。

由于研究者本身和实验动物本身等因素影响，上述指标仅能表示脾气虚证动物模型的部分改变。事实上，当前反映动物模型脾气虚证的微观指标种类繁多，差异较大，目前尚未达成共识，仍需继续挖掘可诊断动物模型脾气虚证的关键分子。

（三）方剂反证

根据应用健脾益气法后脾气虚证动物模型的症状改善情况可反证是否成功建立脾气虚证动物模型，研究中常用此方法，最常用的健脾益气方剂为四君子汤，多篇文献指出，四君子汤可通过调节CaM-MLCK信号通路，提高血清生长激素释放肽（Ghrelin）含量，改善肠道菌群多样性等，使脾虚证大鼠症状得到有效改善。除此外，脾气虚模型的反证运用的方剂还包括理中丸、补中益气汤、白术茯苓汤、不换金正气散、藿朴夏苓汤等。反证方剂的不同说明导致脾气虚的侧重点不同，体现造模方法的不同，这是跟中医证候学密切相关的。

第三节　脾阳虚动物模型制备与评价

阳虚证是中医临床常见证候之一，常见于多种疾病的晚期，出现不同程度的阳虚症状。最常见的阳虚证为脾阳虚、肾阳虚等。脾阳虚证，又称脾胃虚寒证，是指脾阳虚衰，失于温运，阴寒内生，以食少、腹胀腹痛、便溏等为主要表现的虚寒症候，多由脾气虚进一步发展，或因过食生冷、外寒直中、过用苦寒，久之损伤脾阳，或肾阳不足，命门火衰，火不生土所致。本证由脾气虚发展而来，同时有畏寒肢冷、脘腹隐痛喜温等寒象。其临床表现包括脾气虚和阳虚两大证候，其中，脾气亏虚，脾失健运的主要临床表现为腹胀、食少、大便溏薄、肢体倦怠、神疲、舌淡脉弱等；脾阳不足，失于温煦，阴寒内盛的主要临床表现为腹痛喜温喜按、畏冷肢凉、腹胀食少、大便稀溏、舌淡苔白润、脉沉迟无力等。脾阳虚是中医学研究中常用的一个证候模型，为了更好地认识和了解阳虚本质，研究阳虚的病理生理机制、诊断、治疗等，复制稳定并与临床症状或机制相似的阳虚动物模型尤为重要。脾阳虚动物模型是利用动物的某些特征来模型人体证候特征的一类生物表征模型，对诠释中医药治疗脾阳虚类疾病意义重大。

一、脾阳虚证动物模型的制备方法

脾阳虚证动物模型的建立依据中医病因学说，使动物在人为制造的特定致病环境中出现相应症状，建立与临床上某种证型表现相似的模型。根据脾阳虚证病机及临床表现分析，单纯脾阳虚动物模型可通过苦寒泻下法、寒湿困脾法、饮食失节法、西药法、手术法，或上述方法组合应用等获得。

（一）单因素造模法

1.苦寒泻下法

中医有“久泻伤脾”“苦寒伤阳”的理论，过多地使用性寒味苦或泻下类的药物，如大黄、番泻叶等，可伤及脾气，使脾失健运，日久累及脾胃阳气，出现虚寒之象，形成脾阳虚证。因此，大黄、番泻叶等苦寒行泻下性药物常被用来制备脾阳虚动物模型。利用苦寒泻下法建立脾阳虚模型属于模拟传统中医病因的造模方法，其操作简单、造模条件易控制、重复性好，为制备脾阳虚证的首选方法。建立脾气虚、脾阳虚证动物模型时均采用了苦寒泻下法，在对同一种属动物建立两种模型时所用的苦寒泻下药物浓度也很接近，其区别在于脾阳虚证动物模型造模过程中给药剂量高、造模时间长，符合“阳虚为气虚之极”的中医理论。

（1）大黄：制备大黄水煎剂，采用灌胃的方式制备脾阳虚证动物模型。①制备100%的大黄水煎剂，按20mL/（kg·d）剂量对大鼠灌胃，连续14天，大鼠可出现脾阳虚症状。②制备100%大黄水煎液，按25mL/（kg·d）剂量对小白鼠灌胃，连续8天，小鼠可出现脾阳虚症状。③制备50%大黄水煎液，按体质量的20%剂量对青紫蓝兔每日灌胃1次，连续10天，青紫蓝兔出现脾阳虚症状，可制备脾阳虚模型。

（2）番泻叶：制备番泻叶水煎剂，采用灌胃的方式制备脾阳虚证动物模型。制备100%番泻叶水煎液，按25mL/（kg·d）剂量对小鼠灌胃，连续29天，可制备脾阳虚小鼠模型。

（3）大承气汤（芒硝、大黄、枳实、厚朴组成）：按《伤寒论》配伍，芒硝、大黄、枳实、厚朴比例为3∶4∶5∶5，其中，大黄单煎，水量参照大黄水煎剂的用量；枳实、厚朴冷水8倍水量浸泡12小时，于煎药机中煮沸40分钟后三层纱布过滤，再用6倍水量煎煮；最后将大黄液、枳实厚朴混煎液、芒硝混合，将混合液在75℃水浴中蒸发浓缩成200%（每升含2kg生药，2g/mL）的水煎液，4℃保存。

应用以上大承气汤水煎剂灌胃造模，造模时间共计12天，1～6天大鼠灌胃大承气汤水煎剂3.5 mL/200g，每天一次，此为损伤脾气阶段；7～12天大鼠灌胃大承气汤水煎剂4.0 mL/200g，此为损伤大鼠脾阳阶段。

2.寒湿困脾法

“脾喜燥而恶湿”湿邪易伤脾，困阻气机；寒邪易伤阳气。此两者皆为阴邪，均可对脾造成伤害。若久居寒湿之地，寒湿之邪侵入机体，便可困遏脾气，脾的运化功能失司，致使脾阳不振，日久形成脾阳虚证。正所谓中医学所述“湿盛困脾”“寒伤阳”“诸湿肿满，皆属于脾”等。因此模拟寒湿环境，以“湿盛脾”致脾气虚的基础上，再增加伤阳气的寒邪，多为降低大鼠所处环境的温度，即可在脾气虚证的基础上可制备脾阳虚动物模型。但该方法对温度、湿度要求较高，操作相对复杂，不好掌控，重复性差；同时，这种脾阳虚证的造模方法还会出现饮水量减少、便软、肛周污浊等湿盛症状和关节肿大等痹证症状，与典型的脾阳虚证稍有差别，更适用于与湿邪相关的脾阳虚证研究，需合理选择。

该脾阳虚证造模方法常以大鼠为实验动物。①设定寒湿环境，温度为（6±2）℃，湿度为90%±4%，将大鼠放置在上述环境中，每日8小时，其他时间大鼠均在正常环境中，温度维持在（21±2）℃，湿度维持在50%±4%，饮食水正常，连续造模30天，可制备脾阳虚证动物模型。②设定寒湿环境，鼠笼中铺设有潮湿碎刨花，并放置在造型箱隔板上，造型箱温度维持在（16±1）℃，湿度维持在95%±3%。大鼠放置在上述环境鼠笼中，饮食水正常，连续9天，可制备脾阳虚动物模型。

3.饮食失节法

《素问·痹论篇》载：“饮食自倍，肠胃乃伤。”1983年有研究者根据此理论采用饮食失节的方法来构建脾阳虚证动物模型。其方法为给实验小鼠喂饲甘蓝，不限量，每2天加喂饲一次猪脂，不限量，造模时间为9天，小鼠会出现脾阳虚证的表现。也有学者根据此方法，制备大鼠脾阳虚证模型，采用单日饲喂甘蓝（不限量），双日灌喂猪油2mL/100g的操作方法，连续造模14天大鼠可出现脾阳虚证的表现。实际上，中医认为过食生冷是临床脾阳虚的主要病因之一，但文献并没有相关的报道。以上所述方法是模拟了现实生活中饥饱无度、过食肥甘厚味的饮食习惯，虽有学者成功制备脾阳虚证模型，但难以没有寒邪存在，难以与脾气虚证的造模方法区分，应用较少。

4.利血平法

应用西药制备脾阳虚证动物模型以利血平的使用频率最高，该方法制备脾阳虚证动物模型具有速度快、模型稳定、操作简捷等优势。利用利血平影响中枢神经系统，消耗体内儿茶酚胺类物质，使机体交感神经功能低下，进而出现脾阳虚证的表现。具体操作如下：①按0.2mg/kg剂量对大鼠腹腔注射利血平，1次/天，连续3天，得到脾阳虚大鼠模型。②对小鼠按照0.25mg/kg的剂量腹腔注射利血平注射液，连续注射7天，可得到脾阳虚动物模型。

（二）多因素造模法

在日常生活中，引起脾阳虚的不良生活方式有很多，如偏食生冷、贪凉、作息不规律等，患者所表现的临床症状也更加复杂。所以，很多时候，脾阳虚证的单因素造模法常不能满足研究所需，基于临床致病因素和临床表现的复杂性，常需要采用复合因素造模法来制备脾阳虚证动物模型。中医复合因素造模法大部分先建立脾气虚证模型，再通过苦寒泻下法构造阳虚证模型，其优点在于更贴近临床脾阳虚证发病机制，所造模型较符合脾阳虚证临床综合表现。

1.劳倦过度结合苦寒泻下法

根据单因素病因造模法中的中药水煎剂的制备方法，提前制备100%大黄：厚朴：枳实=2：1：1水煎液（后称水煎液1）、100%广豆根：旋覆花：槟榔=3：1：1水煎液（后称水煎液2）。第1～18天，按2mL/200g的剂量为大鼠灌胃水煎液1；第19～30天同样剂量灌胃水煎液2。同时在造模期间大鼠每日游泳至耐力极限，得到脾阳虚大鼠模型。

2.饮食失节结合劳倦过度法

大鼠每日置于（25±1）℃水温中游泳30分钟，或以大鼠游泳力竭为参照标准，同时隔2天喂食1天，连续造模42天可获得脾阳虚证模型。

3.饮食失节结合苦寒泻下法

制备10%的生大黄水煎液，按15mL/kg为家兔灌胃，每日一次，连续10天，造模期间隔日喂饲，喂饲时保证足量，可获得家兔脾阳虚证模型。制备100%的生大黄水煎剂，以10mL/kg的浓度为大鼠灌胃，1次/天，连续10天；同时单日禁食，双日不禁食，食水不限量，可获得大鼠脾阳虚证模型。

4.苦寒泻下结合寒湿困脾法

大鼠灌胃9g/kg的大黄粉溶液，同时将大鼠放置在模拟寒湿环境的气候的造模箱中，连续9天，可获得脾阳虚证大鼠模型。

5.饮食失节、劳倦过度结合苦寒泻下法

先以饮食失节法和劳倦过度法制备脾气虚模型：予以大鼠饱食1天后，禁食2天，重复进行5次，共计15天；同时使大鼠在温水中游泳致力竭，造模期间饮水自由。再用苦寒泻下法制备脾阳虚模型：在第16天起，每日灌胃200%番泻叶水煎剂（2mL/100g），早晚各一次，连续7天。或第一环节可更换为大鼠每日游泳至力竭，隔日喂食猪油2mL/只，当日不喂食；第二环节更换为每日灌服100%冰番泻叶水1mL/100g，总共造模30天，均可制备脾阳虚模型。

6.苦寒泻下、劳倦过度结合利血平法

给造模大鼠灌胃4℃的番泻叶水10g/kg，每日1次；皮下注射利血平0.5mg/kg，隔日1次；在室温温度的水中游泳至力竭，隔日1次，游泳与利血平注射交替进行，总共造模15日，获得脾阳虚证动物模型。

（三）其他造模方法

手术法

肩胛间棕色脂肪是成年动物主要产热物质，采用肩胛间棕色脂肪切除手术，可减少动物产热，衰减阳气。此为手术法制备脾阳虚证的原理。采用肩胛间棕色脂肪组织切除后，佐以高脂饮食30日，大鼠、小鼠均可出现脾阳虚证的表现。

二、脾阳虚证动物模型的指标评价

（一）宏观指标

参考《中药治疗脾虚证的临床研究指导原则》《中医虚证辨证参考标准》《中医实验动物模型方法学》和《中药新药临床研究指导原则》等标准，结合文献对脾阳虚证动物模型的判断，脾阳虚模型的宏观评定标准为体重增加缓慢或下降；倦怠，神疲（眼睛无神，反应不灵敏），懒动，喜扎堆；粪便溏泻，肛门周围有污物，肛温下降；食量减少；背毛无光泽，有污物，拱背；游泳耐力下降等宏观表征。

如刘文俊等采用以下6个指标来评价脾阳虚证大鼠模型：①畏寒：特定时间段测定大鼠肛温，显著下降。②消瘦：体质量显著下降。③乏力：双前肢抓力明显变小。④食少：单个小鼠一日进食量和饮水量均明显下降。⑤皮毛枯槁：3人分别目测，一致认定。⑥便稀：粪便含水量升高。再如刘芳芳等在脾气虚证基础上加上反应迟钝、便溏、游泳耐力下降、被毛疏松等指标来判定是否制备了脾阳虚动物模型：拱背、皮毛无光泽1分；蜷缩1分；食欲下降1分；体质量减轻1分；游泳耐力下降1分；游泳耐力显著下降2分；便软1分；便溏2分；久泄不止、脱肛4分。评分越高，提示症状加剧。评分在5分以下者剔除，评分在5分以上者提示造模成功。

（二）微观指标

（1）在组织形态学方面：脾阳虚证大鼠的胃肠组织水肿伴炎性细胞浸润，腺体萎缩，排列散乱，回肠绒毛变短或消失、隐窝变浅；病理切片显示小肠腺体增生，黏膜上皮细胞渗出明显，黏膜间质大量炎性细胞浸润。

（2）在细胞分子水平：血清D-木糖和肌酸磷酸激酶浓度是较为公认的脾虚证指标，在脾阳虚证大鼠模型中也发现两者活性显著降低。有学者通过代谢组学分析，发现与脾阳虚证相关的潜在生物标志物包括葡萄糖、丙氨酸、甘氨酸、乳酸、谷氨酰胺、苏氨酸、脂类、极低密度脂蛋白、低密度脂蛋白、高密度脂蛋白、磷脂酰胆碱、N-乙酰糖蛋白、不饱和脂肪酸等，推测脾阳虚证可能存在能量代谢、脂代谢和糖代谢的异常。汇总多项研究发现脾阳虚时存在胃泌素，线粒体呼吸链复合物Ⅰ、Ⅳ活性，腺苷酸转移酶，3-磷酸甘油醛脱氢酶，Na^+-K^+-ATP酶和Ca^{2+}-Mg^{2+}-ATP酶活性，超氧化物歧化酶活性，谷胱甘肽过氧化物酶活性，异质性胞核核糖核蛋白A2/B1等相关指标的显著下降；同时存在胃动素，缩胆囊素，丙二醛，8-羟基-2’-脱氧鸟苷，白介素-1受体相关激酶，白介素-6，肿瘤坏死因子-α，真核翻译起始因子5a-1等相关指标的显著上升。

（三）方剂反证

在实验中，常用方剂反证的方式来验证动物模型是否成功。最常用于脾阳虚证模型验证的方剂多为理中汤或附子理中汤的加减化裁，如大建中汤、芪术建中汤、实脾饮等。根据脾阳虚证模型造模方式的不同选择合适的方剂进行反证，如理中汤方中干姜温胃散寒，人参补气益脾，白术健脾燥湿，炙甘草补脾和中，诸药合用共奏温中散寒之功，主要用于治疗脾胃虚寒证，是脾阳虚动物模型常用的反证方剂；而附子理中汤的适用证中，除了脾阳虚还有肾阳虚的表现，若在一个单独脾阳虚证的动物模型汇总应用附子理中汤，可很难判定所制备模型是典型的脾阳虚证模型还是脾肾阳虚证模型。

第四节　肝郁脾虚证动物模型制备与评价

肝郁脾虚证是指肝失疏泄，脾失健运而表现以胸胁胀痛、腹胀、便溏等为主症的证候。又称肝脾不和证。其临床辨证要点为胸胁胀痛、情志抑郁、腹胀、便溏，舌苔白，脉弦或缓。本证多因情志不遂，郁怒伤肝，肝失条达，木郁乘土；或饮食劳倦伤脾，脾失健运，反侮肝木所致。中医学认为肝主疏泄，调畅气机，喜条达恶抑郁；脾主运化，为气血生化之源；两者生理功能密切相关，病理状态相互影响。正如《黄帝内经·灵枢》曰："病多发于肝，三日而之脾。"张子和："夫愤郁不伸，则肝气乘脾。"脾气不足，气血生化乏源，导致肝血匮乏，疏泄失常，气机郁滞；肝气郁结，情志抑郁，气血流通不畅，可引起脾之运化功能失常。

随着人们生活节奏的加快，尤其是年轻人所处的工作环境、生活环境导致其心理压力增加，进而导致疾病中肝郁脾虚证越来越多，如桥本氏甲状腺炎、抑郁症、脂肪肝、溃疡性结肠炎等。基础研究对肝郁脾虚证发病机制、治疗机制等方面的研究日益重视。稳定且方便获取的肝郁脾虚证动物模型对基础研究具有重要意义。

一、肝郁脾虚证动物模型的制备方法

肝郁脾虚证动物模型的造模方法研究较早，20世纪70年代，湖南医学院应用四氯化碳导致急、慢性损伤的肝郁脾虚模型是肝郁脾虚证模型的起始，这种化学药物造模对模型动物的损害较大，且与疾病的病因病机存在较大差异，不能反映肝郁脾虚的实质，应用已经逐渐减少。经过40余年的发展，肝郁脾虚证的造模方法有多种探索和改进。常见的单纯肝郁脾虚动物模型可通过夹尾刺激法、慢性束缚法或复合方法如束缚法结合食醋法、母子分离法结合束缚法、夹尾结合苦寒泻下法、复合应激法等制备而成。

（一）单因素造模法

1.夹尾刺激法

夹尾刺激法是根据"怒伤肝，久则郁"的中医原理复制而成，造模时使用尖端包裹了纱布的镊子钳夹大鼠尾巴末端1/3处，使其暴怒，并与其他大鼠厮打，进而激怒其他大鼠，

所有暴怒大鼠尖叫挣扎但皮肤不破皮（如有抓伤破皮，则用0.5%碘伏消毒受伤部位，以防感染），每次持续30分钟，每日2次，持续21天，可制备肝郁脾虚证大鼠模型。该方法一般用于大鼠，也可用于小鼠，用于小鼠时，每日用塑料夹夹住小鼠尾巴30分钟，连续刺激15天即可诱导肝郁脾虚模型。

2.慢性束缚法

肝喜条达而恶抑郁，肝郁证造模的主要手段是将实验动物放置在不舒服的环境中，造成“郁怒”。慢性束缚法，是将大鼠置于狭小空间或固定肢体以限制其活动，使其郁怒不能宣泄而出现肝气郁滞，进一步损伤脾之功能，这与肝郁脾虚证的病因接近。造模时，只需要将大鼠束缚于束缚架上，分别固定大鼠胸、腹部，使其动弹不得，束缚过程不予进食、进水，每日3小时，连续21天，大鼠表现出明显的肝郁脾虚的证候，说明模型成功。

（二）多因素造模法

1.夹尾结合苦寒泻下法

造模过程分为两个阶段：第一阶段为使用尖端包裹了纱布的镊子钳夹大鼠尾巴末端1/3处，使其暴怒，并与其他大鼠厮打，进而激怒其他大鼠，所有暴怒大鼠尖叫挣扎但皮肤不破皮（如有抓伤破皮，则用0.5%碘伏消毒受伤部位，以防感染），每次持续30分钟，每日2次，持续13天；第二阶段，从第4天开始，实验大鼠每日以1.5mL/200g的剂量灌胃100%生药含量的大黄水煎剂，每日2次，同时将夹尾改为每日2次，每次15分钟，此阶段持续10天。也可每日刺激3次，从刺激的第三天开始灌胃同剂量的大黄，连续10天。均可制备肝郁脾虚证大鼠模型。

除大黄外，也可应用100%浓度番泻叶水煎剂，每日上午按1mL/100g的剂量灌胃番泻叶水煎剂，灌胃结束1小时后，夹尾致痛，用纱布包裹蝴蝶夹夹于大鼠尾部下1/3，每次30分钟，1次/天，持续14天。

2.慢性束缚加饮食失节法

此多因素造模法常同时进行，对实验动物进行慢性束缚，每日3小时，同时采用隔日喂食的方法，单日正常饮食，双日禁食禁水，持续21天可出现肝郁脾虚模型。也有学者再此基础上，根据“劳则气耗”的中医理论，再加上使大鼠过度劳累，即每日大鼠游泳至力竭，导致脾气虚，造模连续21天，制备肝郁脾虚证动物模型。

3.束缚法结合食醋法

《黄帝内经》载：“味过于酸，肝气以津，脾气乃绝。”因此，研究中常用束缚法结合喂食食醋法来制备肝郁脾虚动物模型。造模时，使小鼠每日在束缚模具中束缚2次，每次3小时，同时在其饮用水中加入食醋，制成5%的食醋水，饮用自由，连续造模35天，小鼠可出现肝郁脾虚证候。大鼠也可应用此法。

4.母子分离结合慢性束缚法

新生小鼠母子分离可使大鼠出现保持较高水平的皮质酮释放，并且出现明显的焦虑样行为，利用此可制备肝郁脾虚证动物模型。造模时，将孕鼠所产幼鼠进行母子分离连续14天，第15天开始母子同笼不进行任何处理，第24天使鼠断奶并母子分离，第28天雌雄分笼弃雌鼠至56天，此时，母子分离模型稳定；第61天开始，对大鼠进行慢性束缚，每日3小时，连续21天，可制备肝郁脾虚证动物模型。

5.复合应激法

复合应激法是采用多种因素，且相邻两天不重复使用1种因素对实验动物进行刺激，使动物预料不到刺激的发生，进而肝气郁结的方法。常选用的刺激包括禁食、禁水、电击、热烘、冷水游泳、昼夜颠倒、夹尾、束缚、倾斜鼠笼、水平震荡等。以上刺激随机安排，每日1种，相邻2天不使用同一种，连续28天，每种刺激在28天内不超过4次。造模结束后，动物表现出明显的肝郁脾虚证候。

二、肝郁脾虚证动物模型的指标评价

（一）宏观指标

在临床上，肝郁脾虚证指肝失疏泄，脾失健运，出现以胁肋作痛、情志抑郁、腹胀、便溏等为主要表现的证候。评价肝郁脾虚证动物模型，其宏观指标是跟临床中肝郁脾虚证的症状息息相关的，常从动物的皮毛色泽、精神状态、活动情况、体质量变化、摄食改变及大便情况等方面进行观察、评价，除此之外，动物行为学是分析动物自主活动性和情绪状态，研究动物体内神经功能、内分泌功能及心理状态等变化的一种方法，可反映肝郁脾虚动物的焦虑、抑郁等情绪状态，包括旷场实验、糖水实验、强迫游泳和悬尾实验、高架迷宫实验等，十分适合评价肝郁脾虚证候，可以纳入宏观指标中。

根据多篇文献总结发现，肝郁脾虚证动物模型广出现乏力少动、弓背静卧、扎堆，毛发干枯无光泽，倦怠、消瘦、食少、便溏、肛门欠清洁、眼角分泌物增多，易激惹、嘶叫、躲避、畏惧等宏观表征，可作为评估关于脾虚的四诊信息。

而在行为学实验中，旷场实验分析动物在新环境中的自发活动，评价动物焦虑、紧张状态；糖水实验分析动物在受到奖励后产生的快感，评价动物情绪状态；强迫游泳和悬尾实验观察动物放弃挣扎、保持不动的状态，评价动物行为绝望状态；高架迷宫实验分析动物对于新事物的好奇感和喜暗天性，评价动物焦虑、抑郁状态。实验中，发现肝郁脾虚证动物模型在旷场实验中横穿格数、垂直站立次数、运动距离和修饰次数减少；在糖水实验中对糖水的偏好率降低；在悬尾实验中悬尾不动时间延长；在高架迷宫实验中开臂时间和探索时间明显缩短。以上均提示肝郁脾虚证动物模型自发活动减少、警惕性降低并出现焦虑、抑郁等消极情绪，甚至表现为绝望状态。

（二）微观指标

（1）在消化系统方面：主要表现为脾气虚证的微观指标，如D-木糖排泄率降低；胃肠道激素如胃泌素、胃动素降低，可抑制多种胃肠激素的分泌血管活性肠肽VIP和生长抑素SS水平明显升高；胃排空率和肠道推进率降低等。

（2）在免疫系统方面：肝主情志，强烈及持续的心理应激可导致机体免疫功能的降低，脾气虚，机体抵御外邪功能减弱，也表现为免疫功能的低下，常表现为：T淋巴细胞中CD_4^+细胞百分数降低，CD_8^+细胞百分数升高，CD_4^+/CD_8^+比值降低；血清中IL-2、IL-6及T淋巴细胞增殖率显著性降低；脾脏和胸腺指数降低。

（3）在内分泌指标方面：单胺类神经递质是参与情志活动、消化功能、疼痛机制的重要生化物质，肝郁脾虚证时，五羟色胺5-HT、去甲肾上腺素NE和多巴胺DA的水平均降低。

（三）方剂反证

与单纯的脾气虚、脾阳虚证相比，肝郁脾虚证更多的是制备病症结合模型，如抑郁症肝郁脾虚证模型、肠易激综合征肝郁脾虚证模型等，故肝郁脾虚证用于反证的方剂更不利于梳理和总结，常需要兼顾治疗疾病和证候。根据病证结合模型的不同，用于肝郁脾虚证方剂反证的方剂有逍遥散、痛泻药方、四君子汤等。

第五节　脾虚痰浊动物模型制备与评价

脾虚痰浊证是指因脾失健运，痰浊中阻，上蒙清窍而出现的证候，是当前临床常见的证型之一。其主要临床表现包括饮食减少、脘腹胀满、大便溏薄、体胖困重、疲乏嗜睡、舌淡胖、苔白腻、脉濡缓等。脾虚痰浊证的病因主要为两方面：①多种因素损伤脾气，使脾气亏虚，脾主运化功能异常，不能正常传输和运化津液，日久生痰而成脾虚痰浊证。②过食肥甘厚味，日久体内的过多的膏脂阻滞气机，进一步导致气血运行不畅而形成痰浊血瘀并瘀阻于机体内形成脾虚痰浊证。正如明代著名医学著作《景岳全书》说："五脏之病，虽俱能生痰，然无不由乎脾生。盖脾主湿，湿动则生痰，故痰之化，无不在脾。"阐释脾虚与痰浊之间的密切关系。

当今，随着人们生活水平的不断提高，摄入的高油、高糖食物的比例不断增加，且由于大多数人工作学习压力较大，缺乏锻炼，导致脾虚痰浊证在临床日益多见，如冠心病脾虚痰浊证、脂肪肝脾虚痰浊证等。为探究脾虚痰浊证的本质，现代学者建立了众多脾虚痰浊证的动物模型，在此基础上对脾虚痰浊证以及各种疾病的脾虚痰浊证型进行研究。

一、脾虚痰浊证动物模型的制备方法

根据中医病因病机理论，常见的脾虚痰浊动物模型制备方法有：饮食过逸或者复合因素——饥饱失常、劳倦过度结合过食肥甘；劳逸失常结合过食肥甘；饮食失节、劳倦过度结合苦寒伤脾等。其中，杨关林教授项目组长期从事脾虚痰浊证的研究，建立了巴马小型猪高脂血症脾虚痰浊证动物模型并进行了评价，在造模过程中，用于动物造模的小型猪跑步机获得国家发明专利。

（一）单因素造模法

1.饮食失节法

小鼠：对小鼠以高脂饲料（猪油32%、酪蛋白26%、麦芽糖糊16%、蔗糖9%、纤维素6%、其他成分11%）饲喂8周建立脾胃虚弱肥胖小鼠模型，并通过自主活动、旷场实验、每日进食量及粪便含水量筛选出符合脾虚痰浊证的小鼠。也有学者利用ApoE-/-基因缺陷小鼠饲以高脂饮食（脂肪21%，胆固醇0.15%），造模时间为8周，制备脾虚痰浊证小鼠模型。

大鼠：对大鼠饲喂高脂饲料（基础饲料55%，猪油15%，蔗糖20%，蛋黄粉9%，胆酸盐1%），每天自由摄入高脂饲料，饮水不限，连续喂养180天，得到脾虚痰浊大鼠模型。

兔：对白兔饲喂高脂饲料（高脂饲料配方为1.5%胆固醇，1%胆盐，3%猪油，3%花生

油，5%蛋黄粉，加86.5%普通饲料），自由饮食，饮水不限，连续造模8周，得到脾虚痰浊模型。或给新西兰白兔一次性注射牛血清白蛋白（250 mg /kg），再以高脂饲料（胆固醇30%，猪油10%，脱氧胆酸钠2%，丙硫氧嘧啶2%），联系造模8周，得到脾虚痰浊模型。

巴马小猪：对小猪每日喂饲3%体质量的高脂饲料（配方：牛油10.0%、花生油6.0%、胆盐0.5%、3.0%胆固醇、2.5%安赛蜜、78.0%基础饲料）分别于8:00、16:00两次饲养，自由饮水，共喂饲24周，均可获得巴马小猪脾虚痰浊模型。

（二）多因素造模法

1.饮食不节、劳倦过度结合高脂饮食法

大鼠：①首先建立脾虚模型，采用不节饮食加游泳至力竭的造模方法：饱食1天，禁食2天，自由饮水；同时，每日放置大鼠于室温水中游泳至力竭，连续15天，制备脾虚模型；在脾虚模型的基础上予以高脂饲料饲喂，高脂饲料组成为基础饲料55%，猪油15%，蔗糖20%，蛋黄粉9%，胆酸盐1%，连续14周，期间自由摄食，饮水自由。②日常用高脂饲料喂养大鼠，饲料配比为：基础饲料83.3%、猪油10%、蔗糖5%、胆固醇1%、胆酸钠0.5%、甲硫氧嘧啶0.2%；使大鼠每日游泳至力竭；同时单日以精炼猪油3mL/只，2次/天灌胃，双日喂食不限量的甘蓝；连续造模30天可获得脾虚痰浊证大鼠模型。通过以上两种方法得到脾虚痰浊大鼠模型。

2.饮食不节、苦寒泻下结合劳倦过度法

大鼠单日禁食并以大黄水煎剂（1mL/100g，2次/d）灌胃，双日予以充足的高脂饲料（普通饲料53.6%、猪油10%、蔗糖15%、蛋白质20%、胆固醇1.2%、胆酸钠0.2%）并猪油（2mL/只）灌胃1次，每日令大鼠游泳至力竭，可建立脾虚痰湿大鼠模型。

3.劳逸失常结合高脂饮食法

猪：首先对巴马小型猪进行1周的适应性跑步训练，起始速度从0.8 km/h（跑步机的最小速度）起。训练1周后所有巴马小型猪表现为适应跑步，进入实验阶段，跑步过程中，在一定速度进入稳定跑态后，若稳定跑态的持续时间大于30秒，可增加0.3 km/h（或视情况增加0.3的倍数），直至冲刺到最大耐受速度为止，若不能进入稳态跑步或能进入稳态跑步但不能维持30秒，则根据实际情况适当减速；最终至巴马小型猪不能继续跑动，趴地喘息为止。同时使所有小猪均单笼饲养，并限制其活动，使大部分小猪不跑步时均处在卧位状态，使其过逸；每日喂饲小猪3%体质量的高脂饲料，高脂饲料配比为胆固醇3%，猪胆盐1%，花生油6%，猪油6%，基础饲料84%，使其饮食失节。饲料于每日8:00、16:00投放两次，自由饮水，造模周期24周（每周测量小猪体重，调整进食量），得到脾虚痰浊小猪模型。

二、脾虚痰浊证动物模型的指标评价

（一）宏观指标

《中医临床诊疗术语·证候部分》将脾虚痰浊证称为脾虚痰湿证，其常见症状有：脾气虚弱，痰湿内蕴，以食少，腹胀，便溏，体胖困重，疲乏嗜睡，舌淡胖，苔白腻，脉濡缓等。对应至动物模型，其饮食减少、大便溏薄、体胖可直接通过观察和测量实验动物的相关数据来获得；脘腹胀满、疲乏嗜睡等需要通过观察动物的行为进行分析，并将动物行为转化为对应的中医症状，如疲乏、嗜睡等在实验动物中常表现眯眼、少动嗜卧、耐力下降等；大型动物，体格形态可以通过体质量、体长、腹围、臀宽等数据的变化来体现；以口唇颜色代替舌象；面色萎黄等表现以皮毛的色泽、状态代替等。

有学者汇总研究脾虚痰浊动物模型的宏观指标，发现无论采用哪种造模方法，食少懒动、皮毛枯槁、大便溏薄、肥胖、血脂异常为其成功制备脾虚痰浊证动物模型的共同表现。杨关林教授团队经过临床症状与小型猪的转换，在中医及中兽医理论指导下，参照“脾虚痰湿证”的国家标准，结合小型猪的行为学特点，项目组拟定了小型猪脾虚痰浊证的标准：形体肥胖、倦怠嗜卧、进食淡漠、皮毛不泽、粪便稀溏或干结、口色淡白。同时编制小型猪脾虚痰浊证模型评价量表，并对其进行信度和效度考评，发现粪便性状和划痕、皮毛光泽和等待喂食行为、鼻盘颜色3个条目的累计贡献率为80.165%，基本反映了量表初始设计的维度和评测的内容，分别反映了脾虚水湿不运而便溏，脾虚气血不荣而面色萎黄、肢体失养而倦怠乏力，脾虚证舌象表现。

（二）微观指标

脾虚痰浊动物模型的微观指标主要为评价脾虚的指标和评价高脂血症的血清指标。其中评价脾虚的指标已在脾气虚中详细描述，其中常应用的就是血清淀粉酶和D-木糖排泄率；评价痰浊的微观指标目前只有血清脂质相关指标，如TC、TG、HDL-C、LDL-C等，也可见水通道蛋白、粪便含水量和炎症指标IL-10、TNF-α的升高。

（三）方剂反证

关于脾虚痰浊证的反证方剂较多，多以病因病机选用方剂，因脾虚生痰，痰浊阻滞经脉气血运行，日久成瘀，故反证方剂侧重益气健脾，使脾运恢复正常而痰饮自化；有的则在益气健脾的基础上添加化痰降浊药物；有的方剂直接加入祛瘀药。较多应用的方剂如下：香砂六君子汤、益气健脾方（党参、白术、茯苓、清半夏、瓜蒌、桃仁、红花、炙甘草）、益气健脾祛瘀方（党参、白术、茯苓、清半夏、瓜蒌、桃仁、红花、炙甘草等组成）、健脾渗湿理气祛痰方（山药、白术、茯苓、薏苡仁、陈皮、半夏、甘草、荷叶、山楂、莱菔子）、化痰降浊方（生晒参、苍术、白术、陈皮、法半夏、云茯苓、泽泻）、健脾降浊方（党参、白术、茯苓、陈皮、半夏、姜黄）。

第六节　其他脾脏象证候模型制备与评价

一、脾阴虚证动物模型的制备与评价

所谓阴虚证是指阴气不足，阴不能制阳，阳气相对偏亢的虚热证，而脾阴虚证，是脾精不足，其病因多为饮食不节，过食辛辣，恣食肥甘，湿郁化热，损伤胃阴；或肺津不足，痨瘵阴亏，子盗母气，耗伤脾阴；或汗吐大泄，医者误治，耗伤脾胃阴津。临床上表现为临床常见不思饮食，食后腹胀，脘腹灼痛，口唇干燥，干呕呃逆，大便干结，形体消瘦，舌红苔剥，脉细或细数等。多见于温热病的恢复期，及慢性消耗性疾病的后期等。

目前，脾阴虚动物模型多采用复合因素造模法，主要是采用饮食不节、劳倦过度联合伤阴药造模法，在脾气虚证的基础上而后脾阴液受损转而形成脾阴虚证，伤阴药由肉桂、

制附子、吴茱萸按照1：1：1组成，按照常规煎煮方法制备成生药浓度为1g/mL的水煎剂备用。造模分为两个阶段。第一阶段使大鼠饮食不节并劳倦过度，可采用实验动物大鼠每日游泳至力竭，同时采用喂食1天，禁食2天，连续造模14天；或单日喂食甘蓝，双日喂食猪油（3mL/d），同时每日游泳至耐力极限，连续造模14天。以上两种方式14天建立脾气虚大鼠模型。第二阶段是在第一阶段的基础上，每日按照1mL/100g的剂量为实验动物灌胃伤阴药，连续10天，制备脾阴虚模型。

造模后，实验动物出现食量减少、体重减轻、神态萎靡、毛色干枯、蜷缩聚堆、易激惹、肛温升高、大便干燥、背毛枯槁无光、饮水量增多等脾气虚和阴虚证的表现；理化检测发现海马脑源性神经营养因子、海马脑源性神经生长因子、MMC释放的介质、回肠AQP4 mRNA及蛋白表达量、空肠葡萄糖转运蛋白1和空肠葡萄糖转运蛋白5水平的下降；大鼠空肠肥大细胞MMC值和回肠蛋白激酶CPKC活性的升高。应用四君子汤益气健脾后，肠组织病理形态恢复正常，对脾虚证的蛋白质代谢系统有复健作用，提示脾阴虚证动物模型成功。

二、脾脏象相关的病证结合动物模型制备

中医学强调辨证论治，临床诊疗不仅需要判断疾病，更需要判断证候，“病”“证”结合才能更好地探索临床诊治规律，病证结合的动物模型也更能体现中医科研的特点，所以病证结合动物模型的研究也受到越来越广泛的关注。研究中，常将中医病因因素与现代医学病理因素复合叠加，建立具备西医疾病和中医证候的动物模型，如脾虚证溃疡性结肠炎。构建脾虚证溃疡性结肠炎模型时，首先通过前文方法构建脾虚模型，脾虚模型构建成功后再用不同的方法构建溃疡性结肠炎模型。如：①冰醋酸溶液诱导建立溃疡性结肠炎的动物模型：用20%乌拉坦4 mL／kg 麻醉大鼠，之后用特制包有圆头的长注射针头插入大鼠肛门内约10cm 处结肠内，并注入5%醋酸1mL复制醋酸诱导大鼠溃疡性结肠炎模型。②免疫复合三硝基苯磺酸诱导建立溃疡性结肠炎的动物模型：首先用空气栓塞法处死大耳白兔，获取新鲜结肠黏膜组织，制备抗原乳化剂，大鼠适应性喂养1周后，在造模的第1、14天分别在大鼠腹股沟处注射抗原乳化剂，每只每次注射8mg抗原蛋白。第14天大鼠禁食，第15天大鼠已全身致敏，并出现免疫异常，用1%戊巴比妥钠水溶液大鼠腹腔注射麻醉（2mL/kg），将灌胃针石蜡油润滑后，从大鼠肛门插入结肠约6cm，5%三硝基苯磺酸水溶液与无水乙醇体积2：1混合，3mL/kg缓慢灌肠，制备免疫复合三硝基苯磺酸诱导建立溃疡性结肠炎的动物模型。总之，病证结合动物模型是以中医理论为指导，以西医复制疾病模型为基础，与某些致病因素相结合，建立具备西医疾病和中医证候动物模型的方法。

第十章 脾脏象研究的技术方法

当今前沿科学技术的发展为中医药技术现代化提供了强有力的支撑，为从科学视角揭示中医药内涵、实现中医药创新的重大突破带来了新的希望和可能，也为促进传统中医和西医的相融相通提供了前所未有的机遇。现代科学技术在脾脏象研究方面有着巨大优势和应用前景，了解现代自然科学和生命科学、基础医学各学科的基本理论和生物医学实验技术，是开展中西医结合研究脾脏象的重要基础，特别是如医学机能学、细胞生物学与组织形态学、医学免疫学、生物化学、医学微生物学与微生态学、分子生物学、系统生物学等在脾脏象基础研究方面提供了重要支撑。

第一节 医学机能学研究方法

医学机能学（Medical functional sciences）是以机体的机能活动为观察对象，研究正常机体机能活动的变化规律、病理状态下的变化特点及药物对机能活动影响的一门基础医学实验学科。医学机能学涉及生理学、病理生理学、药理学等基础医学知识，并将这些内容进行科学的系统整合，形成的一门相对独立的实验学科。它强调学科之间的交叉融合，重视新技术的应用，遵循“单科和融合性实验相互补充，验证性和设计性实验相互衔接，微观与宏观检测相互印证，基础和临床实验相互渗透”的原则机能实验学中的各种实验动物模型、手术操作和功能检测方法已在中医药科研工作中发挥重要作用。脾脏象的机能学研究主要是从正常功能状态、病理状态下机体功能改变以及药物对机体功能的影响等三个不同角度，观察、分析各系统组织器官功能的变化规律及机制，涉及消化、循环、血液、呼吸、泌尿、神经等多个系统。

医学机能学的观察指标可按性质分为：

（1）功能指标：如心率、血压、呼吸频率、心电图、脑电图、肌肉收缩、动作电位等。

（2）生化指标：血浆和组织中各种酶的活性、pH、血红蛋白含量、代谢产物含量等。

（3）形态指标：大体形态观察（器官大小、重量、外观改变等）；镜下形态观察（光镜下细胞、组织形态和结构的改变等）。

一、循环系统机能学研究方法

循环系统机能学评价指标主要包括心肌电生理、心脏泵血功能、血流动力学、微循环等。这些都是正常、疾病状态（疾病模型）及中医药干预后循环系统功能评价不可缺的指标。

（一）心肌电生理

心脏的基本活动形式包括心脏的电活动和机械活动，在每个心动周期中都是电活动在前，机械活动在后，形成了兴奋与收缩的耦联。心脏电活动的障碍、急剧紊乱、心电衰竭直接影响着心脏的机械活动和泵功能，均可引起血流动力学的改变，严重者可使心输出量降为零，造成猝死。因此，对心脏电活动的检查、研究日益受到重视。

随着电子学、工程物理学、电子计算机学在医学领域中的渗透，使心脏电生理检查诊断技术迅速进展，出现了细胞电生理学、实验心脏电生理学、临床心脏电生理学。检查方法学方面，新的实验诊断技术不断出现，使研究水平显著提高。理论方面，细胞膜离子通道理论的进展和程序性心脏刺激技术的应用，使临床心脏电生理理论上出现了巨大的更新和突破性进展。目前，心脏电生理学与心电图学、心音图学、超声心动图学、心脏核医学一样，已成为心血管病学科中十分重要的一门独立的诊断学科，成为心血管病一项不可缺少的检查诊断方法。

1.心肌细胞电生理检测

心肌细胞电生理研究的进展，不但促进了对心脏生理功能和心律失常发生发展规律的深入了解，而且对于抗心律失常药物作用的机制阐明及其合理应用亦有重要意义。膜片钳技术和细胞内微电极技术是心肌细胞电生理的常用检测技术。

应用微电极测定在体心肌细胞动作电位，是对心律失常、缺血性心脏病及药物对心肌细胞电活动调节的细胞水平研究的重要方法。

膜片钳技术是用一个尖端玻璃微电极（尖端直径在1.5～3.0μm）接触细胞膜表面，通过负压吸引使电极尖端与细胞膜之间形成千兆欧姆以上的阻抗封接，此时电极尖端下的细胞膜小区域（膜片，Patch）与其周围在电学上分隔，在此基础上固定（钳制，Clamp）电位，对此膜片上的离子通道的离子电流进行监测及记录。它是一种以记录通过离子通道的离子电流来反映细胞膜单一的或多个的离子通道分子活动的技术。膜片钳技术被称为研究离子通道的“金标准”，广泛应用于神经（脑）科学、心血管科学、药理学、细胞生物学、病理生理学、中医药学、植物细胞生理学、运动生理学等多学科领域研究，在药物研发、药物筛选中显示了强劲的生命力，目前膜片钳技术已从常规膜片钳技术发展到全自动膜片钳技术。在膜片钳技术的发展过程中，主要形成了几种记录模式，如细胞吸附式膜片、内面向外式膜片、外面向外式膜片、全细胞式膜片和穿孔膜片。

（1）细胞吸附式膜片（Cell attached patch）：这种模式是膜片钳的基本方式，其他方式由此衍生。这种膜片形式最大的优点是维持了完整的细胞骨架及有关代谢过程，对细胞结构和环境干扰最小。但这种膜片形式易在电极尖端形成囊泡，易引起细胞骨架发生变化，另外这种形式无法控制细胞内成分，且任何影响膜电位的处理均可影响其电位水平。

（2）内面向外式膜片（Inside out patch）：这种膜片细胞内外和电极内的溶液都可以调控，既能改变细胞内离子或物质的浓度，又能把酶等物质直接加于膜的内侧面，适宜研究细胞内物质对离子通道活动的影响。因难以改变膜外侧物质，且需浸于低钙液中，因此这种膜片形式常用于研究依赖细胞内钙离子的通道，如钙敏感的钾通道，以及用于细胞内激素和第二信使与通道的调节作用。

（3）外面向外式膜片（Outside out patch）：这种形式的膜片能接触细胞膜的两侧，可以调整膜外物质的浓度，常用于研究细胞膜外侧受体控制的离子通道。因细胞外液容易更换，故加药方便。缺点是实验中难以改变胞内成分，而且电极管内必须是低钙液。

（4）全细胞式膜片（Whole cell patch）：全细胞式膜片方式可以大大减少细胞内与浴槽之间的漏流。电极本身阻抗（1～10MΩ）远远低于细胞封接后的阻抗，这种低接触阻抗使得单管电压钳变得容易实现。另外，电极管内与细胞之间弥散交换与平衡速度较快，因而可以比较容易控制细胞内液的成分。一般情况下，细胞钳记录的是多种通道的平均电流，有利于综合分析。如果事先将膜电位钳制在某一程度，可做到有选择性地抑制某些离子通道的活性而只记录某种通道电流的总和，并可以在同一细胞上观察几种不同通道的电流变化情况。通过改变内部介质，如改变电极内液成分，或在电极内液中加入实验药物，通过渗透很快就可以改变胞浆成分并达到平衡，该手段在全细胞记录中被广泛应用。它适合于小细胞的电压钳位，但对于直径大于30μm的细胞就比较难实现钳制。全细胞式膜片最大的不足之处是电极与细胞间交换快，细胞内环境很容易被破坏，因此记录所用的电极液应与胞浆主要成分要尽可能相同，如高K^+、低Na^+和Ca^{2+}及一定的缓冲成分和能量代谢所需的物质。

（5）穿孔膜片（Perforated patch）：穿孔膜片最大的优点是克服了常规全细胞模式的胞质渗漏问题，常见的做法是将与离子亲和的制霉菌素或两性霉素B经微电极灌流到含有类甾醇的细胞膜上，形成只允许一价离子通过的孔，采用这种方法在膜片上做很多导电性孔道，借此对全细胞膜电流进行记录。由于此模式的胞质渗漏极为缓慢，局部串联阻抗比常规全细胞模式高很多，所以钳制速度比较慢，因此，也称为缓慢全细胞模式。

2.动物心电图描计

心电图（Electrocardiogram，ECG）是利用心电图机从体表记录心脏每一心动周期所产生电活动变化的曲线图形。心脏是人体血液循环的动力装置。正是由于心脏自动不断地进行有节奏的收缩和舒张活动，才使得血液在封闭的循环系统中不停地流动，使生命得以维持。心脏在搏动前后，心肌发生激动。在激动过程中，会产生微弱的生物电流。这样，心脏的每一个心动周期均伴随着生物电变化。这种生物电变化可传达到身体表面的各个部位。由于身体各部分组织不同，距心脏的距离不同，心电信号在身体不同的部位所表现出的电位也不同。对正常心脏来说，这种生物电变化的方向、频率、强度是有规律的。若通过电极将体表不同部位的电信号检测出来，再用放大器加以放大，并用记录器描记下来，就可得到心电图形。由于心肌细胞自发电兴奋活动，导致心脏的机械性收缩和舒张，与此同时，心脏在兴奋过程中产生的微小生物电可经过人体组织传导到体表。如果将测量电极放置的在人体表面的一定部位，连接到一个装有放大和描记装置的心电记录仪上，记录出来的每一心动周期的心脏电位变化的连续曲线，就是临床常用的体表心电图。

（二）心脏泵血功能

超声波是由压电晶体将电能转化为声能而生成的，同时可作逆向转换。这些晶体的振动频率在医学应用中一般为2～10MHz，比可听声波频率（最大20kHz）高很多。超声波扫描原理与雷达和声呐很相似。发出脉冲声波，测量多层反射回声的能量和到达时间，主要是测定超声波源和反射体之间的距离。当回声被适当显示时，即可获得研究区域的解剖图像。动物体结构对超声而言就是一个复杂的介质，各种器官与组织（包括病理组织）有它特定的声阻抗和衰减特性，因而构成声抗和衰减的差异。超声射入体内，由表面到深部，将经过不同声阻抗和不同衰减特性的器官与组织，从而产生不同的反射与衰减。这种不同的反射与衰减是构成超声图像的基础。将接收到的回声，根据回声强弱，用明暗不同的光点依次显示在荧屏上，则可显出动物体的超声图像。由于探查目的和方法不同，超声诊断仪的结构也不同，目前主要有3种类型：A型（幅度调制型）、B型（灰度调制型）、M型（移动型）等。

超声心动图是心脏泵血功能常用检测技术，其评价指标包括：心动周期（心脏每收缩并舒张一次所需时间）、心率（单位时间内心脏搏动的次数）、每搏输出量（一侧心室每搏动一次所射出的血液量）、射血分数（每搏输出量占心室舒张末期容积的百分比）、每分输出量（每分钟由一侧心室输出的血量）、心脏指数（安静和空腹状态下每平方米体表面积的心输出量）和每搏功等。

（三）血流动力学研究

血液循环是一个闭合的系统，在这个系统中，血液作为一种流体，在心脏的推动下在心血管系统中循环流动。血液循环除受心脏泵出的血量影响外，还受其他一些因素的影响和制约，如流动物质的特质及数量、系统内部的压力、对压力的阻力、流动的速度、流动的类型、系统适应变化的能力等。精确的血流控制来自心脏的输出、肾脏对多余水分、电解质的排泄、荷尔蒙和神经系统等因素的交互作用。血流动力学基本的研究对象是流量、阻力和压力之间的关系。由于血管是有弹性和可扩张性的，血液含有血细胞和胶体物质等多种成分的液体，因此血流动力学除与一般流体力学有共同点外，又有其自身的特点。

血压是重要的血流动力学生理指标，动物血压的测量方法与技术是机能实验的基本技能之一，也是心血管生理学、药理学研究所必备的实验技术之一。动物实验中常用有创动脉血压测量和心脏射血检测技术。血压的测量方法分为直接测压法和间接测压法。直接测压法即利用动脉插管来实现测血压的方法；间接测压的方法较多，如鼠尾容积测压法、鼠尾传感器测压法、鼠尾搏动投影测压法、鼠脚测压法、颈部皮桥测压法等。测定指标：动脉收缩压（SBP）、舒张压（DBP）、平均动脉压（MBP）、左室收缩压（LVSP）、左室舒张末压（LVEDP）等指标。

（四）微循环机能学检测

微循环（Microcircalation）系指毛细血管中的血液循环，与大循环相比，其具有血管数量多、分布广的特点，因此其对各种生理或病理因素的变化都十分敏感。微循环观测无创、安全、易行，随着科技的高速发展，近年来发展迅速。随着微循环研究的深入开展，人们对微循环的认识也有了本质的区别。目前认为，广义的微循环应包括体内3个体液循环系统：血液微循环系统，即微动脉与微静脉之间微血管中的血液循环；淋巴液微循环系统；组织液微循环系统或超微循环系统。由于在研究中不借助染料造影等特殊技术，不能活体观察组织液和淋巴液的动态变化，因此目前的研究对象主要看重于血液微循环，并且往往将其简称为微循环。应用现代医学研究方法深入探讨中医血瘀本质和活血化瘀原理时，发现血瘀是一个与血液微循环障碍密切相关的病理过程，不少活血化瘀的中草药，如丹参、川芎、益母草、当归、红花、蒲黄等都具有改善微循环障碍的作用。因此，各种研究微循环的方法已成为进行活血化瘀药物药理研究的有效手段。

需应用医学显微图像分析系统，观察指标有：微血管管径（反映微血管的扩张和收缩程度）、微血流速度（在一定程度上反映微循环的灌流状态）、流态（反映血流速度和红细胞聚集状态，常将红细胞流态分为4级：直线状、虚线状、粒状和淤滞状）、毛细血管网交点计数（反映毛细血管充盈情况）、血色（反映含氧及供氧情况）和微血管周围变化

（主要观察有无渗出和出血情况，以反映微血管通透性和完整性）。

二、血液系统机能学研究方法

主要包括血液的流动性及凝固性，血液的有形成分等的检测在中医药止血药物研究和血瘀、血虚模型相关基础及药效学研究中，观察血液的流动性及凝固性，血液的有形成分等机能学指标均已成为干预后血液系统机能评价必不可少的指标。

（一）血液流变学检测

血液流变学（Hemorheology）是力学向血液学渗透而形成的一门交叉学科，它是研究血液及组成成分的流动与变形规律在医学中应用的科学。根据其研究侧重点不同，又将血液流变学分为宏观血液流变学、临床血液流变学、细胞流变学、分子流变学4个分支，主要是对血管壁流变性，血细胞的流变性（变形性、聚集性和黏附性），血液流动性，血液凝固性，血细胞之间、血液与血管壁之间相互作用以及它们在病理状态下的变化规律等方面的研究。4个分支分别从不同的角度揭示了血液流变的特性，对指导基础医学和临床医学都具有非常重要的理论和实用价值。目前，血液流变学提出了血液高黏滞综合征，对于重新认识一些疾病的发病机制和一些危重症的治疗及抢救提供了依据。大量临床资料显示：血液流变特性的改变与多种临床疾病，尤其是血栓前状态与血栓性疾病的发生、发展密切相关。因此，血液流变特性的异常可为血栓性疾病早期诊断、疾病转归和疗效判断的主要指标。血液流变学检验对血栓前状态与血栓性疾病等病因及发病机制的研究、诊断、预防、疗效观察等方面有非常重要的意义。临床血液流变学检验主要包括红细胞比容、红细胞沉降率、血小板黏附与聚集、全血黏度、血浆黏度、红细胞聚集性、红细胞变形性以及红细胞电泳等检测。

（二）血液成分检测

血常规分析仪是用来测量单位容积中的红细胞、白细胞、血小板及血红蛋白等参数的仪器，这些参数对临床诊断有很大的价值。20世纪50年代以前，血细胞计数均采用肉眼显微镜计数。这种计数方法误差大、速度慢、重复性差，有损检验人员的视力。随着检验件数的不断增加和对精度要求的不断提高，这种传统的方式显然已不能满足实际的需要。目前在国内及国外普遍使用的自动血液分析仪可以对抗凝全血进行自动检测，在短时间内给出白细胞、红细胞、血小板计数，白细胞分类，血红蛋白含量测定等多项参数及细胞体积分布直方图。经典的血液分析仪细胞计数及体积测量主要采用两种方法，即电阻抗法（又称库尔特原理）和光散射法。在我国多采用电阻抗法进行细胞计数及白细胞分类，这种方法只能给出“三项分类”或“两项分类”结果。血红蛋白俗称血红素，是红细胞中一种含铁的蛋白质。当今常用的测定方法有比色法、比重法、血氧法和血铁法。一般都采用比色法测定。目前世界上还出现了多种自动白细胞分类方法，将激光、射频、化学染色计数应用于对细胞特性的分析，出现了五分群血液分析仪。如图像扫描分析、全血离心分层分析、多参数综合分析法等。但由于图像扫描和离心分层分析方法受检测速度、分析精确度、自动化程度、价格等因素所限，未能得到普遍应用。

三、呼吸系统机能研究方法

呼吸系统机能评价指标主要包括肺通气功能评价和血气分析。在中医药科研中，肺通气功能是评价正常、疾病（各类呼吸系统疾病特别是慢阻肺）模型及相关干预后肺通气功能好坏必不可少的指标，尤其适合中医药治疗慢性阻塞性肺疾病证候模型、哮喘、肺纤维化等疾病的研究。血气分析也应用于慢性阻塞性肺疾病不同证候模型，以及呼吸功能不全和其他多种病理模型的中医药干预疗效判定，多与肺功能、电解质等指标联合测定。

（一）肺功能检查

肺功能检查可对受检者呼吸生理功能的基本状况做出质与量的评价，明确肺功能障碍的程度和类型，观察肺功能损害的可复性，对探索疾病的发病机制、明确诊断、指导治疗、判断疗效和劳动力的鉴定以及评估胸、腹部大手术的耐受性等都有重要意义。近年来新开展起来的评估肺功能的检查方法有如下几种：

1.小气道功能的测定

小气道是指在吸气状态下气道内径≤2mm的细支气管，包括全部细支气管和终末细支气管，是许多慢性阻塞性肺疾病早期容易受累的部位。以下检查方法对早期诊断小气道病变很有意义。

（1）闭合容积（CV）：正常直立和坐位时，受重力影响，胸腔负压自上而下呈梯度递减。深呼气时，下肺区肺泡排气先于上肺区，继而上下肺区同时排气；接近呼气末时，下肺区因胸内压（胸膜腔内压）高于上肺区，故该区小气道先被挤压而陷闭。闭合容积（CV）是指从最大吸气位一次呼气过程中，肺低垂部位小气道开始关闭时所能继续呼出的气量。

测定方法：有一口气氮气法和氮气法两种。一口气氮气法相对于氮气法来说操作简便，设备价廉，不需指示气体，且可由曲线提供通气分布指标，故更常应用。

临床意义：目前较多用于吸烟、大气污染、粉尘作业对小气道功能损害的研究与监测，可作为环境医学早期筛选的手段。

（2）最大呼气流量-容积曲线（MEFV）：是指受试者在最大用力呼气过程中，将其呼出的气体容积及相应的呼气流速描记成的一条曲线图形，反映在用力呼气过程中，胸内压、肺弹性回缩压、气道阻力（呼吸道阻力）对呼气流量的影响。MEFV曲线主要用于：①测小气道阻塞性病变。在有吸烟、职业高危因素和环境污染等的受检者中早期发现小气道病变者。②可用于限制性通气功能障碍与阻塞性通气功能障碍的鉴别。③MEFV曲线形态特点有助于判断气道阻塞的部位，特别是上气道阻塞，其曲线形态具有特征性。

2.气道阻力测定

气道阻力（Raw）是指呼吸时气体在气道内流动所产生的阻力。其大小与气道内径、气流速度及气体的黏度和密度有关。气道阻力测定常用体描箱法。体描箱法是一种通过测定密闭仓内压力或容积的变化而测定肺容积和气道阻力的方法、体描箱法较最大通气量、用力肺活量、第1秒用力肺活量和最大呼气中段流量等检查受被检者的主观影响小，直接反映气道阻力，能更客观地反映气道阻力的变化，并且体描箱法比上述其他方法更敏感，不受胸壁及肺组织阻力的影响。气道阻力增加提示有气道阻塞，见于阻塞性肺疾病。可用于早期发现疾病及病情监测。

3.气道阻塞的可逆性判定（支气管扩张试验）

当肺功能测定FEV1.0/FVC%降低，表示气道阻塞时，可在给患者吸入沙丁胺醇0.2mg后

15~20分钟，重测FEV1.0与FEV1.0/FVC%（试验前24小时停用支气管扩张药），计算通气改善率，用以判定气道阻塞的可逆性。

通气改善率=（用药后测得值-用药前测得值）/用药前测得值×100%

支气管哮喘患者改善率至少应达15%以上，慢性阻塞性肺病患者改善率不明显。可用于区别支气管哮喘和慢性阻塞性肺疾病及疗效的判断。

4.气道反应性的测定

支气管激发试验：是用某种刺激使支气管平滑肌收缩，通过肺功能检查判断因此所致的支气管狭窄程度，借以判断气道的反应性。常用药物为组胺或醋甲胆碱。此项检查主要用于支气管哮喘的诊断，对症状、体征不典型，或有可疑哮喘病史，或处于哮喘缓解期肺功能检查无异常者，或以咳嗽为主要表现的咳嗽变异性哮喘患者，如支气管激发试验阳性，可确诊为哮喘。

5.呼吸肌功能的测定

最大吸气压和呼气压：用以测定全部吸气肌和呼气肌的强度。

（1）最大吸气压可在神经肌肉疾病或外伤时评定吸气肌的功能，作为疾病诊断的参考。可对肺过度膨胀（如肺气肿），胸廓畸形及药物中毒继发的呼吸困难时吸气肌功能做出评价；还可作为判断能否脱离人工呼吸机的参考指标。

（2）最大呼气压用于评价神经肌肉疾患患者的呼气肌功能及评价患者咳嗽及排痰的能力。

（二）血气分析

血气是指血液中的氧和二氧化碳气体。血气分析仪是测量血液中氧和二氧化碳量的仪器，它也能同时测量pH。二氧化碳分压（PCO_2）是反映呼吸性酸碱失调的重要指标，在测PCO_2的同时测定pH，便于分析酸碱平衡的状态。现在的血气分析仪除测出PO_2（氧分压）、PCO_2和pH外，又能借助列线图的方法计算出血液的其他参数，如血液中的真实碳酸根浓度（Actual bicarbonate，AB）、标准碳酸根浓度（Standard bicarbonata，SB）、血液缓冲碱（Buffer base，BB）、血液碱剩余（Base excess，BE）、血浆二氧化碳总量（TCO_2）和血液氧饱和度（SO_2）等。可见，血气分析仪主要用作呼吸功能诊断和酸碱平衡诊断，如外伤或手术所致的呼吸功能衰竭，肺心病、肺气肿等慢性肺部疾病以及由呕吐、腹泻、中毒等引起的酸碱平衡失调等。

四、泌尿系统机能研究方法

泌尿系统主要的机能检测是肾脏泌尿功能。在中医药科研中，肾脏泌尿功能检测是评价正常、疾病模型（高血压肾脏损害、糖尿病肾脏损害等）及相关干预后肾脏功能好坏必不可少的指标，也用于利水渗湿药（利尿药物）药理作用研究和慢性肾衰的评价。肾功能检验是反映肾功能最重要的检查方式之一，包括肾小球滤过功能、肾小管重吸收及酸化功能等。也是判断肾疾病的严重程度和监测预后、疗效判定、药物剂量调节的重要依据。肾功检测包括：①血清代谢物质（血清尿素氮、肌酐、尿酸等）。②血清微量蛋白（血清β_2-微量球蛋白、血清转铁蛋白等）以及尿微量蛋白（尿液β_2-微球蛋白、尿微量白蛋白、尿微量转铁蛋白、24小时尿蛋白定量等）和尿N-乙酰-β-氨基葡萄糖苷酶（NAG）的检测。

五、消化系统机能研究方法

消化系统的机能指标主要包括胃肠动力学和消化道平滑肌生理。

（一）胃肠动力学检测

胃肠动力学的主要机能检测：①肠内容物推进速度检测，主要可通过炭末推进试验炭末排出、酚红定量测定法等，可分析胃排空速度和不同肠段的推进运动功能。②湿粪计数法，主要以小鼠或大鼠服药后一定时间内排出的湿粪粒数为指标，结合动物口服蓖麻油造成腹泻模型进行止泻药的药效学研究。③在体肠管运动强度检测，包括在体肠管悬吊和肠内压法检测分析肠运动强度。

（二）消化道平滑肌生理特性检测

常用离体肠段平滑肌实验通过传感器将肠段机械变化信号记录肠段活动曲线，观察肠段活动曲线及紧张度的变化。胃肠动力学功能检测和消化道平滑肌生理特性等指标是评价消化系统机械运动能力的主要研究方法，如常用于胃肠解痉药物、泻药、止泻药的药效学研究，也是中医药及针灸治疗功能性消化不良及改善胃肠运动功能方面的基础实验手段。

六、神经与运动系统机能研究方法

在药效学研究中神经与运动系统机能指标主要包括痛觉研究、镇静催眠作用、抗癫痫作用、学习记忆功能、脑电生理、骨骼肌机能及神经反射等。补益开窍类中药及相关疗法大多有良好的镇痛、镇静催眠、抗癫、益智等作用，传统针灸、骨伤疗法及方药大多可通过调整电生理、骨骼肌机能、神经反射等改善神经与运动系统机能，故科学选用神经与运动系统机能研究技术对中医药疗效评价及开发推广应用具有重要意义。

（一）痛觉研究

痛觉是机体受到伤害性刺激时在身体某处产生的一种不愉悦、复杂且痛苦的感觉，常伴有自主神经症状、情绪变化和防御反应。痛觉测定常用痛阈或耐痛阈来表示痛觉与刺激强度之间关系。痛阈是指引起痛觉的最小刺激强度，耐痛阈则是指能耐受痛的最大刺激强度。常用痛觉测定方法有机械刺激法、热辐射法、电刺激法及化学刺激法。

常用实验技术及检测指标包括：①热刺激法，常选用辐射热刺激法（又称光热法）是用小型聚光灯产生的一定强度的光束，经透镜聚焦照射动物或人体一定部位以致痛。鼠以甩尾为痛反应指标，家兔则以甩头为反应指标，人以主诉感觉程度为指标。②电刺激法，可选用齿髓刺激法（狗、猫或兔）、小鼠足跖刺激法及小鼠尾刺激法等。③机械刺激法，可选用大鼠尾尖部压痛法和小鼠尾根部加压法。④化学刺激法，可选用钾离子透入法及扭体法进行研究。

（二）镇静、催眠作用研究

行为学观察方面应注意观察动物是否出现活动减少、安静、嗜睡或睡眠及自主活动情况等。另外也可观察与巴比妥类药物的协同作用，包括延长戊巴比妥钠的睡眠时间、钠阈下催眠剂量试验及再入睡试验等。

（三）抗癫痫研究

指标包括最大电休克发作、戊四唑最小阈发作情况及神经毒试验等。后者通常选用转棒法、平衡实验、倾斜板法等进行研究评价。

（四）脑电生理研究

常用的检测技术包括：①脑电图检测，可借助于放置在头皮上的引导电极，用脑电图机将脑电活动的波形记录下来即为脑电图。②脑立体定位术，是利用颅骨表面的某些标志（如前中心、人字缝尖、矢状缝、外耳道、眶下缘等部位）与脑表面及脑深部某些结构的相对恒定的关系，借以从外部确定这些颅内结构的空间位置，以便在非直视暴露下对其进行定向的刺激、破坏、注射药物、引导电位等研究。③大脑皮层诱发电位，检测大脑皮层诱发电位是指感觉传入系统任何一点受刺激时，在皮层某区域引出的生物电变化。皮层诱发电位是用以寻找感觉投射部位，研究大脑皮层功能定位，了解中枢神经系统功能的一种重要指标和研究方法。

（五）骨骼肌机能检测

主要包括生物电和机械收缩特性两个方面。骨骼肌生物电检测包括骨骼肌终板电位的测量、肌梭传入神经放电实验、肌电图测定等。骨骼肌收缩特性研究主要包括骨骼肌的单收缩、复合收缩和强直收缩检测及负荷对骨骼肌收缩的影响的检测等。

（六）神经反射

反射弧的结构和功能完整性是实现反射活动的基础，反射弧的任何一部分受到破坏，均不能实现完整的反射活动。由刺激感受器到反射活动出现所需要的时间称为反射时，是反射通过反射弧所用的时间。

（七）学习记忆

学习记忆功能在益智增强记忆力的动物实验中多应用跳台法、避暗法、迷宫法及记忆障碍动物模型、记忆再现缺失模型进行观察研究。

第二节　分子生物学研究方法

从人类基因组计划的提出到完成，分子生物学以空前的力度正在改变着人们的健康观和疾病观。20世纪50年代以来，分子生物学在生命科学领域中发挥了极其重要的作用，推动着生命科学中其他学科的发展。分子生物学是从分子水平上研究生命现象物质基础的学科，主要研究细胞成分的物理、化学的性质和变化以及这些性质和变化与生命现象的关系，如遗传信息的传递，基因的结构、复制、转录、翻译、表达调控和表达产物的生理功能，以及细胞信号的转导等。随着人类基因组计划的顺利完成，分子生物学研究发展到基因组及后基因组时代，各种组学技术的发展加快了中医药领域中科学研究的进程，同时也带动和促进了许多新技术、新方法的发展。

一、聚合酶链式反应技术（PCR技术）

聚合酶链式反应技术（Polymerasechainreaction，PCR）是根据体内DNA半保留复制原理设计的一种体外基因扩增技术，类似于体内DNA的天然复制过程，是在DNA聚合酶的催化下，利用一对人工合成的寡核苷酸引物和 4 种脱氧核苷三磷酸对目标基因进行特异体外扩增的过程。PCR技术在中医药实验研究和临床检测中已得到广泛的应用。如可用于检测与恶性肿瘤发生有关的突变基因及中医药的干预调节效应，可用于中医不同治法对信号通路多基因表达差异的研究，研究中医常用处方及配伍的疗效及其分子机制等。在中药鉴定上，PCR技术能以其准确无误、迅速、简捷检测结果，鉴定中药材的道地性及品质等。PCR的基本反应步骤包括：①变性：将反应体系加热至95℃，使模板DNA完全变性成为单链，同时引物自身以及引物之间存在的局部双链也得以打开。②退火：将温度下降至适宜温度使引物与模板DNA退火结合。③延伸：将温度升至72℃，耐热DNA聚合酶发挥酶活性，以dNTP为底物催化DNA的合成反应。上述3个步骤构成一个循环，新合成的DNA分子继续作为下一轮合成的模板，经多次循环（25～30次）后即可达到扩增DNA的目的。

PCR技术的主要用途：

（1）目的基因的克隆：PCR技术为在重组DNA过程中获得的目的基因片段提供了简便快速的扩增方法。该技术可用于：①与逆转录反应相结合，可以直接从组织和细胞的mRNA获得目的基因片段。②利用特异性引物以DNA或基因组DNA为模板获得已知目的基因片段。③利用简并引物从CDNA文库或基因组文库中提取具有一定序列相似性的基因片段。④利用随机引物从cDNA文库或基因组文库中克隆基因。

（2）基因的体外突变：利用PCR技术可以随意设计引物在体外对目的基因片段进行嵌和、缺失、点突变等改造。

（3）DNA和RNA微量分析：PCR技术高度敏感，对模板DNA的含量要求很低，是DNA和RNA（RNA一般需要先逆转录成为cDNA）微量分析的好方法。从理论上讲，只要存在I分子模板，就可以获得目的片段。在实际工作中，一滴血、一根毛发或一个细胞就足以满足PCR的检测需要。因此、PCR在基因诊断方面具有极广阔的应用价值。

（4）DNA序列测定：将PCR技术引入DNA序列测定，可使测序工作大为简化，也提高了测序的速度。待测DNA片段既可以克隆到特定的载体后进行序列测定，也可直接测定。

（5）基因突变分析：基因突变可引起许多遗传病、免疫性疾病和肿瘤等、故分析基因突变可以为这些疾病的诊断、治疗和研究提供重要的依据。利用PCR与一些技术的结合可以大大提高基因突变检测的敏感性。

PCR技术的发展以及和已有分子生物学技术的结合形成了多种PCR衍生技术，大大提高了PCR反应的特异性和应用的广泛性。与中医学密切相关的PCR衍生技术如逆转录PCR技术、原位PCR技术、实时PCR技术等。尤其是实时荧光定量PCR（Real-time PCR）是由美国Applied Biosystems公司于1996年推出的一项PCR技术。与常规PCR相比，实时荧光定量PCR实现了PCR从定性到定量的飞跃，而且具有操作方便、快速、高效，特异性更强，结果稳定可靠，自动化程度高等优点。实时荧光定量PCR主要应用于以下几个方面：①定量分析核酸，主要用于病原微生物含量的检测，包括对淋球菌、沙眼衣原体、解脲支原体、人类乳头瘤病毒、单纯疱疹病毒、肝炎病毒、结核杆菌、人巨细胞病毒等进行定量测定，还可用于转基因动植物基因拷贝数的检测、RNAi基因失活率的检测等。②分析基因表达差异，实时荧光定量PCR不但能有效地检测到特定基因的表达量，还可用于检测特定基因在不同条件下的表达差异，确证cDNA芯片或差显结果等。③检测碱基的甲基化，常用Taqman探针来区分甲基化和非甲基化DNA。④检测SNP，实时荧光定量PCR能够快速、准确测定SNP，这对于研究个体对不同疾病的易感性或者个体对特定药物的不同反应有着重要意义。

另外，数字聚合酶链式反应（Digital polymerase chain reaction，dPCR）技术属于第三代核酸检测技术，可以在无须建立标准曲线的条件下，实现低浓度的目标核酸分子精确的绝对定量，具有很高的灵敏度及特异性，使其在疾病的发现及治疗等方面表现出了极大的优越性，对于提升国民卫生水平、改善国民生活质量具有很高的发展前景及研究价值。微流控技术的发展促进了新兴核酸检测技术即数字PCR技术的快速发展，使其更加适用于高阶多路复用，在各个领域都有广泛的应用价值，尤其适合于液体活检、肿瘤筛查、产前诊断、致病菌及病毒检测等领域。多重数字PCR在节省检测样本及检测成本的同时，可准确可靠地进行多靶标检测，是满足目前核酸检测需求的理想选择。

二、原位杂交与核酸蛋白印迹研究

原位杂交技术在中医药研究应用，涉及中药细胞及机体组织细胞特定核酸在染色体中的精确定位、观察特定基因在细胞中的表达水平、确定组织中有无特异性的细菌及病毒等病原体的感染及中医药在核酸水平的干预效应等。印迹技术在中医药研究中已广泛应用于中药品种的改良、判断某一中药对某一已知基因转录的调控作用等。如应用印迹技术研究已证实，中药具有对DNA损伤后的修复作用，中药不同品种在其基因组DNA序列中有特殊的序列结构，中医不同治法调节大鼠肝癌相关基因转录水平上有差异等。

（一）原位杂交技术

原位杂交组织化学（In situ hybridization histochemistry，ISHH）简称原位杂交（In situ hybridization，ISH），是用带有标记物的已知碱基序列的核酸探针与标本中待检测的靶核酸按照碱基配对原则进行的特异性结合而形成的杂交体，选用与标记物相应的检测系统，通过组织化学或免疫组织化学手段在靶核酸原位形成光镜下观察的有色物质。原位杂交是分子生物学的理论和技术与形态科学相结合的产物，它可以精确地定位单一细胞内编码某一特定抗原（酶、受体，生物活性肽等）的核苷酸序列（DNA或RNA）；通过对某一核苷酸动态变化的研究，可以了解该核苷酸及其表达抗原的生物合成过程、调节因素及其与某些生理、病理过程间的关系。根据所用探针和靶核酸的不同，原位杂交可分为DNA-DNA杂交、DNA-RNA杂交和RNA-RNA杂交3类。原位杂交技术是在转录水平检测基因（mRNA）或DNA片段的有无和活性。

（二）核酸印迹技术

核酸印迹杂交技术是分子生物学实验室中常用的基本技术之一，它根据核酸类型的不同分为DNA印迹杂交和RNA印迹杂交，DNA印迹杂交是1975年由爱丁堡大学的Southern建立的，由此命名为Southern印迹杂交，是将电泳分离的DNA片段转移到固相支持物上并检测的一种技术。

用一种或者多种限制性内切酶消化基因组DNA，通过琼脂糖凝胶电泳按DNA大小分离酶切所得的片段，然后使DNA分子在琼脂糖凝胶中原位发生变性，并从凝胶转移至硝酸纤维素膜或其他固相支持物上。DNA转移至固相支持物的过程中，各个DNA片段的相对位置保持不变，用放射性标记的DNA或RNA探针与固着于固相支持物上的DNA杂交，经放射白显影确定与探针互补的电泳条带的位置。利用Southen印迹杂交可进行基因组中某一基因的定性和定量分析、克隆基因的酶切图谱分析、基因突变分析以及限制性片段多态性分析等。

（三）蛋白印迹技术

印迹技术不仅可用于核酸的分子杂交，也可用于蛋白质的分析。相对应于DNA的Southern blot和RNA的Northern blot，蛋白质印迹也被称为Western blot。蛋白质印迹需先将混合蛋白质用聚丙烯酰胺凝胶电泳按分子大小分开，再将蛋白质转移到硝酸纤维素膜或其他膜上。蛋白质的分析主要靠抗体来进行。特异性抗体（称为第一抗体）首先与转移膜上相应的蛋白分子结合，然后用辣根过氧化物酶标记的第二抗体与之结合。反应之后用底物显色来检测蛋白质区带的信号，底物亦可与化学发光剂相结合以提高灵敏度。蛋白质印迹技术用于检测样品中特异性蛋白质的存在、细胞中特异蛋白质的半定量分析以及蛋白质分子的相互作用研究等，是进行蛋白质分析最流行和成熟的技术之一。该技术已广泛而成功地用于生物、医学诸领域。如用于细菌蛋白质、细菌脂多糖、病毒抗原、寄生虫抗原、自身抗原、免疫复合物、补体及白细胞表面蛋白等抗原的分析，单特异性抗体的纯化，免疫球蛋白的快速分析及单克隆抗体的筛选等。

除上述3种基本印迹杂交技术外，还有一些方法可用于核酸和蛋白质的分析。例如，可以不经电泳分离而直接将样品点在硝酸纤维膜上用于杂交分析，这种方法称为斑点杂交（Dotblotting）；组织切片或细胞涂片可以直接用于杂交分析，称为原位杂交（In situ hybridization，ISH）；可以将多种已知序列的DNA排列在一定大小的尼龙膜或其他支持物上用于检测细胞或组织样品中的核酸种类，这种技术称为DNA芯片技术。

三、基因组学与蛋白质组学研究

传统中医药与西医在认知方法上存在着巨大差异，组学技术的出现，在两套不同的医学体系间找到连接点，使传统的中医药文化有望变得科学化、规范化，为我国中医药事业的飞速发展，以及其在国内外的推广提供了新的平台，创造了新的机遇。组学技术成为促进中医药发展不可或缺的重要手段。近年来，这些技术在中医证候、中药及针灸等研究方面得到了广泛应用，并取得了重大突破性进展。

（一）基因组学技术

基因组学技术是对基因多样性、基因组表达及功能进行研究的技术，包括碱基序列的组成及改变，DNA甲基化、染色质修饰等，早已广泛应用于中医药研究领域中。目前常用的基因组学技术包括定量分析技术，如实时荧光定量PCR、高通量技术，如全外显子捕获测序技术，以及近来取得新技术突破的单细胞测序技术，三维基因组如Hi-C技术、Micro-C技术，以第三代人工核酸内切酶CRISPR-Cas核酸酶技术为代表的基因修饰技术。基因组学技术可以对上万的基因同时进行检测，具有显著的高通量、整体性、精准性、微观化的优势，是当前实现精准医疗的重要手段，并且随着人类基因组计划的完成以及高通量测序技术的飞速发展，基因组学技术日趋成熟，使其在医药科研和临床研究中得到广泛应用，更为中医证候、针灸及中药研究发展创造，提供了新的发展机遇。

虽然基因组学有相比于其他组学不可代替的优势，然而不可否认两种及更多组学方法联合使用是阐明药物反应、生物学途径和新型生物标志物的有力工具，可以弥补一种技术的缺陷。在今后的研究中可以联合基因组学、转录组学、代谢组学、蛋白质组学等多组学方法，完善不同组织中的基因转录前后标志物的差异特征、健全和丰富数据库，一方面相互整合印证，互相补充；另一方面多维度、全面理解生物不同阶段的生命过程及机制网络，研究能够适用于中医理论规律的大数据算法，建立一套更加完整的中医药生物信息分析体系。“证候组学”提出就是一个很好的方向，要求考虑证候不同要素、各种影响因素（心理、社会、环境等）进行建模，从而揭示复杂疾病的动态属性，包括证候的辨别、证候和相关的分子靶点识别、网状结构系统的构建与分析，最终达到最有效治疗，为从证候的诊断到中药处方的精准化和个体化提供了渠道。

（二）蛋白质组学技术

蛋白质组（Proteome）的概念是由澳大利亚学者Wilkins和Williams于1994年首次提出，指在一种细胞、组织或生物体中的完整基因组所表达的全套蛋白质。蛋白质组学（Proteomics）是蛋白质组概念的延伸，指以蛋白质组为研究对象，从整体的角度分析细胞内动态变化的蛋白质的组成与活动规律。蛋白质组学从不同角度有不同的分类方式。从研究内容上可以分为表达蛋白质组学、结构蛋白质组学和差异蛋白质组学；从研究策略上可分为经典蛋白质组学（基于凝胶电泳-质谱技术）和鸟枪法蛋白质组学（基于二维液相色谱-串联质谱技术）；从质谱鉴定方法上可以分为自下而上（Bottom-up，BU）的蛋白质组学和自上而下（Top-down，TD）的蛋白质组学等。

应用蛋白质组学的方法，可以通过比较分析细胞或动物模型给药前后蛋白质表达谱的差异，找到中药的作用靶点和相关通路，进而阐明中药的分子作用机制。该方法已被广泛应用于中药复方、单味中药和中药单体化合物作用机制的研究中，且相关研究呈现递增趋势。蛋白质组学技术可分两大类：

1.蛋白质组的分离技术

双向凝胶电泳（Two-dimensional electrophoresis，2-DE），该技术是基于蛋白质的分离，其原理是根据不同蛋白质的等电点和相对分子质量的差异使之在二相平面上分开。双向凝胶电泳是一种经典的蛋白质分离方法，但由于其存在重复性差，人为误差大等问题，通用（GE）公司在双向凝胶电泳基础上开发出荧光差异凝胶电泳（differential in gel electrophoresis，DIGE），该技术在分析中引入了内参。

多维液相色谱（Multidimensional liquid chromatography，MDLC），该技术是基于肽（先将蛋白质酶解成多肽）的分离，是指2种或2种以上具有不同原理特性的液相分离方法的优化和组合，是目前最常用也最有发展前景的分离技术。多维液相色谱分离技术主要包括离子交换色谱-反相液相色谱、反相液相色谱-反相液相色谱和亲水色谱-反相液相色谱等。该技术的优势是对蛋白质组进行分析时大大降低了歧视效应，并可直接与质谱联用，便于自动化，易于实现高通量，提高了检测的动态范围和灵敏度，因此在蛋白质组学的研究中已逐步取代双向凝胶电泳成为蛋白质分离技术的主流。

除此之外，蛋白质分离常用的技术还有细胞分级分离技术、层析分离技术和非凝胶技术等，其中双向凝胶电泳技术具有较高的灵敏度和分辨率，是目前最有效的分离技术，也是蛋白质组技术的核心，可分离细胞内提取的复杂蛋白质混合物。

2.蛋白质组的鉴定技术

常用的技术有质谱技术、蛋白质芯片技术、噬菌体显示技术和大规模双交技术等，其中质谱技术以其快速、准确、灵敏而成为蛋白质组最重要的鉴定技术，可对经过双向电泳分离的目标蛋白质进行鉴定与分析。其基本原理是将蛋白质样品先经过离子化，再根据不同离子间质荷比（m/z）的差异来分离并确定相对分子质量。质谱仪主要由离子源、质量分析器和检测器部分组成。目前大致可以归纳为两类：中医药对某一已知蛋白表达调整作用的研究；中医药对若干已知或未知蛋白表达水平的调整作用。蛋白质组学技术能通过对用药前后组织或细胞的差异蛋白质组展示来评价中药的药效，而且还可以针对其中特异表达或差异表达显著的蛋白点进行更深一步的后续质谱鉴定研究，确定药物作用的靶蛋白。

中医药对机体功能状态的节过程，涉及分子、细胞、组织、器官、整体多个层面，对多层面的系统关联性研究正是基因组学和蛋白质组学研究的主要内容。中医认为疾病的发生主要是人体整体功能的失调，证候是疾病发展过程某阶段的病机概括，是机体内因和环境外因综合作用的机体反应状态，并随着病程的发展而发生相应变化。证候既然是有规律的病理表现，可反应在基因组水平上，通过对疾病的中医证候基因组学特征的研究，探索疾病、证候、基因组学之间的关系。从同一疾病不同证候和同一证候不同疾病的基因表达谱差异比较中寻找证候的共同性和差异性，建立一个“证候基因表达谱”，从而揭示中医证候的科学内涵，并为其客观化诊断提供依据和方法。

另外，基因组学、蛋白质组学技术也已广泛应用于天然动植物中药，包括稀有物种名贵物种的保护、鉴别、优化等。如在中药资源方面，大多中药材中有效成分往往含量甚微，可通过功能基因组和蛋白质组研究，对生物体中影响有效或毒性成分合成的关键基因进行调控，促进其表达，提高目标产物的产量，降低毒性成分和非有效成分含量，甚而实现单独生产有效成分等。

四、生物芯片

生物芯片（Bio-chip）是指将生物分子（寡聚核苷酸、cDNA、基因组DNA、多肽、抗原、抗体等）以阵列形式固定于支持物的表面，然后与已标记的待测生物样品靶分子进行杂交或相互作用后，通过特定的仪器对反应信号的强度进行检测分析，从而判断样品中靶分子的种类与数量。由于生物活性物质微小，以点阵的方式排列在硅基上，很像计算机的芯片，所以它被称为“生物芯片”。其采用微电子学的并行处理和高密度集成技术，可同时并行分析成千上万种生物样品，具有高通量、微型化、自动化以及检测样品用量少等优点。生物芯片分为功能生物芯片和信息生物芯片。常见的功能生物芯片有微流体芯片和芯片实验室；信息生物芯片分为基因芯片、蛋白芯片、组织芯片、细胞芯片。

生物芯片现在已经广泛地应用于功能基因组研究、突变检测、疾病分子诊断、药物机制研究以及药物筛选等诸多方面，在中医药研究中也发挥着越来越大的作用。中医学的核心是整体观和辨证施治，体现在中医临床重视患者的体质特征、证候特点，强调辨证施治，实施个性化治疗。疾病在特定证候下基因和蛋白整体水平的变化有可能反映了证候的本质，而在微观水平的基因和蛋白调控与修饰整体的变化，反映着生命机体的整体功能状态。中药、针灸等的微观调控对改善疾病状态下的整体失衡具有重要意义。

（1）基因芯片技术是同步、高效、快速和低成本检测和分析大量基因的技术。基因中应用最为广泛。芯片根据功能不同，可分为基因表达谱芯片和DNA测序芯片；根据用固定在固体表面的核酸分子的类型不同可分为寡核苷酸芯片和DNA芯片；根据用途不同可分为分析芯片、检测。

（2）蛋白质芯片技术是一种高通量的蛋白质功能分析技术，可用于研究蛋白质表达谱分析，蛋白质与蛋白质的相互作用，甚至DNA-蛋白质、RNA-蛋白质的相互作用，筛选药物作用的蛋白质靶点等。

近年来，新的生物芯片技术平台不断出现，例如基于适时定量PCR和芯片技术结合所产生的适时定量PCR芯片，结合了芯片高通量和适时定量PCR准确性的优点，一次精确检测几十到几百个不同基因，有超过100种不同信号转导通路或疾病研究的方向可供选择。而以microRNA为代表的小RNA可以在表观遗传、转录及转录后等多个层面调控基因表达。除microRNA表达谱芯片外，最新推出的microRNA适时定量PCR芯片、lncRNA表达谱芯片，以及基于Illumina GA IIx的新一代测序技术都可用于非编码RNA的研究等。这些新的生物芯片技术必将在中医药研究领域中得到应用，为促进中医药的现代化进程做出应有的贡献。

第三节　细胞生物学与组织形态学研究方法

细胞生物学是一门迅猛发展的生命科学的重要基础学科，有关细胞的基础知识和相关研究是现代生命科学的基石。它是以细胞（细胞是进行生命活动最完善的基本空间结构）结构、功能、发育为基本研究对象，从细胞整体、亚显微水平和分子水平三个层次，探索细胞及其生物学功能的科学。该学科的特点是以动态的观点揭示细胞、细胞器和高分子颗粒体系的结构与功能，从而认识生命现象的基本规律和生命本质的内涵。从生命结构层次看，细胞生物学介于分子生物学与发育生物学之间，是与分子生物学、发育生物学、生物化学等学科互相渗透、互相融合、彼此衔接的新兴学科，也是现代生命科学理论中的核心学科。中医的整体观念到处充满着生命的全息论，而从现代生命科学的角度看，一个细胞就是一个生命体的全息，每个细胞都含有生命的全部遗传密码——基因，并作为生命的一分子执行着生命的功能。所以，可以这么认为，细胞内不仅有阴阳，而且有“五脏”。因此，从细胞生物学的角度，探讨脾脏象理论科学内涵具有重要意义。

一、细胞与组织形态学结构研究

形态结构的观察是衔接不同层次学科的重要中间环节，形态学观察是中西医研究基本发病机制、转归疗效评价及中药品质鉴定等最常用的指标之一，特别是同时利用现代显微分析技术的直观性、微观性等优势，已与多学科的研究相互渗透影响、彼此补充促进，成为中医药研究中的重要部分。在中药的显微鉴定、中医药对细胞损伤、坏死、衰老、凋亡等的干预效应，均可用到显微观察技术。如Masson染色可用于来源于间胚叶的肿瘤（纤维瘤、平滑肌瘤、横纹肌肉瘤、神经纤维瘤等），慢性炎症，器官的纤维化，恶性高血压时小动脉管壁为纤维素样坏死等出现胶原纤维病理形态诊断，从而可以直接客观评价中医药防治纤维化疾病的疗效。

（一）显微镜技术

显微镜技术是细胞学和细胞生物学得以建立和发展的重要工具，包括光学显微镜、电子显微镜和扫描探针显微镜三个层次的显微镜和相应的技术，是人们用以观察细胞、细胞器和细胞内大分子的关键技术。在光学显微镜下看到的细胞结构称为细胞显微结构（Microscopic structure），由于受到分辨率的限制，光学显微镜不能分辨直径小于0.2μm的结构，如生物膜、细胞骨架和一些细胞器等。电子显微镜下则可以观察到这些光学显微镜下看不到的结构，称为细胞亚显微结构（Submicroscopic structure）。随着电子显微镜分辨率的不断提高，再结合一些其他技术如扫描探针显微镜和光行射等，已使人们对细胞结构的认识达到分子水平。一般把细胞从亚显微水平到分子水平的结构统称为细胞超微结构（Ultrastructure）。总体而言，显微镜技术显示了细胞大小、形状、结构、运动的图像，也提供了细胞内成分、特别是生物大分子的位置和结构信息。普通光学显微镜，可观察细胞的显微结构；荧光显微镜，可观察固定切片标本或染色的活细胞；相差显微镜，可观察无色透明活细胞中的细节。

用扫描电镜，观察药用植物花粉种子等的微形态，为中药鉴定提供依据；用荧光显微镜观察中药干预干细胞及肿瘤细胞形态学的改变等；激光扫描共聚焦显微技术可对细胞进行精确的断层扫描，在细胞亚结构观察、细胞凋亡检测、细胞内离子动态测定、细胞间通讯三维重建、细胞分选等研究方面具有显著优势，在中医药研究中可将空间结构、生化成分与生理功能密切结合，进行定性、定量、定时的显微形态学观察研究，从细胞、亚细胞和分子水平上探索疾病的成因和中医药疗效等。

1.光学显微镜技术

光学显微镜技术是研究细胞结构最重要的工具，在细胞生物学领域中应用最为广泛。近年来，随着多种现代生物学技术与光镜技术的结合，光学显微镜展示出更新的活力。目前光学显微镜已发展成多种类型，用于各类不同的研究目的。在细胞生物学中常用的有普通光学显微镜、荧光显微镜、激光扫描共焦显微镜、相差显微镜，以及暗视野显微镜和微分干涉差显微镜等。

（1）普通光学显微镜技术：普通光学显微镜（简称光镜）是最常使用的显微镜，主要由3部分组成：聚光镜、物镜和目镜。光镜采用可见光作光源，分辨率为0.2μm，放大倍率为1000倍，其他几种显微镜都是在此基础上发展起来的。由于光镜的成像原理需要光束穿透被观察的样品，生物样品必须经过一系列的组织处理并制成1～10μm的切片。普通光学显微镜能观察染色的生物标本的结构，主要是因为光线通过染色标本时其颜色（光波的波长）和亮度（光波的振幅）发生变化，人的眼睛才能观察到。

（2）荧光显微镜技术：荧光显微镜是以各种特定波长光源激发生物标本中的荧光物质，从而产生各种可见颜色荧光的一种显微镜。荧光显微镜一般采用高压汞灯和弧光灯作为光源，在光源和反光镜之间放一组滤色片以产生特定波长的激发光，光谱一般从紫外到红外，从而激发各种荧光物质产生不同波长的发射光。利用荧光显微镜可研究荧光物质在组织和细胞内的分布，以达到对细胞的特定物质进行定性、定位和定量观察的目的。荧光的来源除了组织和细胞的自发荧光以外，主要通过荧光蛋白强制表达、荧光染料染色、免疫荧光技术3个途径造成。由于荧光显微镜技术染色简便、敏感度高而且图像色彩鲜明，所以是目前对特异蛋白质等生物大分子定性、定位的有力工具。

（3）激光扫描共焦显微镜：激光扫描共焦显微镜（Laser scanning confocal microscope,

LSCM），也被称为激光扫描细胞仪（Laser scanning cytometer，LSC），自20世纪70年代问世以来很快得到迅速发展，成为分子细胞生物学的新一代研究工具。激光扫描共焦显微镜在显微镜基础上配置激光光源，扫描装置，共轭聚焦装置和检测系统，整套仪器均由计算机自动控制，专用软件监控和执行各组件之间的切换。LSCM的光源为激光，是单色性好的平行光，可无损伤地对样品作不同深度的层扫描和荧光强度测量。LSCM最常用的功能是荧光检测、三维重建和显微操作等，通过多种荧光探针或荧光连接抗体，可对细胞内离子、pH、各种蛋白质分子进行动态测定。

2.电子显微镜技术

电子显微镜技术简称电镜技术，它包括电子显微镜（Electronmicroscope）和样品制备技术（Techniques of sample preparation）两大方面。电子显微镜的基本原理与光学显微镜相同，但光源和透镜有所不同，电镜利用电子束作光源、电磁场作透镜，因而最佳分辨率可达1～2Å，放大倍率达150万倍。样品制备技术是制作电镜标本的综合技术，比光学显微镜制片过程更精细和复杂，它包括普通样品制备技术（如超薄切片技术）和特殊样品制备技术（如电镜酶细胞化学技术）。电子显微镜技术是研究细胞超微结构最重要的手段，广泛应用于医学生物学等各个学科，在现代医学科学研究和临床疾病的诊断中发挥着重要作用。电子显微镜是以电子束作为光源、电磁场作透镜、具有高分辨率和放大倍率的显微镜。电镜的类型也是利用电子信号的不同和成像的不同而进行分类，主要分为透射电子显微电镜、扫描电子显微电镜、分析电子显微镜和高压电子显微镜。

（1）透射电子显微镜：西门子公司在1936年制造了第一台商用透射电子显微镜（Transmission electron microscope，TEM），其分辨能力显著优于光学显微镜分辨极限，从而TEM开始受到人们的重视。TEM是用电子束照射标本，用电子透镜收集穿透标本的电子并放大成像，用以显示物体超微结构的装置，透射电镜所产生的图像是平面的。它的分辨率可达0.2nm，放大倍数可达40万～100万倍。

TEM的问世，首先促进了组织学、细胞学、病毒学的发展，为分子生物学、分子病理学、分子遗传学、分子药理学新学科的诞生打下了基础提供了前提，开创了病毒和亚细胞分子结构的新时代。在细胞学方面，可清晰地观察到细胞核、线粒体、叶绿体、内质网、高尔基器、溶酶体等的精细结构及各细胞器间的相互联系；在病毒方面，至今已发现的400多种有感染病毒，有些直接在电镜下被发现，有的是由电镜引路，有些由电镜在形态上加以证实，大大深化了人们对病毒的认识；在癌病防治中，TEM作为超微结构形态学的检验指标，发挥独特作用。特别是引起癌病的病毒鉴定及细胞超微结构的形态变化，将依赖于电镜技术。在分子生物学方面，利用TEM技术研究蛋白质、酶、核酸（DNA、RNA）的分子结构、合成机制（观察进行转录和翻译过程的基因片断）以及直观地从分子水平上研究遗传问题已取得一定成绩，今后一定为解释生命之谜显示重大威力。

（2）扫描电子显微镜：扫描电镜主要是利用二次电子成像，其成像原理完全不同于透射电镜。扫描电镜可观察研究组织、细胞表面或断裂面的三维立体结构。扫描电镜之所以能够在许多领域内得到广泛的应用，主要是扫描电镜有许多突出的优点。

扫描电镜能直接观察较大体积样品表面的三维立体结构，具有明显的真实感，这弥补了透射电镜的不足，因为透射电镜分辨率虽高，但样品必须是薄切片，因而只能观察体的二维平面结构。正因为如此，所以扫描电镜在工业上应用非常广泛。

放大范围很宽，可以从10～20倍与10万～20万倍连续变化。即使在高倍观察时也能获得足够清晰的图像。

样品制备非常方便，如果是金属导电样品，直接就可以观察；如是非导电材料，只要镀上一层导电金属碳膜，就可以观察。因此样品处理比光镜和透射电镜要简单得多。

当透射电镜的放大倍数增加时，透镜的焦深和景深随之减小，而扫描电镜在放大数变化时焦距不变，景深也基本不变。因此，观察和照相都很方便。

便于对样品进行综合分析，如果同EDX、Anger电子谱及电子衍射等仪器结合，即构成分析电镜，可在观察形态结构的同时进行化学元素的成分分析。

由于扫描电镜的图像不是由透镜形成的几何光学图像，而是按照信号顺序依次记录的，因此，不仅可以避免透镜成像的缺陷，而且有利于图像分析与处理，把图像信号记录在磁盘上，便于以后需要时再现用计算机进行图像处理，进一步提高图像质量。

（3）分析电子显微镜：在生物医学研究中，功能变化与超微结构形态变化的统一研究，一直是困扰生物界的难题。因为许多生物体的功能变化，多为生物体内的元素、离子的浓度及位点变化所引起，要了解其功能变化，就必须知道与功能变化有关的元素、离子的浓度及位点变化，目前唯有结合了各种定位、定量分析附件的电镜（分析电镜），才能完成这独特的研究。在分析电镜出现以前，生物医学的形态学研究与功能学研究难以同步进行。众所周知，在生物医学研究中，所采取的方法学主要以功能学研究为主或以形态学研究为主。功能学主要研究各种离子（如钾、钠、钙、镁、磷、硫、氯）在生物组织内因其位点、浓度的变化而引起生物组织功能的变化；或者各种蛋白的空间结构变化引起生物组织功能的变化。计算机技术的高速发展，也使电镜的超微结构观察由二维平面转向三维。结合了计算机技术的分析电镜，可方便地对生物组织结构进行三维重组，进而获得生物组织的超微结构立体像，新型分析电镜是目前唯一一种在原子水平同时研究功能与形态结构的仪器，因此，分析电镜的出现，使电镜在生物医学中的应用产生了第二次热潮。

（4）高压电子显微镜：高压电镜通常是指加速电压为200kV以上的透射电子显微镜。高压电镜的基本原理与常规透镜相似，但体积要大得多，相当于2～3层楼房那样高，结构也很复杂。应用超高电压，可以获得高能电子束，高能电子束可以穿透较厚的样品，因此，对样品制备非常有利。高压电镜的样品室一般为环境样品室，因而有可能观察活体生物样品，这对生物医学研究有着广阔的前景。目前已取得了一些成果，如培养细胞、血细胞方面的研究。高压电镜的价格很高，而且维护困难，所以一般只在国家级的研究中心应用。

（二）染色方法

组织病理染色技术是医学领域中必不可少的基本实验方法，在教学、科研和临床病理诊断方面具有重要价值。组织病理染色技术主要利用各种染料的化学和物理学特性显示组织和细胞的形态结构。并研究疾病的病理变化及其发生发展过程。染色的种类方法很多，在中医药研究中，组织细胞染色常用苏木素-伊红染色（Hematoxylin-eosin staining，HE染色）和 Masson染色；血细胞染色常用瑞氏染色和吉姆萨染色等。

HE染色是生物学尤其是医学领域中组织学、病理学及细胞学等工作必不可少的最基本染色方法。其适用范围很广，各种固定、包埋方法制作的石蜡切片、冰冻切片、火神胶切片、树脂切片、细胞学涂片、印片等均适用HE染色方法来观察。HE染色主要用来显示各种组织正常成分和病变的一般形态，进行总体的观察，直到现在为止，病理组织学的基本知识，绝大部分都是从观察HE染色标本中得来。在质量较佳的HE染色切片，各种组织或细胞的一般形态结构特点都可以观察到，即使是为显示某些特殊或特征性的形态结构而采用相应的特殊染色方法，一般也是在观察HE染色标本的基础上提出，但是HE染色在进行组织学尤其是病理组织学形态观察时，往往存在一定程度的局限性，常常不能显示、区分或确定组织或细胞中某些正常或异常物质的性质，不能显示某种病变或病原体特殊或特征性的结构。因此必须借助于一些特殊染色方法来加以区别和判定。例如结缔组织的几种纤维成分如胶原纤维、弹力纤维、神经纤维以及纤维素等在HE染色中均呈红色，有时往往混淆不清，很难鉴别，需做Van Gisson、弹力纤维染色、神经纤维染色等加以区别。在HE染色中，淀粉样物质、玻璃样物质、一些中性黏液均呈粉红色，辨别时往往有困难，需做淀粉染色、AB-PAS染色来鉴别。在HE染色中，细胞内脂质因在制片过程中被溶，仅留下空泡状结构，有时如果是很细小的脂滴空泡则很难确定，这时须借助脂肪染色来加以区别。HE染色在观察细胞核物质结构及含量变化时也常不能令人满意。尤其在观察血涂片和淋巴组织切片或需要了解核物质中RNA和DNA含量的变化，常需要借助其他染色如姬姆萨染色。此外，对于细胞的某些特殊结构和产物如横纹肌的横纹、细胞线粒体以及很多病原微生物的识别，都必须用特殊染色的方法来加以鉴别。

二、细胞和亚细胞组分分析

细胞和亚细胞组分的分析主要利用细胞化学技术分析。细胞化学技术是在保持组织、细胞原有生活结构状态及化学成分的基础上利用物理学、化学、免疫学、分子生物学等原理与技术手段，对组织与细胞内的化学成分及其变化规律进行定性、定位、定量研究的技术。除了对组织进行研究外，对体外培养细胞、腹腔液细胞、血细胞等独立存在的细胞也可以进行研究分析。常用技术包括普通细胞化学技术、酶细胞化学技术、免疫细胞化学技术、放射自显影技术、荧光细胞化学技术、电镜细胞化学技术等。检测仪器除了光学显微镜、荧光显微镜、电子显微镜外，还可使用显微分光光度计、图像分析仪、流式细胞仪及激光共聚焦显微镜等。

在中医药研究中，利用细胞化学技术可以检测人、动物等有机体的不同发育阶段、不同组织部位及异常生理、病理状态下组织细胞内结构或功能成分的表达及变化特点，从而研究个体发育过程中细胞增殖与分化，遗传与发生机制以及疾病的病因，病理诊断及中医药干预效应及其作用机制等。如可用普通细胞化学技术观察分析中医药对细胞糖类、脂类、蛋白质、核酸等在细胞中的分布和含量的影响作用用酶细胞化学技术观察分析中医药对细胞酶在细胞内的分布及酶活性强弱的影响；免疫组织化学技术可以确定组织细胞内及膜表面多肽和蛋白质进行定位、定性及定量的研究，从而评价中医药对其表达的调控作用等。如用细胞化学技术观察了中药“四君子汤加味”对“脾气虚”症和因“脾气虚”形成癌变的生理病理变化，为中药治疗“脾气虚”症和治疗癌症提供了新的思路和靶点。

1.免疫组织化学技术

免疫组织化学（Immunohistochemistry，IHC）简称免疫组化，或称免疫细胞化学

（Immunocytochemistry，ICC）。IHC属于免疫标记技术，用标记的特异性抗体（或抗原）对组织内抗原（或抗体）或其他物质进行原位显示，在光镜或电镜下观察与分析。

（1）免疫荧光细胞化学技术：免疫荧光细胞化学技术的原理是将已知的抗体或抗原分子标记上荧光素，当与其相对应的抗原或抗体起反应时，在形成的复合物上就带有一定量的荧光素，在荧光显微镜下观察发出荧光的抗原抗体结合部位，检测出抗原或抗体。常用的荧光素有异硫氰酸荧光素（Fluorescein isothiocyanate，FITC）、四甲基异氰酸罗达明（Tetramethylrhodamine isothiocyanate，TMRITC）、四乙基罗达明（Lissamine rhodamineB200，RB200）等，最常用的是FITC和TMRITC。FITC为黄色粉末，最大激发波长为490nm，最大发射波长为520nm，呈明显的黄绿色荧光。TMRITC为紫红色粉末，易溶于水，最大激发波长为580nm，最大发射波长为610nm，为橙红色荧光。

（2）免疫酶细胞化学技术：分为酶标记抗体法（酶标法）和非标记抗体酶法。酶标记抗体技术是通过共价键将酶连接在抗体上，制成酶标抗体，再借酶对底物的特异催化作用，生成有色的不溶性产物或具有一定电子密度的颗粒，在光镜或电镜下进行细胞表面及细胞内各种抗原成分的定位。标记抗体常用的酶有辣根过氧化物酶（HRP）、碱性磷酸酶、葡萄糖氧化酶等。非标记抗体酶法是用免疫方法制备抗体，并且产生酶抗体的动物必须与制备待测抗原相应抗体的动物是同种族。当这种动物的免疫球蛋白作为抗原免疫另一种动物时得到的抗体，就能像桥梁一样与检测抗原的抗体和抗酶抗体连接在一起，酶再与抗酶抗体相结合，通过酶的显色达到对抗原的显示

（3）亲和免疫细胞化学技术：亲和物质为具有多价结合能力的物质，包括生物素、亲和素和葡萄球菌A蛋白（StaphylococcalproteinA，SPA）等。亲和物质之间不仅具有高度亲和力，而且可与酶、荧光素、同位素和铁蛋白等结合。免疫细胞化学与细胞生物学及生物化学紧密结合，将亲和物质引入免疫细胞化学中，形成亲和免疫细胞化学技术。

2.流式细胞术

流式细胞术（Flow cytometry，FCM）是20世纪70年代初发展起来的一项高新技术，它最大的特点是能在保持细胞及细胞器或微粒的结构及功能不被破坏的状态下，通过荧光探针的协助，从分子水平上获取多种信号对细胞进行定量分析或纯化分选。与传统的荧光镜检查相比，具有快速、大量、准确、灵敏、定量等优点，成为当代最先进的细胞定量分析技术。流式细胞仪就是进行流式细胞分析的仪器，是在单个细胞分析和分选基础上发展起来的对细胞的物理或化学性质（如大小、内部结构、DNA、RNA、蛋白质、抗原等）进行快速测量并可分类收集的高技术。它集激光技术、流体力学、计算机技术、细胞化学、细胞免疫学等多种学科于一体，是一种非常先进的检测仪器，被誉为实验室的“CT”。它不仅可测量细胞大小、内部颗粒的性状，还可检测细胞表面和细胞浆抗原，细胞内DNA、RNA含量等。流式细胞术已广泛应用于血液学、免疫学、生物化学、药物学、肿瘤学以及分子生物学等方面的研究和临床常规工作。流式细胞术（Flowcytometry）是利用流式细胞仪快速定量分析细胞群的生物学特征（体积、颗粒度、细胞表面/胞浆/核内抗原等）以及根据这些生物学特征精确分选细胞的技术，主要包括流式分析和流式分选两部分。

随着对流式细胞术研究的日益深入，流式细胞术已经在基础和临床研究中得到了广泛的应用。流式细胞术在基础研究中可用于淋巴细胞功能、树突状细胞研究、造血干细胞

研究、细胞周期分析、细胞凋亡分析、凋亡相关蛋白分析、细胞功能研究、多药耐药基因研究、肿瘤相关基因表达研究、RNA测定、DNA测定、总蛋白测定、癌基因和抑癌基因表达产物测定、血管内皮细胞研究：在临床研究中用于淋巴细胞亚群测定、血小板分析、网织红细胞分析、白血病和淋巴瘤免疫分型、HLA-B27分析、阵发性睡眠性血红蛋白尿（PNH）诊断、人类同种异体器官移植中应用、细胞因子测定、AIDS诊断与治疗和疗效评价和flow-FISH法测定端粒长度等。

（1）细胞生物学：细胞凋亡研究：定量分析细胞周期并分选不同细胞周期时相的细胞；分析生物大分子如DNA、RNA、抗原、癌基因表达产物等物质与细胞增殖周期的关系；进行染色体核型分析，并可纯化X或Y染色体。

（2）肿瘤学：这是流式细胞术在临床医学中应用最早的一个领域。DNA倍体含量测定是鉴别良、恶性肿瘤的特异指标。近年来已应用DNA倍体测定技术，对白血病、淋巴瘤及肺癌、膀胱癌、前列腺癌等多种实体瘤细胞进行探测，用单克隆抗体技术清除血液中的肿瘤细胞。

（3）免疫学：流式细胞术通过荧光抗原抗体检测技术对细胞表面抗原分析，进行细胞分类和亚群分析。这一技术对于人体细胞免疫功能的评估以及各种血液病及肿瘤的诊断和治疗有重要作用。研究细胞周期或DA倍体与细胞表面受体及抗原表达的关系；进行免疫活性细胞的分型与纯化；分析淋巴细胞亚群与疾病的关系；免疫缺陷病如艾滋病的诊断；器官移植后的免疫学监测等。

（4）血液学：血液细胞的分类、分型，造血细胞分化的研究，血细胞中各种酶的定量分析，如过氧化物酶、非特异性酯酶等；用NBT及DNA双染色法可研究白血病细胞分化成熟与细胞增殖周期变化的关系，检测母体血液中Rh（+）或抗D抗原阳性细胞，以了解胎儿是否可能因Rh血型不合而发生严重溶血；检测血液中循环免疫复合物可以诊断自身免疫性疾病，如红斑狼疮等；测定血小板膜糖蛋白的表达情况，检查血小板功能；测量网织红细胞的成熟度，判断红细胞增殖能力；网织红细胞计数，反映骨髓造血功能。

（5）药物学：检测药物在细胞中的分布，研究药物的作用机制，亦可用于筛选新药，如化疗药物对肿瘤的凋亡机制，可通过测DNA凋亡峰，Bcl-2凋亡调节蛋白等。

三、细胞培养与细胞工程技术

生物体是一个高度统一的整体，而细胞生物学的主要对象是生物体内的各种细胞，很显然，在整体条件下研究单个细胞或某一细胞群在体内（In vivo）的功能活动是非常困难的。在实际工作中，人们常常从生物体内取出组织或细胞，在体外（In vitro）模拟体内生理环境，在无菌、适当温度和一定营养条件下，对这些组织或细胞进行孵育培养，使之保持一定的结构和功能，以便于观察研究，这种方法就是细胞培养（Cell culture）。

细胞培养的工作始于20世纪初，目前已广泛应用于生物学、医学的各个领域。细胞培养主要具有两个方面的优点，其一是人工培养条件易于改变并能严格控制，便于研究各种因素对细胞的结构、功能和各种生命活动规律的影响；其二是细胞在体外培养环境中可以长期存活和传代，因此可以比较经济地、大量地提供在同一时期、条件相同、性状相似的细胞作为实验样本。

细胞培养技术也存在着一定局限性，主要是细胞离体以后失去与体内环境的密切联系，失去了神经体液的调节和不同细胞间的相互作用，特定分化基因的表达减弱或停止，而进化中保守的细胞生长和增殖活动却可维持，遂使体内外细胞出现了差异，这是应用细胞培养技术应该注意的问题。

（一）细胞培养的基本技术

1.细胞分离和原代培养

原代培养也叫初代培养，指从供体取得组织，分离得到所需细胞后接种于培养瓶，进行首次培养。培养材料为血液、羊水、胸水和腹水等细胞悬液时，可采用低速离心法分离。培养材料为组织块时，首先要把组织块剪切至尽量小，然后用胰蛋白酶或胶原酶消化法使组织进一步分散，以获得细胞悬液后予以接种。

2.培养细胞的传代

贴壁细胞的消化传代多用混合了胰蛋白酶和二乙烯四乙酸二钠（EDTA）的消化液消化传代。EDTA能从组织生存环境中吸取Ca^{2+}、Mg^{2+}，这些离子是维持细胞黏附于细胞外基质的重要因素。消化液使细胞脱落形成细胞悬液，然后以合适比例接种在新的培养瓶内，悬浮细胞的传代可直接添加新鲜培养液，或离心收集后换新鲜培养液，以一定比例稀释传代。

3.细胞的冻存和复苏

培养细胞的长期保存需要将细胞冻存，在需要再次培养的时候再行复苏。冻存前需向培养基中加入保护剂甘油或二甲基亚（DMO），以减少冰晶对细胞的损伤。细胞冻存与复苏的原则是“慢冻快融”。从理论上讲，细胞冻存在液氮中的贮存时间是无限的。

4.细胞培养微生物污染的检测

细胞培养过程中操作不当时，易引发微生物污染，主要污染微生物为霉菌、细菌和支原体。可用多种手段明确污染性质，从而从源头上杜绝污染，然而微生物污染一旦发生，多数无法救治。为了防止污染的蔓延，应及时丢弃污染细胞。

（二）细胞工程

细胞工程是细胞生物学与遗传学的交叉领域，主要利用细胞生物学的原理和方法，结合工程学的技术手段，按照人们预先的设计，有计划地改变或创造细胞遗传性的技术。细胞工程所使用的技术主要是细胞培养技术、细胞分化的定向诱导技术、细胞融合技术、单克隆抗体技术、细胞重组技术、显微注射技术、染色体工程技术和基因工程技术等。利用这些技术可以从细胞水平、核质水平、染色体水平及基因水平等不同层次将细胞加以改造，在中医药研究中，细胞工程技术可用于研究动植物细胞与组织培养、细胞融合、细胞核移植、染色体工程、胚胎工程、转基因生物与生物反应器等及其中医药的调控作用等。

1.细胞融合技术

在细胞自然生长情况下，或在其他人为添加因素存在下，使同种细胞之间或不同种类细胞之间相互融合的过程，即为细胞融合（Cell fusion），通过细胞融合，可将来源于不同细胞核的染色体结合到同一个核内，结果形成一个合核体的杂种细胞。在实际工作中常采用包括病毒类融合剂如仙台病毒、化学融合剂如聚乙二醇（PEG）及电击融合法等各种促融合手段。在进行细胞融合反应和适当时间的培养后，需要通过一定方法对两种亲本细胞融合产生的具有增殖能力的杂种细胞进行筛选。筛选方法主要包括药物抗性筛选、营养缺陷筛选和温度敏感性筛选等。细胞融合最典型的应用是单克隆抗体技术，细胞融合技术的发展和骨髓瘤细胞株的建成促成了B细胞杂交瘤技术的建立和单克隆抗体技术的成功。

2.核移植技术

细胞核移植（Nuclear transfer）是指将一个双倍体的细胞核（可来自胚胎细胞或体细胞）移植到去核的成熟卵母细胞或受精卵中。重组的卵细胞可以植入母体，并能发育为与供核细胞基因型相同的后代，因此又称为动物克隆技术。1997年诞生的克隆羊“多利”就是体细胞核移植技术的产物。核移植技术首先是选取合适的受体去核卵细胞和供体核。将获得的核转移到已经人工去核的成熟卵母细胞卵周隙后，施加微电流脉冲，使核质融合，形成一个重组卵。重组卵需经一定时间的体外培养，或放入中间受体动物输卵管内孵育，经过一段时间的培养，有的动物需形成桑椹胚或囊胚，再植入受体子宫里。

3.基因转移技术

基因转移（Gene transfer）指向受体细胞中导入外源基因，是改造细胞遗传性状的常用手段。一般情况下，能稳定接纳外源基因的细胞只有受体细胞总数的千分之几。因此为了快速有效地筛选转化细胞，一般在转入基因中携带有特定的选择标记，目前应用较多的为细胞抗药性筛选，如根据新霉素抗性基因进行筛选。基因转移又常称为基因转染（Gene transfection）。

（1）物理学方法：包括电穿孔、显微注射、裸露DNA直接注射等。

电穿孔法利用脉冲电场提高细胞膜的通透性，在细胞膜上形成纳米大小的微孔，使外源DNA转移到细胞中，该方法较为简单，广泛应用于培养细胞的基因转移。

显微注射法主要用于制备转基因动物。该法的基本操作程序是：通过激素疗法使雌鼠超数排卵，并与雄性小鼠交配，然后从雌鼠输卵管内取出受精卵；借助于显微镜将纯化的DNA溶液迅速注入受精卵中变大的雄性原核内：将注射了基因的受精卵移植到假孕母鼠输卵管中，繁殖产生转基因小鼠。该方法转入的基因随机整合在染色体DNA上，有时会导致转基因动物基因组的重排、易位、缺失或点突变。

裸露DNA直接注射法是最简单的基因转移方法。将裸露DNA直接注射到组织后，DNA有可能直接被细胞所摄入。外源基因进入细胞的效率与局部组织或细胞的损伤程度有关，基因在体内的表达时间与机体的免疫功能有关。

（2）化学方法：包括DEAE-葡聚糖、磷酸钙沉淀、脂质体法等，这些方法多用于培养细胞的基因转移，是通过增加细胞膜的通透性、增加胞吞或胞饮、增加DNA与细胞的吸附等机制而实现基因转移的。

DEAE葡聚糖法将外源DNA片段与DEAE-葡聚糖等高分子碳水化合物混合，形成含DNA的大颗粒黏附于受体细胞表面，通过其胞饮作用进入细胞内，这种方法的转染效率较低。磷酸钙共沉淀法是使DNA与磷酸钙共沉淀形成大颗粒，颗粒悬液与细胞一起孵育，颗粒通过胞饮作用进入细胞。该方法转染效率至少是DEAE葡聚糖法的100倍。脂质体（Lipofectin）法令脂质体试剂与DNA作用，将DNA分子包入其囊状结构中，携带了DNA的脂质体可与受体细胞膜发生融合，DNA片段随即进入细胞质和细胞核内。该方法基因转移效率很高。

（3）生物学方法：主要指病毒介导的基因转移。根据受体细胞类型的不同，可选择使用具有不同宿主范围和不同感染途径的病毒基因组作为转染载体。目前常用的病毒载体包括DNA病毒载体（腺病毒载体、猴肿瘤病毒载体、牛痘病毒载体）、反转录病毒载体等。用作基因转导的病毒载体都是缺陷型的病毒，感染细胞后仅能将基因组转入细胞，无法产生包装的病毒颗粒。这种方法的缺点是：所有的病毒载体都会诱导产生一定程度的免疫反应；都或多或少地存在一定的安全隐患。

第四节　系统生物学研究方法

系统生物学是研究生物系统中所有组成成分（基因、mRNA、蛋白质等）的构成，以及在特定条件下这些组分间的相互关系的科学。系统生物学主要包括基因组学、蛋白质组学、转录组学、代谢组学及元基因组学等，每种组学研究均有各自的特点和侧重。目前又出现了多组学联合研究的方法，已经成为系统生物学中常用的研究手段，不仅可了解生命体的基因组成特点，还可对其下游关联蛋白、代谢物等功能产物的表达进行针对性的分析。系统生物学可以代表一种单点（或多点）与生物的相互作用模式，这与中医药学的多靶点、整体观的思维有相似性，也与中医理论指导下用药规律具有相通性。中医药对疾病的干预属于一种动态的药物系统与人体系统的相互作用，与西医基于单一实体或单一靶点的作用不同。系统生物学方法超越了靶向特异性和单分子药理学，涵盖了一个生物系统在分子、细胞和组织等多级多分子靶点上，因此，利用生物信息学分析，将改变不同实验水平的研究方式，解决此类问题。

系统生物学研究的主要内容为系统结构及相互作用、系统的动态特征、系统控制及规律和系统设计4个方面：

系统结构及相互作用：明确系统组分的内涵和组分间的相互作用，包括基因与信号转导、代谢通路相关的蛋白质相互作用的调控关系，有机体、细胞、细胞器、染色质以及其他组分的物理结构和组分所构成的网络拓扑关系。

系统的动态特征：研究系统随时间、空间改变而产生的行为。

系统控制及规律：应用来自系统结构和行为的研究结果建立一个控制生物学系统状态的模型算法。

系统设计：构建设计一个为治愈疾病提供方法指导的生物学系统。

系统生物学研究最基本的方法是组学实验和理论计算组学实验方法就是应用各种组学技术检测系统内所有成分，并通过干扰实验获得参与生命活动过程各种成分在各个层面的信息。理论计算方法就是通过数学、逻辑学和计算科学模拟的手段，对真实生物系统的还原，将组学实验方法获得的各种生物信息转换为数字化信息，变成不同学科的共同语言；进行归纳和数学建模，建立生物系统的理论模型，提出若干假设，然后对构建的模型进行验证和修正，进行全面系统的干扰整合。通过对系统进行人为扰动，不断获得信息变化与功能改变之间的相互关系，进而不断调整假设的理论模型，使之更加符合真实的生物系统。

一、转录组学研究

随着人类基因组计划的完成，越来越多的生物体全基因组测序宣告完成。所以，接下来的研究主要集中在这些基因的功能是什么、不同的基因参与了哪些细胞内不同的生命过程、基因表达的调控、基因与基因产物之间的相互作用以及相同的基因在不同的细胞内或者疾病和治疗状态下的表达水平等，其中基因表达及其调控是此类研究的核心和基础。所谓基因表达，是指基因携带的遗传信息转变为可辨别的表型的整个过程，以DNA为模板合成RNA的转录过程是基因表达的第一步，也是基因表达调控的关键环节。因此，在人类基因组项目结束后，转录组的研究迅速受到科学家的青睐。转录组（Transcriptome）是指一个活细胞所能转录出来的所有mRNA。目前，转录组研究的重要方法就是利用DNA芯片技术检测有机体基因组中基因表达情况。而研究生物细胞中转录组的发生和变化规律的科学就称为转录组学（Transcripto-mics）。目前用于转录组数据获得和分析的方法主要有基于杂交技术的芯片技术包括cDNA芯片和寡聚核苷酸芯片，基于序列分析的基因表达系列分析（SAGE）和大规模平行信号测序系统（MPSS）。在中医药研究中，SAGE可获得完整转录组学图谱、发现新的基因及其功能、中药作用机制和通路等信息。MPSS能在短时间内检测细胞或组织内全部基因的表达情况。

1.基因芯片技术

基因芯片（Gene chip）通常指DNA芯片，其基本原理是将指大量寡核苷酸分子固定于支持物上，然后与标记的样品进行杂交，通过检测杂交信号的强弱进而判断样品中靶分子的数量。基因芯片的概念现已泛化到生物芯片（Biochip）、微阵列（Microarray）、DNA芯片（DNA chip），甚至蛋白芯片。基因芯片集成了探针固相原位合成技术、照相平板印刷技术、高分子合成技术、精密控制技术和激光共聚焦显微技术，使得合成、固定高密度的数以万计的探针分子以及对杂交信号进行实时、灵敏、准确的检测分析变得切实可行。基因芯片技术在分子生物学研究领域、医学临床检验领域、生物制药领域和环境医学领域显示出了强大的生命力，在国内外已形成研究与开发的热潮。它具有高通量、大规模、高度平行性、快速高效、高灵敏度、高度自动化等优点，是伴随人类基因组计划的实施而发展起来的前沿生物技术，已经快速应用到包括表达谱分析、新基因发现、基因突变及多态性基因表达谱分析、基因测序、miRNA、疾病诊断分类和预测、药靶发现、药物筛选、毒理、药理和药效等方面，为人类研究生命的起源、遗传、发育与进化；为人类疾病的预防、诊断、治疗开辟了全新的途径；为药物的设计开发、快速筛选、药物基因组学研究提供了优良的技术支撑平台。目前基因芯片技术已经广泛应用在中医药研究中，主要表现在证候、病机、藏象、经络、针灸研究以及中药的研制开发等方面。

2.芯片实验室

芯片实验室是生物芯片技术发展的最终目标，也是未来生物芯片的发展方向。芯片实验室是集样品制备、基因扩增、核酸标记及检测为一体的高度集成化的便携式生物分析系统，其最终目的是将生化分析全过程全部集成在一块芯片上完成，从而使现有的烦琐、费时、不连续、不精确和难以重复的生物分析过程实现自动化、连续化和微缩化。

3.基于序列分析的基因表达系列分析

基于序列分析的基因表达系列分析（SAGE）是近年来发展的以测序为基础的分析特定组织或细胞类型中基因群体表达状态的一项新兴技术。该技术显著特点是快速高效地、接近完整地获得基因组的表达信息，可以定量分析已知基因及未知基因表达情况。该技术在疾病组织、癌细胞等差异表达谱的研究中，可以帮助获得完整转录组学图谱，发现新的基因及其功能、作用机制和通路等信息，所以，在转录学研究中具有诱人的应用前景。

4.大规模平行信号测序系统

大规模平行信号测序系统（MPSS）是对SAGE的改进，它能在短时间内检测细胞或组织内全部基因的表达情况，是转录组研究的有效工具。

二、蛋白质组学研究

蛋白质组学概念由澳大利亚科学家Wilkins等率先提出，其目的是通过各种技术手段对蛋白质在生物体内的表达进行多层次评估，从而更加熟悉复杂的生理病理过程。根据蛋白质组学研究技术的原理，可以分为化学蛋白质组学、差异蛋白质组学和定量蛋白质组学；从研究策略的角度来看，可以将其分为经典蛋白质组学策略（基于双向凝胶电泳-质谱技术）和鸟枪法蛋白质组学策略（基于二维液相色谱-串联质谱技术）。科技在医学领域的迅猛发展，现代生物学技术已经深入到后基因组-功能基因组的研究，而蛋白质组学是功能基因组研究的一个重要技术支撑体系。蛋白质组为生物机体、组织、细胞在特定的时间和空间表达的所有蛋白质。蛋白质组学可以从整体水平上反映特定状态下蛋白质表达的动态演变过程，其特点是采用高通量、高分辨率的蛋白鉴定技术，全景式的研究在特定生理、病理、药理条件下的蛋白表达及功能谱，其从整体上研究蛋白质的表达和功能的方法与中医基础理论中的整体观念不谋而合。

目前，蛋白组学技术已被初步应用于证候本质的研究领域，蛋白质组学研究已涉及中医脾虚证、血虚证、肾阳虚、肾阴虚、肝郁证、毒热血瘀证、气滞血瘀证、肝阳上亢证等。胡学军研究脾虚小鼠小肠上皮细胞的蛋白质组特征，对33个蛋白质点表达量的分析结果表明，蛋白质表达呈双向变化，以下调为主，模型组与正常组相比表达下调蛋白质点27个，表达变化的蛋白质涉及细胞各部位。卢德照对肾阳虚大鼠肝线粒体蛋白质组研究发现，肾阳虚动物能量代谢相关酶的变化与肾阳虚的临床虚寒症状有关。赵慧辉探讨冠心病血瘀证蛋白质组学特点发现患者血浆α_1-酸性糖蛋白、结合珠蛋白α_1链等表达升高，载脂蛋白AⅠ、载脂蛋白AⅣ等表达降低，提出该差异蛋白可能作为冠心病血瘀证诊断或治疗的新靶点。丁莺总结目前蛋白质组学技术在消化系统肿瘤中的应用，发现食管癌、胃癌、肝癌等消化系统癌症患者的组织提取物均有多种蛋白质表达的显著变化，这些结果可能成为此类癌症的诊断标志物和潜在的分子治疗靶标。

1.基于双向电泳的蛋白质组学分析

双向电泳（Two-dimensionalg elelectrophoresis，2-DE）是一种分析从细胞、组织或其他生物样本中提取的蛋白质混合物的有力手段，是目前唯一能将数千种蛋白质同时分离与展示的分离技术，其高分辨率、高重复性和兼具微量制备的性能是其他分离方法所无与伦比的。双向电泳技术、计算机图像分析与大规模数据处理技术以及质谱技术被称为蛋白质组学研究的三大基本支撑技术。双向电泳的基本原理是先将蛋白质根据其等电点在pH梯度胶内（载体两性电解质pH梯度或固相pH梯度）进行等电聚焦，即按照它们等电点的不同进行分离。然后按照它们的相对分子质量大小进行SDS-PAGE第二次电泳分离。样品中的蛋白质经过等电点和相对分子质量的两次分离后，可以得到分子的等电点、相对分子质量和表达量等信息。值得注意的是，双向电泳分离的结果是蛋白质点而不是条带。根据Cartesin坐标系统，从左到右是pH的增加，从下到上是相对分子质量的增加。双向电泳实验的基本流程包括：蛋白质提取、等电点聚焦、SDS-PAGE分离、差异蛋白质筛选（包括手动和图像软件处理）、差异蛋白质鉴定（质谱技术）。

2.基于质谱技术的蛋白质组学分析

质谱（Masss petrometry）是带电原子、分子或分子碎片按质荷比（或质量）的大小顺序排列的图谱。质谱仪是一类能使物质粒子高化成离子并通过适当的电场、磁场将它们按空间位置、时间先后或者轨道稳定与否实现质荷比分离，并检测强度后进行物质分析的仪器。质谱仪主要由分析系统、电学系统和真空系统组成。质谱技术自诞生以来，一直是有机小分子结构分析的重要工具之一，而20世纪80年代末，Karas和Fenn等先后发明了基质辅助激光电离和电喷雾电离技术，更是启动了质谱在生物领域中的应用。现在已有能满足不同需要的，广泛应用于各个研究领域的质谱仪可供使用。如傅里叶回旋共振质谱仪（FTMS）、基质辅助激光电离-飞行时间质谱仪（MALDI-TOF/MS）、电喷雾-四极-飞行时间质谱仪（Q-TOF/MS）、基质辅助激光电离-离子阱质谱仪（MALDI-iontrap MS）等。质谱技术在蛋白质组学中发挥着重要作用。首先经双向电泳分离的蛋白质的鉴定必须借助质谱技术来完成（如通过MALDI-TOF/MS或LC-MS/MS技术）。其次，质谱技术还广泛应用于定量蛋白质组学，如基于同位素标记的iTRAQ技术可以同时对8个样本进行标记、检测和定量分析。

3.与蛋白质组学直接相关的糖组学研究

糖组学是研究糖组结构与功能的科学，主要是对聚糖与蛋白质间的相互作用和功能进行全面研究。蛋白质表达之中或之后的修饰对蛋白质表达及功能的影响很大。蛋白质修饰包括甲基化、磷酸化、乙酰化及糖基化等。据Apweiler等的研究指出，真核生物中约有一半以上的天然蛋白质都是糖蛋白，因此，糖基化修饰是蛋白质修饰的主要方式之一。糖基化蛋白质因糖组分的不同和糖基化的多样性而导致蛋白质在结构和功能等方面都显著不同。所以，蛋白质组学除了要完成对全部蛋白质的鉴定外，还要深入研究糖组学，只有这样，才能比较全面地理解蛋白质的结构和功能。糖组学的研究方法目前已较为成熟，常见的技术包括双向电泳分离糖蛋白经质谱技术鉴定、聚糖分子的微阵列技术及基于转基因技术研究聚糖分子等实验方法。其中，经双向电泳分离糖蛋白并进行后续分析是糖蛋白研究的经典方法。通过如前文所述的双向电泳方法对总蛋白质进行分离，然后用糖基化蛋白染色液进行染色显色。常用的糖基化蛋白染色试剂通常是以凝集素、夹心抗体或生物素等为基础的染色试剂。将染色的糖基化经胰蛋白酶酶切后利用质谱技术对糖肽和糖链进行鉴定、分析，并通过综合组谱最终揭示糖蛋白的糖组分及糖基化位点等内容。

三、代谢组学研究

代谢组（Metabolome）是指生物体内源性代谢物质的动态整体。而传统代谢的概念既包括生物合成，也包括生物分解，因此理论上代谢物应包括核酸、蛋白质、脂类生物大分子以及其他小分子代谢物质。但为了有别于基因组、转录组和蛋白质组，代谢组目前只涉及相对分子质量约小于1000的小分子代谢物质。代谢组学是效仿基因组学和蛋白质组学的研究思想，对生物体内所有代谢物进行定量分析，并寻找代谢物与生理病理变化的相对关系的研究方式，代谢组学是继基因组学和蛋白质组学之后新近发展起来的一门学科，是系统生物学的重要组成部分。基因组学和蛋白质组学分别从基因层面和蛋白质层面探寻生命的活动，而实际上细胞内许多生命活动是与代谢物相关的，如细胞信号（Cell signaling）、细胞间通信、能量传递等都是受代谢物调控的。细胞内的生命活动大多发生于代谢层面，故代谢组学被认为是“组学”研究的最终方向。正如Billy David所言：“基因组学和蛋白质组学告诉你可能发生什么，而代谢组学则告诉你已经发生了什么。”即基因组学和蛋白质组学能够说明可能发生的事件，而代谢组学则反映确实已经发生了的事情。

代谢组学整体描述内源性代谢物的动态变化，通过对内源性小分子代谢物进行定性定量分析，反映机体外源性和内源性变化和整体功能状态。代谢组学可分为 4 个层次：代谢轮廓分析、代谢指纹分析、代谢物靶标分析和代谢组学分析，研究对象主要为生物体内的如体液、器官组织和细胞等。采集样品，对样本进行简单预处理，提取并检测样品上清液，收集、分析数据，检测代谢物及分析代谢通路，动态描述生物系统表型。研究者可根据被测代谢物的理化性质结合不同分析技术的优势，选择合适目标代谢物的技术平台进行检测近年来一系列分析平台的快速发展，包括核磁共振（NMR）、气相色谱-质谱联用（GC-MS）、液相色谱-质谱联用（LC-MS）和毛细管电泳质谱（CE-MS）等，可以实现对代谢产物及其相关代谢途径的分离、检测、表征和定量。

代谢组学对整个有机体进行研究，与中医学理论的整体观、辨证论治相一致，反映了人体在多因素相互作用下的整体状态。中医药在疾病治疗中具有多成分、多靶点的特点，阐明中医的作用机制是一个巨大挑战。代谢组学通过对生物体液、细胞和组织中的代谢物的分析，可以检测到生物途径的细微改变，从而为深入了解各种生理和病理过程（包括疾病）的机制提供依据。中医学以整体恒动观为指导原则，将人体看成一个整体，随证施治，辨证处方，在治疗各疾病方面取得确切疗效。然而中医认识疾病的方法、理论尚缺乏合适的现代科学表达体系，难以检测中药的有效成分，与西医相比缺少可测量的指标或数据，因此阐明中医药的作用机制具有重大挑战，使得中医理论的科学价值及中医临床经验的实用价值难以被现代医学科学乃至于生命科学家所认可和接受，难以被现代社会理解和接受，其在国际上的地位和发展受限。采用代谢组学技术与中医辨证论治相结合的方式，研究中医脾脏象证候客观化，这为中医理论及证候客观化研究提供了新技术的同时开辟了新的思路与方法。

1.基于脾相关病症的代谢组学研究

（1）脾与糖尿病：在中医学中，糖尿病相当于中医的消渴病。自古就有从上、中、下三消分别论治的治法。脾虚失运，使得转输和散精的功能减退，脏腑失于滋养，则伤其阴，阴虚内热，伤津则口渴多饮，消谷则多食易饥。历代医家及现代中医研究表明，2型糖尿病患者的胰岛素抵抗与脾虚有密切联系。有研究采用UPLC/MS法对2型糖尿病模型及正常组大鼠血清、尿液代谢物谱图进行分析，结果发现糖尿病组大鼠血清中溶血磷脂酰胆碱和苯丙氨酸水平相对于正常组大鼠显著增加；糖尿病组大鼠尿液中肌酸酐、柠檬酸盐、马尿酸盐、苯乙酰甘氨酸较正常组明显降低，而胆酸、去氧胆酸和鹅去氧胆酸明显升高。

（2）脾与高脂血症：高脂血症是由于体内脂质代谢紊乱，导致一种或几种脂质水平异常的一种病症。高脂血症在中医学属于痰湿、浊阻等病证范畴，脾的运化功能失常是引起高脂血症的主要病机。有学者应用NMR技术检测正常对照组和高脂血症组各10例患者血浆标本，得到代谢指纹图谱。结果发现与正常组比较，高脂血症组LDL/VLDL、乳酸、糖蛋白水平明显增加，而丙氨酸、缬氨酸、胆碱、肌酸、酪氨酸、谷氨酰胺及血糖水平下降。筛选到30个变量13个代谢产物可能是高脂血症潜在生物标志物。

（3）脾与高血压：高血压在中医属“眩晕”“头痛”等病的范畴，高血压的中医病因较多，病机复杂，与脾有着密切的联系。脾虚失运，则水湿内停，痰浊内生中阻，导致阴阳气血紊乱，化生内风，风痰上扰清窍，发为眩晕；或清窍痹阻，痰瘀互结，脉络失养而致头痛。采用GC-MS法对高血压痰湿壅盛组与正常组比较，发现多种氨基酸类、苯丙氨酸、尿酸、赤藓醇、亚油酸、单硬酯酸甘油酯等代谢物较正常组有一定差异，可以初步认为，以上化合物可作为诊断高血压痰湿壅盛证的潜在生物标志物群。

2.基于脾相关证候的代谢组学研究

（1）湿热蕴脾证研究：有专家应用NMR技术对湿热蕴脾证患者及健康人的唾液进行检测，发现湿热蕴脾组患者唾液中乙酸、丙酸盐、牛磺酸的含量相对较高。说明湿热蕴脾证同唾液代谢产物有一定的相关性。

（2）肝郁脾虚证研究：应用NMR技术对亚健康肝郁脾虚患者及健康人尿液进行检测发现，模型组与正常对照组经分析比较发现肌酐、氧化三甲胺、马尿酸等化合物的谱峰峰形改变较为明显。模型组随时间变化，代谢物谱也有一定的变化，初步证实可以通过组学技术，找到肝郁脾虚中医证候的生物学基础。

（3）脾胃虚寒证研究：应用NMR技术对脾胃虚寒证患者及健康人的血液、尿液进行检测发现，与健康人相比，脾胃虚寒证组血液中乳酸、丙氨酸、甘氨酸、葡萄糖、高密度脂蛋白、低密度脂蛋白、极低密度脂蛋白、不饱和脂肪酸、磷脂酰胆碱含量发生相对变化；两组尿液检测发现与健康人相比，脾胃虚寒证组，乳酸、柠檬酸、二甲胺、肌酐、氧化三甲胺、甘氨酸含量相对较高，丙酮酸盐含量相对较低，这些差异可为脾胃虚寒证研究提供依据。

（4）脾气虚证研究：近二十多年来，学者们运用现代科学方法来研究脾气虚证本质，使脾气虚证本质的研究在很大程度上得到了规范。在消化系统、能量代谢、神经免疫等许多方面都有一定的研究成果。如采用病证结合的方法，应用NMR技术对脾气虚证患者与健康人的唾液进行检测发现，脾气虚证组患者唾液中谷氨酰胺、蔗糖、乳酸盐、苯丙氨酸的含量相对较高。还有学者应用液质联用技术研究了脾气虚患者尿液中的代谢组变化，结果显示与正常组相比，脾气虚证组唾液中苯乙酰谷氨酰胺等物质含量发生相对变化。以上物质可作为脾气虚证的辨证参考指标。

四、生物信息学

生物信息学作为采用计算机技术和信息论方法研究生命科学中各种生物信息的表达、

采集、储存、传递、检索、分析和解读等的一门科学，是现代生命科学与信息学、计算机、数学、统计学、物理、化学等学科相互渗透和高度交叉形成的新兴边缘学科。生物信息学（Bioinform atics），又时常被称为计算生物学，是应用计算机技术和数学模型等方法对海量生命科学相关的信息进行储存、提取和分析计算的前沿交叉学科，是系统生物学的关键技术组成。其优势不仅在于能够解读不同类型数据之间的关联，更在于擅长挖掘海量数据背后所蕴含的生物学规律。中医药的研究与生物信息学相结合，将有可能从系统的角度诠释中医药多靶点、平衡调理、标本兼治的治病机制和分子机制，为中医药研究提供新的思路。

生物信息学与计算机数据处理技术之间的关系主要包括：①计算机高性能计算和新算法的需求。如用于序列同源性的BLAST算法、FASTA算法和多序列比对算法；用于进化树分析的ClastW算法、Fitch算法等；神经网络模型构建等。②数据库的开发管理，生物学应用软件的开发维护，以及各种在线生物学分析工作的完善。各种数据库几乎覆盖了生命科学的各个领域。核酸序列有GenBank，EMBL、DDBJ等三大数据库；蛋白质序列有SwissProt、PIR、OWL、NRL3D、TrEMBL等数据库；蛋白质片段数据库有PROSITE、BLOCKS、PRINTS、Pfam等；三维结构数据库有PDB、NDB、BioMagResBank、CCSD等。各种数据库的开发为分析利用与日俱增的生物学数据提供了极大的方便。③数据分析与应用，即从大量数据中获取有用的生物学信息。如GenBank中EST数据库中收集的人EST序列几乎包含人类所有基因序列信息，其中包括了大量未发现的人类基因的信息，可利用这些信息发现新基因，对人类的基因定位、剪接形式进行大规模预测和基因表达谱分析；利用转录组数据库搜索基因组中各个基因转录情况及对组织特异性进行预测；利用蛋白质数据库对未知蛋白空间结构进行预测；通过对比较基因组学数据库的搜索，寻求那些可能在进化过程中起重要作用的基因。随着人类基因组的研究，破译了人类和多种模式生物的遗传信息，并且在基因组编码功能及蛋白质序列和结构上的进展，获得了巨大数量的信息，促成了生物信息学的产生和发展。生物信息学作为一门崭新的学科领域，它把基因组DA序列信息作为源头，在获得了蛋白质编码序列的信息之后，进行蛋白质空间结构的模拟和预测。然后根据特定蛋白质的功能，进行药物分子结构的设计。

在技术和方法上包括3个方面：

（1）基于信息网络系统的生物信息管理、分析和通信网络，即各种形式的生物数据库，通过数据搜集对基因结构、功能和蛋白质结构，功能进行分析。计算机技术与分子生物学的关系之密切正如数学与物理学之间的关系。

（2）基于计算的基本生物学问题的研究工作，特别是蛋白质等生物大分子折叠、结构的热力学分析、动力学分析、神经网络方法和复杂性计算等。在此基础上建立蛋白质折叠的三维结构模型、蛋白质与配体（包括小分子配体、糖类、蛋白质、DNA）的识别与相互作用模型。

（3）基因芯片开发与分析。基因芯片包括微阵列（Microarray）和寡核苷酸芯片两种。微阵列主要包括DA微阵列（表达谱阵列）和基因组微阵列。这一技术具有高度自动化、并行化和多样化的特点，被广泛应用在序列分析、表达谱分析、肿瘤相关基因分析和药物诊断设计等。基因芯片已成为后基因组时代基因功能分析和药物开发的支撑技术之一当前的生物信息学包含了基因组信息学、蛋白质结构模拟和药物设计等3个组成部分。

目前的研究包括下面几个方面：

1.相关信息的收集、储存、管理与提供

建立基因组有关信息的数据库。在互联网上可以找到2万多种生物的完整基因组以及正在被破译的40多种生物基因组数据库，与此有关的基因组信息的评估、检测系统以及它们的标准化、可视化等，还包括以互联网为基础的传输网络。

2.新基因的发现和鉴定

利用ETS数据库寻找新的完整的基因序列。从DNA数据库确定编码区。基因组和蛋白质组分析，通过对模式生物、病原性生物和经济生物基因组序列分析，发现新基因；比较基因组学，研究不同物种之间编码顺序上和组织结构上的同源性，阐明物种进化关系以及基因组的内在结构。大规模的基因功能研究，如酵母基因组6000多个开放阅读框架实验数据库，酵母蛋白质组双杂交矩阵等。目前人类基因组精细图谱以及酵母、线虫、果蝇、拟南芥等模式生物的基因组测序已经结束。这些数据的积累为生物学研究提供了很多有用的信息。

3.非编码区的信息结构分析

现在对基因与基因之间广大非编码区的认识还很少。尽管知道它们对基因活性的调控具有重要意义，但对它们的基因四维时空表达中的信息、编码特征认识很少。这些信息包括启动子、增强子等元件以及内含子、卫星DNA、各种重复序列结构和假基因等。

4.大规模基因功能表达谱的分析

存在于基因组上恒定的、共有的基因图谱，向时间和空间上有差异的表达谱展开，是后基因组的研究内容。核酸和蛋白质两个层次构成生物信息学的重要内容。核酸层次上以DNA芯片为代表，开展基因功能的研究；在蛋白质水平上，通过双向电泳和测序质谱技术，进行蛋白质组学的研究。

5.蛋白质分子空间结构预测、模拟和分子设计

蛋白质空间结构在很大程度上决定了它的功能，因此如何获得蛋白质的结构并对它进行分析研究是现代分子生物学的重要课题。预测空间结构现在有两个大方向：一是根据二级结构预测结果以及蛋白质结构类型和折叠类型的预测结果，考虑到结构间的立体化学性、亲水性和疏水性、氢键以及静电相互作用，把可信度较高的二级结构进一步组装、搭建出最后的蛋白质空间的结构。二是不依赖于二级结构预测的结果，借用小分子构象研究的分子动力学和分子力学方法，直接预测蛋白质空间结构。这些方法的计算量很大，因此需要对蛋白质结构进行合理的简化。通过基因序列预测编码蛋白，进而预测蛋白质的高级结构和生物学功能，阐明结构与功能之间的关系；在基因水平研究单基因疾病和多基因疾病的致病机制；通过基因组和对应蛋白质组之间的比较，研究基因在时间上的发育表达水平和在空间上的组织分布的差异，进而研究基因的表达调控和生理学作用。

6.药物开发

基因组研究对药物学和药理学研究产生了重大影响，尤其为分子药理学研究、新药筛选及药靶设计等提供了新的研究基础。综合利用各种生物信息学资源可以大大缩短新药的

开发周期，对已有药物进行改造，降低其毒副作用，并可以指导开发针对个人遗传背景的个性化药物。

五、网络药理学研究

网络药理学（Network pharmacology）理论在2008年由Hopkins提出，是一种以系统生物学（System biology）和多向药理学（Polypharmacology）为基础，对生物系统网络与药物作用网络进行分析，它是需要选取特定的信号节点（Odes）进行多靶点药物分子设计的一门新兴学科。网络药理学内容涉及系统生物学、网络生物学分析、基因的连接性和余度以及基因的多效性等。它基于“疾病基因靶点药物”相互作用网络，同时整合基因网络库、疾病网络库、蛋白网络库和药物网络库等现有数据，结合实验中的具体数据，通过专业网络分析和软件，从网络的层面整体的观察药物对疾病的影响和干预，期望达到降低毒副作用和提高临床疗效的效果。

中医药的主要特点是整体观、辨证论治和方剂，这与网络药理学具有一定的共同性。它们均注重整体的研究，重视药物干预或者疾病因素下机体网络系统的整体反应。目前，网络药理学已经被应用于复杂疾病的发病机制新药发现、药物的靶点鉴别及通路研究等领域。国内学者已将该方法应用于中药复方配伍规律的阐释、活性成分筛选、中医证候研究、复方优化、新药开发和药物-证候研究等，取得了一系列研究进展网络药理学为中药复杂体系研究提供了强有力的方法和工具，将网络生物学的研究手段用于中药作用机制的研究，能够在分子网络水平揭示中药的科学内涵，为中医药的现代化研究提供助力。

第五节　脾脏象相关研究其他技术方法

一、生物化学研究方法

生物化学技术指的是几种分析与试验方法，这些方法是在长期对蛋白质、酶类以及核酸等几种生物大分子进行研究的过程中总结出来的。一般来说，生物化学技术主要涉及生命科学、微分子生物学、细胞学等几个生物研究领域。生物化学技术是对一系列微观的生物研究技术的统称，生物化学的主要任务是在分子水平上阐释生物体发生、分化进化、衰老等基本生物学现象，揭示疾病发生的机制，为临床上探索疾病的预防、诊断和治疗提供理论依据和可行的方法与途径。生物化学技术在脾脏象研究中，应用较多的主要是沉淀、电泳、色谱等分离技术，基因重组、DNA分子探针、DNA图谱等基因技术。

（一）生物大分子的吸收光谱分析

分光光度技术是利用紫外光、可见光、红外光以及激光等测定物质的吸收光谱，并对物质进行定性、定量以及结构分析的技术。该方法使用的仪器为分光光度计，具有灵敏度高、测定速度快、应用范围广等特点。在中医药研究中，分光光度技术主要用于氨基酸、蛋白质、核酸等物质含量的测定、生物大分子的鉴定、酶活力测定以及酶促反应动力学研究、疾病的诊断及其中医药对细胞或体液中氨基酸、蛋白质核酸等生物大分子含量的影响等。

（二）生物大分子的电泳与层析分离

电泳技术与层析分离技术均是包括组织细胞与体液中氨基酸、多肽、蛋白质、脂类、核苷、核苷酸及核酸等分离的重要研究方法，并可用于分析物质的纯度和分子量的测定等。

电泳与层析分离技术

（1）电泳技术：是指在电场作用下，带电颗粒由于所带的电荷不同以及分子大小差异而有不同的迁移行为从而彼此分离开来的一种实验技术。由于混合物中各种组分所带电荷性质、电荷数量以及相对分子质量的不同，在同一电场的作用下，各组分泳动的方向和速率也各异。因此，在一定时间内各组分移动的距离也不同，从而达到分离鉴定各组分的目的。在中医药研究中，电泳技术用于中药材的鉴别及中医药对氨基酸、多肽、蛋白质、脂类、核苷、核苷酸及核酸等生物大分子调控效应的研究，如可利用蛋白质电泳、高效毛细管电泳技术获取指纹图谱，结合数理统计，分析寒、热中药中蛋白质规律性的差异，可为中药四性理论现代研究提供实验依据。

（2）层析技术：层析技术是现代生物化学最常用的分离技术之一。它是利用混合物中各组分的理化性质，如吸附力、分子大小和形状、分子极性、分子亲和力、分配系数等的差异，在物质经过两相时不断地进行交换、分配、吸附和解吸附等过程，可将各组分间的微小差异经过相同的重复过程累积而放大，最终达到分离的目的。配合相应的光学、电学和电化学检测手段，可用于定性、定量和纯化特定的物质，可以达到很高的纯度。层析法的特点是分离效率、灵敏度、选择性均非常高，尤其适合样品含量少而杂质含量多的复杂生物样品的分析。

层析技术的应用与发展，对于药用植物各类化学成分的分离鉴定工作具有重要作用。如中药丹参的化学成分在20世纪30年代仅从中分离到3种脂溶性色素，分别称为丹参酮Ⅰ、Ⅱ、Ⅲ。通过各种层析方法，迄今已发现15种单体（其中有4种为我国首次发现）；薄层层析法亦应用于中草药品种、药材及其制剂真伪的检查、质量控制和资源调查，对控制化学反应的进程，反应副产品产物的检查，中间体分析，化学药品及制剂杂质的检查，临床和生化检验以及毒物分析等，都是有效的手段。

（三）透析技术研究方法

透析就是利用半透膜的选择性，从溶液里分离大分子和小分子的一种分离技术。所谓半透膜，实质是一种只给某种分子或离子扩散进出的薄膜，即对不同物质通过具有选择性的薄膜，如细胞膜、膀胱膜、羊皮纸以及人工制的胶棉薄膜等。实际上，生物吸取养分也是通过半透膜进行的，人体当然也不例外。工业用半透膜是用高分子材料经过特殊工艺制成的，它只允许水分子透过，而不允许溶质通过。有机生命体的半透膜是一种只允许离子和小分子自由通过的膜结构。这项技术最初应用于神经生理学领域，现在已经广泛应用到了包括脑、心、肺、肝、胆、肾、眼、皮肤、骨骼肌、脂肪甚至血液等几乎各种器官和组织。在中医药研究中，透析技术主要可应用于中药药理学及针刺机制研究等方面。

二、医学微生物学研究方法

微生物是存在于自然界，体形微小，结构简单，肉眼不可见，需借助显微镜放大才能观察到的微小生物。医学微生物主要研究与医学有关病原微生物的生物学特性、致病性和免疫机制，特异性诊断、防治措施，以控制甚至于消灭人类感染病为宗旨的一门科学，目前还扩展研究对人类健康有益的微生物。通常认为中医学说中的“外邪”即指病原微生物的感染，中医临床的“六经传变”与“卫气营血传变”规律就是对感染性疾病临床变化规律的一种系统总结，有许多方面与现代医学微生物学的致病性相契合。在中医的临床实践中，形成了许多抗微生物感染的方药，为人类与致病微生物的斗争提供了许多极为宝贵的药用资源，更为难能可贵的是，中药学最早将微生物资源直接纳入了药材领域与制药过程，如灵芝、冬虫夏草等真菌的药用，以及六曲的制作等。

研究人体与其内环境的微生态平衡、微生态失调及微生态调整的学科称为医学微生态学，是医学微生物学的一个重要分支。其研究范围包括微生物与人体的相互关系与相互作用的规律。

人与哺乳动物在出生时是无菌的，出生后很快被微生物定植，通过演替过程，在体表和与外界相通的腔道形成一个正常的微生物群落，这一微生物群落可伴随终生，直至宿主死亡。庞大的正常微生物菌群以一定的种类和比例存在于机体的特定部位，参与了机体的生命活动，与宿主细胞进行着物质、能量和基因的交流，在宿主的生长发育、消化吸收、生物拮抗及免疫等方面发挥着不可替代的生理功能，共同维持着生命过程。通常把这些在人体各部位经常寄居而对人体无害的微生物称为正常微生物群（Normal flora），而由正常微生物群所构成的人体内环境则称为微生态系（Microbial ecosystern）。分布在消化道、呼吸道、口腔、泌尿生殖道及皮肤的正常微生物群在数量及种类比例上维持稳定状态，与宿主和环境相互依赖、相互作用形成平衡，维持机体的健康，称为微生态平衡。不同年龄、不同发育阶段、不同种属、不同生态空间都有其特定的生态平衡。在外环境影响下，正常微生物群之间以及正常微生物群与其宿主之间的微生态平衡由生理性组合转变为病理性组合的状态，即为微生态失调微生态失调常可致使疾病的发生。

著名微生态学家魏曦教授在《微生态学刍议》一文中写道：“中医的四诊八纲是从整体出发，探讨人体平衡和失调的转化机制，并通过中药使失调恢复平衡，因此，微生态学很可能成为打开中医奥秘大门的一把金钥匙。”中医认为“脾为后天之本”，即为后天水谷运化中心，医学微生态学证实人体肠道菌群占全身菌群数量的65%以上，即也是人体微生态的主体、中心。研究表明，中草药多种有效成分正是通过肠道细菌的作用，调节人体微生态环境，使之达到平衡，才能发挥药效，从而使人体恢复健康，中草药药效的发挥依赖于肠道正常微生物群的酶代谢作用。

随着基因测序技术的快速发展，人们对肠道菌群的研究逐渐深入，肠道菌群这一“人体第二基因组”逐渐揭开了面纱。肠道菌群种类多且数量惊人并且功能丰富。主要的菌种为厚壁菌和拟杆菌还有变形杆菌。在人的不同年龄阶段，肠道菌群的种类和数量有着不同的特征，处于“年龄相关”的动态增长状态。肠道微生物定性检测方法有以下几种：

（一）肠道微生物定性检测方法

1.测序方法

（1）16S rRNA全长基因测序法：该技术的基本原理是通过克隆微生物样本中的16S rRNA基因片段后构建文库，再通过测序获得16S rRNA基因序列，并与已知的数据库中的序列进行对比，确定其在进化树中的位置，从而鉴定并判断样本中可能存在的微生物种类。具体步骤包括：①从样品中分离总微生物DNA：从样品中提取微生物遗传物质DNA或RNA，这是进行PCR扩增16S rRNA 的前提。一种方法是直接提取总DNA，另一种选择是提取微生物细胞中的rRNA。RNA的提取技术相对于DNA的提取较为复杂。②普通PCR扩增16S rRNA基因片段；双链DNA（模板）加热变性为单链；引物与模板DNA单链结合；引物延伸扩增。③通过16S rRNA基因片段分析对微生物进行分类鉴别。该方法的优点是高效、准确、简便、特异性强。通过16S rRNA全长基因测序法，研究了很多种动物的胃肠道微生物多样性。

（2）焦磷酸测序法：该技术的基本原理：引物与模板DNA经过退火，在酶的共同作用下将引物上每一个脱氧核糖核苷三磷酸（dNTP）的聚合与一次荧光信号的释放偶联起来，再通过检测荧光信号的强弱程度，实时测定DNA序列。

2.指纹图谱

（1）变性梯度凝胶电泳（PCR-DGGE）基本原理：由于碱基序列上含有同样长度但序列不同的DNA片段，将它们放入同一个添加有变性剂的凝胶中电泳，由于电泳速度不同，通过对DNA染色区分不同长度的DNA片段。

（2）核糖体基因间隔区分析法：该方法的原理是通过普通PCR扩增16S和23S rRNA之间的基因，由于16S-23SrRNA基因间隔区（Intergenic spacer region，ISR）具有显著的长度特异性，变性后进行聚丙烯酰胺凝胶电泳，再进行银染显影，最后可以形成特异性长度多态性图谱。该种方法可应用于以下水平的分类鉴定，准确评估指纹结构群体。

3.基因芯片技术

基因芯片是指按照预先设定好的位置固定在载体上面的面积很小的数以千万个核酸分子所共同组成的探针阵列。该方法的基本原理是在特定的条件下，固定在载体表面的核酸分子所形成的高密度DNA微阵列可以与来自样品的序列进行互补的核酸片段杂交。如果把样品中的核酸片段进行特殊标记，就可以检测到杂交信号。基因芯片技术包括四个主要步骤：芯片制备、样品制备、杂交反应和杂交信号检测、结果分析。

（二）肠道微生物定量检测方法

实时荧光定量PCR技术是将荧光基团加入到PCR反应体系当中，通过检测荧光信号的积累实时监测PCR过程，最后通过绘制出标准曲线对未知模板进行定量分析的一种方法。该技术具体步骤包括：①提取样本PCR。②PCR质量检测。③合成 c DNA。④梯度稀释的标准品及待测样品的管家基因实时定量PCR。⑤制备用于绘制梯度稀释标准曲线的DNA模板。⑥待测样品的待测基因实时定量PCR。⑦实时定量PCR使用引物列表。⑧电泳。荧光定量PCR优点是高敏感性，有相应的数字结果，更加直观和规范，但该方法只能对检测的基因有定量的了解，也会有假阳性结果出现。

（三）肠道微生物定性及定量检测方法

1.末端限制性片段长度多态性分析

末端限制性片段长度多态性分析采用有一端被荧光标记的引物进行普通PCR，扩增16S rRNA基因，再用对应的限制性内切酶消化PCR产物，由于不同菌的16S rRNA基因序列有差别，酶切后便会产生不同长度的限制性片段，最后利用测序仪器进行测序分析。最终所获得的图谱中波峰的多少提示了群落的复杂程度，峰面积的大小表明该片段的丰度，能够揭示微生物的群落结构、功能以及动态变化。

2.FISH荧光原位杂交技术

荧光原位杂交技术是一种利用荧光标记已知序列的单链核酸并将其作为探针，再按照碱基互补配对的原则，将其与待检测样本中互补的单链核酸特异性结合，通过荧光显微镜检测样本上杂交荧光的位置，从而将特定的基因在染色体上定位的方法。

（四）肠道微生物的宏基因组学方法

宏基因组学是指直接从样品中提取全部微生物的DNA，然后根据提取出的DNA信息构建一个宏基因组文库，运用基因组学的方法来研究样品所包含的全部微生物的遗传组成及其群落功能。宏基因组学是在微生物基因组学的基础上发展而来的，它的诞生为微生物多样性的研究、新的生理活性物质的研究提供了新的理念和方法。

三、医学免疫学研究方法

医学免疫学是在总结人类同烈性传染病长期斗争的基础上诞生并发展起来的，是研究机体免疫系统组织结构及其识别并消除有害生物及其成分（体外入侵，体内产生）的应答过程及机制的科学；是研究免疫系统对自身抗原耐受，防止自身免疫病发生的科学；是研究免疫系统功能异常与相应疾病发病机制及其防治措施的科学。中医学理论体系的主要内容与现代免疫学具有密切关系，中医通过调整机体免疫功能，在治疗疾病方面有其自身的特点和优势。中医免疫学的研究不仅可促进中医药的现代化研究，同时也将大大丰富免疫学的研究内容，并可能成为中西医结合研究的重要桥梁学科之一，免疫学技术已成为当今生命科学，包括中医药基础理论、作用机制、疗效评价最常用的重要研究手段之一。

（一）抗原或抗体的检测

因抗原或抗体的检测既可评价免疫系统功能，也是评价其他各系统相关功能的状态及其变化情况，因此该技术已广泛应用于中医药基础理论、作用机制、疗效评价等。在抗原抗体反应中，可用已知抗体（抗原）检测未知抗原（抗体），并可根据需要选择定性或定量的测定方法主要应用包括：①用已知抗体检测各种病原微生物及其大分子产物等抗原的存在与否及其含量。②定性或定量检测体内各种大分子物质，如各种可溶性血型物质、细胞因子、激素、血清蛋白及肿瘤标志物等。③用已知抗体检测某些药物、激素和炎性介质等各种物质的含量变化等。④用已知抗原检测标本中相应抗体的含量，即可用于诊断相关疾病，也可评价中医药的疗效及其作用机制等。

抗原或抗体的检测方法

（1）凝集反应：主要可用于检测标本中细胞、细菌或表面带有抗原的乳胶颗粒等不溶性颗粒抗原。该类反应可检测到1μg/mL水平的抗体。

（2）沉淀反应：主要可用于检测标本中血清蛋白质、细胞裂解液或组织浸液等可溶性抗原，可测定抗体或抗原的灵敏度（最低浓度）为10μg/mL。

（3）免疫标记技术：用荧光素、同位素或酶标记抗体或抗原，用于抗原或抗体检测，是目前广泛应用的敏感、可靠的免疫分子检测方法。可用于定性、定量或定位检测。常用方法包括：①免疫荧光法，主要的研究技术包括免疫荧光显微技术、流式细胞术、荧光免疫测定等。后者又包括荧光偏振免疫测定法、时间分辨荧光免疫测定法、酶联荧光免疫测定法等。免疫荧光法应用包括用于检查细菌、病毒、螺旋体等的抗原或相应抗体，帮助传染病的诊断及病程发展评价；可用于检测肿瘤细胞、体细胞的CD分子表达水平及变化；可检测自身免疫病的抗核抗体等；可应用双标记法对同一标本进行荧光染色，对淋巴细胞等亚类鉴定起着巨大推动作用。②酶联免疫分析法，目前常用的方法有酶标免疫组化法和酶联免疫吸附法。前者测定细胞表面抗原或组织内的抗原；后者主要测定可溶性抗原或抗体。③放射免疫分析法（Radioimmunoassay RIA），常用于微量物质测定，包括多种激素（胰岛素、生长激、甲状腺素等）、维生素、药物、IgE等。④免疫印迹法，又称为Western blotting，该法能分离分子大小不同的蛋白质并确定其分子量大小。⑤化学发光免疫分析，常用于血清超微量活性物质的测定，如甲状腺素等激素。⑥免疫PCR，该法敏感性高于放射免疫，可达fg/mL水平，特别适合于体液中含量甚微的抗原或抗体的检测。

（二）免疫分子的研究方法

免疫系统包括免疫组织与器官、免疫细胞、免疫分子。免疫细胞的免疫效应、免疫信息的实现主要是通过免疫分子来执行的。因此免疫分子的检测对机体免疫状态等的评价至关重要。免疫分子主要包括免疫球蛋白、补体、细胞因子MHC分子、CD分子、黏附分子、模式识别受体（Toll样受体）等。例如Toll受体、“免疫检查点”分子CD152（CtLA-4）和PD-1的发现与研究分别荣获了2011年、2018年诺贝尔生理学或医学奖，对固有性免疫防御机制以及负性免疫调节治疗癌症等的研究提供了重要的思路与途径。

在中医药研究中，由于免疫分子是免疫细胞、免疫效应、免疫信息的主要执行者，而免疫调节作用是中医药防治疾病的重要机制之一，因此对免疫分子的检测是中医药研究中的重要指标。如免疫球蛋白存在于生物体血液、组织液和外分泌液中，可以与抗原的特异性结合，发挥中和毒素、阻断病原入侵、清除病原微生物或导致免疫病理损伤；同时可协同补体、自然杀伤细胞、巨噬细胞等清除免疫复合物、杀伤肿瘤细胞等，是机体发挥体液免疫功能主要成分之一。细胞因子在抗肿瘤、抗感染、抗排异反应自身免疫病治疗以及恢复造血功能等方面具有良好的应用前景，是当今免疫学研究最为活跃的领域之一。利用中医药影响细胞因子表达，可调节免疫应答的水平或改变免疫应答的类型治疗多种免疫相关性疾病收到良好的效果。

（三）免疫细胞的研究

参与免疫应答或与免疫应答相关的细胞统称为免疫细胞，是免疫系统主要组成部分及免疫应答的主要执行者，包括淋巴细胞、树突状细胞、单核/巨噬细胞、粒细胞、肥大细胞等。例如树突状细胞发现及其在获得性免疫中作用的研究荣获了2011年诺贝尔生理学或医学奖，研究成果对新型疫苗“治疗性疫苗”的研发，从而调动人体免疫系统对肿瘤发起“攻击”等奠定了基础。

针灸对机体细胞免疫功能的干预效应及其机制均已成为中医药药理学、毒理学及其临床效应评价的核心内容之一，中医学中“正气存内，邪不可干”的论述以及“扶正祛邪”法则，正虚者以扶正为主，邪实者以祛邪为先。研究表明，不少扶正固本方药对人体免疫系统具有调节作用，能够提高或改善虚证患者的免疫状态，经辨证施治或在某些单味方药的治疗下，对很多虚证疾病具有疗效，其机制与改善免疫有关。扶正固本的免疫调节作用可活化免疫细胞，包括T细胞、B细胞、NK细胞等，同时也加强了细胞上各种与免疫有关的受体的表达；也可激活巨噬细胞功能，加强其吞噬、处理、传递抗原的作用。

祛邪是清除病邪，恢复机体生理平衡而达到治疗的目的。近年来的研究发现，许多祛邪类药物能调整机体的免疫功能。常用于祛邪治疗的药物有清热解毒及活血化瘀类药物等，有抑制病理性免疫反应的作用，对某些超敏反应性疾病和自身免疫性疾病有较好的疗效。过去只注意到清热解毒药的抗菌抗病毒作用，现发现此类药物也能调节免疫作用。在免疫调节方面一方面能抑制过高的免疫反应而显疗效，另一方面可通过清除病邪对人体正常生理功能的干扰后，即能恢复正气而达到免疫平衡状态，所以祛邪治疗也可增强免疫作用，正如中医学认为的“邪去正自安”，且多数具有双向调节作用，这也已成为近年来中医药免疫学研究的热点。

1.免疫的分离与细胞分析技术

（1）淋巴细胞的分离：体外检测淋巴细胞首先需制备外周血单个核细胞（Peripheral blood mononuclear cell，PBMC），包括了淋巴细胞和单核细胞，常用的方法是葡聚糖-泛影葡胺（又称淋巴细胞分离液）密度梯度离心法。用该法去除红细胞、粒细胞等成分后，即为PBMC，分离纯度可达95%。还可以用免疫荧光法等通过检测淋巴细胞的某些表面标志，可确定细胞的不同类型和比例。常用的分离方法有免疫荧光法、磁珠分离法、流式细胞术等。

（2）细胞分析技术：细胞工程和细胞分析技术极大地促进了免疫学进展，例如，杂交瘤技术以及T细胞克隆的建立为制备单克隆抗体及证实特异性肿瘤抗原奠定了基础；胚胎造血干细胞培养与定向分化技术的完善，使得有可能深入研究免疫细胞分化、发育及其调控；细胞分离技术（如流式细胞分选、激光显微切割仪、免疫磁性微球等）和显微观察、分析技术（如流式细胞术、激光共聚焦显微镜、隧道扫描显微镜、计算机成像与图像分析技术等）为分析特定细胞群或单一细胞生物学特征提供了工具。

2.免疫细胞功能测定

（1）T细胞功能测定：

T细胞增殖试验：植物血凝素（PHA）、刀豆蛋白A（ConA）等丝裂原及抗CD单克隆抗体等能非特异地激活培养的T细胞，使细胞DNA、RNA、蛋白质的合成增加，细胞形态改变，即转化为淋巴母细胞，最终细胞分裂，包括3H-TdR掺入法、MTT法等。T细胞增殖试验也可检测特异抗原致敏的T细胞在培养细胞中加入特异性抗原，则只有该抗原特异的T细胞发生增殖反应，从而反映机体特异的细胞免疫功能。

细胞毒试验：CTL、NK细胞对靶细胞有直接杀伤作用，可根据待检效应细胞的性质，选用相应的靶细胞，如肿瘤细胞、移植供体细胞等该试验用于肿瘤免疫、移植排斥反应、病毒感染等方面的研究。51Cx释放法：用标记靶细胞，若待检效应细胞能杀伤靶细胞，则51Cr从靶细胞内释出。以y计数仪测定释出的SC放射活性，靶细胞溶解破坏越多，51Cx释放越多，上清液的放射活性越高用公式可计算出待检效应细胞的杀伤活性。

细胞因子检测：细胞因子的检测有助于了解其在免疫调节中的作用，鉴定分离的淋巴细胞，监测某些疾病状态的细胞免疫功能。例如根据培养的CD_4细胞分泌的细胞因子确定细胞亚群，产生-2、ifN-y者为Th1，产生-4、-10者为Th2；艾滋病患者112水平明显降低，而类风湿性关节炎、多发性硬化、移植排斥反应等患者则升高。

皮肤试验：正常机体建立了对某种抗原的细胞免疫后，用相同抗原作皮肤试验时即出现以局部红肿为特征的迟发型超敏反应。细胞免疫正常者出现阳性反应，而细胞免疫低下者则呈阴性反应。皮肤试验方法简便，可帮助诊断某些病原微生物感染（结核杆菌、麻风杆菌）、免疫缺陷病等。皮肤试验常用的生物性抗原常从病原体中提取，如结核菌素、链激酶–链道酶、念珠菌素、麻风菌素、腮腺炎病毒等。

（2）B细胞功能测定：

B细胞增殖试验：B细胞受丝裂原刺激后，进行分裂增殖，温育一定时间后检查抗体形成细胞的数目。小鼠B细胞可用细菌脂多糖为刺激物，人则用含有金黄色葡萄球菌蛋白A（SPA）的金黄色葡萄球菌菌体及固相抗IgM抗体刺激。

抗体形成细胞测定：常用溶血空斑试验，即测定对SRBC上的抗原产生的抗体形成细胞数目。其基本原理是抗体形成细胞分泌的Ig与SRBC上的抗原结合，在补体参与下，出现溶血反应。

吞噬细胞功能测定：人吞噬细胞功能试验常用中性粒细胞。用外周血单个核细胞出现溶血反应。分离的方法，收集红细胞上层即为中性粒细胞。吞噬功能测定可选用硝基蓝四唑试验和光标记物试验等；趋化功能测定实验方法有Boyden小室法、琼脂糖凝胶法及过氧化物酶测定法等。

第十一章 从脾论治心脑血管疾病的实验研究

第一节 从脾论治血脂异常的实验研究

脾属土，居中焦，为脏腑之本、后天之本。脾主运化，为精微运化之枢纽，血脂亦由脾运化水谷而生成，并依赖脾的转输功能布散周身。现代医学认为，血脂代谢异常是动脉粥样硬化（AS）、冠心病、脑卒中等心脑血管疾病的病理生理基础，胆固醇逆向转运（RCT）障碍是血脂代谢紊乱的重要环节。膏脂，亦称为“脂膏”。东汉许慎在《说文解字》中解释为：“膏，肥也……戴角者，脂，无角者，膏。”中医认为，膏脂在人体属于正常津液的一部分，早在《黄帝内经》中已明确阐述了膏脂的生成及其作用。《灵枢·五癃津液别》曰：“五谷之津液和合而为膏者，内渗于骨空，补益脑髓，而下流于阴股。”张景岳曰：“膏，脂膏也。津液和合为膏，以填补骨空之中，则为脑为髓，为精为血。”说明膏脂随血而循脉上下，输布全身以濡润滋养五脏六腑、四肢百骸，是人体生命活动的重要物质。从生理学角度可见，中医学中膏脂与现代医学所谓之血脂在含义上颇相一致。膏脂代谢虽与五脏六腑皆有关系，但与脾的关系最为密切。“脾主运化”，为后天之本，气血生化之源。《素问·灵兰秘典论》云：“脾胃者，仓廪之官，五味出焉。”《素问·经脉别论》曰：“饮入于胃，游溢精气，上输于脾，脾气散精……水精四布，五经并行。”张志聪的《黄帝内经灵枢集注》云：“中焦之气，蒸津液，化其精微……溢于外则皮肉膏肥，余于内则膏肓丰满。”《中西汇通医经精义》所说的“脾生脂膏”“脂脾所司”，说明膏脂来源于中焦，由脾运化水谷而生成，并依赖脾的转输功能布散周身，以濡润滋养五脏六腑、四肢百骸。人体需要适量的膏脂以充养形体，但过多的膏脂又可导致疾病的发生，正如《素问·异法方宜论》中说：“其民华食而脂肥，故邪不能伤其形体，其病生于内。”膏脂的生成与转化皆有赖于脾的健运，国医大师王绵之教授认为，脾虚气弱，失其“游溢精气”和“散精”之职，膏脂转运、输布亦不利，滞留营中，形成高脂血症。脾胃虚弱无力，运化失常，水谷精微失于输布，易致膏脂转输障碍而成血脂异常。经脉中的膏脂属于水谷精微的一部分，脾虚气弱，健运失司，水谷精微（包括膏脂）不归正化，水湿内生，聚而为痰，瘀阻络脉，成痰瘀阻络之势，日久导致AS等心脑血管疾病的发生。由此可见，膏脂转输与脾的运化功能密切相关，脾虚运化功能失常是导致血脂异常的关键病机。现代医学认为，血脂代谢异常是AS相关疾病的重要病理基础，RCT障碍是血脂紊乱的关键环节。

基于血脂异常的中医关键病机，医家围绕“从脾论治”血脂异常开展了丰富的实验研究，目前研究机制主要集中于胆固醇代谢、HDL亚类分布异常与失功能、肠道菌群、自噬、线粒体能量代谢等方面。

一、从脾论治血脂异常与胆固醇代谢相关研究

（一）肝脏胆固醇代谢相关基因表达

杜莹等围绕健脾降脂中药对脾失健运膏脂转输障碍大鼠肝脏胆固醇代谢相关基因表达

的影响开展了实验研究。研究采用随机数字表法将90只大鼠分为空白对照组、模型组、健脾降脂治疗组（治疗组）3组，每组30只大鼠。正常组予普通颗粒大鼠饲料喂养，模型组和治疗组采用劳倦过度加饮食不节结合高脂饲料（10%猪油，1%胆固醇，0.5%胆酸钠，0.2%甲基硫氧嘧啶，5%蔗糖，83.3%基础饲料）喂饲造模法，具体的方法为：大鼠每日游泳至耐力极限，单日以精炼猪油每次3mL，每天2次灌胃，双日不限量地喂食甘蓝，自由进水，造模时间为30天。在造模成功以后，空白对照组和模型组采用生理盐水灌胃（20mL/kg），治疗组予健脾降脂中药（20mL/kg），1次/天，连续30天治疗。全自动生化分析仪检测血清TG、TC、HDL-C和LDL-C含量，油红O染色观察肝脏脂质沉积，采用实时定量RT-PCR和Western blotting技术检测大鼠肝组织B类Ⅰ型清道夫受体（SR-BⅠ）、肝低密度脂蛋白受体（LDL-R）、卵磷脂胆固醇酯酰基转移酶（LCAT）等基因mRNA和蛋白水平。健脾降脂中药主要由党参、灵芝、泽泻、远志、山楂、丹参等组成，与模型组相比，健脾降脂治疗组大鼠TC、LDL-C显著下降，HDL-C显著升高，肝细胞中脂质沉积明显减少，提示健脾降脂中药具有较好的调脂作用。进一步研究发现，健脾降脂中药可通过上调LDL-R的表达，促进胆固醇内吞进入肝脏代谢转化，降低血清胆固醇水平，同时通过上调LCAT、SR-BI的表达，增强胆固醇的逆向转运。有研究也证实，方中的泽泻既能干扰外源性胆固醇的吸收，又能影响内源性胆固醇的代谢。丹参主要抑制内源性胆固醇的合成，山楂能增加胆固醇的排泄，提示健脾降脂中药是通过胆固醇代谢各环节的多靶点效应调节机制来发挥其药理效应。

冷雪等围绕化瘀祛痰方对脾虚型高脂血症大鼠肝脏SREBP-2信号通路的干预作用开展了实验研究。实验中100只SPF级SD大鼠随机分为空白对照组、高脂血症组、高脂血症治疗组、脾虚型高脂血症组、脾虚型高脂血症治疗组，每组20只大鼠。空白对照组给予普通大鼠颗粒饲料喂养；高脂血症组和高脂血症治疗组给予高脂饲料；脾虚高脂血症和脾虚高脂血症治疗组采用劳倦过度和饮食不节进行造模，单日除饲喂高脂饲料外，予精炼猪油灌胃，每次3mL，每日2次，双日喂食甘蓝不限量，造模时间30天。高脂血症治疗组和脾虚高脂血症治疗组灌胃化瘀祛痰方煎剂（20mL/kg），1次/天，连续30天。全自动生化分析仪检测血清TC、TG、LDL-C、HDL-C、血清淀粉酶（AMY）水平，间苯三酚法测定D-木糖排泄率，HE染色观察肝脏形态变化，油红O染色观察肝脏脂质沉积，实时定量RT-PCR及Western blotting技术分别检测HMGCR、CYP7A1、LDL-R、SREBP-2 mRNA和蛋白表达。研究结果显示，当TC含量及血脂含量增加时，脾虚高脂血症组SREBP-2、LDL-R、HMGCR mRNA表达降低，同时相关蛋白表达量也呈现对应变化，从形态学上可以直观看到脾虚加重了病理变化。中医学认为脾虚的实质是脾失健运，“脾运化失司”久则表现为物质及能量转化障碍，进而出现体内的营养物质堆积而形成高血脂症。SREBP-2是一种存在于脊椎动物内质网内参与调节细胞TC代谢的转录调节物，可直接影响细胞膜上TC代谢水平，其可在TC含量降低的情况下，增进HMG-CoA还原酶、LDL受体等靶基因的表达，从而升高细胞内TC水平，从而调控TC及脂肪酸等脂类的代谢过程。SREBP-2作为一种特异的核转录因子主要参与TC合成酶的基因调控，常在固醇缺乏的情况下被激活，可以说此条通路对脂类TC代谢起到了重要的作用。TC在其中转化为胆汁酸是体内TC代谢的重要途径，CYP7A1是胆汁酸合成的限速酶，HMGCR是体内TC合成的限速酶，肝脏表面的LDL-R的功能是介导血浆中LDL-C的含量，可以通过此种方式来调节血浆含量和体内TC的水平。因此CYP7A1、HMGCR、LDL-R与SPEBP-2通路对TC代谢调节有密切关系。该实验结果显示脾虚高脂血症及高脂血症组的SREBP-2表达下降，脾虚高脂血症组下降更明显，这很可能由于脾虚引起的脾虚散精不利，血脂化生为痰浊，加重血脂的生成，TC调控通路受到影响，SREBP-2通道蛋白不能充足地吸收多余TC，TC增高又影响LDL-R受体表达降低，HMGCR的浓度受到TC的反馈调节，TC浓度升高会导致HMGCR浓度降低，从而使TC的生物合成减少，最终达到控制体内TC浓度的目的。化瘀祛痰方能显著提高CYP7A1、SREBP-2、LDL-R、HMGCR mRNA表达水平；同时降低TG、TC含量，提高AMY活性和D-木糖排泄率。提示健脾益气化瘀祛痰法对脾虚高脂血症具有一定的缓解作用，可能通过上调LDL-R的表达，促进CYP7A1转化TC为胆汁酸，激活SREBP2通道调控作用，从而降低血清TC水平，增加TC的逆转运。

（二）长链非编码RNA-NEAT1/miR-27b调控胆固醇代谢基因蛋白表达

孟嘉伟等围绕化瘀祛痰方调控长链非编码RNA-NEAT1/miR-27b对高脂血症大鼠胆固醇代谢的影响及机制开展了实验研究。化瘀祛痰方以党参、黄芪、绞股蓝为君，起健脾益气之用；以茯苓、半夏、菖蒲为臣，增燥湿化痰之功；以丹参、川芎、赤芍、郁金为佐使，强活血化瘀之效。诸药合用，“补不壅滞、通不损正”可以达到健脾益气，化痰祛瘀的功效。实验中32只SPF级健康SD大鼠适应性喂养2周后，随机分为正常组、模型组、化瘀祛痰方组和辛伐他汀组。正常组每日给予基础饲料，模型组、化瘀祛痰方组和辛伐他汀组每日给予高脂饲料（15%猪油，20%蔗糖，1.2%胆固醇，0.2%胆盐，0.2%甲基硫氧嘧啶，配合83.3%普通饲料），大鼠可以自由摄食，不限制饮水。8周后，除正常组外，其余3组继续喂饲高脂饲料，与此同时进行灌胃给药，按照人和动物的体表面积折算系数并换算给药剂量，给予化瘀祛痰方组13.846 g/（kg·d），给予辛伐他汀组1.575 mg/（kg·d），每日供给正常组与模型组等体积的生理盐水。给药4周后，先进行血脂检测，后取整个肝组织。全自动生物化学分析仪检测血清TG、TC、HDL-C和LDL-C的含量；采用HE染色观察肝脏组织病理变化，RT-qPCR法检测Lnc-NEAT1、miR-27b基因表达。RT-qPCR法与Western Blot法分别检测过氧化物酶体增殖物激活受体γ（PPARγ）、肝X受体（LXR）、腺苷三磷酸结合盒转运体G5（ABCG5）、腺苷三磷酸结合盒转运体G8（ABCG8）基因及蛋白表达。

在正常人体内，胆固醇的吸收与合成呈现着动态平衡的关系，胆固醇的供应在细胞功能、组织发育和全身生理等方面产生积极影响。然而，现代医学发现，过量的胆固醇是导致血脂异常发生的重要原因。近年来，与维持脂质恒常性相关的核内受体、转录因子被阐明，它们可以通过感知细胞内的脂质浓度，或者将脂质作为直接配体进行应答的机制也被逐步揭示。PPARγ作为过氧化物酶体增殖物激活受体，在脂肪组织中拥有着高度的表达，能够参与调节胆固醇代谢以及脂肪细胞相应功能，是调节脂肪细胞分化以及干预储存脂质能力的重要因子，在全身脂质稳态的维持中具有关键意义。miR-27b在脂质水平的作用也被证实，可以控制多个对血脂异常有重要影响的基因。长链非编码RNA（LncRNAs）在脂肪生成；脂肪酸、胆固醇、磷脂代谢和转运；高密度和低密度脂蛋白（HDLs和LDLs）的形成中具有重要调控作用。通常作为微RNA（miRNAs）的前体RNA存在，或充当竞争性内源性RNA（CERNAs）与miRNAs发生相互作用。实验证实了LncRNA NEAT1对miR-27b具有抑制功能，Lnc-NEAT1可负调节miR-27b并作用于PPARγ受体参与脂质代谢。PPARγ调控下游基因，配体依赖性核受体家族中的成员LXR。并通过LXR编码参与甾醇代谢蛋白的基因ABCG5和ABCG8来增加胆固醇的排泄。ABCG5和ABCG8分布于肠细胞和肝细胞的根尖膜上，能够对肠道的吸收功能产生限制作用，并且对胆固醇和植物甾醇的胆汁分泌产生促进作用。LXR受体是ABCG5和ABCG8表达的主要阳性调节因子。ABCG5和ABCG8可以降低循环胆固醇和肝脏胆固醇的含量。在调控胆固醇代谢，防治高脂血症方面具有重要意义。该实验发现，高脂喂饲能够升高大鼠血脂，使肝细胞泡沫化明显。给予化瘀祛痰方干预后，大鼠血脂水平明显降低，说明化瘀祛痰方可改善血脂异常。经化瘀祛痰方干预后Lnc-NEAT1基因表达显著升高，miR-27b基因表达显著降低，PPARγ、LXR、ABCG5、ABCG8基因及蛋白表达均显著升高，说明化瘀祛痰方可能通过影响LnC-NEAT1/miR-27b/PPARγ纠正胆固醇代谢过程继而改善血脂水平。

（三）CircRNA-0067835调控胆固醇外排基因和蛋白表达

孟嘉伟等同时对香砂六君子汤调控CircRNA-0067835对脾虚高脂血症大鼠胆固醇外排的影响进行了实验研究。实验中对30只SD大鼠按照随机数字表法分为空白对照组、高脂组、脾虚高脂组、香砂六君子汤高剂量组及香砂六君子汤正常剂量组，每组6只。脾虚高脂组、香砂六君子汤高剂量组及正常剂量组大鼠建立脾虚模型，采用不节饮食加游泳至力竭的造模方法：饱食1天，禁食2天，不控制饮水；与此同时，每日放置大鼠于35～37℃水中游泳，直至力竭，连续15天。根据文献对大鼠脾虚证进行评估，当大鼠出现游泳耐力下降、体质量减轻、食量减少、粪便时软时溏、倦怠懒动、毛色枯槁无光泽等表现时，证明脾虚模型造模成功。随后建立高脂血症模型，除空白对照组外其余4组饲喂高脂饲料14周，期间自由摄食，不限制饮水。从建立高脂血症模型的第10周开始灌胃给药。根据前期研究以及香砂六君子汤人体的临床等效剂量换算，香砂六君子汤正常剂量组及香砂六君子汤高剂量组分别给予香砂六君子汤5.67g（kg·d）、11.34 g/（kg·d）灌胃，其他3组灌胃等体积的生理盐水，给药4周后取材。检测5组大鼠血脂水平。HE染色观察肝脏病理变化。qPCR法检测CircRNA-0067835、miR-155基因水平。qPCR及Western blot法检测PPARγ、LXR、ABCA1、ABCG1 mRNA及蛋白表达水平。

胆固醇逆向转运是胆固醇代谢的关键部分，因而作为胆固醇逆向转运的起始步骤，胆固醇外排是抗血脂异常的关键机制之一。研究表明，PPARγ可参与胆固醇代谢和脂肪细胞功能的调控，在肝脏和骨骼肌中高度表达，可以通过对参与脂肪酸吸收/氧化和甘油三酯分解代谢的基因的转录调节，调控细胞内的脂质代谢，是治疗血脂异常的关键受体。CircRNAs是一类新的内源性非编码RNA，在真核转录组中有很高的表达。CircRNA“海绵”作用的发挥主要是通过miRNA，二者结合后，miRNA的作用受到抑制，从而影响下游基因表达。相关实验证实，CircRNA参与脂肪生成与脂解，可以调节脂肪组织的分化和转化。除此之外，CircRNA与巨噬细胞的脂质流出和脂肪分解有一定的关系，参与了脂质代谢的调节和脂质紊乱疾病的发展。实验证明，CircRNA-0067835可以抑制miR-155的表达并通过PPARγ参与胆固醇代谢。PPARγ调控下游基因LXR。LXR调节参与维持脂质稳态的多个基因的表达。研究表明，LXR激动剂对血浆高密度脂蛋白、胆固醇吸收和胆固醇逆向转运有益，是改善血脂异常的重要调节因子。PPARγ和LXR是在巨噬细胞胆固醇稳态中起关键作用的2个核受体，它们均与胆固醇排出的参与者ABCA1、ABCG1激活有关。LXR是控制细胞胆固醇运输的主要因子，通过直接增加ABCA1和ABCG1的水平，使得胆固醇可以从巨噬细胞中顺利泵出。ABCA1的主要任务是介导胆固醇向无脂的载脂蛋白A-Ⅰ（ApoA-Ⅰ）的外排，而胆固醇向高密度脂蛋白颗粒的外排是在ABCG1的参与下完成的。调控胆固醇外排在防治血脂异常方面具有重要意义。该实验发现，高脂饲喂的大鼠血脂升高，肝细胞可见显著泡沫化。而脾虚大鼠可见肝细胞更加显著的泡沫化，血脂水平也存在明显的变化，说明高脂血症大鼠在脾虚的病理状态下，脂质代谢紊乱程度将进一步加重。在香砂六君子汤的干预下，大鼠血脂水平得到改善。香砂六君子汤可能通过上调CircRNA-0067835水平，抑制miR-155基因表达，进而增加PPARγ、LXR、ABCA1、ABCG1 mRNA与蛋白表达水平，促进肝脏胆固醇外排，达到防治高脂血症的重要作用。

（四）胆固醇逆向转运相关基因蛋白表达

陈丝等围绕香砂六君子汤对脾虚高脂血症模型大鼠胆固醇逆向转运的影响开展了实验研究。40只SD大鼠普通饲料适应性喂养1周后，按体重采用随机数字表法分为正常对照组、高脂组、脾虚高脂组、香砂六君子汤正常剂量组及香砂六君子汤高剂量组，每组8只。脾虚高脂组、香砂六君子汤正常剂量组及香砂六君子汤高剂量组大鼠采用饮食不节加力竭游泳的复合方法造脾虚模型：饱食1天，禁食2天，饮水不限。同时，每日将大鼠于35～37℃水中游泳至力竭，连续造模15天。正常对照组喂饲基础饲料，其余各组喂饲高脂饲料14周建立高脂血症模型，自由摄食，饮水不限。于第10周灌胃给药，按人和动物体表面积折算系数换算，香砂六君子汤正常剂量组（人体临床等效剂量）及香砂六君子汤高剂量组分别给予香砂六君子汤5.67g（kg·d）、11.34 g/（kg·d）灌胃，正常对照组、高脂组及脾虚高脂组给予等体积的生理盐水灌胃，4周后取材。采用全自动生物化学分析仪检测血清TC、TG、LDL-C、HDL-C含量。采用ELISA法检测血清中PLTP、LCAT、CETP含量，D-木糖试剂盒检测D-木糖排泄率。采用HE染色观察肝脏细胞形态变化。RT-PCR法检测肝脏PLTP、LCAT、CETP mRNA表达。

RCT（胆固醇逆转运）是机体维持脂质代谢平衡的主要途径，肝脏作为参与RCT的重要器官，可将胆固醇转化为胆汁酸并排出体外，维持机体正常脂质代谢过程。胆固醇外流是RCT起始阶段。首先，ABCA1可介导细胞内磷脂流出，而后与ApoA-Ⅰ结合形成磷脂-ApoA-Ⅰ复合物，该复合物可捕获细胞内通过扩散作用流出胆固醇，进而形成前β高密度脂蛋白（pre-β-HDL），在LCAT的作用下，将其转变为富含胆固醇酯的球状、成熟的HDL，进而促进HDL携带外周组织中过多的胆固醇随血液系统转运至肝脏。而PLTP可催化磷脂由其他脂蛋白转运至HDL，同时还可促进HDL介导的周围细胞内胆固醇及磷脂流出。CETP可将部分胆固醇酯由HDL转移至LDL、极低密度脂蛋白（VLDL）、中密度脂蛋白（IDL），再经肝脏表面LDL受体识别并降解。同时，HDL所含的剩余胆固醇酯可被肝脏表面SR-B1识别进而降解，继而实现胆固醇的水解及清除。当外源性胆固醇摄入过多，可通过上调CETP和PLTP表达水平，代谢过量的胆固醇，维持机体脂质代谢平衡。上调CETP表达可加快胆固醇酯转运速率，使大量胆固醇酯转运至肝脏，加速RCT进程。高水平表达的PLTP可促进β-HDL前体生成并提高肝脏摄取HDL能力，使HDL所携带的胆固醇酯更易被肝脏表面受体识别，进而加快胆固醇代谢速率。而LCAT低表达时将阻碍游离胆固醇转化为失去极性的胆固醇酯，使经HDL转运至肝脏的胆固醇酯数量减少，继而加重外周游离胆固醇的蓄积。该研究发现，高脂喂饲可使大鼠血脂升高，肝细胞泡沫化明显。脾虚状态下，大鼠尿D-木糖排泄率显著降低，大鼠血脂水平进一步升高，肝细胞泡沫化显著加重，说明脾虚可进一步加重高脂喂饲大鼠脂质代谢的紊乱程度。给予香砂六君子汤干预后，大鼠血脂水平降低，说明香砂六君子汤可纠正脾虚症状及改善血脂紊乱，虽然香砂六君子汤正常剂量和高剂量之间差异无统计学意义，但是从变化趋势仍可以看出香砂六君子汤高剂量作用可能更优。进一步探讨其机制发现，脾虚高脂组大鼠肝脏PLTP、CETP mRNA表达及血清中含量显著升高，可加速磷脂、胆固醇和胆固醇酯等物质转运至HDL及LDL，再经肝脏上的受体识别转运至肝脏，进而加快胆固醇代谢。而LCAT mRNA肝脏表达及血清中含量显著降低，可影响HDL成熟代谢过程，阻碍RCT进程，加重外周高胆固醇状态。经香砂六君子汤干预后，PLTP、CETP、LCAT mRNA表达及血清中含量显著改善，说明香砂六君子汤可能通过调控RCT相关基因及蛋白表达继而改善血脂水平。综上，脾虚状态可加重高脂血症大鼠脂质紊乱程度，香砂六君子汤可使脂质紊乱得以恢复、肝脏脂质沉积情况相对改善，其机制可能与调控RCT的PLTP、LCAT、CETP的表达密切相关。

二、从脾论治血脂异常与HDL亚类分布异常及失功能相关研究

（一）HDL亚类分布异常

朱美林等将60只大鼠用随机数字表法分为空白对照组、高脂血症模型组（模型组）、健脾降脂治疗组（治疗组）3组，每组20只。空白对照组予普通颗粒大鼠饲料喂养，其余两组采用高脂饲料造模法喂养，高脂饲料配方：8%花生油、1.5%胆固醇、0.4%甲基硫氧嘧啶、6%蔗糖、5%蛋黄粉、1%谷氨酸钠，以及78.1%基础饲料。造模30天后，空白对照组和模型组予生理盐水灌胃（20mL/kg），治疗组予健脾降脂中药（20mL/kg）1次/天灌胃，连续治疗30天。全自动生化分析仪检测血清TG、TC、HDL-C、LDL-C含量，HE染色观察肝脏形态变化，油红O染色观察肝脏脂质沉积，透射电镜观察肝脏组织超微结构变化。HDL亚类检测采用HDL颗粒检测试剂盒，经Lipoprint脂蛋白分类仪检测后，将HDL分为3类即大颗粒HDL、中等颗粒HDL及小颗粒HDL，检测结果分别以大颗粒HDL占HDL-C浓度百分比、中等颗粒HDL占HDL-C浓度百分比和小颗粒HDL占HDL-C浓度百分比表示。对HDL亚类的研究表明，与空白对照组相比，模型组血清大颗粒HDL含量降低，中颗粒HDL含量增加，提示高脂血症会影响血清HDL亚类的分布。HDL与AS负相关虽早已被证实，近年研究发现HDL对心血管的保护作用与HDL亚类在血浆中颗粒大小、相对含量密切相关，而且AS的成因可能是HDL的中小颗粒所导致。对HDL亚类的进一步研究发现，与模型组相比，治疗组血清大颗粒HDL含量增加，中颗粒HDL含量降低，提示健脾降脂中药可通过调节HDL亚类的异常分布，使高脂血症得到纠正。

（二）HDL失功能

陈丝等围绕香砂六君子汤对脾虚高脂血症大鼠失功能高密度脂蛋白胆固醇（dyHDL）的影响开展了实验研究。其所在课题组前期研究认为脾虚状态可引起高脂血症大鼠血脂紊乱及肝脏脂质沉积，故选用健脾降浊法加以治疗，选用《古今名医方论·卷一》中具有益气健脾、理气和胃之功效的香砂六君子汤，以补脾益气之党参为主药，配伍白术、茯苓、炙甘草共达益气健脾之功，陈皮、木香、法半夏、砂仁行气化湿、燥湿化痰，诸药合

用，可益气健脾、化湿降浊，尤善治疗脾胃虚弱所致的各种疾病。相关研究发现，血清中HDL-C是保护心脑血管疾病的主要因素之一，其保护机制与介导RCT，抗氧化及抗炎症等功能密切相关。而RCT是维持机体正常脂质代谢过程的重要环节之一，其功能正常与否将影响高脂血症的发生发展。因此，该研究通过观察香砂六君子汤调控脾虚高脂血症大鼠dyHDL的角度，探讨应用香砂六君子汤与改善脾虚高脂大鼠高脂状态的关系。

研究选用SD大鼠适应性喂养2周后，随机分为正常组，高脂组，脾虚高脂组，香砂六君子汤低、高剂量组，脾虚高脂组，香砂六君子汤低、高剂量组大鼠采用自由饮食加力竭游泳的复合方法（饱食1天，禁食2天，自由饮水）造模，根据《中医脾虚大鼠证候动物模型评价系统软件研究》《脾虚证动物模型的客观评估》对大鼠脾虚证进行评估，当大鼠出现游泳耐力下降、体质量减轻、食量减少、粪便时软时溏、倦怠懒动、毛色枯槁无光泽等表现时，证明脾气虚模型造模成功。15天后，正常组喂饲基础饲料，高脂组，脾虚高脂组及香砂六君子汤低、高剂量组喂饲高脂饲料（配方：10%猪油，1%胆固醇，0.5%胆酸钠，0.2%甲基硫氧嘧啶，5%蔗糖，加83.3%普通饲料）。造模成功后，灌胃给药，给药剂量按人和动物体表面积折算系数换算，香砂六君子汤低、高剂量组分别给予香砂六君子汤方药，给药剂量分别为5.67g/kg、11.34g/kg（以生药量计算），正常组、高脂组及脾虚高脂组给予相应体积的生理盐水。全自动生化分析仪检测血清TC，TG，LDL-C，HDL-C含量；ELISA检测血浆中PON1，apoA1，SAA含量；间苯三酚法测定D-木糖排泄率；肝脏组织病理形态学观察；Real-time PCR检测肝脏PON1，SAA，apoA1 mRNA水平。

HDL是血液中一种密度组成、颗粒大小及功能极不均一的脂蛋白，功能性HDL参与RCT，抗氧化，抗炎症，内皮细胞修复和抗血栓形成等过程。当机体受到环境、营养、糖尿病、吸烟等因素诱导时，将引发HDL失功能。研究发现，dyHDL可阻碍apoA1促进ATP结合盒转运体A1（ABCA1）所介导的RCT过程。RCT作为胆固醇主要代谢途径之一，可将胆固醇由外周转移至肝脏进行再利用和代谢，当其过程受到抑制时，胆固醇再利用和代谢水平降低，而机体内胆固醇水平升高，进而加剧机体脂质代谢紊乱，诱发或加重高脂血症的发生发展。apoA1作为RCT功能的主体，其表达水平可间接反映RCT水平，此外，apoA1还是HDL抗氧化活性的主要成分，可与HDL主要的抗氧化酶PON1结合，起到防止氧化脂质积累的作用。PON1是肝脏合成的，存在于HDL中的一种抗氧化性功能蛋白，是维持HDL结构完整性及功能的重要结构基础。同时，HDL对促进PON1的分泌及提供PON1功能所需的疏水环境有着重要的意义，由此可见，PON1与HDL有密切的生理联系。就抗炎症反应方面而言，SAA作为炎症最敏感标志物之一，在血浆中可替代apoA1与HDL-C结合，继而影响HDL-C功能，此外，SAA还可通过置换HDL上的apoA1抑制卵磷脂胆固醇酰基转移酶活性，继而抑制胆固醇逆向转运。可见，高表达SAA可能是导致HDL失功能的主要原因之一。实验结果显示，与正常组比较，高脂组和脾虚高脂组大鼠血脂异常明显，肝细胞泡沫化严重，且脾虚高脂组大鼠结果较高脂组更严重。此外，脾虚高脂组大鼠尿D-木糖排泄率明显低于正常组，D-木糖排泄率降低是脾虚证的主要指标之一，因此说明脾虚高脂血症大鼠模型造模成功。ELISA结果显示，与正常组比较，高脂组和脾虚高脂组大鼠血浆apoA1，PON1表达水平显著降低，SAA表达显著升高，且脾虚高脂组血浆apoA1，SAA含量明显低于高脂组，说明脾虚条件对高脂血症大鼠HDL功能相关的RCT过程有一定的抑制作用，而对HDL

功能相关的抗氧化过程有一定的缓解作用。Real-time PCR结果可知，与正常组比较，高脂组和脾虚高脂组apoA1，PON1 mRNA表达水平显著降低，SAA表达显著升高，且脾虚高脂组HDL功能相关mRNA表达降低较为明显，说明脾虚高脂血症大鼠血浆中HDL功能明显降低，而香砂六君子汤干预后，大鼠肝脏apoA1，PON1 mRNA表达显著升高，SAA mRNA表达显著降低，说明香砂六君子汤可纠正HDL失功能状态进而改善高脂血症疾病状态。且根据药物作用效果来看，香砂六君子汤不同剂量未见明显量效关系。提示香砂六君子汤可能通过调控脾虚高脂血症大鼠dyHDL进而改善其高脂状态。

三、从脾论治血脂异常与自噬相关研究

自噬（Autophagy）是真核生物中进化保守的对细胞内物质进行周转的重要过程。自噬作用是一种细胞自我降解的过程，以清除受损或多余的蛋白质和细胞器。当细胞代谢能量不足时，细胞依靠自噬作用实现细胞内成分的循环利用，从而维持自我稳态和生存。研究表明，自噬可以作为重要的调节因素参与脂质在肝细胞中的降解过程，通过包裹部分甚至整个脂滴的自噬体和溶酶体融合形成自噬溶酶体，并进一步分解脂肪成游离脂肪酸。在一定范围内，自噬水平上调可以有效降低脂质在肝细胞中的沉积。

（一）基于PCR array 技术检测自噬相关基因

孙艳梅等利用PCR array技术探讨化瘀祛痰方药对高脂血症大鼠肝脏mTOR介导自噬相关基因的影响。实验将30只SD大鼠随机分为正常对照组、高脂血症组、化瘀祛痰方组。正常对照组给予普通大鼠饲料喂饲，高脂血症组、化瘀祛痰方组予高脂饲料喂饲，造模60天后，化瘀祛痰组给予化瘀祛痰方煎剂10mL/次，1次/天，灌胃30天。全自动生化分析仪检测大鼠血清血脂水平，HE及油红O染色观察肝脏形态及脂质沉积情况，PCR array技术分析化瘀祛痰方对高脂血症大鼠肝脏mTOR介导自噬相关基因的影响。研究发现高脂血症组血脂（TC、LDL-C）含量升高，出现肝脏脂质沉积及脂肪空泡；化瘀祛痰方组血脂（TC、LDL-C）降低，肝脏脂滴减少。PCR array结果发现以mTOR为中心的不同作用途径基因Akt1、Bcl2、lgf1、Mapk14、Mapk8、Mtor、Becn1（brclin1）在3组比较发生差异性改变。该研究认为化瘀祛痰方可通过调控mTOR介导自噬相关基因使高脂血症大鼠肝脏自噬增强，改善高脂血症大鼠肝脏脂质损伤。

张妮等基于PCR array技术探讨了化瘀祛痰方对高脂血症大鼠肝脏自噬小体形成信号通路相关基因的影响。实验将30只SD大鼠随机分为空白对照组、高脂血症组、化瘀祛痰组，每组10只。采用高脂饲料喂饲法制备高脂血症模型后，化瘀祛痰组予化瘀祛痰方煎剂10mL/（kg·d），空白对照组、高脂血症组给予等体积的磷酸盐缓冲生理盐水灌胃。30天后检测大鼠血清血脂水平，HE及油红O染色观察肝脏形态变化及肝脏脂质沉积，PCR array筛选大鼠肝脏自噬小体形成信号通路的相关差异基因，Realtime PCR检测泛素样结合通路Atg12-Atg5通路和LC3-PE通路上的相关基因mRNA的表达水平。结果发现化瘀祛痰方对高脂血症大鼠的血脂和肝脏脂质沉积具有显著改善作用，PCR array结果显示，在参与自噬小体形成的基因中3组比较发生差异性改变的基因有10个。与空白对照组比较，高脂血症组Atg16l1、Atg3、Atg4c、Atg5基因mRNA表达水平均显著下降；与高脂血症组比较，化瘀祛痰组Atg16l1、Atg3、Atg4c基因mRNA表达水平均显著上升。结论化瘀祛痰方可能通过调节

高脂血症大鼠肝脏自噬小体形成信号通路相关基因Atg16l1、Atg3、Atg4c、Atg5 mRNA的表达，从而改善高脂血症大鼠肝脏脂质损伤。

（二）AMPK/mTOR通路

孙艳梅等同时开展了化瘀祛痰方调控AMPK介导自噬对高脂血症大鼠肝脏脂质损伤的影响的实验研究。健康雄性SD大鼠32只，SPF级，体重（220±10）g，适应性饲养一周，按体重和血脂水平随机分为四组：空白组、高脂组、中药组、西药组，每组8只。采用高脂饲料喂饲造模法制备高脂血症大鼠模型，每日按时给予西方高脂饲料（含1%谷氨酸钠、6%蔗糖、8%花生油、5%蛋黄粉、1.5%胆固醇、78.1%基础饲料、0.4%甲基硫氧嘧啶）喂饲。经过造模12周，检测大鼠血清血脂水平进行模型评价。于后4周，中药组、西药组分别给予相应药物灌胃，正常组和高脂组给予等体积生理盐水灌胃，灌胃4周。Western blot技术检测各组大鼠LC3A/B、pmTOR、mTOR、p-AMPK、AMPK的表达水平。

AMPK为广泛存在真核细胞的Ser/Thr蛋白激酶，新近研究表明，在肿瘤细胞中，活化的AMPK和自噬反应密切相关。研究表明，AMPK激活后，可通过磷酸化TSC2肿瘤抑制因子及mTORC1的结合亚基raptor抑制mTORC1活性，诱导自噬发生。mTOR是一种重要的调节基因，是细胞内多种重要信号传导通路的调控蛋白，调控着细胞翻译起始、转录、蛋白合成及降解功能，进而调节细胞的生存、增殖和凋亡等细胞重要环节。mTOR是AMPK下游重要的信号分子，在生长因子、应激等情况下，mTORC1激活，通过磷酸化下游两个主要的靶点40S核糖体S6蛋白激酶（p70 ribosomal protein S6 kinases，p70S6K）和真核启动因子4E结合蛋白1（Eukaryotic initiation factor 4E bindingproteinl，4EBP1）发挥调节细胞生长和细胞增殖的功能；mTORC2能在能量消耗、生长因子等刺激因素下激活，参与细胞的周期、骨架与细胞存活等生理过程。AMPK激活后可通过3种途径来抑制mTOR活性：①AMPK活化后，通过TSC2激活TSC1/2，进而抑制小GTP酶Rheb，负向调控mTOR功能。②AMPK磷酸化联接蛋白raptor，增加其与14-3-3蛋白结合的能力，从而通过阻碍raotor与mTOR或mTOR与底物的结合，抑制mTOR。③AMPK可以通过直接磷酸化mTOR并导致自身磷酸化水平下降。该研究结果发现与高脂组相比，中药组LC3A/B、p-AMPK蛋白表达水平明显增高，p-mTOR蛋白表达水平明显降低。说明化瘀祛痰方能够通过调控AMPK/mTOR通路，增强高脂血症大鼠肝脏自噬水平，即化瘀祛痰方可通过调控AMPK介导自噬相关基因，使高脂血症大鼠肝脏自噬增强，改善高脂血症大鼠肝脏脂质损伤。

（三）PI3K/AKT/mTOR信号通路

1.体内实验研究

曹媛等对化瘀祛痰方药调控PI3K/AKT/mTOR信号通路改善高脂血症大鼠肝脏脂质代谢的机制进行了实验研究。实验将40只SPF级雄性SD大鼠随机分为正常组、高脂血症组、化瘀祛痰方组及血脂康组（n=10）。正常组予正常饲料，其他组予高脂饲料，60天后化瘀祛痰方组、血脂康组分别给予相应药物灌胃，其他组给予等体积磷酸盐缓冲0.9%氯化钠溶液灌胃30天。HE与油红O染色观察大鼠肝脏形态变化；全自动生化分析仪检测血清血脂水平；Western Blot检测肝脏PI3K/AKT/mTOR通路蛋白表达。mTOR是细胞生长及增殖的重要调节因子，能够调节多种生理环节，如蛋白质合成和降解、能量代谢、自噬、转录等。研究表明它在脂代谢过程发挥着重要的调节功能。mTOR是自噬过程的重要调控因子，mTOR

的磷酸化可通过清除泛素蛋白进而抑制细胞自噬过程。PI3K/AKT/mTOR通路是经典的自噬通路，AKT是PI3K的下游效应子，同时是mTOR上游的重要调控分子。LC3是检验自噬是否发生的关键蛋白。实验结果表明，化瘀祛痰方能够显著下调高脂血症大鼠肝脏PI3K、p-AKT、p-mTOR，增强肝脏自噬蛋白LC3A/B的表达。综上所述，化瘀祛痰方能有效调节血脂，改善肝脏脂质沉积，其作用可能与调节PI3K/AKT/mTOR通路，增强自噬有关。该研究以“自噬”为切入点，分析高脂血症大鼠肝脏PI3K/AKT/mTOR通路自噬相关基因表达变化及化瘀祛痰方的干预作用，从调控自噬层面为临床“痰瘀论治”血脂异常提供实验依据。

2.体外实验研究

刘晶晶等通过研究发现，化瘀祛痰方通过抑制PI3K/AKT/mTOR信号通路减轻油酸和棕榈酸引起的HepG2细胞脂质沉积。实验使用含100mL/L FBS、100IU/mL青霉素、100μg/mL链霉素的DMEM培养基，在37℃、50mL/L CO_2条件下培养HepG2细胞。每24小时换液1次，细胞汇合达80%~90%时，用2.5g/L胰蛋白酶消化收集细胞并传代。化瘀祛痰方含药血清制备：将20只成年雄性SD大鼠，随机分为正常对照组和化瘀祛痰方组，每组10只。药物按其临床等效剂量的10倍进行灌胃，空白对照组给予等量的生理盐水。每日给药2次，连续给药7天，于末次灌胃后2小时（灌药前禁食不禁水12小时），进行腹主动脉采血，2500r/min离心30min，分离血清。合并各组含药血清，在56℃恒温水浴锅中灭活后，超净工作台内用0.22μm微孔滤膜过滤后分装，-80℃保存备用。实验共分5组。正常对照组：100mL/L大鼠空白血清的DMEM完全培养基培养；模型组：100mL/L大鼠灭活血清预培养至细胞长满瓶底70%~80%时，加入终浓度1mmol/L的油酸和棕榈酸混合液（摩尔比2：1），分别诱导6小时、24小时；LY294002处理组、化瘀祛痰方联合LY294002处理组先分别用100mL/L大鼠空白血清和化瘀祛痰方含药血清培养过夜后，加入20μmol/L的LY294002预处理30分钟后，LY294002组继续用100mL/L大鼠空白血清的DMEM完全培养基培养；化瘀祛痰方处理组和化瘀祛痰方联合LY294002处理组继续用100mL/L化瘀祛痰方含药血清培养，而化瘀祛痰方组一直用100mL/L的化瘀祛痰方含药血清培养。待3组细胞汇合度达70%~80%时，加入1mmol/L的油酸和棕榈酸混合液分别诱导6小时、24小时，进行各项指标的检测。油红O染色观察HepG2细胞内脂滴沉积情况，全自动生化分析仪检测HepG2细胞TG含量，免疫荧光细胞化学染色检测HepG2细胞LC3B的表达，Westernblot法检测各组HepG2细胞p-AKT、p-mTOR、LC3A/B、SREBP-1c蛋白水平。mTOR是调节细胞生长、增殖及自噬等上游通路的靶点，PI3K/AKT通路的下游效应分子，mTOR活性是自噬体形成和成熟的关键。PI3K共分为3种类型，其中与AKT/mTOR自噬相关的是Ⅰ型，Ⅰ型PI3K活化时AKT/mTOR信号通路被激活，抑制细胞自体吞噬，Ⅲ型PI3K活化时激活beclin-1启动自噬进程。本研究以油酸和棕榈酸混合物诱导HepG2细胞建立脂肪沉积模型；以化瘀祛痰方的大鼠含药血清和PI3K抑制剂LY294002进行干预，探讨化瘀祛痰方能否通过抑制PI3K/AKT/mTOR信号通路诱导HepG2细胞发生自噬从而减轻油酸和棕榈酸对HepG2细胞造成的脂质沉积。与模型组相比，发现化瘀祛痰方组的p-AKT、p-mTOR蛋白表达显著减低，相反自噬标志性抗体LC3B蛋白的表达显著升高；说明化瘀祛痰方可能主要抑制Ⅰ型PI3K而发挥诱导自噬的作用；LY294002组除显著降低p-AKT、p-mTOR蛋白外，LC3B蛋白的表达量也随之降低，说明LY94002可能主要抑制Ⅲ型PI3K；化瘀祛痰方联合LY294002组虽然也显著抑制p-AKT、p-mTOR蛋白表达量，但却增强LC3B蛋白的表达，说明化瘀祛痰方药可能部分拮抗了抑制剂LY294002对Ⅲ型PI3K的阻断作用。化瘀祛痰方可减轻油酸和棕榈酸对HepG2细胞造成的脂滴沉积，其降脂机制可能与抑制PI3K/AKT/mTOR信号通路上p-AKT和p-mTOR蛋白低表达而诱导HepG2细胞发生自噬有关。

四、从脾论治血脂异常与肠道菌群相关研究

有学者认为，肠道菌群稳态失衡是脾虚膏脂转输障碍的关键环节，肠道菌群靶向磷脂酰胆碱代谢调控膏脂转输，而磷脂酰胆碱/ApoA-I/HDL亚类代谢平衡可作为动脉粥样硬化性心血管疾病防治重要靶标。

王杰等选取SPF级健康雄性SD大鼠32只，适应性喂养1周后，随机数字表法分为4组：正常对照组、高脂组、脾虚高脂组、香砂六君子汤组，每组8只。高脂血症大鼠模型制备采用高脂饲料喂饲造模法。正常对照组给予正常饲料，其余各组每日给予高脂饲料喂食。造模60天后，香砂六君子汤组给予香砂六君子汤药物灌胃30天[灌胃剂量11.34g/（kg·d），1次/天]。正常组、高脂组以及脾虚高脂组给予等体积的磷酸盐缓冲生理盐水（PBS）灌胃，灌胃30天。在第90天时，禁食12小时，正常饮水，称体重，大鼠麻醉采用10%水合氯醛腹腔注射，腹主动脉取血，采血后分离肝组织进行后续检测。按生化试剂盒说明书采用全自动生化分析仪检测大鼠血清中TC、TG、LDL-C、HDL-C含量。HE染色观察肝脏组织病理形态；实时荧光定量Q-PCR和WesternBlot法分别检测各组大鼠FMO3、PERK、FOXO1、MTP、ApoC-Ⅲ、ApoB、VLDLrmRNA和蛋白表达。LC/MS检测各组大鼠血浆TMA和TMAO含量；16S测序技术检测各组大鼠盲肠内容物；该研究显示，高脂喂饲可使大鼠血脂升高，肝细胞泡沫化明显，OTUs聚类个数降低，提示高脂喂饲后，大鼠肠道内菌群发生了紊乱，高脂组TMA、TMAO水平升高，大鼠肝脏FMO3、PERK、FOXO1、MTP、ApoC-Ⅲ、ApoB及VLDLr mRNA及蛋白表达水平升高。脾虚状态下，大鼠血脂水平进一步升高，肝细胞泡沫化显著加重，OTUs聚类个数显著降低，脾虚高脂组TMA、TMAO水平显著升高，大鼠肝脏FMO3、PERK、FOXO1、MTP、ApoC-Ⅲ、ApoB及VLDLr mRNA及蛋白表达水平明显升高。经香砂六君子汤治疗后，大鼠血脂水平降低，肝细胞脂肪变性程度减轻，OTUs聚类个数增加，大鼠血浆TMA、TMAO水平降低，大鼠肝脏FMO3、PERK、FOXO1、MTP、ApoC-Ⅲ、ApoB及VLDLr mRNA及蛋白表达水平显著降低。说明香砂六君子可能是通过纠正大鼠体内肠道菌群紊乱，以及改善TMA/FMO3/TMAO通路及其相关蛋白的表达，达到改善高脂血症大鼠肝脏脂质沉积的作用。综上，脾虚状态下加重了大鼠体内肠道菌群以及血脂紊乱程度，香砂六君子汤干预后，可以纠正这一紊乱并改善肝脏脂质沉积情况，其机制可能与调控TMA/FMO3/TMAO通路及其相关蛋白的表达密切相关。但其具体机制有待进一步深入研究。

第二节　从脾论治动脉粥样硬化的实验研究

动脉粥样硬化（AS）依据临床症状的不同可归属于中医“眩晕”“中风”“胸痹”“脉痹”等范畴，病因与外感六淫、年老体虚、七情内伤、饮食、劳倦等因素相关，

病机复杂，现代医家将其概括为虚、瘀、痰、毒四证。《脾胃论》曰："百病皆由脾胃衰而生也。"AS的发生与中医"脾"的关系最为密切，具体表述如下：①气虚血瘀。王清任在《医林改错》中指出："元气既虚，必不能达于血管，血管无气，必停留而瘀。""脾主运化水谷以长肌肉，五脏六腑皆赖其养。"若脾气旺盛，化生精微物质上输于心，"化赤"生血，输布全身，并约束血行脉中。反之，脾虚气血乏源，气虚推动无力，血虚脉络失养，导致瘀血停滞血脉。②痰浊血瘀。李中梓《医宗必读》记载："脾土虚弱，清者难升，浊者难降，留中滞膈，瘀而成痰。"脾主运化精微和水湿，若饮食、七情、劳倦等因素损伤脾脏，"脾虚不运清浊，停滞津液而痰生"（《证治汇补》），痰浊日久，壅滞气机，血行不畅，形成瘀血。血水同源，血脉不行，"瘀血既久亦可化痰水"（《血证论》），痰浊、瘀血互为因果结于血脉，使病情缠绵难愈。③毒邪内结。现代医家认为，毒邪瘀阻络脉是AS后期的主要病理机制。《金匮要略心典》记载："毒，邪气蕴结之谓也。"且"无邪不有毒，热从毒化，变从毒起，瘀从毒结"。痰郁化热，日久变生毒邪，毒伤血络，血溢脉外亦可化瘀成痰，形成恶性循环。总的来说，AS的病机究其本质为脾虚为本，化生痰浊、瘀血、毒邪等病理产物相互搏结于血脉为标的本虚标实之证。相关流行病学研究指出，AS与五脏相关性显示，AS发病与中医之"脾脏"功能失调关系密切，也为从脾论治AS提供了依据。

基于AS的中医基本病机，医家围绕"从脾论治"AS开展了丰富的实验研究，目前研究机制主要集中于炎症、凋亡、铁死亡、肠道菌群、线粒体能量代谢等方面。

一、从脾论治AS与PCR array技术相关研究

PCR Array技术是指PCR列阵或功能分类芯片技术，它结合了实时定量PCR技术灵敏可靠地优势以及微列阵技术同时检测多种基因表达量的优势，主要用于检测某信号通路或某生物学功能相关的一系列重要基因的表达量变化。本节中研究者们主要利用了AS家兔模型以及脾虚痰浊AS巴马小型猪模型开展研究，研究的PCR Array通路主要集中于线粒体能量代谢通路与AS信号通路。

（一）AS家兔模型

曹媛等利用PCR Array技术围绕化瘀祛痰方对AS家兔小肠组织线粒体能量代谢相关基因的影响开展了实验研究。采用45只健康SPF级雄性新西兰白兔，随机分为正常组、模型组、化瘀祛痰方组。模型组、化瘀祛痰方组予高脂饲料喂养造模。8周后，化瘀祛痰方组给予药物干预，剂量为16g/（kg·d），正常组与模型组给予相应体积0.9%氯化钠溶液。用药4周后检测家兔血脂水平、小肠组织形态学变化，PCR Array技术检测与线粒体能量代谢相关基因的变化。结果发现化瘀祛痰方对模型组异常的血脂水平具有调节作用。形态学结果显示，化瘀祛痰方组家兔小肠脂肪空泡与脂质沉积减少。芯片上包含84个与线粒体能量代谢相关基因，其中，正常组与模型组以及化瘀祛痰方组与模型组之间比较均发生上调≥2倍或下调≤2倍的基因共15个基因，这15个基因分别能够调控线粒体呼吸链上几种复合物酶。其中，ATP5G1、ATP5G2、ATP5J2、ATP6V0A2属于ATP合成酶亚基；LOC100340645是细胞色素C氧化酶亚基；LOC100343982、UQCRC1、UQCRQ为编码泛醌-细胞色素C还原酶的基因；NDUFA3、NDUFAB1、NDUFB2、NDUFB5、NDUFC2、NDUFS6为NADH酶亚基；

SDHC为琥珀酸脱氢酶复合物亚基。该实验研究认为，小肠线粒体能量代谢相关基因表达异常极有可能是AS的潜在机制，也可能是化瘀祛痰方防治AS的重要作用靶点。

吴瑾等利用上述模型动物，利用PCR Array技术探讨了健脾化瘀祛痰方对AS家兔主动脉线粒体能量代谢相关基因mRNA表达的影响。实验造模方法同上，取材后采用全自动生化分析仪检测各组家兔血脂水平；油红O染色和天狼星红染色观察主动脉斑块脂质沉积和血管胶原成分；PCR Array技术检测主动脉线粒体能量代谢相关基因的mRNA表达。结果发现化瘀祛痰方对模型组异常的血脂水平具有调节作用。油红O染色可见，对照组动脉管壁未见脂质形成；模型组动脉管壁AS区域可见大面积红色脂滴阳性染色；中药组鲜红色脂质沉积区域明显减少。天狼星染色结果显示，对照组家兔主动脉血管内胶原分布致密、均匀、排列整齐，呈红色；模型组家兔主动脉血管胶原成分减少，呈疏松网状分布，且有部分断裂；中药组家兔主动脉血管胶原分布较规则，胶原之间的腔隙较少，血管结构部分发生改变。PCR Array结果显示中药组与模型组相比下调≥4倍的基因有ARRDC3、ATP5C1、COX4I1LOC100343255、NDUFA6、NDUFS2、NDUFS3、NDUFS4、NDUFV2、SDHB、SDHC、SDHD、SLC25A25、UQCRQ等21个基因。该实验发现健脾化瘀祛痰方可改善AS家兔主动脉线粒体能量代谢相关基因mRNA的表达，这可能是其降低AS家兔血脂含量，减少主动脉斑块沉积的潜在机制之一。

（二）脾虚痰浊AS巴马小型猪模型

刘晶晶等利用PCR Array技术围绕健脾祛痰化瘀方对脾虚痰浊AS巴马小型猪主动脉AS信号通路相关基因表达的影响开展了实验研究。实验将15只巴马小型猪随机分为正常组、模型组和治疗组，每组5只，正常组普通饲料喂养，模型与治疗组给予高热量高脂饲料喂养并进行冠脉球囊挤压伴拉伤及跑步措施进行干预至24周，制备巴马小型猪病症结合脾虚痰浊AS模型，治疗组除上述造模措施外给予健脾祛痰化瘀方灌胃24周。呼吸机麻醉后取材，提取各组主动脉总RNA，应用AS信号通路PCR芯片检测健脾祛痰化瘀方对脾虚痰浊AS巴马小型猪主动脉AS信号通路相关基因mRNA表达变化的影响。PCR Array结果显示：与正常组比较，模型组巴马小型猪上调≥2倍的基因有14个，占16%；下调≥2倍的基因16个，占18%。与模型组相比，治疗组巴马小型猪上调≥2倍的基因有14个，占16%；下调≥2倍的基因11个，占13%。其中在模型组/正常组上调而在治疗组/模型组下调的基因有10个，其中应激反应基因2个（Tnf、Sele），细胞凋亡基因2个（Bax、Il1a），血液凝固和循环基因1个（Ace），黏附分子基因1个（Selplg），细胞外分子基因3个（Mmp1、Col3a1、Lif），脂质转运与代谢基因1个（Ptgs1）；在模型组/正常组下调而治疗组/模型组上调的基因有5个，细胞凋亡基因1个（Bcl2a1），血液凝固和循环基因2个（Pdgfa、Fn1），脂质转运与代谢基因2个（Ldl-R、Ppara）。随着近些年对AS研究的不断深入，发现在AS发生发展过程中，从脂质条纹到纤维斑块以及最后形成的粥样斑块，甚至不稳定斑块的形成、破裂，始终都贯穿各种炎症细胞以及炎症介质的参与。Tnf是一种具有多种生物学活性的细胞因子，其中主要由单核-巨噬细胞分泌的Tnf-α在发生AS时，血液中的合成量明显增加，且影响着AS的发展。AS一旦发生，作为前炎症因子的Tnf-α，一方面可以通过诱导急性炎症因子C-反应蛋白（Crp）产生黏附分子，黏附分子Icam-1可以引起白细胞向炎症反应部位募集，从而加重AS的产生，另一方面可以通过抑制血管平滑肌细胞胶原基因的表达，导致其发生凋亡，使斑块不稳定性增加，进一步激活炎症细胞，诱导细胞外基质金属蛋白水解酶Mmps的产生，Mmps不但可使基质降解，还参加新生血管的重构，当胶原的合成与降解的平衡被打破后，会引起AS斑块纤维冒的破裂，出现溃疡，进而加重斑块的易损性。血脂水平升高也是AS发病的一个重要危险因素，Ldl-R作为血浆中重要的TC转运蛋白，可以与载脂蛋白B（Apo B）和E（Apo E）结合，介导极低密度脂蛋白（VLDL）和低密度脂蛋白（LDL）的清除，以此起到调节血浆TC浓度的作用，Apo E和LDLR双基因缺失小鼠患高脂血症和AS的概率大大提高；Apo CⅢ和Ldl-R双基因缺失小鼠血浆中抗氧化物质还原性谷胱甘肽水平显著降低。有研究表明，辛伐他汀降脂作用可能是通过影响Ppara基因多态性从而激活Cyp3a4酶活性实现的。除此之外，肾素血管紧张素醛固酮系统（RAAS）在AS发生发展过程中也扮演着重要角色，血管紧张素转换酶（Ace）是RAAS中一个完整的酶，抑制Ace活性可以减轻AS。该研究认为健脾祛痰化瘀方可能参与调控主动脉AS信号通路中脂质代谢与凋亡等相关基因表达从而起到防治脾虚痰浊AS巴马小型猪AS形成及稳定斑块的作用。

王俊岩等利用PCR Array技术围绕脾虚痰浊AS巴马小型猪冠状AS相关基因差异性表达开展了实验研究。实验随机将10只健康的广西巴马小型猪分为正常组和模型组，每组5只，正常组给予普通饲料饲喂，模型组给予球囊拉伤术联合高脂饮食饲喂进行脾虚痰浊AS模型复制，实验24周后，观察巴马小型猪行为学变化。呼吸机麻醉后取材，分离血清和冠状动脉，测定血清血脂、hs-CRP、IL-6水平，HE染色观察冠状动脉组织形态学变化，对模型进行评价。应用PCR array技术观察巴马小型猪冠脉应激反应与脂质转运和代谢相关基因变化。结果发现，造模24周后，巴马小型猪出现食少且不欲饮食、神疲乏力、倦怠等明显脾虚证候，与正常组比较，模型组血清血脂、hs-CRP、IL-6水平显著升高，HE染色结果表明，模型组小型猪血管内膜损伤严重，提示模型复制成功。研究选用Pig atherosclerosis array芯片，芯片上包括与应激反应相关基因25个，与脂质转运和代谢相关基因15个，其中3个基因与二者均有密切联系，结果显示，模型组小型巴马猪与应激反应相关的25个基因中，IL1R1、C6、CCL5、CCL11、CCR1、TNF、CSF2、IFN γ、SELE、APOE、IL4等11个水平显著升高，VWF、PPAR γ、NOS3等3个基因水平显著下调；与脂质转运和代谢相关基因15个中，APOE、NR1H3、IL4、PTGS1、PPARD等5个基因水平显著升高，FABP3、LPL、PPAR γ、APOB、LDLR等5个基因水平显著下调。作者进一步采用RT-PCR对变化显著的部分基因进行验证，并得到了与芯片检测相一致的结果，表明芯片筛选结果真实可靠。研究认为脾虚痰浊巴马小型猪冠脉应激反应与脂质转运和代谢相关基因变化可能是脾虚痰浊冠状动脉硬化发生的病理机制。

杜莹等研究了脾虚痰浊AS巴马小型猪血清脂蛋白亚类分布的特征并利用PCR Array技术检测主动脉AS信号通路中脂类代谢相关基因表达的变化。9只巴马小型猪随机分为正常组、模型组和治疗组，每组3只，正常组普通饲料喂养，模型组与治疗组给予高热量高脂适量胆盐饲料喂养并进行冠脉球囊挤压伴拉伤及跑步措施进行干预至24周，制备巴马小型猪病症结合脾虚痰浊AS模型，治疗组除上述造模措施外给予健脾祛痰化瘀方喂饲24周。全自动生化分析仪检测血脂水平；Lipoprint脂蛋白分类仪对HDL、LDL颗粒进行分类，分析不同大小HDL、LDL颗粒在脾虚痰浊AS巴马小型猪中的分布特征；PCR Array技术检测脂类代谢相关基因表达。研究发现，与正常组比较，模型组小型猪血清TG、LDL-C水平显著升高；HDL-C水平显著降低；LDL平均颗粒较小，sd-LDL浓度所占百分比显著升高；大颗粒HDL-C含量显著降低、大颗粒HDL-C占HDL-C浓度百分比显著降低、小颗粒HDL-C含量显著升高，小颗粒HDL-C浓度占HDL-C浓度百分比显著升高。与模型组比较，治疗组小型猪LDL-C水平显著降低；大颗粒HDL-C含量显著升高、大颗粒HDL-C百分比显著升高、小颗粒HDL-C含量显著降低，小颗粒HDL-C浓度占HDL-C浓度百分比显著降低。PCR Array技术分析发现模型组小型猪上调≥2倍的基因包括ABCA1、IL4、PTGS1、NR1H3、PPARD，下调<0.5的基因有LDLR、FABP3、LPL、PPARG。研究认为LDL和HDL亚类分布异常可能是导致AS发生的重要原因之一。

徐跃等利用PCR Array技术开展了脾虚痰浊巴马小型猪冠脉细胞凋亡与细胞生长和增殖相关基因差异性表达的实验研究。实验在建立脾虚痰浊巴马小型猪模型基础上，应用PCR Array技术检测巴马小型猪冠脉细胞增殖与凋亡的相关基因的表达差异性表达。PCR Array显示巴马小型猪冠脉细胞中与细胞凋亡相关基因BAX、BCL2、TGFβ1、TNF、BCL2L1及与细胞生长和增殖相关的基因CSF-2、CCL2、MMP1、MMP3、FGF2均发生差异性变化。研究认为脾虚痰浊巴马小型猪冠脉细胞增殖与凋亡相关基因的变化可能是脾虚痰浊冠状动脉硬化发生的病理机制。

程岩岩等利用PCR Array的技术检测脾虚痰浊AS巴马小型猪心肌线粒体能量代谢信号通路相关基因mRNA的表达。同王俊岩等实验造模方法，建立脾虚痰浊巴马小型猪模型，检测血脂水平，提取各组巴马小型猪心肌总RNA，应用线粒体能量代谢信号通路PCR芯片测定脾虚痰浊AS巴马小型猪线粒体能量代谢通路相关mRNA表达。PCR Array结果显示模型组与正常组相比，下调的≥4倍基因有17个，占总基因数的20%，如：ATP5A1、ATP5L、ATP5F1、ATP4A、ATP6V1E2等；上调≥4倍的基因转录占基因总数的10%，为OXA1L、NDUFB8、NDUFB9、NDUFS2、NDUFS8，涉及氢离子转运，琥珀酸脱氢酶亚基，NDUF脱氢酶亚基相关基因。该实验研究认为脾虚痰浊AS对心肌线粒体能量代谢的影响可能与涉及氢离子转运，琥珀酸脱氢酶亚基，NDUF脱氢酶亚基相关基因表达改变有关。

二、从脾论治AS与蛋白质组学技术相关研究

蛋白质组学技术在整体水平上对蛋白质的作用模式、功能机制、调节控制以及蛋白质间的相互关系进行研究，可以较为全面地反映问题的本质，已广泛地应用到中药的现代化研究中。定量蛋白质组学的研究主要集中在对蛋白质差异表达或者表达量的变化进行比较研究的相对定量蛋白质组学研究，iTRAQ技术具有较好的定量效果、较高的重复性，并且能够通过同位素标记准确把握差异表达蛋白的动态变化，已经在生命科学的各个领域得到了非常广泛的应用。从脾论治AS相关实验研究中，以脾虚痰浊AS巴马小型猪为模型，对其心脏线粒体蛋白、小肠蛋白质进行组学分析。

曹慧敏等利用相对和绝对定量同位素标记法（iTRAQ）技术对脾虚高脂痰浊证巴马小型猪心脏线粒体蛋白质组变化特征进行了分析。实验将10只健康广西巴马小型猪随机分为正常组和脾虚高脂模型组。脾虚高脂模型组予以高热量高脂适量胆盐饲料喂饲。通过差速离心分离巴马小型猪心肌线粒体，采用iTRAQ进行蛋白质组比较研究。结果与正常对照组相比，模型组巴马小型猪心脏线粒体共有250个蛋白点的表达量发生了变化，其中表达上调

1.5倍以上的有179个蛋白点，表达下调1.5倍以上的有71个蛋白点。对250个蛋白质进行功能注释及生物信息学分析，发现其中15个蛋白质涉及能量代谢，其中参与糖酵解、脂肪酸代谢的蛋白（酶）表达上调，而参与线粒体氧化磷酸化OXPHOS复合体的蛋白质（酶）表达下调。结论脾虚高脂痰浊证时巴马小型猪心肌线粒体能量代谢发生改变。脾虚高脂痰浊证所致的冠状AS及冠心病的发生发展可能与心脏的线粒体能量代谢改变相关。

具星等利用i TRAQ技术探究了益气健脾化瘀祛痰方对脾虚痰浊AS巴马小型猪心脏线粒体蛋白质组的影响。实验将9只巴马小型猪随机分为正常组、模型组和治疗组。模型组予高脂饲料喂饲，于第2周行冠脉球囊挤压伴拉伤，第6周进行跑步干预。治疗组予以益气健脾化瘀祛痰方混于饲料中饲喂。用药后分离提取心肌线粒体，ELISA法检测线粒体ATP含量，i TRAQ试剂标记后进行质谱检测并以软件分析差异表达的蛋白质，用Western blot方法验证部分差异蛋白。结果：与正常组比较，模型组心肌线粒体ATP含量明显降低；与模型组比较，治疗组心肌线粒体ATP含量显著上调。i TRAQ技术分析：与模型组比较，治疗组共有56个蛋白上调，24个蛋白下调。治疗组心肌组织中Phosphoenolpyruvate carboxykinase，GTP-binding protein Di-Ras2，GTP-binding protein SAR1b，ATP synthase（ATP5E），Succinyl-Co A，ADP-ribosylation factor 3（ARF3），NADH dehydrogenase差异蛋白表达量显著上调，这些蛋白参与的生物过程与能量代谢尤其是三羧酸循环的过程密切相关。Western blot验证ATP5E及ARF3结果与蛋白质组所得相同蛋白的结果表达一致。该实验研究提示益气健脾化瘀祛痰方可能通过影响三羧酸循环相关酶及蛋白的表达，从而促进ATP的合成，达到其保护心脏的作用。

王佳等基于iTRAQ技术分析了脾虚痰浊AS巴马猪小肠蛋白质组学变化。10只健康半岁雄性广西巴马小型猪，随机分为正常对照组和脾虚痰浊AS组，每组5只。正常对照组每日给予基础饲料喂饲。脾虚痰浊AS模型组采用中医经典复合因素造模法，即饮食不节加劳倦过度造脾虚模型，配合现代医学冠脉内皮损伤手术造AS模型。分离提取小肠总蛋白，以iTRAQ试剂标记后进行质谱检测并以软件分析差异表达的蛋白质，分析与小肠消化吸收、细胞炎症反应、脂质代谢等有关系的代表通路。结果i TRAQ技术分析发现：蛋白定量结果脾虚痰浊AS组与正常对照组相比，得到99个上调蛋白和47个下调蛋白，共计146个差异蛋白，具代表性蛋白8个，主要有胰脂肪酶相关蛋白2前体；MHC Ⅰ类抗原1-3前体；1-酰基-SN-甘油-3-磷酸酰基转移酶前体；钠/葡萄糖协同转运体1；ATP结合盒亚家族G成员2；纤维蛋白原链前体等。这些蛋白存在于3条代表性通路中，分别为甘油脂类代谢通路、胆汁酸分泌通路、细胞黏附分子通路等，这些蛋白参与的生物过程可能与脂类代谢、胆汁分泌、细胞炎症反应等密切相关。结论脾虚痰浊AS巴马猪小肠蛋白质组学改变可能与甘油脂类代谢、胆汁酸分泌、细胞炎症反应等密切相关，脾虚高脂状态小肠消化吸收功能异常，细胞炎症反应可能与AS形成密切相关。

三、从脾论治AS与炎症机制相关研究

（一）体内实验研究

AS是以脂质沉积血管为主的慢性疾病，研究表明免疫炎症反应在AS的发生发展中具有重要作用。在AS病变初期，内皮细胞损伤、脂质代谢障碍等均可介导动脉血管内皮炎

症改变。活化后的内皮细胞释放大量趋化因子及细胞因子等，进而招募血液中单核细胞进入组织转化为巨噬细胞。巨噬细胞吞噬脂质并释放大量炎症因子后转化为泡沫细胞堆积于动脉管壁，逐渐形成粥样斑块。动脉斑块处细胞能量代谢变化与AS斑块进展及稳定性密切相关。磷酸戊糖途径（Pentose phosphate pathway，PPP）关键酶葡萄糖-6-磷酸脱氢酶（Glucose-6-phosphate dehydrogenase deficiency，G6PD）水平升高激活PPP可能会促进斑块炎症反应的发生，并加速AS的发展。殷晓梅等围绕化瘀祛痰方对ApoE-/- AS小鼠主动脉G6PD/NF-κB表达及炎症水平的影响开展了实验研究。实验将24只ApoE基因敲除（ApoE-/-）小鼠随机分为模型组、化瘀祛痰方组、辛伐他汀组，给予高脂饲料喂养12周。选用8只C57BL/6J小鼠作为空白组，给予普通饲料喂养。化瘀祛痰方组以及辛伐他汀组分别给予相应的药物灌胃，空白组与模型组给予等量的生理盐水。4周后采用ELISA检测血脂；采用HE染色观察主动脉斑块形态学改变；Elisa法检测血清IL-6、IL-1β、TNF-α水平；Western blot法及实时荧光定量Q-PCR法检测主动脉IL-6、IL-1β、TNF-α、G6PD、NF-κB蛋白及mRNA的表达。

辽宁中医药大学杨关林教授长期致力于探究AS疾病临床治疗以及中医药对AS疾病的科研机制，并发明专利方：化瘀祛痰方，由党参、绞股蓝、黄芪、茯苓、郁金、法半夏、丹参、川芎、石菖蒲九味中药组成，具有益气健脾，化痰祛瘀之功效。化瘀祛痰方在临床治疗AS疾病中具有良好的疗效。该实验研究发现，化瘀祛痰方可以有效改善ApoE-/-AS小鼠血脂水平，有效抑制ApoE-/-AS小鼠斑块进展，延缓AS的发生与发展。G6PD是PPP的限速酶，G6PD调控PPP产生5-磷酸核糖，为核苷酸、核酸的合成提供原料。其产生的NADPH亦是细胞内抗氧化系统所必需物质，能够清除细胞内过多的活性氧（Reactive oxygen species，ROS），对细胞生长及生理功能至关重要。G6PD过表达能够激活NF-κB信号通路，引起细胞内氧化应激和促炎性细胞因子的表达，若使用化学抑制剂或小干扰RNA抑制G6PD表达可显著减少NF-κB蛋白表达，降低IL-1β、IL-6、TNF-α等炎症因子表达，从而抑制AS的发生与发展。美国哈佛大学Paul MRidker教授研究发现IL-1β单克隆抗体用于三期临床试验，可显著减少AS疾病的发生。可见降低AS斑块处IL-1β等炎症因子反应对防治AS发生与发展具有重要意义。化瘀祛痰方能够降低主动脉斑块处G6PD、NF-κB蛋白及mRNA水平，并降低斑块及血清中IL-1β、IL-6、TNF-α等炎症因子的表达。提示化瘀祛痰方能够减小主动脉斑块大小，延缓AS进展，其机制可能与其调控G6PD/NF-κB表达，降低G6PD、NF-κB蛋白水平、抑制炎症反应有关。

冷雪等围绕AS小鼠肝脏脂质代谢相关的PPAR-γ/LXR-α/ABCG1通路及炎症因子的变化和化瘀祛痰方在其中的作用开展了实验研究。PPARs是调节脂质代谢的重要转录调节因子，PPAR-γ是PPARs家族成员之一，作为一种重要的核受体转录因子，可与配体结合并激活启动下游一系列参与脂质代谢的基因表达，包括可以通过LXRs参与调控下游ABCA1/ABCG1，从而起到介导胆固醇流出的作用，此外PPAR-γ还参与对炎症反应的调控。TLR4是Toll样受体家族的重要成员之一，作为关键的免疫反应信号转导受体可参与对炎症反应的调控作用，从而影响AS的发生发展等多个环节。实验将24只ApoE-/-小鼠随机分为模型组、化瘀祛痰方组和辛伐他汀组，8只C57BL/6J小鼠作为正常对照组。除正常对照组给予基础饲料外，其余各组给予高脂饲料。造模12周后，灌胃给药，化瘀祛痰方组与辛伐他汀组给予相应药物，正常对照组与模型组给予等体积的生理盐水。8周后检测血脂水平与肝脏组织形态学变化以及脂质沉积情况；ELISA法检测肝脏游离脂肪酸（FFA）、TG、TNF-α、TLR4和IL-1β的含量；Western blot法检测PPAR-γ、LXR-α和ABCG1的蛋白表达。实验结果显示化瘀祛痰方在一定程度上可以降血脂、改善肝脏脂质沉积。同时，模型组小鼠肝脏内PPAR-γ、LXR-α和ABCG1蛋白表达明显降低，化瘀祛痰方组小鼠肝脏内PPAR-γ、LXR-α和ABCG1蛋白表达升高，提示化瘀祛痰方可能通过调控肝脏PPAR-γ/LXR-α/ABCG1通路及减弱肝脏TRL4介导的炎症反应来达到抗AS的作用。

（二）体外实验

贾连群等围绕化瘀祛痰方药及其拆方含药血清对脂多糖诱导的人脐静脉内皮细胞炎症因子表达的影响开展了实验研究。SD大鼠随机分为空白对照组、全方组、补气组、化瘀组、祛痰组，生理盐水和相应中药予以灌胃，第9天腹主动脉采血，分离血清。体外培养EA.hy926细胞，随机分为：①正常对照组。②LPS刺激组。③全方组。④补气组。⑤化瘀组。⑥祛痰组。⑦空白血清对照组。其中②组加入终浓度为10 mg/L LPS，③~⑦组用相应含药血清（浓度为10%）预处理24小时后加入终浓度为10 mg/L LPS，各组细胞培养24小时后进行各项指标测定。RT-PCR法检测NF-κB和TNF-α mRNA表达；ELISA法检测TNF-α蛋白的表达；免疫荧光细胞化学法检测NF-κB蛋白的表达。LPS存在于革兰阴性细菌细胞壁外膜，是革兰阴性细菌诱发炎症的主要因子。目前认为，LPS刺激信号在靶细胞信号传导通路为：TLR4→胚胎蛋白MyD88→IRAK→IκB→NF-κB，进而诱导TNF-α，IL等的表达，上述途径被称为TLR4/NF-κB信号通路。TNF-α是TLR4/NF-κB信号通路中的下游信号分子，表达量的多少可以直接反映炎症的严重程度，该研究发现化瘀祛痰全方及拆方化瘀药能显著下调LPS诱导的NF-κB，TNF-α的表达，提示抑制TLR4/NF-κB信号通路活化可能是化瘀祛痰方药发挥抗炎作用进而干预AS发生、发展的机制之一。

四、从脾论治AS与凋亡机制相关研究

（一）体内实验研究

程岩岩等围绕健脾化痰祛瘀方对AS巴马小型猪心肌细胞氧化应激及凋亡的影响开展了实验研究。实验将健康巴马小型猪15只，月龄6~8个月，随机分为正常对照组、模型组、中药治疗组3组，每组5只。正常对照组予基础饲料喂饲，模型组、中药治疗组采用高脂高热量喂养。高脂喂饲24周后健脾化痰祛瘀组予健脾化痰祛瘀方药搅拌于饲料中喂食。检测各组巴马小型猪的心肌ROS、CAT、MDA、GSH-PX的含量；Western Blot检测各组巴马小型猪心肌细胞Bax、Bcl-2、Cyto C、Caspase-3的含量。实验发现，模型组巴马小型猪心肌Bax表达明显升高，而Bcl-2表达明显降低，Cyto C、Caspase-3在心肌表达明显增加，说明脾虚痰浊AS可以降低Bcl-2/Bax的比值从而诱导细胞色素C从线粒体中的释放，激活Caspase-3，诱导心肌细胞的凋亡。而健脾化痰祛瘀方治疗的脾虚痰浊AS巴马小型猪心肌细胞Bax表达明显减低，而Bcl-2表达明显升高，Cyto C表达显著减低，Caspase-3在心肌表达明显减少，说明健脾化痰祛瘀法可以提高Bcl-2/Bax的比值从而抑制细胞色素C从线粒体中的释放，抑制Caspase-3的生成，抑制心肌细胞的凋亡。脾虚痰浊AS巴马小型猪心肌线粒体产生过多的氧自由基，氧自由基损伤可以使心肌组织的抗氧化系统失衡，过量的氧自由基作用于线粒体

破坏线粒体的内膜，破坏其功能，产生了氧化反应，破坏正常的心肌组织。健脾化痰祛瘀方可以从根本上改善心肌线粒体的氧化应激反应，促进抑制凋亡和调控凋亡因子的释放，减少心肌凋亡。

LncRNA是一类长度超过200 nt的功能性RNA分子，不具有蛋白编码功能，早期被认为是RNA转录过程中的“噪声”。LncRNA在心血管疾病中存在差异表达，并且通过不同的作用机制在心血管疾病的调控网络中发挥作用，参与心血管疾病的发生发展。miRNA通过与靶mRNA上的互补序列结合来抑制mRNA的翻译或促进mRNA的降解，而LncRNA可以作为miRNA海绵与miRNA相互作用影响mRNA进而调控基因表达。TUG1是一种进化上高度保守的长链非编码RNA，LncRNA TUG1与miR-138-5p相互影响可能参与慢性心力衰竭的发病发展，并且可通过上调miR-26a缓解LPS诱导的线粒体损伤、细胞凋亡。miRNA-26在心血管疾病中发挥重要作用，其在心脏疾病中表达下调，miRNA-26在心肌肥大中起关键作用，大鼠模型和心肌细胞中miRNA-26a/b表达均下调。线粒体凋亡途径在AS发生发展过程中发挥着重要的作用，并且在此过程中，GPs具有调节作用。宋囡等围绕绞股蓝皂苷（GPs）调控长链非编码RNA TUG1/miR-26a干扰线粒体凋亡对ApoE-/-AS小鼠肝脏脂质沉积的影响及机制开展了实验研究。实验将10只C57BL/6J小鼠作为正常对照组，20只健康ApoE-/-小鼠随机分为模型组、绞股蓝皂苷组（高脂饲料喂养12周），灌胃给药4周。HE染色观察小鼠肝脏脂质沉积情况，全自动生化分析仪检测血脂水平，实时荧光定量Q-PCR检测长链非编码TUG1、miRNA-26a表达，实时荧光定量Q-PCR及Wes全自动蛋白质印迹定量分析系统检测Bcl2、Bax、Cytc、cleaved Caspase-3、cleaved Caspase-9、cleaved PARP基因及蛋白表达。研究发现GPs可以改善ApoE-/-AS小鼠血脂水平及肝脏脂质沉积情况。在此基础上，首先发现ApoE-/-AS小鼠肝脏长链非编码RNA TUG1明显上调，而miR-26a显著下调，经GPs干预后，上述情况出现反向结果。而线粒体凋亡途径相关指标也同时发生变化，ApoE-/-AS小鼠肝脏Bcl2、Bax、Cytc、cleaved Caspase-3、cleaved Caspase-9及cleaved PARP mRNA及蛋白表达趋势基本一致，在模型组中Bcl2 mRNA及蛋白表达显著下调，Bax、Cytc、cleaved Caspase-3、cleaved Caspase-9及cleaved PARP mRNA及蛋白表达出现上调，GPs干预后，Bcl2 mRNA及蛋白表达有所上调，Bax、Cytc、cleaved Caspase-3、cleaved Caspase-9及cleaved PARP mRNA及蛋白表达有所下调。线粒体是细胞有氧呼吸的主要基地和供应能量的重要场所，在细胞凋亡的发生中发挥着重要的作用。线粒体是细胞凋亡的关键调节器，作为细胞的能量工厂，参与氧化磷酸化和ATP的生成，同时线粒体功能障碍也将会导致ATP合成受损。内源性线粒体途径是细胞凋亡主要途径之一，Cytc是线粒体内包含的与细胞凋亡存在密切关系的物质。在凋亡信号的刺激下，线粒体膜的通透性处于开发状态，Cytc的释放以及caspase的激活进而发生线粒体凋亡。可见，Cytc由线粒体释放至胞浆是引发线粒体凋亡途径发生的关键步骤，Cytc释放是在细胞凋亡早期发生的重要事件，具体环节为通过线粒体MPTP或Bcl-2家族成员调控的MOMP释放到细胞质中，接下来释放到细胞质中的Cytc进一步被利用，可在ATP/dATP存在的情况下，与Caspase-9结合形成凋亡复合物，继而活化Caspase-9，活化后的Caspase-9又可激活Caspase-3，进一步启动Caspase级联反应而导致细胞凋亡。Caspase是一类酶原，正常状态下是以无活性的结构存在的，Caspase依赖的线粒体通路中，Cytc从线粒体释放后与ATP，Apaf-1联合构成多聚体，同时Caspase-9和它结合构成凋亡体，可水解Caspase-9酶原而激活Caspase-9，激活的Caspase-9又可以进一步激活Caspase-3，活化的Caspase-3可切割DNA修复酶PARP，使PARP被剪切为小片段，不能发挥其正常功能，进而导致DNA裂解，最终引起细胞凋亡。综上结果说明，GPs可能通过影响长链非编码RNA TUG1/miR-26a干扰线粒体凋亡改善ApoE-/- AS小鼠肝脏脂质沉积，进而防治AS，其干扰机制可能与调控线粒体凋亡的Bcl2、Bax、Cytc、cleaved Caspase-3、cleaved Caspase-9及cleaved PARP表达水平有关。

（二）体外实验

内皮细胞损伤在心血管疾病的发生发展中起着重要的作用，是现代心血管疾病研究的热点。贾连群等以体外培养人脐静脉内皮细胞作为实验对象，利用H_2O_2诱导内皮细胞凋亡进而探讨化瘀祛痰方药全方及其拆方保护内皮细胞，抗AS作用的分子机制。实验将40只SD大鼠随机分为5组，即全方组、补气组、化瘀组、祛痰组、空白血清对照组。各组大鼠分别以相应中药煎剂或生理盐水连续灌胃9d，末次灌胃给药2小时后，腹主动脉采血，离心后分离血清。体外培养EA.hy926细胞，随机分为7组，即①正常对照组。②H2O2刺激组。③全方组。④补气组。⑤化瘀组。⑥祛痰组。⑦空白血清对照组。其中②组加入终浓度为300μmol/L $H_2O_2$③～⑦组用各组含药血清（浓度为10%）预处理24小时后加入终浓度为300μmol/L H_2O_2，各组细胞培养24小时后进行各项指标测定。采用流式细胞术检测EA.hy926细胞凋亡；Real-time PCR定量分析bcl-2、bax、Caspase-3 mRNA表达；比色法检测Caspase-3活性；Western-blot检测bcl-2、bax蛋白表达。氧化应激损伤可导致内皮细胞活力显著降低，凋亡发生率显著增高。凋亡又称程序性死亡，发生的原因和途径是复杂多样的，许多基因参与细胞凋亡的基因调控。bcl-2作为抗细胞凋亡基因可通过抑制细胞色素C的释放，增强内皮细胞的抗氧化作用，进而抑制内皮细胞凋亡。Bax是促细胞凋亡基因的代表，通过与bcl-2基因互相拮抗，从而调节细胞凋亡的发生、发展。Caspase家族是一组半胱氨酸蛋白酶，是细胞凋亡的执行者，具有促进细胞蛋白溶解系统活化作用。其中Caspase-3是凋亡的关键执行分子，大多数触发细胞凋亡的因素，最终均需要通过Caspase-3介导的信号传递途径导致细胞凋亡。该研究结果显示，H_2O_2刺激后EA.hy926细胞凋亡率显著升高，bax、Caspase-3表达显著增加，而bcl-2表达显著减少。化瘀祛痰方药全方含药血清干预作用强于各拆方组，表现为细胞凋亡率显著降低，bax、Caspase-3表达显著减少，而bcl-2表达显著增加，提示化瘀祛痰方药全方可以通过保护内皮细胞免受氧化应激损伤，调节凋亡相关基因表达，发挥抑制内皮细胞凋亡的作用。

五、从脾论治AS与线粒体能量代谢相关研究

20世纪80年代，刘友章就提出“脾与线粒体相关”，近年来又有研究者认为外界饮食物通过胃的腐熟，小肠的泌别清浊，最终靠脾脏运化将其转化为人体可以利用的水谷精微并输送至全身的过程与现代医学中的线粒体能量代谢过程关系密切。“973”计划项目“脾主运化、统血等脾脏象理论研究”发现脾虚模型大鼠线粒体呼吸链酶复合物活性与ATP水平降低，利用i TRAQ技术对脾虚高脂致AS巴马小型猪心脏线粒体线粒体蛋白组进行分析发现，模型组参与线粒体氧化磷酸化复合体Ⅰ、Ⅱ、Ⅲ、Ⅳ的相关蛋白酶表达下调，提示线粒体呼吸链复合物酶表达下降引起的线粒体能量代谢异常可能是脾失健运致AS中医病机的

微观体现。

（一）ApoE-/- AS小鼠模型

王莹等围绕四君子汤对高脂诱导ApoE-/-小鼠致AS主动脉线粒体能量代谢的影响开展了实验研究。实验将24只ApoE-/-小鼠随机分为模型组、四君子汤组和辛伐他汀组，8只C57BL/6 Cnc小鼠作为正常组。除正常组给予基础饲料外，其余各组给予高脂饲料。造模12周后，灌胃给药，正常组与模型组给予相应体积的生理盐水，四君子汤组与辛伐他汀组给予相应药物。4周后检测血脂；HE和油红O染色观察主动脉病理及斑块变化情况；透射电镜观察主动脉线粒体超微结构的变化；采用紫外吸收法检测线粒体呼吸链酶复合物Ⅰ、Ⅱ、Ⅲ、Ⅳ、Ⅴ酶活力的影响；采用Wes全自动蛋白质印迹定量分析系统检测线粒体能量代谢相关蛋白Cytc、ATP5a、Ndufs1、Cox5a的表达。Cytc是生物氧化过程中重要的电子传递体，在线粒体嵴上与其他氧化酶排列成呼吸链，参与细胞呼吸过程，Cytc在缺氧时能进入线粒体内，增强氧化磷酸化功能，为机体提供能量。ATP5a是ATP合酶的亚型之一，其位于线粒体内膜上作为呼吸链最后一个部分，负责ATP的合成。Ndufs1（NADH-泛醌氧化还原酶Fe-S蛋白1）是线粒体中电子传递链最大复合物Ⅰ（NADH脱氢酶）的亚基，由核DNA编码，可通过改变线粒体膜电位而产生ATP。Cox5是COX（Cytochrome C oxidase）复合物Ⅳ细胞色素C氧化酶的亚基，位于线粒体电子传递链上的末端酶，在能量代谢过程中起关键作用。以上4个蛋白均在线粒体呼吸链的传递过程中发挥了重要作用，参与ATP的合成，为线粒体能量代谢的稳态提供保障。该研究中发现高脂诱导的ApoE-/-小鼠致AS模型中主动脉呼吸链复合物的活性下降，电镜结果从微观层面观察到AS时主动脉线粒体形状不够规则，膜缺损，嵴模糊或者断裂等，Cytc蛋白表达量升高，ATP5a、Ndufs1、Cox5蛋白表达量下降；使用健脾方四君子汤干预后呼吸链复合物的活性明显回升，同时主动脉电镜结果显示线粒体形状较规则，嵴较完整且未见明显断裂，Cytc蛋白表达量下降，ATP5a、Ndufs1、Cox5蛋白表达量明显升高，说明健脾方-四君子汤可能通过影响线粒体呼吸链复合物的酶活性及线粒体能量代谢相关蛋白的表达而改善线粒体能量代谢，进而达到防治AS的效果，其具体生物学机制还需要进一步研究。

（二）AS家兔模型

陈宁等围绕化瘀祛痰方对AS家兔肝脏线粒体呼吸链酶复合物的影响开展了实验研究。实验将90只健康SPF级雄性新西兰白兔，随机分为正常组、模型组、化瘀祛痰方高、中、低剂量组（4、8、16 g/kg），辛伐他汀组（1.4 mg/kg），每组15只。正常组给予基础饲料喂养，其他组采用高脂饲料喂养，建立AS模型，造模8周后，化瘀祛痰方高、中、低剂量组与辛伐他汀组给予相应药物溶液，正常组和模型组给予等量生理盐水，4周后，检测血脂水平；HE和油红O染色观察肝组织形态学改变；分光光度计法检测家兔肝脏线粒体呼吸链酶复合物活性；Blue-Native-Page技术检测线粒体呼吸链酶复合物含量。脂质代谢异常是形成AS的关键环节，肝脏在脂质代谢中起着核心作用，它是脂肪酸氧化和合成的主要器官。肝脏内脂质合成与分解间的失衡是引起肝与血脂水平的变化的主要原因。有研究表明，减少线粒体氧化磷酸化蛋白含量能够抑制脂肪酸β氧化，从而导致脂肪生成和TG分泌。脂肪酸的合成与分解均需要乙酰辅酶A的参与，线粒体氧化磷酸化的底物是乙酰辅酶A，由此可见乙酰辅酶A是关联着脂肪酸合成分解和线粒体氧化磷酸化的重要桥梁。当线粒体呼吸链上复合体酶的活性或者酶的数量增加则线粒体氧化磷酸化速率提高，加速了肝脏乙酰辅酶A池内得乙酰辅酶A进入线粒体内最终转化为ATP。肝脏内乙酰辅酶A的减少，一方面促使肝脏外更多的脂肪酸进入肝脏内分解成乙酰辅酶A，另一方面使脂肪酸在肝脏内合成胆固醇速率下降，进而由肝脏进入血液的胆固醇也减少。线粒体氧化磷酸化速率的提高加速了循环内脂质进入肝脏内分解成乙酰辅酶A同时也降低了肝脏内乙酰辅酶A转变成胆固醇输出入血，降低了肝脏内和血液中的脂质沉积，说明线粒体呼吸链酶复合物在这一过程中起到了重要的作用。本研究结果显示模型组线粒体呼吸链上酶复合物Ⅰ、Ⅱ、Ⅲ、Ⅳ的活性减弱同时也减少了Ⅰ、Ⅱ、Ⅲ、Ⅳ、Ⅴ酶的含量，化瘀祛痰方能纠正以上的变化趋势，进而提高线粒体氧化磷酸化效率。化瘀祛痰方能降低脂质沉积，减缓AS的发展，其作用机制可能是通过调控线粒体呼吸链酶复合物实现的。

郑曲等基于线粒体融合-裂解探讨了化瘀祛痰方对AS家兔心肌纤维化的抑制作用。实验将36只SPF级健康雄性家兔，随机选取6只为正常组，给予普通颗粒饲料；另30只采用高脂饲料建立AS模型。模型复制成功后，随机分为模型组、化瘀祛痰方低、中、高剂量组（4.0、8.0、16.0 g/kg）及辛伐他汀组（1.4 mg/kg），各6只。各给药组按剂量给予相应药物，连续给药4周。检测血清血脂水平，Masson染色观察心肌纤维化程度，免疫组化法检测心肌组织线粒体融合蛋白1（Mitofusin1），线粒体融合蛋白2（Mitofusin2），视神经萎缩蛋白1（Opa1），发动蛋白相关蛋白1（Drp1），分裂蛋白1（Fis1）表达水平。线粒体融合-裂解失衡一般以线粒体融合减少而裂解增多为主要表现，与血管内皮细胞损伤有关，并可进一步参与AS发展。Mitofusin1，Mitofusin2为线粒体外膜蛋白，Opa1为线粒体内膜蛋白，它们分别促进线粒体外膜、内膜的融合；Drp1，Fis1则具有调控线粒体分裂的作用。血管内皮细胞损伤是AS发生的关键，抑制Drp1，Fis1等表达有助于抑制线粒体分裂至结构破碎、减少ROS产生，保护血管内皮细胞，这提示调节线粒体融合-裂解失衡是治疗血管内皮功能障碍相关AS的新思路。而上调Mitofusin1，Mitofusin2及Opa1有助于促进线粒体融合，改善线粒体功能，起到保护作用。该研究采用高脂饲料喂养家兔造模，使得家兔血脂水平升高，心肌间质存在明显的胶原纤维沉积，且呈现条状或网状，排列紊乱，心肌组织CVF明显升高，成功建立了AS伴心肌纤维化模型；采用相应药物治疗后，与模型组比较，各给药组血脂水平均得到明显改善，Masson染色结果也显示心肌纤维化得到不同程度的缓解，其中化瘀祛痰方高剂量组效果最为明显，表明高剂量的化瘀祛痰方能有效调节血脂，消除LDL-C等独立危险因素对于AS的影响，并且可以明显延缓心肌纤维化，防治心血管疾病进展。研究结果还显示，与模型组比较，各给药组家兔心肌组织Mitofusin1，Mitofusin2，Opa1表达水平较高，Drp1，Fis1表达水平较低，且化瘀祛痰方高剂量组变化最为明显，表明化瘀祛痰方能明显上调心肌组织Mitofusin1，Mitofusin2，Opa1表达，促进线粒体融合，下调Drp1，Fis1表达，抑制线粒体裂解，改善线粒体融合-裂解失衡，这可能是化瘀祛痰方抑制减轻AS、延缓心肌纤维化的作用机制之一。

（三）脾虚痰浊AS巴马小型猪模型

中医的脾实际上指的脾系统，主要包括胃、大小肠及胰腺在内的消化系统及“神经-内分泌-免疫”系统，以上系统配合能够调控人体消化吸收、血液生成、能量转化、水液代谢等一系列生理功能以维持体内各系统生理平衡。线粒体则是生物能量物质氧化和转换的主要场所，其内膜上的呼吸链复合物传递电子的过程释放能量，线粒体呼吸链复合物V（ATP合成酶）是一个多亚基蛋白复合体，借由内膜两侧存在的质子动力势在有质子通过时，释放出自由能，驱动ADP和Pi合成ATP。而ATP合成酶数量变化会直接影响机体能量代谢结果。呼吸链的整个过程可以为细胞生存提供95%以上能量，呼吸链酶的异常不仅会直接引发多系统线粒体疾病，还会直接对所在组织的功能造成影响。相关研究已经证明了消化系统尤其是小肠与AS的密切联系，小肠的消化吸收功能失常致使体内脂质代谢障碍，动脉内膜脂糖积聚、出血及血栓形成，进而纤维组织增生及钙质沉着，兼有动脉中层的逐渐蜕变和钙化，最终导致动脉壁增厚变硬、血管腔狭窄等。王佳等围绕健脾化痰祛瘀方对AS巴马猪小肠线粒体呼吸链复合物及ATP活性的影响开展了实验研究。实验中将9只健康半岁雄性广西巴马小型猪，随机分为正常对照组、脾虚痰浊AS组和中药治疗组，每组3只。采用比色法观察各组猪小肠组织线粒体呼吸链复合物Ⅰ、Ⅱ、Ⅲ、Ⅳ、Ⅴ的活性改变情况并测定ATP合成酶数量。结果：与正常对照组相比，脾虚痰浊AS组猪小肠组织线粒体呼吸链复合物Ⅰ、Ⅱ、Ⅲ、Ⅳ、Ⅴ活性均明显下降，ATP合成酶减少。与脾虚痰浊AS组相比，健脾化痰祛瘀方组猪小肠组织线粒体呼吸链复合物Ⅰ、Ⅱ、Ⅲ、Ⅳ、Ⅴ活性均明显回升，ATP合成酶增加。提示健脾化痰祛瘀方可以改善脾虚痰浊AS巴马猪小肠组织线粒体呼吸链复合物活性下降情况，增加ATP合成酶数量。

六、从脾论治AS与自噬机制相关研究

自噬是真核细胞独有的一种不同于凋亡的生命方式，对维持细胞结构、代谢和功能的平衡发挥着重要生物学作用。近年研究发现细胞自噬与AS关系密切，参与并调控着AS的发生发展，适度自噬能抑制AS的形成和发展，对AS具有防治作用。血管内皮结构和功能的异常，是导致AS发生发展的重要因素。血管内皮细胞受损是AS发生的重要起始环节，细胞自噬可降解细胞内受损的细胞器，能减轻炎症、氧化应激和缺氧等诱导的内皮细胞凋亡和坏死。

宋囡等研究了绞股蓝总苷调控mTOR/ULK1通路对ApoE-/-小鼠AS的影响。30只健康ApoE-/-小鼠随机分为模型对照组、绞股蓝总苷组和辛伐他汀组，每组10只。10只C57BL/6J小鼠作为正常组。模型对照组、绞股蓝总苷组和辛伐他汀组采用高脂饲料喂养4周，绞股蓝总苷组和辛伐他汀组分别采用绞股蓝总苷2.973 g/（kg·d）、辛伐他汀2.275 mg/（kg·d）灌胃8周，模型对照组、正常组予等量生理盐水灌胃。HE染色观察小鼠AS斑块形成情况，全自动生化分析仪检测血脂水平，Western blot检测主动脉ULK1、Beclin1、LC3、p-mTOR的蛋白表达。2-脱氧-D-葡萄糖（2-deoxy-D-glucose，2-DG）在内皮细胞上可通过ROS/AMPK途径触发自噬，增加内皮细胞在应激状态下的生存能力。敲除小鼠自噬相关基因ATG5和Beclin1后，自噬水平降低，斑块中的炎症因子增加，促进AS的发生发展。LC3和Beclin1作为自噬检测的Marker蛋白，是检测自噬发生的金标准。而mTOR可通过mTOR/ULK1通路来抑制自噬，参与多种病理和生理过程。该实验研究发现Apo E-/-小鼠主动脉LC3、Beclin1蛋白表达显著下降，p-mTOR蛋白表达显著升高，ULK1蛋白表达显著下降，自噬水平降低，小鼠主动脉管腔中形成较大粥样斑块；辛伐他汀及绞股蓝总苷干预处理后，LC3、Beclin1蛋白表达显著升高，p-mTOR蛋白表达显著下降，ULK1蛋白表达显著升

高，自噬水平有所上升；小鼠主动脉管腔中粥样斑块面积明显减小。提示绞股蓝总苷可能通过调控m TOR/ULK1自噬信号通路增强AS模型小鼠主动脉自噬水平，缓解主动脉粥样斑块的形成。

张妮等通过体内外实验相结合探究了绞股蓝总苷调节自噬小体对AS的防治作用。实验中30只健康Apo E-/-小鼠随机分为3组，模型组、绞股蓝总苷组和辛伐他汀组，每组10只。10只C57BL/6J小鼠为正常组。模型制备及给药干预完成后，全自动生化分析仪检测各组小鼠血脂水平，Western blot技术检测各组小鼠主动脉Atg3、Atg4c、Atg5、Atg12蛋白表达情况。体外实验：培养EA.hy926细胞，随机分为正常组、模型组、绞股蓝总苷组、人参皂苷GRb3组和绞股蓝皂苷XILX组。Western blot技术检测各组细胞自噬小体形成信号通路相关蛋白Atg3、Atg4c、Atg5、Atg12的表达情况。参与自噬小体形成最主要的两类蛋白是泛素样蛋白LC3家族和自噬相关蛋白（Autophagy related protein，Atg）家族，其生物学过程涉及两条泛素样结合通路Atg12-Atg5通路和LC3-PE通路。Atg是一类自噬组成蛋白，参与调节自噬启动和自噬小体的形成等过程。其中Atg12、Atg5是参与Atg12-Atg5通路的关键蛋白，Atg4、Atg3是参与LC3-PE通路的相关蛋白。在Atg12-Atg5结合的生物学过程中，Atg7与Atg12的C-末端结合，水解ATP活化Atg12。活化的Atg12与Atg10分离，Atg12与Atg5共价结合，为后续参与LC3的募集和分离膜的延伸过程做准备。在LC3-PE结合的生物学过程中，LC3-I型被转移给Atg3，Atg3催化LC3-I与脑磷脂共价聚合，形成LC3-Ⅱ型，LC3-Ⅱ型以Atg5依赖性的方式被转运到自噬体外膜中，进而参与自噬小体的形成。在该实验中，绞股蓝总皂苷能够增强Apo E-/-小鼠自噬小体相关蛋白Atg3、Atg4c、Atg5、Atg12的表达水平，说明绞股蓝总苷能够促进Apo E-/-小鼠自噬小体的形成，且与辛伐他汀作用相似。进一步利用ox-LDL诱导EA.hy926细胞内皮损伤模型，探讨绞股蓝总苷中哪种有效成分发挥了其防治AS的关键作用，实验选取绞股蓝总苷中的重要组成成分人参皂苷GRb3、绞股蓝皂苷XILX，探究其对血管内皮细胞的保护作用，发现人参皂苷GRb3、绞股蓝皂苷XILX能够促进内皮损伤EA.hy926细胞自噬小体的形成，且人参皂苷GRb3的作用略强于绞股蓝皂苷XILX。且其前期研究已证实，适度的促进自噬能够抗EA.hy926细胞内皮损伤。说明股蓝总苷可能通过促进自噬小体形成，降低Apo E-/-小鼠血清血脂水平，保护EA.hy926细胞抗内皮损伤，进而发挥其防治AS的生物学作用，且在该过程中人参皂苷GRb3和绞股蓝皂苷XILX可能是绞股蓝总苷中发挥关键作用的有效成分。

王群等探究了化瘀祛痰方对AS家兔肝脏细胞线粒体自噬相关基因表达的影响。实验将60只普通级健康雄性新西兰纯种白兔，随机分为正常对照组15只，造模组45只，正常组喂饲普通饲料，造模组喂饲高脂饲料，自由摄食，饮水不限。8周后，将造模组45只家兔随机分为模型组、化瘀祛痰组、辛伐他汀组，化瘀祛痰组、辛伐他汀组给予相应正常组及模型组给予等量生理盐水。4周后，腹主动脉取血，分离血清，检测血脂，HE染色比较肝组织形态变化，Western-bolt检测各组兔肝组织自噬相关蛋白Clp X，PHB1及Sir T3的表达。研究发现在脂质沉积发生后自噬相关蛋白Clp X、PHB1、Sir T3表达量降低，同时在化瘀祛痰组和辛伐他丁组的用药干预后在脂质沉积改善的同时发现自噬相关蛋白Clp X、PHB1、Sir T3表达量明显升高。其中，Clpx通过对细胞分裂中涉及的蛋白降解调控细胞周期和应激反应来改善AS家兔肝脏脂质沉积；PHB1在能量胁迫的情况下自噬通过回收蛋白质甚至细胞器提供能量及物质来维持细胞的生存；Sir T3能够通过改善脂肪酸代谢相关基因来改善AS家兔肝脏脂质沉积。研究提示化瘀祛痰方可能是通过细胞自噬及线粒体自噬相关基因的表达起到了改善脂质沉积的作用。

七、从脾论治AS与细胞焦亡机制相关研究

AS（Atherosclerosis，AS）是心血管疾病发病的病理基础，炎症反应是促进AS形成和进展的关键。细胞焦亡作为一种新的促炎形式的细胞死亡，逐渐成为人们关注的热点。细胞焦亡的特征在于孔道形成，质膜破裂，细胞内容物和促炎症介质释放到细胞间质，导致炎症和细胞死亡，该过程主要通过调控炎症小体来实现。目前已经证实可以发生焦亡的细胞类型主要有单核细胞、巨噬细胞、树突状细胞、血管平滑肌细胞、血管内皮细胞等。研究表明，细胞焦亡在AS的发生发展中起着重要作用，因此，探究细胞焦亡在AS中的作用和分子机制至关重要，为心血管疾病的预防或治疗提供新的靶点。研究指出，在AS早期，斑块中巨噬细胞死亡可以降低炎症反应，但在AS晚期，大量巨噬细胞死亡会促进坏死核心的形成，导致斑块的稳定下降，且释放的炎症因子加重炎症反应，导致斑块破裂、血栓形成，出现急性心肌梗死等急性心血管事件。因此，从调控巨噬细胞焦亡的角度干预AS的发生、发展，成为近年来的心血管领域研究热点。巨噬细胞焦亡致AS，其关键为炎症反应，通过巨噬细胞焦亡释放大量炎症因子，加剧AS进展。而在中医学中，可将“炎症”归于毒邪范畴，而毒邪可转化为痰浊，并阻滞血脉，导致脉道不利，则形成AS。这与炎症反应所致AS的过程基本一致。由此可见，脾虚生痰和巨噬细胞焦亡对于AS均具有重要意义。

曲宁宁等围绕化瘀祛痰方对AS家兔心肌组织细胞焦亡的影响开展了实验研究，健康SPF级雄性新西兰白兔45只，随机分为正常组、模型组、化瘀祛痰方组，每组15只。正常组喂饲普通饲料，其余两组喂饲高脂饲料，自由摄食，饮水不限。8周后，化瘀祛痰方组灌胃给予化瘀祛痰方16g/（kg·d），正常组与模型组灌胃给予同体积的蒸馏水8mL/（kg·d），连续给药4周。HE及Masson染色观察心肌组织形态变化，ELISA法检测血清及心肌IL-18和IL-1β含量，Western blot检测心肌细胞焦亡相关蛋白表达。细胞焦亡由两种Caspase介导，包括Caspase-1和Caspase-4/5/11。Caspase-1是最早被发现的一个Caspase家族成员，由炎性小体的复合物在感知病原信号后激活，是细胞天然免疫过程中最为重要的通路之一。炎性小体是由细胞质内模式识别受体（Pattern recognition receptors，PRRs）参与组装形成的多蛋白复合体。目前研究较多的且与细胞焦亡相关的NLR家族炎性小体有NLRP1、NLRP3和NLRC4。NNLRP3是目前研究最为深入的一种炎性小体，它通过识别PAMPs和DAMPs，与ASC相结合，并招募pro-Caspase-1，形成NLRP3炎性小体，进而使Caspase-1活化。NLRP3炎性小体是具有最广泛激活剂的炎性小体。AIM2是第一个被鉴定的非NLR家族蛋白，但它是形成炎性小体的重要成员。AIM2由配体经多个结合位点聚集而形成，具有两个特征性结构域：一个N端PYD结构域和一个C端HIN200结构域。AIM2炎性小体由AIM2、ASC和Caspase-1组成，AIM2通过PYD-PYD相互作用而与ASC结合，然后募集pro-Caspase-1，促进Caspase-1的激活以及IL-1β和IL-18的成熟。另外，GSMDM在2015年被发现，是炎性Caspase的一个底物。GSDMD属于一个功能未知的Gasdermin蛋白家族，Gasdermin蛋白家族的N端大都可以引发细胞焦亡，并最终通过启动细胞焦亡而激活天然免疫反应。继往有学者

通过CRISPR/Cas9基因组编辑技术，在小鼠巨噬细胞中针对Caspase-1和Caspase-11介导的细胞焦亡通路，分别进行了全基因组范围的遗传筛选，发现所有炎性Caspase的一个共同底物蛋白是GSDMD，该蛋白质的切割对于炎性Caspase激活引发细胞焦亡具有重要作用；这一研究证明了Gasdermin蛋白家族具有诱导细胞焦亡的功能，并且是细胞焦亡的直接和最终执行者。本研究结果表明，AS家兔心肌发生了缺血的变化，在此过程中有细胞焦亡参与，模型家兔心肌组织及血清IL-18和IL-1β较正常组均升高，经化瘀祛痰方干预后下降；并且模型家兔细胞焦亡相关蛋白AIM2、CASP1、GSDMD及NALP3表达较正常组上升，提示细胞焦亡可以分别通过炎性小体AIM2及NALP3分别介导CASP1蛋白的激活，并且激活GSDMD蛋白诱导细胞焦亡。经过化瘀祛痰方干预后发现CASP1、GSDMD及NALP3蛋白表达均下降，提示化瘀祛痰方能有效抑制细胞焦亡水平，化瘀祛痰方可以改善AS家兔心肌组织的变化，其机制可能与调节细胞焦亡存在密切关系。

八、从脾论治AS与肠道菌群相关研究

肠道菌群是肠道内微生物的总称，参与机体的营养、免疫、生物屏障与拮抗等过程，被称为“第二基因库”“虚拟的代谢器官”。现代研究已证实，肠道菌群参与AS的发生发展，且与中医脾的功能关系密切，为AS从脾论治提供了理论依据。

隋国媛等基于肠道菌群-胆汁酸-法尼醇X受体信号途径探讨了化瘀祛痰方抗AS的作用机制。实验将24只ApoE-/-小鼠给予高脂饲料8周，随机分为模型组、辛伐他汀组和化瘀祛痰方组，每组8只。另8只C57BL/6J小鼠作为空白对照组，给予基础饲料。于第9周开始，辛伐他汀组和化瘀祛痰方组分别给予对应药物治疗4周。观察主动脉病理组织形态学，检测心功能，血脂，胆汁酸（血清、肝脏、回肠、胆汁、粪便），回肠胆汁酸组分，肝脏胆固醇，盲肠内容物肠道菌群，回肠FXR、FGF-15和肝脏CYP7A1 mRNA、蛋白表达。研究结果发现，与空白对照组比较，模型组小鼠LVAWd、LVIDs显著增加，EF和FS显著降低，LDL-C、TG、TC水平显著升高，肝脏、胆汁和粪便的胆汁酸含量显著降低，回肠胆汁酸和肝脏胆固醇含量显著升高，回肠TCA和TCDCA水平显著升高，UDCA和β-MCA水平显著降低，Bacteroides水平显著降低，回肠FXR、FGF-15 mRNA和蛋白水平显著升高，肝脏CYP7A1 mRNA和蛋白水平显著降低。与模型组比较，化瘀祛痰方组小鼠EF和FS显著增加，LDL-C、TG、TC水平显著降低，胆汁和粪便的胆汁酸含量显著升高，回肠胆汁酸和肝脏胆固醇含量显著降低，回肠CA、DCA、TCA、TDCA水平显著降低；肠道Bacteroides、Clostridium水平显著升高；回肠FXR、FGF-15 mRNA和蛋白表达水平显著降低，肝脏CYP7A1 mRNA和蛋白表达水平显著升高。该实验研究认为，化瘀祛痰方通过影响肠道菌群结构，增加胆汁酸外排，抑制肠肝FXR/FGF15轴，促进肝脏胆汁酸的合成，维持胆固醇代谢平衡，最终实现其改善AS的作用。

隋国媛等同时围绕化瘀祛痰方对ApoE-/-AS模型小鼠肠道菌群驱动TMA/FMO3/TMAO通路的影响开展了实验研究。研究表明，氧化三甲胺（TMAO）与AS的发生发展密切相关，被认为是AS的独立危险因子。循环TMAO水平越高，心血管事件的发生率越高。TMAO可通过影响肝脏脂质代谢，促进泡沫细胞形成，介导血管内皮细胞炎症反应等促进AS发生发展。因此，如何有效抑制TMAO的生成是防治AS的关键所在。TMAO的生成

有两个关键环节：①菌群将卵磷脂、胆碱、肉碱等营养素代谢生成三甲胺（TMA）。②TMA在肝脏经肝脏黄素单加氧酶3（FMO3）作用活化产生TMAO。因此，通过有效干预措施改变肠道菌群减低 TMA生成或降低肝 FMO3 活性或含量可抑制TMAO 的合成。采用广谱抗生素抑制肠道菌群后，可显著降低TMAO水平，抑制AS发生发展。实验在上面研究造模给药的基础上，观察肝脏病理组织形态，检测盲肠内容物肠道菌群，血浆TMA、TMAO含量，FMO3 mRNA和蛋白表达。结果与模型组比较，化瘀祛痰组细胞肿胀明显减轻，脂肪空泡显著减少，脂滴沉积减少。与空白对照组比较，模型组血浆TMA、TMAO含量，肝脏FMO3蛋白及mRNA水平升高；与模型组比较，辛伐他汀组和化瘀祛痰组血浆TMA、TMAO含量，肝脏FMO3蛋白及mRNA水平降低；辛伐他汀组和化瘀祛痰组各指标比较差异无统计学意义。肠道菌群Beta多样性分析，各组样本能够显著区分。基于属水平，与空白对照组比较，模型组拟普雷沃菌属、拟杆菌属、肠杆菌科志贺菌、副拟杆菌属相对丰度下降，gLachnospiraceaeUCG-006、罗氏菌属相对丰度升高；与模型组比较，化瘀祛痰组厌氧棍状菌属、gEubacteriumxylanophilumgroup、gLachnospiraceaeUCG-006、gRikenellaceaeRC9gutgroup、罗氏菌属相对丰度下降，拟杆菌属、柠檬酸杆菌属、肠杆菌科志贺菌属、副拟杆菌属、葡萄球菌属相对丰度升高。拟杆菌属、副拟杆菌属与TMA呈负相关，拟普雷沃菌属、拟杆菌属、副拟杆菌属与TMAO呈负相关。研究认为，化瘀祛痰方可能通过改变肠道菌群结构，减少TMA生成，降低肝FMO3表达，抑制TMAO合成，从而抑制AS发生发展。

九、从脾论治AS与铁死亡机制相关研究

铁死亡系一种铁依赖性的非细胞凋亡形式的细胞死亡，其主要原因是细胞内“铁”依赖的脂质氧活性氧异常增高、氧化还原稳态失衡。目前研究发现，铁死亡可能在维持心肌稳态和心血管疾病病理方面发挥重要作用。《医宗必读》云：“脾土虚弱，清者难升，浊者难降，留中滞膈，瘀而成痰。”中医所讲的“痰”是一种病理产物，是由人体水液代谢障碍所形成的，主要原因是脾气亏虚，导致津液的内停、输布失常从而水液凝聚，变为痰浊。”中医学将“血凝而不行”“血泣则不通”“凝血蕴里而不散”等词用来描述血瘀证，“血行失度”或“血脉不通”皆是AS发生的根本原因。AS多以虚实夹杂、本虚标实为病，且以痰浊及血瘀等邪实为主。塞因塞用，即以补开塞，是用补益药治疗具有闭塞不通症状的疾病，主要应用于因虚致阻的真虚假实证。AS符合这一病理特点，四君子汤是补益法的代表方剂。王杰等基于“塞因塞用，以补开塞”探讨了四君子汤通过铁死亡途径对ApoE-/- AS小鼠肝脏脂质沉积的影响，初步揭示铁死亡相关蛋白基因对AS的影响。实验将20只ApoE-/-小鼠饲喂高脂饲料8周，随机分为模型组和四君子汤组，四君子汤组小鼠每天灌胃130mg/（kg·d）四君子汤，连续4周；另选10只C57BL/6J小鼠作为空白对照组；检测血脂水平以及肝脏组织病理变化；ELISA法检测肝脏超氧化物歧化酶（SOD）活性及活性氧自由基（ROS）水平；RT-PCR法及Western blot法检测铁死亡相关基因PTGS2、NOX1、p53、FTL蛋白及mRNA表达。

铁是机体内重要的微量元素之一，细胞铁死亡是近年来发现的非程序性细胞死亡的一种方式，是由于铁离子的过度沉积等导致了ROS水平的升高，氧化应激反应被激活而导致

的细胞死亡，同时NADPH依赖的脂质过氧化和谷胱甘肽（Glutathione，GSH）耗损在铁死亡中也具有重要作用，GSH水平降低导致GPX4失活，通过脂质过氧化过程中ROS生成的积累而引起铁死亡。在铁死亡发生的过程中p53，谷胱甘肽过氧化物酶4，铁蛋白重链1，NADPH氧化酶1等发挥了重要作用，已有研究表明在某种肿瘤细胞中，p53激活是铁死亡发生的必要条件，p53能够抑制下游基因SLC7A11表达，SLC7A11表达被抑制后会减低甚至消耗GSH水平而使GPX4失活。同时p53还能够激活PTGS2的表达而升高NOX1介导的脂质过氧化水平，增加ROS反应活性进而导致细胞铁死亡的发生。实验研究结果显示，与空白对照组相比，ApoE-/-模型组小鼠肝脏组织铁死亡相关基因FTL蛋白表达显著下降，p53、PTGS2及NOX1蛋白表达显著上升，提示在AS模型小鼠肝细胞的损伤过程中，有铁死亡过程的发生，而铁死亡相关因子蛋白FTL、p53、PTGS2及NOX1可能是肝脏脂质过氧化发生的关键因素。与模型组相比，经四君子汤治疗后，小鼠肝脏SOD活性降低，ROS水平增高；FTL蛋白及mRNA水平显著升高，p53、PTGS2、NOX1蛋白及mRNA的含量显著降低，表明四君子汤通过抑制铁死亡途径对AS模型小鼠肝脏脂质沉积产生了一定的影响。

第三节　从脾论治心力衰竭的实验研究

在中医学中，心力衰竭多归属于心痹、心胀、心水等范畴，在论述心咳、水肿、喘证、心悸等证中也可散见对心力衰竭的描述。心力衰竭从脾论治的理论基础主要有以下几个方面：首先，心与脾在五行关系、经络归属方面息息相关。依据五行相生理论，心属火，脾属土，火生土，故心脾在五行上属于母子关系，心脾相互制约而平衡；经络归属方面，足阳明胃经、足太阴脾经、手少阴心经相互交接，在经脉上络属、贯通。其次，心与脾在气血化生方面相互依存。目前普遍认为，心力衰竭的病因病机为气虚、血瘀、水停。一则脾为气血生化之源，《灵枢·决气》言“中焦受气取汁，变化而赤，是谓血”，脾气虚，中焦不能受气取汁变化为赤，则心血化生不足，《素问·痹论》言“荣者，水谷之精气也，和调于五脏，洒陈于六腑……卫者，水谷之悍气也，其气慓疾滑利”；二则脾虚时无力推动血液，血停留为瘀，如《灵枢·经脉》言“谷入于胃，脉道以通，血气乃行”；三则气为水母，气之升降出入主宰津液的生成、输布、排泄，脾阳不足，三焦温化失常，水液气化不利，水液内积为水饮。同时由于脾虚，气、血、水3种病理状态还可相互转化，加重病情，如水饮内聚，脉道不利，则生瘀血；血不利则为水，瘀阻脉道，津液不布又聚而为水，从而不断加重心力衰竭发展。《景岳全书》曰：“脾为土脏，灌溉四傍，是以五脏中皆有脾气，而脾胃中亦有五脏之气，此其互为相使……故善治脾者，能调五脏，即所以治脾胃也。”再者，脾主肌肉。脾为后天之本，气血生化之源，四肢肌肉皆有赖于脾气运化水谷精微的滋润和濡养。故脾气健运，则肌肉丰盈而有活力，并发挥其收缩运动的功能。脾病，则肌肉萎缩不用。责之于心，则现心肌收缩无力，呈心力衰竭诸症。如《素问·太阴阳明论》曰：“脾病……筋骨肌肉无气以生，故不用焉。”《黄帝内经素问集注·五脏生成》曰：“脾主运化水谷之精，以生养肌肉，故主肉。”《太平圣惠方》曰：“脾胃者，水谷之精，化为气血，气血充盛，营卫流通，润养身形，荣于肌肉也。”《四圣心源》曰：“肌肉者，脾土之所生也，脾气盛则肌肉丰满而充实。”

心力衰竭的发生发展实际上是一个心脏过度负荷—心肌代偿适应性肥厚—心肌超负荷的过程，与Frank-starling代偿机制、心室重构、神经内分泌及细胞因子的激活、心肌细胞凋亡及心肌能量代谢等机制密切相关。从脾论治心力衰竭相关机制的研究也主要集中在这几方面。

一、从脾论治心力衰竭与神经内分泌及细胞因子的激活

苓桂术甘汤是健脾利水、温阳蠲饮经方，出自张仲景《伤寒杂病论》，是治疗水饮病的基础方。李白雪等以神经内分泌因子水平为切入点对肺动脉高压致右心衰大鼠进行了实验研究。研究对将60只SD大鼠适应性喂养1周后，随机抽取12只作为空白对照组，余均采用野百合碱腹腔注射制备慢性心力衰竭模型。大鼠腹腔注射野百合碱溶液60 mg/kg，42天后超声心动图检查造模成功，将造模成功大鼠随机平均分为模型组，苓桂术甘汤高、低剂量组和呋塞米组。苓桂术甘汤高、低剂量组给药剂量分别为12 g/（kg·d）和2.5 g/（kg·d），呋塞米组为20 mg/（kg·d），各组均以5 mL/（kg·d）蒸馏水稀释灌胃，模型组和空白对照组以等容量蒸馏水灌胃，1次/天，连续灌胃4周。采用ELISA法检测血浆脑钠肽、肾素、血管紧张素Ⅱ和抗利尿激素水平，解剖大鼠，取心脏组织，计算心脏系数，Western blot法检测心肌蛋白NF-κB、TNF-α表达。慢性肺源性心脏病合并心衰与多种因素引起的肺动脉高压直接相关，肺动脉高压使右心衰负荷加重，最终引起右心室扩大以及右心功能衰竭。血流动力学异常是心衰症状的病理生理改变，心室重构是心衰发生发展的基本病理机制，而神经内分泌细胞因子系统的过度激活是导致的心室重塑病理生理学基础。该项研究即以野百合碱诱导的肺动脉高压合并右心衰为动物模型，模型组大鼠肺动脉压力和肺动脉压力与速度比值显著升高，同时肺动脉血流加速时间和加速时间与射血时间比值显著降低，BNP水平增高，右心室扩张，RAAS系统激活，模型建立成功。本病主要病机为阳虚水停，心阳不振，脉行迟缓，脾阳衰弱，水液运行失职、肾阳不足，蒸腾气化无力，导致水饮停留，出现咳喘、心悸、胸闷、水肿等似“支饮”的表现。而温阳化饮法是治疗阳虚水停的基本大法，苓桂术甘汤是该治法的经方，方中桂枝和茯苓配伍，乃通阳利水的常用药对，桂枝与甘草药对协助助阳，茯苓与白术药对协助健脾制水，临床报道用于肺源性心衰治疗已取得确定疗效。本次实验结果证实，肺动脉高压合并右心衰大鼠经苓桂术甘汤干预后，肺动脉压力和肺动脉压力与速度比值显著降低，同时肺动脉血流加速时间和加速时间与射血时间比值显著升高，BNP以及RAAS系统水平下调。其中以高剂量组调节作用更为显著，与呋塞米作用水平近似，而后者虽对于心衰利水作用明显，但不能长期服用，易致水液电解质紊乱。苓桂术甘汤临床常与葶苈大枣泻肺汤合用以温阳消饮、泄肺逐水，更甚者可与十枣汤合用峻下逐水，增强疗效。炎症因子可诱导心肌细胞肥大、凋亡，其中TNF-α是细胞因子网络的关键因子，在慢性心衰时TNF-α合成分泌增多，并激活NF-κB使其转入胞核内，进一步激活系列炎症、生长以及凋亡等基因的表达。该项研究由野百合碱诱导的大鼠右心心衰模型，TNF-α和NF-κB蛋白水平均显著升高，而经呋塞米和苓桂术甘汤干预后均显著下调。表明苓桂术甘汤可通过NF-κB介导的细胞因子发挥温阳消饮的作用，进而干预肺源性右心衰的病理过程。该项研究发现高剂量的苓桂术甘汤可以改善野百合碱致肺动脉高压合并右心衰大鼠心功能及心脏病理，并可下调激活的RAAS系统和BNP水平，

作用机制与下调NF-κB介导的细胞因子调控作用有关。

赵陆璐等采用腹主动脉缩窄法建立压力负荷型慢性心力衰竭大鼠模型。ELISA方法检测各组大鼠血清中TNF-α、IL-6、IL-10；Western blot和qPCR方法检测各组大鼠心脏组织中TLR4/Myd88信号通路的蛋白表达。给予苓桂术甘汤处理后的疾病大鼠心功能与心室重构明显改善，心肌细胞损伤减少，血清TNF-α和IL-6水平明显降低，IL-10明显升高，下调心脏组织TLR4、Myd88、NF-κB的表达水平。研究认为苓桂术甘汤抑制心力衰竭大鼠炎症反应，改善心功能，与调控TLR4/Myd88通路相关。

于静通过苓桂术甘汤加减对异丙肾上腺素所致心衰大鼠模型进行实验研究，观察用药后大鼠心功能及LVEF、血清中BNP、IL-6含量等的变化。她将50只SD雄性大鼠随机分为正常组（10只）和心衰组（40只）进行造模。正常组腹腔注射生理盐水，心衰组腹腔注射异丙肾上腺素，造模期间死亡1只，给药完成并适应性喂养1周后行心脏超声检测大鼠心脏左室射血分数（LVEF），所有大鼠LVEF均小于50%，表明造模成功。将造模成功的39只心衰大鼠应用随机数字法分为苓桂术甘汤加减组（10只），卡托普利组（10只），中西医结合组（10只），模型组（9只）。苓桂术甘汤加减组大鼠给予配好的药液1.82mL/（只·天），卡托普利组大鼠给予配好的药液0.45mL/（只·天），中西医结合组大鼠每只每天给予1.82mL的苓桂术甘汤加减药液+0.45mL的卡托普利药液的混合溶液，正常组和模型组每天给予同等体积的生理盐水，所有组别连续灌胃给药4周后，观察大鼠的一般状态，进行心脏超声检测并记录数据，然后称重大鼠体重，腹主动脉取血，用ELISA法检测血清BNP、IL-6含量，剪出大鼠心脏后称重并计算心脏体重指数，心脏组织做切片后进行HE染色，观察心肌病理变化。研究发现苓桂术甘汤加减能有效改善大鼠一般状态、降低心重指数及血清中BNP、IL-6水平，治疗效果与卡托普利相近，但中西医结合组疗效较佳；苓桂术甘汤加减能够提高心脏LVEF，有效改善心功能；苓桂术甘汤加减能够减轻慢性心衰大鼠的心肌细胞损伤，有效治疗慢性心衰。

李雪萍等观察了苓桂术甘汤对慢性心力衰竭大鼠AngⅡ、ET-1、BNP的影响。实验选取清洁级雄性SD大鼠40只，以阿霉素腹腔注射法复制大鼠慢性心力衰竭动物模型，造模成功后随机分为空白组、模型组、苓桂术甘汤组、地高辛组。苓桂术甘汤组灌胃苓桂术甘汤6.83 g/（kg·d），地高辛组灌胃地高辛0.027 mg/（kg·d），模型组与空白组予以普通饮用水进行灌胃，连续灌胃4周。治疗结束后进行心脏彩超检测；采用ELISA检测血清AngⅡ、ET-1、BNP。结果发现与模型组相比，苓桂术甘汤和地高辛组左室收缩末期内径（LVESD）值均明显降低，左室射血分数（LVEF）、左室舒张末期内径（LVEDD）值均高于模型组；苓桂术甘汤组LVEDD、LVESD较地高辛组降低。苓桂术甘汤组与地高辛组血清AngⅡ、ET-1、BNP水平较模型组明显下降，苓桂术甘汤组血清AngⅡ、ET-1、BNP水平与地高辛组比较差异无统计学意义。研究发现苓桂术甘汤具有改善慢性心力衰竭大鼠心室重构的作用，以及抑制内分泌因子过度表达，减轻心肌细胞损伤，改善心力衰竭大鼠心功能，延缓心力衰竭的进程。

廖佳丹等以左冠脉结扎法配合力竭式游泳、减食等方法造成大鼠CHF模型，将CHF模型大鼠分为模型组、西药组（赖诺普利片）、益气中药组（药物组成：黄芪、人参）、活血中药组（药物组成：丹参、三七粉、益母草），益气活血中药组（药物组成：黄芪、人参、丹参、三七粉、益母草）和益气活血利水中药组（药物组成：黄芪、人参、丹参、三七粉、益母草、茯苓、葶苈子）。未进行左冠脉结扎手术的大鼠为正常组。利用PCR技术及SABC免疫组化法检测CHF大鼠AT1、ERK2变化。该实验研究发现模型组大鼠心肌AT1、ERK2表达较正常组升高。治疗后各用药组大鼠心肌组织AT1、ERK2表达均降低，其中益气活血中药组、益气活血利水中药组与西药组比较差异均无统计学意义（$P>0.05$）。益气活血利水组疗效优于益气活血组。证明益气、活血、利水中药复方可通过抑制大鼠心肌组织中AT1、ERK2表达，抑制或逆转心室重构的过程而达到治疗CHF目的。

陈慧等将100只雄性SD大鼠随机分为4组，空白组、模型组、芪参益气滴丸组、卡托普利组各25只。模型组、芪参益气滴丸组、卡托普利组大鼠均行左冠脉结扎术。术后第2天开始给药。芪参益气滴丸组予芪参益气滴丸（药物组成：黄芪、丹参、三七、降香）水溶液（0.175 g/kg），卡托普利组予卡托普利水溶液（1.2 mg/kg），空白组、模型组均予等容积0.9%氯化钠注射液。以上用药均为临床等效剂量。4组大鼠均连续灌胃给药28天。结果表明，芪参益气滴丸可降低心力衰竭大鼠肾素、AngⅡ表达，下调ACE和AT1受体，增加保护性受体AT2水平，进而RAAS系统激活，从而阻止和延缓心室重构。

二、从脾论治心力衰竭与心肌细胞凋亡

唐薪骐等研究发现，苓桂术甘汤可以改善慢性心衰大鼠的心功能、抑制慢性心衰大鼠心肌细胞凋亡，减轻心肌损伤及心肌纤维化。实验选取SPF级大鼠45只，随机分为空白组（$n=10$）和造模组（$n=35$），采用腹腔注射阿霉素（Adr）建立慢性心衰大鼠模型，4mg/（kg·w），共计6周。将造模成功30只心力衰竭大鼠随机分为模型组（$n=10$）、卡托普利组（$n=10$）、苓桂术甘汤组（中药组，$n=10$），加上未造模的空白组，本实验分组共计分为4组。中药组灌胃剂量为2.79g/（kg·d），卡托普利组灌胃剂量为2.25mg/（kg·d），模型组和空白组给予等体积生理盐水，共计4周。实验结束后心脏彩超检测大鼠心脏LVEF、LVIDd值、HE和Masson染色观察心肌细胞病理组织学改变、Tunel法检测大鼠心肌细胞凋亡、Western Blot法检测内质网应激相关蛋白表达。该研究发现：①心脏结构和功能变化：药物治疗前，造模组大鼠LVEF≤55%，证明心衰模型构建成功。药物治疗后：模型组LVEF与空白组比较明显降低，LVIDd较空白组明显升高，药物干预后中药组和卡托普利组较模型组LVEF明显升高，LVIDd明显降低，中药组改善LVEF效果优于卡托普利，但LVIDd两组无组间差异，无统计学意义。②心肌组织形态结构的比较：模型组较空白组心肌细胞排列杂乱无章，形态不规则，存在明显的蓝染胶原纤维沉积；经药物治疗后，卡托普利组及中药组较模型组心肌细胞排列相对整齐，形态较规则，蓝染的胶原纤维较少；中药组抑制心肌纤维化效果优于卡托普利组。③心肌细胞凋亡情况：模型组心肌细胞凋亡率明显高于空白组，中药组及卡托普利组心肌细胞凋亡率较模型组模型降低；中药组抑制心肌细胞凋亡优于卡托普利组。④对心肌组织中内质网应激标志性蛋白的影响：Western Blot显示模型组GRP78、caspase-12、calpain蛋白表达较空白组显著增加；中药组及卡托普利组GRP78、caspase-12、calpain蛋白表达较模型组降低；中药组与西药组上述蛋白均无组间差异。⑤PERK-e IF2α-ATF4/CHOP内质网应激信号通路的影响：模型组PERK磷酸化、e IF2α磷酸化、ATF4、CHOP蛋白的表达明显高于空白；药物治疗后中药组和卡托普利组较模型组

PERK磷酸化、e IF2α磷酸化、ATF4、CHOP蛋白显著降低；中药组e IF2α磷酸化、CHOP蛋白较托普利组均无组间差异，中药组抑制PERK磷酸化、ATF4优于卡托普利组。该实验研究得出以下结论：①苓桂术甘汤可以改善慢性心衰大鼠的心功能、抑制慢性心衰大鼠心肌细胞凋亡，减轻心肌损伤及心肌纤维化。②苓桂术甘汤抑制慢性心衰大鼠内质网应激损伤，其调控机制可能与下调PERKe IF2α-ATF4/CHOP信号通路有关。③苓桂术甘汤及卡托普利抑制慢性心衰大鼠内质网应激作用相当，均可能与抑制PERK-e IF2α-ATF4/CHOP信号通路有关。

实脾饮出自宋·严用和《济生方》，是温脾阳利水的代表方剂。雷雨探讨了实脾饮对异丙肾上腺素（ISO）诱导的慢性心力衰竭（CHF）大鼠心功能、NT-proBNP、Caspase-3及心肌细胞凋亡的影响。实验将体重180～200g的健康雄性SD大鼠（*n*=80），适应性饲养7天后随机分为正常对照组（*n*=10）和造模组（*n*=70），造模组予腹腔注射ISO[5mg/（kg·d）]连续14天后，根据彩色多普勒超声测得左室射血分数（LVEF）数值结果，判断CHF大鼠造模是否成功。将造模成功的CHF大鼠（*n*=40）随机分为模型对照组[*n*=10，生理盐水7.5mL/（kg·d）]、实脾饮低剂量组[*n*=10，实脾饮混悬液灌胃3.75g（生药）/（kg·d）]、实脾饮中剂量组[*n*=10，实脾饮混悬液灌胃7.5g（生药）/（kg·d）]、实脾饮高剂量组[*n*=10，实脾饮混悬液灌胃15g（生药）/（kg·d）]，连续干预治疗14天后，再次采用彩色多普勒超声检测各组大鼠LVIDs、LVIDd、LVEF及FS；采用ELISA法检测各组大鼠血清NT-proBNP水平；采用免疫组化法检测各组大鼠Caspase-3蛋白表达并分析表达程度；采用TUNEL染色检测各组大鼠心肌组织细胞凋亡情况并计算凋亡指数。研究发现：①各组大鼠一般情况观察：正常对照组大鼠实验过程中正常进食饮水，皮毛光泽，精神状况及活动量良好。造模过程中死亡21只大鼠，死亡率为30%。造模组大鼠逐渐出现扎堆蜷缩，进食饮水、活动量较造模前及正常对照组减少，皮毛光泽度较前有所下降，阴囊出现水肿。实脾饮干预治疗期间，实脾饮各剂量组大鼠精神逐渐好转，进食饮水、活动量较前及模型对照组有所增加，阴囊水肿症状较前有一定改善。②各组大鼠超声心动图各检测指标：与正常对照组相比，模型对照组和实脾饮低、中、高剂量组LVIDs明显升高，LVEF、FS明显降低；模型对照组和实脾饮低、中、高剂量组LVIDd均升高，但差异无统计学意义。与模型对照组比较，实脾饮低、中、高剂量组大鼠LVEF、FS明显升高；实脾饮低、中、高剂量组LVIDs、LVIDd较模型对照组降低，但差异无统计学意义。实脾饮组间比较，实脾饮中剂量组LVEF、FS升高最明显；实脾饮低、高剂量组LVEF、FS水平差异无统计学意义。③各组大鼠血清NT-pro BNP水平：与正常对照组相比，模型对照组和实脾饮低、中、高剂量组血清NT-pro BNP水平明显升高。与模型对照组比较，实脾饮低、中、高剂量组大鼠血清NT-pro BNP水平均显著降低。实脾饮组间比较，实脾饮中剂量组的血清NT-pro BNP水平降低最明显；实脾饮低、高剂量组血清NT-pro BNP水平差异无统计学意义。④各组大鼠心肌细胞Caspase-3蛋白表达：正常对照组大鼠心肌细胞的细胞质中可见少量的棕色颗粒物，而模型对照组可见大片棕色颗粒物，实脾饮低、中、高剂量组皆可见不同程度的棕色颗粒物。经分析Caspase-3免疫阳性产物表达程度显示，与正常对照组比较，模型对照组、实脾饮低、中、高剂量组的Caspase-3平均光密度均升高。与模型对照组比较，实脾饮低、中、高剂量组的Caspase-3平均光密度均降低。实脾饮组间比较，实脾饮中剂量组的Caspase-3平均光密度降低最明显；

实脾饮低、高剂量组差异无统计学意义。⑤各组大鼠心肌细胞凋亡率：正常对照组大鼠心肌细胞的细胞核多呈蓝色，可见少量细胞核呈棕色，模型对照组棕色细胞核明显增多，实脾饮低、中、高剂量组皆可见不同程度棕色细胞核。经计算心肌细胞凋亡率显示，与正常对照组比较，模型对照组、实脾饮低、中、高剂量组的心肌细胞凋亡率均明显升高。与模型对照组比较，实脾饮低、中、高剂量组的心肌细胞凋亡率均降低。实脾饮组间比较，实脾饮中剂量组的心肌细胞凋亡率降低最明显；实脾饮低剂量与高剂量组差异无统计学意义。该实验认为实脾饮能一定程度地改善CHF大鼠心功能，降低血清NT-proBNP水平，抑制心肌细胞凋亡，从而延缓心力衰竭的发展，其作用机制可能与下调Caspase-3蛋白表达有关。

三、从脾论治心力衰竭与心肌能量代谢

这是一项四君子汤对慢性心衰大鼠心肌组织蛋白质组学影响的研究。方焕松等将42只SD雄性大鼠，随机留取6只作为正常组，其余36只参照文献采用10%乌拉坦（0.7 g/kg）腹腔麻醉，左上腹切口，使腹主动脉充分暴露，在双肾动脉上方0.5 cm处将8号针头与腹主动脉共同结扎，拔除针头，造成腹主动脉管腔环形缩窄50%~60%，缩窄8周。术后青霉素5万U/只肌肉注射1周，预防感染。正常组大鼠同法打开腹腔，但不进行腹主动脉结扎，其余操作同上。8周后检测血流动力学指标，LVEDP≥15 mmHg，判断心衰模型构建成功。造模成功后，分为模型组9只，四君子汤（药物组成：人参、白术、茯苓、炙甘草）高、低剂量组各9只，卡托普利组9只。四君子汤高、低剂量组分别予四君子汤11.88g/（kg·d）、2.97 g/（kg·d）灌胃；卡托普利组予卡托普利片100 mg/（kg·d）灌胃；正常组、模型组均予等容积0.9%氯化钠注射液灌胃。5组均连续灌胃给药1个月。分别留取各组大鼠左心室组织，双向凝胶电泳分离心肌蛋白，分析差异显示的蛋白，并对有显著差异的蛋白点进行胶内酶切和质谱鉴定。对双向电泳蛋白分辨率和匹配率的影响：用24 cm IPG干胶条（pH 4~7）和12.5%聚丙烯酰胺凝胶进行双向电泳，模型组和四君子汤高剂量组各重复1次，凝胶经考染、扫描后，计算机图像分析，结果显示模型组可分辨蛋白点为（1615±7）个，匹配率为82.26%；四君子汤高剂量组可分辨蛋白点为（1583±60）个，匹配率为82.27%。对心肌组织蛋白质表达的影响：对2组胶进行差异性分析，结果显示各组间蛋白质斑点发生显著性变化，四君子汤高剂量组与模型组比较，表达明显差异的点共59个，其中表达明显增强的点有31个，表达明显降低的点有28个。2组蛋白点的Volume值相差≥1.5倍时，认为有统计学差异。对其中有统计学差异的16个蛋白点进行质谱分析，运用Moscot软件搜索NCBInr数据库，鉴定分值（Score）>61，认为差异有统计学意义。

共有15个点得到阳性鉴定，通过整合重复蛋白点后，确认4个为差异蛋白质点，其中四君子汤高剂量组与模型组比较，表达上调的点有2个：Suclg2蛋白、肌球蛋白轻链2（Myosin regulatory light chain 2，MLC-2）；表达下调的点有2个：丝氨酸蛋白酶抑制剂A3N（Serine protease inhibitor A3N）、丙酮酸脱氢酶复合体（Pdhx protein，Pdhx）。Suclg2蛋白属于琥珀酰辅酶A连接酶家族，琥珀酰辅酶A是三羧酸循环的重要组成成分，催化该循环中唯一发生在底物水平磷酸化的步骤，使琥珀酰辅酶A转化成琥珀酸盐，它有α和β两种亚基构成，β亚基决定二磷酸鸟苷（GDP）和二磷酸腺苷（ADP）的底物特异性，α亚基由Suclg1基因

编码，β亚基由Sucla2和Suclg2编码，Sucla2决定ADP的特异性亚基，Suclg2决定GDP的特异性亚基。三羧酸循环是生物机体获取能量的主要方式，是糖、脂肪和蛋白质3种主要有机物在体内彻底氧化的共同代谢途径，Suclg2的表达水平与心肌的能量代谢水平有密切联系。Miller等研究发现Suclg2基因敲除的患者和控制成纤维细胞都表现出线粒体DNA数量的显著减少和核苷二磷酸激酶、环氧化酶活性的显著降低。实验研究结果表明，四君子汤能显著提高心肌组织Suclg2的表达，方焕松课题组早期研究发现四君子汤可以改善脾虚模型大鼠心肌线粒体的功能，修复损伤线粒体，并能增加线粒体数量，其作用机制可能与此有关。

MLC-2的作用是调控肌肉收缩，MLC-2基因敲除小鼠的mRNA和蛋白分别减少了50%和25%，心脏功能和肌纤维组织均受损，说明MLC-2能影响心肌收缩功能。研究认为心肌收缩蛋白功能低下，与心衰的发生发展密切相关。研究中四君子汤组MLC-2的表达升高，可能会使心肌的收缩功能得到提高，从而改善心功能。

Pdhx是生物体内催化丙酮酸转变成乙酰辅酶A的3种酶及5种辅酶的组合，是糖有氧氧化过程中的一组限速酶，在线粒体呼吸链能量代谢中的作用至关重要。脂肪酸氧化代谢和葡萄糖氧化代谢之间存在相互反馈调节关系，脂肪酸氧化代谢增强可以抑制葡萄糖氧化。有研究发现缺血再灌注期间脂肪酸的氧化迅速恢复成为能量主要来源，丙酮酸氧化被抑制。丙酮酸脱氢酶复合体表达下降的原因可能是四君子汤改变心肌的供氧或者供能底物，使脂肪酸的氧化代谢增强，抑制了糖酵解，增加了葡萄糖的有氧氧化，从而改善心肌的能量代谢。

以上研究提示益气健脾能影响心力衰竭大鼠心肌组织多种蛋白表达，减少心肌重构，可能通过调节能量代谢、提高收缩功能而改善心功能。

四、从脾论治心力衰竭与肠道菌群

四君子汤、六君子汤等是健脾的基础方，众多医家研究发现君子汤系列均具有很好的改善心力衰竭心功能不全的作用。肠道菌群对心力衰竭的影响已有一定的研究基础，经典的“心-肠”理论认为心力衰竭导致肠道灌注不足、肠道屏障功能受损、细菌及内毒素移位、肠道代谢失衡等，最终引起肠道菌群失衡。目前认为，肠道菌群主要从炎症及代谢失衡方面参与并影响心力衰竭的发生发展。前者由于菌群失衡引起致病菌增加，肠道黏膜屏障破坏，循环中脂多糖、肽聚糖等促炎介质增加，引起全身性炎症反应，对心肌细胞产生抑制作用；后者则因为正常菌群产生大量有助于人体消化、吸收营养物质的酶系，也能产生如短链脂肪酸、胆汁酸及多种维生素等，在肠道细胞营养支持、维持肠道黏膜屏障功能、局部抗炎、调节免疫等方面起重要作用。

卢永康等从调节肠道菌群角度探讨四君子汤对心力衰竭大鼠的作用机制。实验将40只雄性Wistar大鼠分为假手术组、模型组、四君子汤组及益生菌组，每组10只。采用冠状动脉左前降支结扎法制备心力衰竭大鼠模型，心电图及TTC、HE染色确定心肌梗死情况，HE染色检测肠黏膜结构变化，治疗前后超声评估心功能，并于治疗后行高通量测序检测肠道菌群的变化。心肌HE染色显示，模型组心肌细胞较假手术组数量减少，细胞形态萎缩，肌纤维疏松；结肠HE染色显示，模型组大鼠肠黏膜结构破坏，细胞排列紊乱，绒毛萎缩、粘连，隐窝减少、排列不规则，腺体正常结构消失、呈空泡状。超声结果显示，治疗前与假手术组比较，模型组大鼠心肌明显变薄，心腔增大，LVEDd、LVESd显著增加，LVEF显著减少；治疗后与模型组比较，四君子汤组大鼠LVEDd、LVESd显著减少，LVEF显著增加。测序结果显示，与假手术组比较，模型组大鼠出现肠道菌群失衡：在门分类水平，表现为厚壁菌门丰度显著减少，拟杆菌门及疣微菌门丰度显著增加；在属分类水平，表现为乳杆菌属、厌氧芽孢杆菌属丰度显著减少，Muribaculaceae-norank菌属、艾克曼菌属丰度显著增加。与模型组比较，四君子汤组大鼠肠道菌群失衡显著改善：在门分类水平，厚壁菌门丰度显著增加，拟杆菌门丰度显著减少；在属分类水平，乳杆菌属、厌氧芽孢杆菌属丰度显著增加，Muribaculaceae-norank菌属丰度显著减少。研究认为四君子汤通过调节肠道菌群失衡，对大鼠心肌梗死后心力衰竭有一定的治疗作用。

在他们的另一项研究中，通过缩窄腹主动脉制备心肌肥厚诱导心力衰竭的大鼠模型。给药前后均以超声评价心功能，给药后以高通量测序检测肠道菌群的变化，以及马松染色评估心肌肥厚。结果给药后，与模型组相比，四君子汤组肠道菌群失衡明显改善，表现为优势菌群增加，非优势菌群降低，并且心功能与心肌肥厚均明显改善。发现四君子汤能够通过调节肠道菌群失衡，对心肌肥厚所诱导的心力衰竭发挥一定的治疗作用。

第四节　从脾论治高血压的实验研究

传统中医辨证认为高血压是由于七情所伤，饮食失节，内伤虚损，导致阴阳平衡失调，病损的脏器主要在心、肾、脑。现代中医对高血压病因病机的认识呈现多元化，有医家认为当前人们过食肥甘、恣酒无度、多静少动、劳心而不劳体，使机体处于气郁血滞状态，高血压的关键病机随之转化为气、血失调，脉道不利，从而提出以脾论治更适时宜。中医认为“脾为后天之本”，又是一身气血运行的关键。脾参与了疾病的发生发展，脾居中焦，维系五脏，统摄全身气血运行。故笔者认为，从脾论治高血压可体现“治病求本”的理论。

辽宁中医药大学张立德教授团队在继承传统高血压病因病机、辨证论治认识的基础上，结合临床经验、疗效以及现代的生活规律，采用健脾益气法防治高血压基础及应用研究，认为饮食不节、劳逸失调、脾胃受损为现代高血压病因病机之一，确立“从脾论治”的诊疗思想，提出“健脾益气”治疗方法；探索并建立高血压“从脾论治”中医辨证内涵，优化制定出“健脾益气”的治疗思路，创立易于推广的中药、针灸治疗方案，突破临床从肝肾论治疾病的诊疗思路与方法，是高血压理论与应用研究创新之关键所在，该团队通过“健脾益气”法系列研究，验证高血压中药及针灸治疗临床有效性和安全性，对中医药的创新研究和中药疗效的发掘和提高起到积极促进作用。

一、“健脾益气”法对自发性高血压大鼠（SHR）动脉血压及心肌重塑影响的研究

谷丽艳采用随机对照法将60只24周龄的SHR分为模型组（按照每100g大鼠体质量给予蒸馏水1mL，SHR组）、培哚普利组[培哚普利，0.4mg/（kg·d）]、培哚普利联合中药组[培哚普利0.4mg/（kg·d）+中药中剂量，中加西组]、中药高、中、低剂量组（用药量按照每100g大鼠体质量分别折算为4g、2g、1g），每组10只，以同龄同种系正常血压的京都种大

鼠（WKY）10只作为正常组（按照每100g大鼠体质量给予蒸馏水100mL，WKY组），大鼠每日一次灌胃，连续治疗6周。智能无创血压计测量大鼠初次给药前，首次给药后2小时，第2周、4周和6周给药后2小时大鼠尾动脉收缩压变化情况。研究发现芪参健脾方联合培哚普利治疗对SHR尾动脉收缩压表现出较好的降压效果，治疗4周达到稳定期，用药2周后，培哚普利联合芪参健脾方组、培哚普利组血压明显降低，用药4周及6周后，培哚普利联合芪参健脾方组、培哚普利组血压持续下降，芪参健脾方高、中、低剂量组血压用药2周后也有一定程度的下降，用药4周后血压下降不明显，芪参健脾方中剂量联合培哚普利治疗对SHR尾动脉收缩压表现出较好的降压效果，治疗4周达到稳定期，与培哚普利治疗组降压效果相似。在确定"健脾益气"降压疗效的基础上，进一步研究了芪参健脾方对SHR大鼠心肌组织中Ⅰ，Ⅲ型胶原蛋白和MMP-1，MMP-2，MMP-9表达的影响。实验中采用心肌病理形态学观察及免疫组化方法检测Ⅰ，Ⅲ型胶原蛋白表达；PCR方法检测心肌MMP-1，MMP-2和MMP-9的mRNA表达、Western方法检测MMP-1，MMP-2和MMP-9蛋白的表达。用药6周后，与SHR组相比，培哚普利联合中药组、培哚普利组和中药高剂量组心肌细胞直径明显减小，大小一致，排列整齐，心肌纤维无断裂，纤维增生减少。培哚普利联合中药组、培哚普利组、中药高剂量组和中剂量组中Collagen Ⅰ和Collagen Ⅲ的表达都显著下降。提示芪参健脾方联合培哚普利及单方高剂量的应用能有效改善SHR心肌病理形态结构，同时显著下调了Collagen Ⅰ，Collagen Ⅲ的表达，逆转高血压导致的心肌重塑。大量流行病学调查和实验研究结果显示，在高血压性心肌纤维化的发生、发展过程中心肌内胶原蛋白和基质金属蛋白酶发挥着非常重要的作用。心肌胶原目前发现有5种，其中主要以Collagen Ⅰ和Collagen Ⅲ为主，Ⅰ型约占心肌胶原总数的80%，胶原纤维粗，伸展性和弹性小，有很强的抗牵拉特性而用于保持室壁的强度；Ⅲ型约占11%，纤维较细，胶原伸展和弹性大，与室壁弹性有关。心肌胶原网络在维护心脏结构和功能完整性上起重要作用，而Ⅰ/Ⅲ型比值可反映心肌纤维化程度。血压升高所造成肥厚心肌的病理学改变主要表现为心肌间质纤维化、肌纤维走向紊乱，同时肥厚心肌内Ⅰ型胶原蛋白的表达明显增加，说明间质增生与Ⅰ型胶原表达的上调密切相关。有研究表明，包括心肌梗死后心室重构在内的心肌损伤，都有Ⅲ型胶的原合成明显增加，血清前胶原蛋白Ⅲ（PⅢNP）的增加，对预后预测有一定的指导意义。该实验中观察到SHR大鼠血压升高，心脏压力负荷增加所造成的心肌病理学的改变，包括间质纤维增生，肌纤维紊乱，Collagen Ⅰ和Collagen Ⅲ的表达显著增加等，芪参健脾方可有效降低Collagen Ⅰ和Collagen Ⅲ的表达，特别是与培哚普利合用疗效显著，说明芪参健脾方可抑制心肌间质纤维化的过程，改善心肌功能。此外，芪参健脾方联合培哚普利及单方高剂量的应用，明显促进了MMP-1，MMP-2和MMP-9的表达，从而抑制心肌纤维化，发挥降压及保护心肌组织的功能。

该实验还利用PCR技术检测了心肌AngⅡ、TGF-β1的mRNA表达，Western blot法检测心肌组织TGF-β1、AngⅡ、Smad2和Smad3蛋白含量。结果发现，芪参健脾方对SHR心肌组织AngⅡ和TGF-β1/Smad信号转导途径中各信号分子含量的影响与模型组比较，培哚普利组、培哚普利联合中药组和中药高剂量组中TGF-β1、AngII mRNA的表达量显著下降。与模型组比较，培哚普利组，培哚普利联合中药组，中药高、中、低各剂量组TGF-β1蛋白的表达显著降低，培哚普利组，培哚普利联合中药组，中药高剂量组AngⅡ蛋白和Smad3

蛋白的表达量明显低于SHR组，培哚普利组，培哚普利联合中药组Smad2蛋白的表达量明显低于SHR组。AngⅡ可提高小鼠心肌细胞中蛋白质合成的速率，增加细胞中蛋白质含量和细胞的表面积。提示AngⅡ参与了SHR心脏的重构。该研究结果表明，经西药和高剂量中药治疗6周后，AngⅡ的表达量较SHR组显著下降。说明高剂量芪参健脾方药能显著下调AngⅡ蛋白和mRNA的表达，此作用强度与培哚普利联合芪参健脾方组相似。TGF-β1是在致纤维化的细胞因子中的研究热点之一，TGF-β1在心肌组织中可抑制细胞外基质降解、增加细胞外基质mRNA的表达和蛋白质的合成，TGF-β1是胶原纤维和其他细胞外成分合成和沉积的强有力的始动因子。实验中发现自发SHR心肌纤维化组织中TGF-β1表达明显上调，SHR经药物治疗后，心肌纤维化程度减轻同时心脏内TGF-β1表达也明显下调。说明TGF-β1在心肌组织中表达的高低可以反映心肌纤维化的程度，有研究显示在肥厚性心肌病患者中，TGF-β1蛋白和TGF-β1mRNA表达也显著增强。存在于细胞质中的Smad2、3被TGF-β激活后，作为TβRⅠ激酶的直接底物，活化后与通用型Smad（Co-Smad）形成复合物异位入核，转导特异性信号，调节靶基因的转录，可产生心肌细胞纤维化、心肌细胞凋亡，调节心肌肥厚等效应，进而加剧心肌重构。提示TGF-β/Smad信号通路的转导可能与心肌纤维化的发生及严重程度有关。大量证据表明，TGF-β/Smad水平增高对心脏功能存在着损害作用。特别是Smad能够通过诱导心肌细胞的凋亡，从而加重TGF-β1对心脏的损伤作用。该实验研究结果表明，芪参健脾方药单用或与培哚普利联合使用可不同程度抑制SHR大鼠心肌组织Smad2和Smad3的表达，降低高血压心肌损伤的风险。有效控制高血压心肌损伤因子的水平是预防高血压性心脏病的重要途径，健脾益气活血法防治心肌损伤是一种具有中医特色的有效方法，提示芪参健脾方中药与培哚普利联合应用对改善SHR大鼠心肌损伤有协同作用，可能是通过调节AngⅡ和TGF-β1/Smad信号转导途径各因子的水平来发挥对心肌形态和功能的保护作用，改善高血压进程中心肌功能障碍，为中医药防治高血压性心脏病提供新的研究思路。

二、“健脾益气”法对自发性高血压大鼠肾间质纤维化的影响及机制研究

继发于高血压的肾脏损害即高血压性肾病是高血压病最重要的并发症之一。由于肾脏结构及功能具有较强的代偿能力，因此多数高血压肾病患者早期并无明显临床症状，而一旦出现临床症状或常规检测发现异常时，则说明肾损害已经开始恶化，因此，对早期高血压肾病的诊断和治疗是减少肾损害的关键。高血压性肾损害的机制尚未完全明了，一般认为是血流动力学及其继发于血流动力学改变的血管内皮细胞损伤，造成全身小动脉的硬化，引起的肾脏进行性损害。其主要的病理改变是肾间质纤维化和肾小球硬化，其中肾间质纤维化比肾小球硬化与肾功能的相关性更为密切，比肾小球病变更易导致肾功能进行性恶化，是反映肾功能损伤程度的最主要指标。肾间质纤维化是在多种因素协调作用下逐渐发生的肾间质进行性的病理改变，主要包括大量炎性细胞浸润，多种细胞因子的释放，成纤维细胞活化、增生，细胞外基质，在肾间质内过度沉积，肾小管萎缩等，最终发展为肾脏结构改变，肾功能减退或丧失的慢性肾功能衰竭。肾间质纤维化几乎是所有原发和继发的慢性肾脏疾病进展至终末期肾衰竭的共同途径，是决定原发和继发肾脏疾病预后的主要

因素。因此对高血压的肾脏保护研究应紧密围绕肾间质纤维化的发生发展机制来开展。在肾间质纤维化发生和发展的过程中以细胞因子的表达与调控，肾小管上皮细胞向肌成纤维细胞的转分化和ECM的异常集聚为关键步骤，也被认为是抗肾纤维化治疗的重点环节。已发现的促进肾间质纤维化发生的细胞因子有血管紧张素、转化生长因子、表皮生长因子、结缔组织生长因子、血小板源性生长因子、胰岛素样生长因子等，其中Ang-Ⅱ、TGF-β1是参与肾间质纤维化最关键的细胞因子。

刘宇围绕芪参健脾方对自发性高血压大鼠肾间质纤维化的影响及机制开展了研究。①实验动物：24周龄雄性SHR 60只，体质量（360±20）g，同周龄雄性WKY大鼠10只，体质量（350±20）g；大鼠于实验前常规观察1周，然后进行实验。②实验动物分组：SHR大鼠60只随机分为6组：SHR组（模型组）、培哚普利组（西药组）、中药加西药组（培哚普利联合中药中剂量组）、中药高、中、低剂量组，每组各10只；WKY大鼠10只作为WKY组（正常对照组）。③选用药物：SHR组给予蒸馏水；根据《人和动物按体表面积折算的等效剂量比值表》，培哚普利组用药量为0.4mg/（kg·d），用药时将药溶于蒸馏水中；中药治疗组采用标准水煎工艺，浓缩生药含量4g/mL，高、中、低剂量组用药量按照大鼠体重折算分别为4g/100g，2g/100g和1g/100g；中药加西药组用药为同剂量培哚普利溶解于中药中剂量方中。给药体积均为每100g体重给予药液1mL。大鼠每日一次灌胃，连续治疗6周。④收缩压测量：采用大鼠尾动脉间接测压法，在室温（22±2℃）条件下，将安静、清醒状态大鼠于40℃下预热（用温控器调节温度恒定）约15分钟，用BP-98A型大鼠智能无创血压计，测量大鼠尾动脉收缩压，连续测量3次，取其均值。分别于实验开始前与药物干预后4小时、2周、4周和6周末进行测量。⑤采用ELISA方法测定MALb、β2-MG和肾组织Ang-Ⅱ的含量。⑥全自动生物化学分析仪检测各组大鼠血清SCr和BUN含量。⑦常规HE染色，镜下观察各组大鼠肾脏的形态学变化。⑧免疫组化方法检测各组大鼠肾脏组织中Ⅰ型胶原、Ⅲ型胶原和Ⅳ型胶原积分光密度值的变化。⑨采用RT-PCR法检测各组大鼠肾脏组织中MMP-1、MMP-2、MMP-9、TGF-β、Smad3、Smad5、Smad6的基因表达水平。⑩采用Western Blot法检测各组大鼠肾脏组织中BMP-7的蛋白表达水平。通过该实验研究发现芪参健脾方可以降低SHR的血压，但其降压效果不及血管紧张素转换酶抑制剂（ACEI）培哚普利，与培哚普利联合用药可以达到最佳的降压效果；芪参健脾方可以降低β2-MG和MALb的含量，BUN和SCr的含量，改善肾间质纤维化的病理改变，具有保护肾功能的作用；芪参健脾方对肾脏保护作用的机制可能是通过降低SHR肾组织中Ang-Ⅱ的水平，上调MMP-1、下调MMP-2、MMP-9的基因表达，从而降低肾组织中Ⅰ型、Ⅲ型、Ⅳ型胶原含量，减少ECM的异常聚集，增加ECM的降解，减轻肾小管和间质的纤维化；芪参健脾方肾脏保护的作用靶点，可能是通过下调Smad6的基因表达，逆转其对BMP-7/Smad5的表达的抑制，从而负向调节TGF-β1/Smad3信号传导通路，抑制病理条件下的肾小管上皮细胞向间充质细胞的转分化（EMT），减少胶原的产生，促进ECM的降解，逆转肾间质纤维化的进程，促进肾功能的恢复。

三、“健脾益气”法对自发性高血压大鼠降压及血管保护作用的机制研究

曲怡通过观察芪参健脾方对SHR尾动脉收缩压及血浆一氧化氮、前列环素、内皮源性

超极化因子、血管紧张素Ⅱ和内皮素1含量的影响，评价其降压效果及探讨血管舒缩因子释放对血压的影响，考察芪参健脾方对血管内皮功能的修复，探求高血压进程中血管内皮功能障碍的改善机制；同时研究芪参健脾方对SHR ACE2–Ang（1–7）–Mas–AKT通路中各信号分子含量及肾激肽释放酶表达的调节，探索二者协同作用调节内皮舒缩因子释放的分子机制；进一步研究芪参健脾方对于SHR胸主动脉Ⅰ型、Ⅲ型胶原及转化生长因子β1表达的影响，探求高血压进程中血管重构的改善机制；为临床辨证治疗施以芪参健脾方提供科学的实验数据与理论基础，部分阐释其降压及血管保护作用的分子机制。

实验采用随机对照方法将60只24周龄SHR分为模型组（给予蒸馏水，SHR组）、培哚普利组[培哚普利0.4mg/（kg·d）]、培哚普利联合中药组[培哚普利0.4mg/（kg·d）+中药中剂量，中加西组]、中药高、中、低剂量组（用药量按照每100g大鼠体质量分别折算为4g、2g、1g），每组10只，以同龄同种系正常血压的京都种大鼠（WKY）10只作为正常组（WKY组），大鼠每日一次灌胃。智能无创血压计测量大鼠初次给药前以及给药后4小时、2周、4周、6周大鼠尾动脉收缩压变化情况，每次测量时间为给药后4小时。连续治疗6周。大鼠禁食、自由饮水24小时后，各组大鼠称重，10%水合氯醛腹腔麻醉（3mL/kg体重）。大鼠麻醉后固定于鼠台上，用0.5%碘伏消毒大鼠腹部皮肤，剪开皮肤及腹膜，显现腹主动脉，注射器缓慢抽血，滴加抗凝剂，4℃静置2小时后3000rpm离心10分钟，抽取上层淡黄色透明血浆，–20℃保存备用ELISA法检测血浆舒缩因子及Ang（1～7）含量。沿腹腔向上打开胸腔，显现胸主动脉，用手术线结扎胸主动脉上下两端1cm长度，保证血管内含有部分血液，沿结扎处将血管剪下浸入4%多聚甲醛中固定，进行血管病理形态学观察及免疫组化方法检测SHR胸主动脉壁Ⅰ、Ⅲ型胶原、转化生长因子β3的表达；另取血管组织约50mg放入EP管中，于–70℃冰箱保存，Western方法检测血管转化生长因子β1的表达。横向剪开腹腔，充分暴露肾脏，取左肾脏组织约50mg放入EP管中并加入1mL Trizol试剂，于–70℃冰箱保存，PCR方法检测肾脏ACE2、Mas、激肽释放酶基因的表达；另取左肾脏组织约50mg放入EP管中，于–70℃冰箱保存，Western方法检测AKT蛋白表达。

实验研究发现，芪参健脾方中剂量联合培哚普利治疗对SHR尾动脉收缩压表现出较好的降压效果，治疗4周达到稳定期；与培哚普利治疗组降压效果相似；芪参健脾方通过调节血管内皮舒缩因子NO、PGI2、EDHF、AngⅡ和ET–1的释放平衡，改善高血压进程中血管内皮功能障碍；芪参健脾方联合培哚普利及单方高剂量的应用，明显促进了ACE2–Ang（1～7）–Mas–AKT通路中各信号分子的表达，同时也增强激肽释放酶基因的表达量，从而调节血管内皮舒缩因子的分泌与释放，发挥降压及保护血管内皮功能；芪参健脾方联合培哚普利及单方高剂量的应用能有效改善SHR血管病理形态结构，抑制血管Ⅰ、Ⅲ型胶原的表达，下调TGF–β1的蛋白表达，从而逆转血管的重构。

第十二章　从脾论治心脑血管疾病的现代生物学基础

中医认为，脾主运化，为气血生化之源，“中央土以灌四傍”参与机体营养物质的消化、吸收以及能量代谢，且“脾之为卫”，为后天之本。脾失健运，痰瘀互结，瘀滞日久，脉道不利，最终引发动脉粥样硬化（AS）发生。AS依据临床症状的不同可归属于中医“眩晕”“中风”“胸痹”“脉痹”等范畴，病因与外感六淫、年老体虚、七情内伤、饮食、劳倦等因素相关，病机复杂，现代医家将其概括为虚、瘀、痰、毒四证。《脾胃论》曰：“百病皆由脾胃衰而生也。”孙志广认为，AS的发生与中医“脾”的关系最为密切，具体表述如下：①气虚血瘀。王清任在《医林改错》中指出：“元气既虚，必不能达于血管，血管无气，必停留而瘀。”“脾主运化水谷以长肌肉，五脏六腑皆赖其养。”若脾气旺盛，化生精微物质上输于心，“化赤”生血，输布全身，并约束血行脉中。反之，脾虚气血乏源，气虚推动无力，血虚脉络失养，导致瘀血停滞血脉。②痰浊血瘀。李中梓《医宗必读》记载：“脾土虚弱，清者难升，浊者难降，留中滞膈，瘀而成痰。”脾主运化精微和水湿，若饮食、七情、劳倦等因素损伤脾脏，“脾虚不运清浊，停滞津液而痰生”（《证治汇补》），痰浊日久，壅滞气机，血行不畅，形成瘀血。血水同源，血脉不行，“瘀血既久亦可化痰水”（《血证论》），痰浊、瘀血互为因果结于血脉，使病情缠绵难愈。③毒邪内结。现代医家认为，毒邪瘀阻络脉是AS后期的主要病理机制。尤怡《金匮要略心典》记载：“毒，邪气蕴结之谓也。”且“无邪不有毒，热从毒化，变从毒起，瘀从毒结”。痰郁化热，日久变生毒邪，毒伤血络，血溢脉外亦可化瘀成痰，形成恶性循环。因此，AS的病机究其本质为脾虚为本，化生痰浊、瘀血、毒邪等病理产物相互搏结于血脉为标的本虚标实之证。而AS是许多心脑血管疾病的重要病理基础，基于此，治疗心脑血管疾病从脾论治，既符合中医“治病必求于本”的原则，又可收标本兼治、事半功倍之效。有学者研究从脾论治心脑血管疾病的现代生物学基础可能与机体代谢、炎症反应、细胞凋亡、细胞焦亡、氧化应激、铁死亡等过程有关。

第一节　机体代谢与心脑血管疾病

一、脂质代谢

（一）定义

脂质代谢异常是指脂类物质在体内合成、分解、消化、吸收、转运发生异常，使各组织中脂质过多或过少，从而影响身体机能的情况，这是一种生理病理过程。血液中主要脂质有胆固醇、三酰甘油、磷脂和游离脂肪酸。

（二）脾与脂质代谢

有研究通过饮食失节、过食肥甘厚味等致病因素构建脾虚致大鼠高脂血症的证候模型时发现脾虚高脂血症大鼠模型血液中血清总脂质、载脂蛋白B（ApoB）、脂蛋白（a）含量升高，血清载脂蛋白A（ApoA）含量降低。说明脾虚时机体内的血脂含量升高而抗氧化的能力降低，为脾虚证与高脂血症之间存在相关性做出了初步证实。此研究显示健脾降浊方不同剂量能不同程度降低高脂血症模型大鼠的血清总脂质、ApoB、脂蛋白（a）[Lp（a）]含量、升高血清ApoA的含量，其中大、中剂量健脾降浊方组与血脂康组对比疗效相仿，与绞股蓝组对比疗效优于绞股蓝组。结论：从动物实验角度证明健脾降浊方能有效降低脾虚型高脂血症大鼠的脂质代谢，为从脾论治高脂血症提供可靠的依据。

张镜人提出血脂升高与痰湿、痰热有关：当脾胃的运化功能失健时，饮食水谷等就不能转化为精微物质，致使脂肪代谢失常，聚湿成痰。因为痰性黏腻，若痰与热胶结，或痰与湿潴留，都会导致心络的脂质沉积。而痰湿或痰热会导致心阳与心气的痹阻，相继产生气滞和血瘀，血瘀与气滞又互为因果，逐渐便会形成CHD。沈礼勇的研究结果显示：脂蛋白组分及载脂蛋白的改变是痰浊证的基础病变之一，冠心病痰浊证与脂质代谢紊乱关系密切，故血脂异常可作为痰证辨证的客观化指标之一。孙建芝对痰浊证患者血脂水平和血液流变学的改变进行了研究，结果表明：与非痰浊组和正常人组相比，痰浊证患者血清总胆固醇、甘油三酯、低密度脂蛋白（LDL）水平均显著升高。陈可冀等对405例胸痹心痛患者的血脂水平进行比较，结果显示：痰浊证与非痰浊证之间血清总胆固醇、甘油三酯、LDL水平有显著差异。

（三）现代生物学基础之脂质代谢

在正常人体内，胆固醇的吸收与合成呈现着动态平衡的关系，胆固醇的供应在细胞功能、组织发育和全身生理等方面产生积极影响。然而，现代医学发现，过量的胆固醇是导致血脂异常的发生的重要原因。近年来，与维持脂质恒常性相关的核内受体、转录因子被阐明，它们可以通过感知细胞内的脂质浓度，或者将脂质作为直接配体进行应答的机制也被逐步揭示。PPARγ作为过氧化物酶体增殖物激活受体，在脂肪组织中拥有着高度的表达，能够参与调节胆固醇代谢以及脂肪细胞相应功能，是调节脂肪细胞分化以及干预储存脂质能力的重要因子，在全身脂质稳态的维持中具有关键意义。miR-27b在脂质水平的作用也被证实，可以控制多个对血脂异常有重要影响的基因。长链非编码RNA（LncRNAs）在脂肪生成；脂肪酸，胆固醇，磷脂代谢和转运；高密度脂蛋白（HDL）和LDL的形成中具有重要调控作用。通常作为微RNA（miRNAs）的前体RNA存在，或充当竞争性内源性RNA（CERNAs）与miRNAs发生相互作用。研究表明，Lnc-NEAT1可负调节miR-27b并作用于PPARγ受体参与脂质代谢。PPARγ调控下游基因，配体依赖性核受体家族中的成员肝脏X受体（LXR）。并通过LXR编码参与甾醇代谢蛋白的基因ATP结合盒转运蛋白G5（ABCG5）和G8（ABCG8）来增加胆固醇的排泄。ABCG5和ABCG8分布于肠细胞和肝细胞的根尖膜上，能够对肠道的吸收功能产生限制作用，并且对胆固醇和植物甾醇的胆汁分泌产生促进作用。LXR受体是ABCG5和ABCG8表达的主要阳性调节因子。ABCG5和ABCG8可以降低循环胆固醇和肝脏胆固醇的含量。在调控胆固醇代谢，防治高脂血症方面具有重要意义。孟嘉伟通过动物实验发现：高脂喂饲能够升高大鼠血脂，使肝细胞泡沫化明显；给予以健脾化痰、活血祛瘀为治法的化瘀祛痰方干预后，大鼠血脂水平明显降低，说明化瘀祛痰方可改善血脂异常；经化瘀祛痰方干预后Lnc-NEAT1基因表达显著升高，miR-27b基因表达显著降低，PPARγ、LXR、ABCG5、ABCG8基因及蛋白表达均显著升高，说明化瘀祛痰方可能通过上调Lnc-NEAT1水平，抑制miR-27b的基因表达，进一步增加PPARγ、LXR、ABCG5、ABCG8基因及蛋白的表达水平，通过促进肝脏胆固醇代谢，从而达到防治高脂血症、预防心脑血管疾病的重要作用。

HDL是颗粒大小极不均匀的一类脂蛋白，成熟HDL呈球状，内层主要由甘油三酯和胆固醇酯组成，外层包绕着如ApoA、卵磷脂胆固醇酰基转移酶（LCAT）、对氧磷酸-1（PON1）等，具有介导胆固醇逆向转运、抗氧化、抗炎、保护内皮等作用。正常情况下，ApoAⅠ与胆固醇和磷脂结合，并通过与细胞膜上的ATP结合盒蛋白A1结合后的一系列反应，最终生成成熟的球形HDL，发挥胆固醇的逆向转运作用；ApoA、PON1、LCAT等可阻止氧化磷脂的生成，还可对已生成的氧化磷脂进行灭活，从而发挥抗氧化作用。研究认为，探讨HDL组分血清淀粉样蛋白A（Serum Amyloid A，SAA）/ApoAⅠ比值具有评估失功能高密度脂蛋白（dyHDL）含量的价值。而在慢性炎症、高脂高糖等状态下，HDL的结构组分会发生改变，如：内层组分胆固醇酯减少，而甘油三酯增多；外层组分ApoA、PON1、LCAT等减少，而由SAA取代。SAA作为dyHDL标志性载脂蛋白，正常情况下体内SAA含量较少，在感染、代谢性疾病、应激反应等情况下含量明显增加。SAA具有与ApoAI相似的结构，体内代谢发生异常，生产的大量精氨基琥珀酸合成酶（ASS）则取代HDL中的ApoAⅠ，抑制了HDL与周围细胞胆固醇结合，降低了ApoAⅠ介导的胆固醇逆向转运，并促氧化以及促炎症反应发生。这不仅使HDL失去抗AS的功能，还表现出抑制胆固醇逆向转运、促炎、促氧化，而导致AS的发生，这种dyHDL其实就是脾虚生痰的病理产物。张会永通过制造脾虚痰浊小猪模型发现，模型组较正常组血清HDL-ApoAⅠ、HDL-PON1、HDL-S1P水平降低，HDL-SAA水平及HDL-SAA/HDL-ApoAⅠ比值增高，提示脾虚痰浊证小型猪的血清HDL发生了结构改变；经健脾祛痰方药治疗后，脾虚痰浊证小猪血清HDL-ApoAⅠ、HDL-PON1、HDL-S1P水平升高，HDL-SAA水平及HDL-SAA/HDL-ApoAⅠ比值降低，提示健脾祛痰方可以通过纠正dyHDL的结构组分，使其恢复正常，起到保护血管内皮及降脂预防心脑血管疾病的作用。

徐跃通过临床试验发现健脾祛痰化瘀法可改善CHD稳定型心绞痛痰瘀互结患者心电图各导联ST段变化，西雅图心绞痛量表积分，改善患者生存质量，改善中医症状，降低总胆固醇、LDL，升高HDL。宋剑南的研究发现健脾化痰的中药能够明显地降低高脂血症动物模型的血清总胆固醇、甘油三酯、LDL水平。王化猛以痰凝为核心，运用化痰法治疗了46例高脂血症患者，发现患者治疗前后的总胆固醇和甘油三酯水平有明显的改变。

综上所述，脂质代谢是从脾论治心脑血管疾病的现代生物学基础之一。

二、巨噬细胞糖代谢

代谢重编程是机体代谢发生异常的统称，涉及代谢相关酶、代谢产物、代谢途径等变化。巨噬细胞是AS斑块中的主要炎症细胞。最新研究发现脂多糖（LPS）诱导巨噬细胞糖代谢重编程引发炎症反应在AS发生发展中发挥关键作用。由于巨噬细胞不能大量储存营养物质，只能从外界环境中大量摄取葡萄糖、氨基酸和脂肪酸才能维持自身的免疫应答。巨噬细胞增强营养物质摄入主要有两个目的：为活化的巨噬细胞提供合成三磷酸腺苷（ATP）的底物从而维持其活动，同时提供巨噬细胞增殖和活化合成大分子（RNA、

DNA、蛋白质和细胞膜）的原材料。因此，启动代谢重编程是巨噬细胞应答外界刺激的关键步骤。

（一）巨噬细胞糖代谢重编程——三羧酸循环（TCA）重置

LPS激活巨噬细胞后，诱导型一氧化氮合酶（iNOS）表达增加，线粒体电子传递链部分靶蛋白的活性下降，从而抑制TCA和氧化磷酸化。尽管LPS激活巨噬细胞后氧化磷酸化受到抑制，但研究发现，TCA中间代谢产物琥珀酸（SA）、苹果酸和延胡索酸等却增加。SA可促进糖酵解影响线粒体ATP生成，并直接抑制脯氨酰羟化酶活化，进而提高缺氧诱导因子1-α（HIF-1α）稳定性。HIF1-α表达增强可增加巨噬细胞白介素-1β（IL-1β）表达促进炎症反应，同时可以激活局部环境中的免疫细胞。杨关林教授团队前期研究发现健脾祛痰化瘀方可降低AS家兔血清和主动脉组织HIF-1α水平。SA主要来源于谷氨酰胺代谢，抑制α-酮戊二酸（α-KG）回补反应或γ-氨基丁酸（GABA）旁路可降低SA水平。

（二）巨噬细胞糖代谢重编程——磷酸戊糖途径（PPP）活化

LPS可活化巨噬细胞PPP，进而高表达PPP的关键酶-葡萄糖-6-磷酸脱氢酶（G6PD），激活p38丝裂原活化蛋白激酶（p38MAPK）和核转录因子-κB（NF-κB）信号通路，引起胞内氧化应激和促炎性细胞因子的表达；使用化学抑制剂或小干扰RNA抑制G6PD表达可显著减少p38MAPK和NF-κB表达，减少IL-1β、白介素-6（IL-6）等炎症因子表达。美国哈佛大学Paul MRidker教授研究发现IL-1β单克隆抗体用于三期临床试验，可显著减少AS性疾病的发生。LPS诱导巨噬细胞炎症反应在AS发生发展中发挥关键作用，LPS激活巨噬细胞糖代谢重编程，引起TCA重置和PPP途径活化，产生炎症反应，并进一步激活其他免疫炎症细胞，放大斑块局部和机体的炎症反应，促进AS发生发展。

三、线粒体能量代谢

（一）脾与线粒体

1.线粒体结构变化

脾虚证大鼠模型的组织线粒体中超氧化物歧化酶（SOD），谷胱甘肽过氧化物酶（GSH-Px）活性比正常大鼠的活性低，而丙二醛（MDA）含量比正常黏膜中显著增高，说明线粒体氧化/抗氧化体系受到严重损伤，提示脾虚证的发生和线粒体的损伤具有密切关系。

2.线粒体膜电位的改变

脾虚证大鼠组织的线粒体膜电位比正常大鼠组织的膜电位显著降低，膜电位的降低提示线粒体内膜的通透性增强，ATP合成降低，细胞能量代谢受损；而“脾为气血生化之源”，脾虚则气血生化乏源，导致气血、营养物质缺乏。因此这种线粒体极性的显著变化，提示我们脾虚证候大鼠模型存在线粒体功能的障碍，故脾虚证与线粒体膜电位变化密切相关。

（二）现代生物学基础之线粒体能量代谢

近年来学术界认为，血管壁细胞线粒体能量代谢异常参与AS发生发展过程中。Dong等发现ApoE-/-小鼠出现线粒体DNA（mtDNA）完整性降低和线粒体呼吸功能下降，但过表达线粒体解旋酶Twinkle（Tw^{+}/ApoE-/-）的ApoE-/-小鼠mtDNA完整性增加、拷贝数及呼吸链功能明显增加，同时AS斑块坏死核心面积明显减少。杨关林教授团队通过对AS家兔进行研究，结果显示高脂导致的AS能使心肌细胞发生形态学改变，心肌线粒体能量代谢相关基因下调，从而导致ATP合成减少心肌能量代谢障碍，而活性氧（ROS）生成增多进一步加重AS；以健脾化痰、活血祛瘀为治法的化瘀祛痰方能上调AS家兔心肌线粒体能量代谢相关基因从而起到改善心肌线粒体能量合成，增加ATP生成，改善心肌能量代谢；减少ROS生成，从而可能起到改善或延缓AS，促进心肌细胞结构的恢复，保护心脏功能和结构的作用。通过对AS巴马小型猪进行研究，健脾化痰祛瘀方可以明显增加AS巴马小型猪线粒体电子传递链上复合物的活性，增加ATP合成，参与线粒体呼吸及能量代谢的调控作用而减轻AS对心肌线粒体的损伤；可通过调节线粒体呼吸链复合物Ⅰ、Ⅱ、Ⅳ、Ⅴ亚基基因表达，改善脾虚痰浊AS巴马猪肝脏线粒体能量代谢功能；可通过对回肠ATP4B、NDUFS2、NDUFS3等与线粒体能量代谢相关基因实现抗AS；可通过提升线粒体呼吸链复合物活性、线粒体能量代谢相关酶的表达对脾虚痰浊AS巴马小型猪肝脏线粒体能量代谢有一定提升作用。因此，线粒体能量代谢异常是参与AS发病的重要机制，是从脾论治心脑血管疾病的现代生物学基础之一，改善血管细胞线粒体能量代谢可能是有效防治AS的新策略。

四、水液代谢

（一）脾与水液代谢

脾主运化水湿。水液代谢及其调控过程需要靠“脾主运化水液”“肾主水”“肝主疏泄”“肺主通调水道”等功能的协调统一，其中脾作为气机升降之枢纽，“脾主运化水湿”的功能在整个水液代谢及其调控过程中起着关键性作用。“痰”作为机体水液代谢失常形成的一种病理产物，若脾不能正常地运化水液，势必会导致痰的产生或加重痰的形成。有研究表明，心脑血管病痰证患者的心钠素、尿素氮、肌酐增高而醛固酮降低。其中尿素氮、肌酐水平的升高说明其肾小球滤过率下降导致了水钠潴留，代谢产物的堆积；而心钠素增高及醛固酮降低，则表明由于水钠潴留，机体调节机制起作用，表现为分泌较多的心钠素并减少醛固酮的分泌，以促进水钠的排泄。

1.电解质

目前，关于腹泻的研究机制认为：致病因素激活腺苷酸环化酶，细胞内ATP转化为环磷酸腺苷（cAMP），细胞cAMP含量迅速升高，Na^+-K^+-ATP酶活性降低，促使K^+从肠黏膜细胞液溢出，Na^+和Cl^-等进入到细胞内，导致细胞肿胀、坏死，还出现肠腔里水分分泌显著增加而导致腹泻，从而引起机体内电解质的紊乱。有实验结果显示：脾虚模型组的大鼠血清中Na^+和K^+浓度明显减少，但经过药物干预后，Na^+和K^+浓度则出现不同程度的升高并且接近正常的水平，而各组Cl^-浓度无明显差异。这一现象说明脾虚泄泻大鼠体内的Na^+、K^+失衡较Cl^-更为显著。

2.水通道蛋白

有实验通过检测空肠、结肠黏膜中的水通道蛋白3（AQP3）和水通道蛋白4（AQP4）的表达研究药物调节机体水液代谢的作用。结果表明，脾虚泄泻模型的大鼠空肠黏膜中AQP3含量比空白组含量升高，而结肠黏膜中AQP3含量比空白组的含量降低。说明脾虚模型导致空肠黏膜AQP3的表达升高，从而使肠道中细胞对水的通透性增强，说明空肠在病理情况下发生应激反应时导致AQP3的表达升高，使肠腔的水分升高，可能与脾失健运相关，水谷不化，水反为湿，并走于肠，是导致泄泻的机制。结肠黏膜AQP3的低表达，这与AQP3的低表达可引起结肠黏膜对水的重吸收减少而导致腹泻或便溏的结论相一致。

3.肠蠕动、渗出物排出

脾虚泄泻动物模型胃残留率增加、小肠推进率降低，说明脾虚运化失常后消化、吸收功能严重障碍，多种机制造成胃肠运动减慢。

（二）现代生物学基础之水液代谢

脾虚证存在水液代谢失常的改变，有实验对益气健脾祛痰化瘀法对脾虚痰浊AS巴马小型猪的水液代谢失常的改变及其机制进行研究。结果表明，48周后模型组钾、钠、氯、尿素氮、肌酐水平未见变化，但醛固酮（ALD），猪血管加压素（AVP）、心房利钠钛（ANP）均有上调，ANP、AVP上调有统计学意义，ALD上调未见统计学意义。肾组织AQP1、2、3及Na^{+}-K^{+}-ATP酶蛋白表达下调（$P<0.05$），AQP4表达上调。说明脾虚痰浊证候AS模型存在水液代谢的失调，肾脏AQP1、2、3、4功能失调，从脾论治的两种治法益气健脾法及益气健脾祛痰化瘀法能可上调肾组织AQP1、2、3，下调AQP4，益气健脾法可上调Na^{+}-K^{+}-ATP酶（$P<0.05$），益气健脾祛痰化瘀法可下调ANP。说明从脾论治可以调节脾虚痰浊瘀血证候AS的水液代谢失常及肾脏水通道蛋白的异常。与模型组比较，益气健脾、祛痰化瘀组ANP、AVP、ALD下均有下调，ANP下调有统计学意义，益气健脾组仅AVP下调，并无统计学意义；益气健脾组及益气健脾、祛痰化瘀组肾组织AQP1、2、3（$P<0.05$）；说明从脾论治两种方法均可恢复肾脏水通道蛋白功能；益气健脾组能够上调Na^{+}-K^{+}-ATP酶蛋白表达上调有统计学意义，益气健脾、祛痰化瘀组下调ANP。

第二节　炎症反应

一、脾与炎症反应

脾为生痰之源，脾气虚弱，不能运化水湿，水湿停聚，聚而成痰；不能布精于肺，下输水道，脾在输液输布过程中的枢纽作用无法发挥，清气难升，浊气难降，聚而成痰；摄纳无权，中焦水液泛溢于上，变生为痰。1995年ROSSR提出AS“损伤理论”机制，认为AS形成主要因素是始于内皮细胞损伤而并非脂质堆积，并确切阐述了损伤过程中存在的炎性反应；2002年Peter Libby依据临床流行病学调查结果提出炎症促进动脉粥样斑块的形成。学者们经过几十年的探索和观察，众多研究均已证实炎性反应在AS的起始、发展乃至斑块形成的后期都扮演着重要角色。痰浊包括血液中的脂类等，过度安逸，气血运行不畅，脾胃运化失调，或过食肥甘厚味，损伤脾胃，久则影响气血津液的运行，最终形成痰饮水湿，痰浊日久成瘀，痰瘀即各种病理产物不断堆积，最终形成AS斑块，斑块损伤血管内皮，使血管壁通透性增加，痰浊之邪进入内膜，从而引起一系列炎症反应。

二、炎症反应与AS

AS是许多重要血管不良事件的基础，也是心脑血管疾病发病和死亡的主要原因。炎症反应可促使稳定斑块向不稳定斑块转化，而炎性细胞可进一步加重炎症反应。LDL颗粒是

AS炎症反应的始发因素，内皮细胞损伤后引起LDL-C在内膜下累积，促进内皮功能障碍，继而导致血管内皮细胞、平滑肌细胞（VSMC）和巨噬细胞（Mφ）合成ROS，使LDL被氧化为氧化型低密度脂蛋白（ox-LDL），并通过上调单核细胞趋化因子-1（MCP-1）和细胞间黏附分子-1（ICAM-1）、P-蛋白和血管细胞黏附分子-1（VCAM-1）在内的多种细胞黏附分子刺激循环中的单核细胞向斑块浸润。除引发单核-巨噬细胞聚集外，胆固醇结晶也可诱导中性粒细胞释放中性粒细胞胞外陷阱（NET），NET可通过核苷酸结合寡聚化结构域样受体蛋白3（NLRP3）炎性小体，激活斑块内驻留的Mφ分泌IL-1β等促炎性细胞因子，从而扩大免疫细胞在AS灶的聚集，最后引起斑块内炎症反应。

IL-6、肿瘤坏死因子（TNF-α）、ICAM-1都是强效的促炎性细胞因子，它们都可通过不同途径激活JAK2/STAT3信号路径，参与免疫炎症反应；白介素-10（IL-10）是一类具有抗炎作用的细胞因子，在限制宿主对病原体的免疫应答等方面起重要作用。王佳楠通过建立脾虚痰浊巴马猪模型结果显示，24周时模型组具有促炎性作用的细胞因子包括TNF-α、IL-6、ICAM-1明显上升，而抗炎性细胞因子IL-10的含量显著下降，表明脾虚痰浊巴马猪体内存在着明显的炎症反应，炎症浸润及内皮损伤共同促进了AS的发生与发展。

三、炎症相关信号通路与AS

（一）丝裂原活化蛋白激酶（MAPK）

丝氨酸/苏氨酸蛋白激酶是存在于细胞表面的一种信号物质，多种刺激（如神经递质、细胞因子、内毒素及血液剪切力等）能够激活MAPK，其中细胞外信号调节激酶（ERK）1/2通常被有丝分裂原激活，而p38和Jun氨基末端激酶（JNK）大多被细胞应激或细胞因子生成的信号激活，最终将活化的激酶易位至细胞核，多种靶标磷酸化，引发细胞产生相应变化。MAPK信号通路级联的3个主要臂是ERK1-7、JNK1-3和p38。其中，p38家族的4个成员（p38-α、p38-β、p38-γ和p38-δ）在AS的泡沫细胞形成中发挥重要作用，p38-α和p38-β亚型被蛋白激酶MKK3和MKK6激活，发挥应对炎性细胞因子、生长因子和应激环境等刺激的作用。通过刺激ERK1/2、p38-α和p38-β可上调关键的炎性转录因子，如NF-κB、信号传导与转录激活因子（STAT）-1和STAT-3，同时，激活p38-α会使TNF-α、IL-1等炎性因子的表达量增加，这些分子在促AS发展的各阶段均发挥十分重要的作用。

（二）NF-κB

NF-κB存在于大多数细胞类型的细胞质中，参与调节细胞活性，如炎症和免疫应答，细胞生长、分化和增殖，是一种普遍存在于真核细胞中的多效性转录调节因子。NF-κB参与AS病理过程的可能机制：①调节泡沫细胞形成：泡沫细胞形成是AS早期病理发展过程的关键事件，越来越多的证据表明，NF-κB具有促进泡沫细胞形成的效应，从而增加AS斑块面积。②介导炎性反应及相关分子表达：NF-κB信号可调控多种炎症反应和免疫应答的相关基因表达，如TNF-α、IL-1β、IL-6、IL-8和黏附分子等，从而影响局部或全身性炎症反应，其中，TNF-α和IL-1β既是NF-κB信号通路激活后的下游产物，也可以诱导激活NF-κB通路；NF-κB激活黏附分子（如细胞间黏附分子-1、血管细胞黏附分子-1和选择素蛋白等）的过度表达，增加炎症期间单核细胞的附着能力，提高单核细胞从血管募集至局部病变血管壁的概率；研究显示，替代激活NF-κB元件基因p100缺失的小鼠，其胸腺发育正常，但可抑制调节性T细胞的表达，抑制NF-κB的激活，还可以减少巨噬细胞极化为M1型促炎巨噬细胞的数量，防止AS发展全程中的过度炎症反应进一步加重。③促进血管平滑肌细胞增殖和转移：在冠状动脉平滑肌细胞中，TNF-α激活的NF-κB迁移至细胞核并发挥转录活性，介导平滑肌细胞大量增殖并转移至局部病灶。④NF-κB会损伤内皮细胞、加重动脉血管钙化、促进血小板形成和破裂等。

（三）Toll样受体4（TLR4）

TLR4对于炎症和脂质积聚的激活起着重要作用，与AS斑块的进展和脆弱性关系密切，其参与AS形成过程的可能机制有：①介导炎症反应：TLR4可以激活NF-κB产生促炎细胞因子；诱导白细胞募集于主动脉平滑肌细胞中，并增加促炎性细胞因子的表达量，如单核细胞趋化因子、IL-1α和IL-6的释放；ox-LDL通过尿激酶受体与CD36及TLR4反应，可增强血管平滑肌细胞的炎症反应。②调节三磷酸结合盒转运体G1（ABCG1）分子：ABCG1是抑制炎症和细胞脂质蓄积于血管平滑肌细胞的关键基因，TLR4通过PPARγ下调ABCG1表达。③促进泡沫细胞形成：TLR通过与内外源性配体结合而激活，在高血脂微环境中，ox-LDL诱导的TLR4及酪氨酸激酶依赖的胞饮作用增强，导致病灶处的单核-巨噬细胞内大量脂质堆积，从而导致AS中泡沫细胞含量增加，进一步加剧AS的病理过程。④影响血管功能及重构和动脉粥样斑块的稳定性，从而影响疾病的发生和发展。

（四）Janus激酶/STAT（JAK/STAT）

JAK信号转导子和STAT转录激活子是多种细胞因子和生长因子在细胞内传递信号的共同途径，JAK激酶（JAK1、JAK2、JAK3）和酪氨酸激酶可激活细胞因子的通路，从而参与机体免疫反应、血管细胞迁移增殖和凋亡等多种生物学活动，同时也是调节AS启动和进展的重要信号通路。JAK/STAT信号通路通过增强和延长可使巨噬细胞向促炎症表型分化，并分泌大量的促炎细胞因子，如IL-6和血管细胞黏附分子-1等。在AS模型小鼠中，当p-STAT3水平升高时，血浆和主动脉组织中的IL-6和TNF-α水平明显升高，STAT1和STAT3的持续磷酸化会加重AS病变发展。此外，IL-12则可激活STAT4，继而促使T细胞分化为T辅助（Th）1表型，后者分泌大量的干扰素和TNF-α，介导巨噬细胞的活化，并促进AS的发展和斑块的扩大。但是，IL-4可以激活STAT6促进Th2细胞的分化，而Th2细胞具有抗AS活性。

（五）Notch信号通路

研究显示，巨噬细胞的Notch活化情况在一定程度上可影响AS的进展。配体DLL-4结合Notch信号受体，不仅可以促分化为M1促炎表型巨噬细胞，还可抑制M2抗炎表型巨噬细胞的分化。Notch信号与巨噬细胞是相互促进的，巨噬细胞释放炎症介质并激活Notch信号通路，使Notch受体、配体表达增多；反过来，Notch通路的激活促进巨噬细胞合成分泌更多的炎性因子，如基质金属蛋白酶等加重炎症反应。Notch信号与巨噬细胞的相互作用被认为是由Toll样受体介导的，Toll样受体是固有免疫与适应性免疫之间的桥梁，而NF-κB通路则是Toll样受体与Notch的交集通路，脂多糖等Toll样受体激动剂引起的巨噬细胞Notch1表达上调，是通过激活NF-κB信号通路实现的。内源性配体如ox-LDL，与Toll样受体结合会激活细胞间NF-κB信号通路，产生一系列促炎分子和促AS因子。

（六）磷酸肌醇-3-激酶/蛋白激酶B（PI3K/Akt）

Akt也称PKB，是PI3K最关键的效应因子，由3种丝氨酸/苏氨酸蛋白激酶（Akt1-3）组成，PI3K被激活后将信号传至下游分子Akt和哺乳动物雷帕霉素靶标（mTOR），参与细胞多重生物学过程。PI3K/Akt信号通路参与巨噬细胞极化过程，促进巨噬细胞分化为M1型，加速AS发展进程。

四、现代生物学基础之炎症反应

研究表明，以健脾化痰、活血祛瘀为治法的祛痰化瘀方可降低CHD炎症因子（TNF-α，IL-6）水平，抑制冠脉核转录因子NF-KB p65核移位，降低超敏C-反应蛋白（hs-CRP）水平，同时升高抗炎单核细胞比例，升高主动脉血管抗炎细胞因子水平，抑制炎性因子水平，从而抑制动脉局部的免疫反应，并可以促进单核细胞、成熟巨噬细胞向M2型巨噬细胞分化，从而抑制AS的发生发展。具有祛痰化瘀功效的血脉宁能够显著改善稳定型心绞痛痰瘀互结证患者临床症状、减少硝酸甘油用量，提高心绞痛疗效的总有效率等，可显著改变外周血中IL-23/IL-17轴及炎性因子（IL-23、IL-17A、TNF-α、IL-1β、IL-6）的含量发挥抗炎作用，亦可显著降低MI/RI大鼠血清肌钙蛋白T、乳酸脱氢酶含量，减少炎性细胞浸润，通过调控IL-23/IL-17轴的活化、抑制TNF-α、IL-1β、IL-6等炎性因子的表达而发挥抗炎作用，进而发挥心肌保护作用。

第三节　细胞凋亡

一、定义

细胞凋亡是指多细胞生物体内的某些细胞按一定程序自我毁灭的过程。它是一个主动过程，由基因控制的细胞自主的有序的死亡，涉及一系列基因的激活、表达及调控等。凋亡过程分为外源性和内源性途径。外源性凋亡途径因细胞外微环境的改变而触发，当细胞外死亡配体激活质膜上的死亡受体，外源性凋亡便启动。其过程依赖死亡诱导信号复合物（DISC）的形成，DISC中激活的半胱氨酸天冬氨酸特异性蛋白酶（Caspase）-8和10通过Caspase-3的裂解触发Caspase级联反应，最终通过切割多种细胞靶标导致细胞死亡。内源性和外源性途径均导致Caspase-3激活。内源性途径的关键步骤是线粒体外膜通透化（MOMP），这个过程能够从线粒体膜间空间释放促凋亡因子，如细胞色素C。细胞色素C被释放到胞质溶胶中，与凋亡肽酶激活因子-1（Apoptotic protease activating factor-1，Apaf-1）及ATP结合，推动形成一种称为“凋亡体”的蛋白质复合物，该复合物诱导Caspase-9的活化。Caspase-9的活化激活Caspase-3及Caspase-7，最终导致细胞因被Caspase切割而亡。

二、冠心病相关细胞凋亡

CHD发生发展与血管内皮细胞、血管平滑肌细胞、巨噬细胞以及心肌细胞等的凋亡失衡密切相关，且冠状动脉病变的严重程度与细胞凋亡呈正相关。其中，内皮损伤和细胞凋亡是始动因素；血管平滑肌细胞过度增殖和迁移、巨噬细胞凋亡是发展因素；心肌细胞凋亡则是心肌缺血缺氧损伤的表现。

（一）血管内皮细胞凋亡增加

血管内皮细胞是构成冠状动脉内壁的主要细胞，具有吞噬和分泌功能，参与冠状动脉和心脏多种生理和病理过程。临床上，多种原因诱导的血管内皮细胞损伤是触发冠状AS形成的首动因素；同时，内皮细胞过度凋亡能诱导斑块侵蚀，内膜下胶原直接与血流接触，从而增加非斑块破裂性血栓事件的风险。研究显示，CHD血瘀证患者存在凋亡相关转录因子Bcl-2的差异表达。而对于早发CHD患者，其血管内皮细胞凋亡数目明显增加，可能与HDL含量降低有关；进一步实验证实，低水平HDL能升高ROS含量，激活Caspase-3、Caspase-9活性，进而促进人脐静脉内皮细胞凋亡。而在ox-LDL诱导的血管内皮损伤中，下调的张力蛋白同源基因和激活的信号转导和STAT3信号通路介导了细胞增殖抑制和凋亡促进过程。此外，lncRNA牛磺酸上调基因1（TUG1）在CHD患者中表达上调，当敲低lncRNA TUG1表达时，内皮细胞凋亡数目减少，且IL-8含量降低，表明lncRNA TUG1通过调节细胞凋亡和炎性因子，参与CHD发生发展。

（二）血管平滑肌细胞和巨噬细胞凋亡失衡

血管平滑肌细胞构成冠状动脉血管壁的肌层部分，在冠状AS的病理状态下，平滑肌细胞增生，合成并分泌胶原纤维蛋白，促进管腔狭窄和管壁硬化。巨噬细胞为具有吞噬作用的免疫调节细胞，吞噬LDL后形成泡沫细胞，促进脂质斑块的形成。研究发现，死亡受体5（DR5）及其配体TRAIL主要表达于平滑肌细胞和巨噬细胞中，其浓度越高，冠状动脉病变的程度越重。而在冠状AS组织中，Bax、死亡相关蛋白激酶（DAPK）和瞬时受体电位通道5（TRPC5）等凋亡相关基因表达异常是造成细胞凋亡失衡的重要原因。其中，TRPC5出现异常高表达，当降低TRPC5水平时，ox-LDL诱导的巨噬细胞增殖抑制和凋亡促进作用被抑制，其潜在的调节机制为减少Caspase-3表达和Akt信号通路。由此可见，死亡受体介导的凋亡是血管平滑肌细胞和巨噬细胞异常凋亡的主要途径。

（三）心肌细胞凋亡增加

心肌细胞是心脏发挥正常舒缩功能和电活动的载体，其细胞凋亡参与心肌缺血缺氧损伤的病理过程。研究发现，在CHD猝死早期或轻度缺血状态下，细胞凋亡可能为心肌细胞死亡的主要方式，其受Bax和Bcl-2蛋白表达的影响。当Bax/Bcl-2表达失衡时，线粒体途径被激活，促进了心肌细胞凋亡。另有研究报道，心肌缺氧能通过促进Rho相关蛋白激酶1（ROCK1）和Rho相关蛋白激酶2（ROCK2）基因表达，进而激活Caspase-3和p-PI3K介导的凋亡途径。当ROCK1和ROCK2表达沉默时，由缺氧诱导的大鼠心肌细胞增殖减弱及凋亡增强得到一定改善。同时，在CHD猝死心肌组织中，程序性细胞死亡因子4（PDCD4）表达上调能促使细胞过度凋亡，细胞间连接过度破坏和端粒酶表达增强。因此，心肌缺血缺氧能诱导多种凋亡相关因子和炎性因子表达，从而促进心肌细胞出现异常凋亡。

三、现代生物学基础之细胞凋亡

目前，死亡受体信号途径、线粒体途径以及内质网应激（ERS）是细胞凋亡的三大途径。其中，ERS途径是一种新的途径。内质网是细胞内调控蛋白合成、折叠和钙稳态的重要细胞器，对环境变化十分敏感。钙稳态失衡、胆固醇超负荷等理化改变均可导致内质网功能紊乱，导致未折叠或错误折叠的蛋白质在内质网腔内蓄积，进而引起内质网应激。

PERK、ATF6和IRE1是未折叠蛋白信号系统主要的三条信号途径。早期ERS通过激活未折叠蛋白反应使细胞内蛋白质合成暂停、恢复内质网稳态，起到保护细胞作用。在ERS的诱导因素持续存在的情况下，ERS持续进行，并会触发C/EBP同源蛋白（CHOP/GADD153）等通路诱导细胞凋亡。研究发现巨噬细胞的凋亡在AS的进展期尤其是晚期，对维持斑块的稳定性中起重要的作用。王英研究发现经化瘀祛痰方预处理24小时的RAW 264.7巨噬细胞发生凋亡的细胞数明显减少，且呈剂量依赖性。表明化瘀祛痰方对ox-LDL诱导的巨噬细胞损伤具有保护作用。ATF6是ERS途径重要的分子之一。正常情况下主要存在于胞质中。当ERS状态时，ATF6激活，转位到细胞核中，部分作为转录因子与内质网应激反应元件结合（ESRE）编码产生更多的内质网分子伴侣，从而提高内质网内相应信号蛋白的折叠能力。此外，ox-LDL作用巨噬细胞24小时后，ATF6由胞浆转入细胞核内，而化瘀祛痰方含药血清各组，发生核转位的程度减轻，呈现剂量依赖方式。表明化瘀祛痰方可能是通过抑制ATF6的激活而发挥其保护巨噬细胞的作用。CHOP是内质网应激特有的一个转录因子，正常情况下含量很低，主要存在胞质中；细胞应激状态下，表达量会增加。本研究的结果也发现ox-LDL诱导CHOP蛋白表达升高，化瘀祛痰方含药血清可以明显抑制CHOP蛋白表达，表明化瘀祛痰方可能是通过抑制CHOP蛋白表达而抑制巨噬细胞凋亡。Bcl-2是一种抗凋亡蛋白。本研究的结果也发现ox-LDL损伤RAW 264.7巨噬细胞Bcl-2蛋白的表达下降，而化瘀祛痰方增加Bcl-2蛋白的表达，呈剂量依赖方式。表明化瘀祛痰方含药血清可以通过上调Bcl-2蛋白表达而发挥抑制RAW 264.7巨噬细胞凋亡的作用。结论：化瘀祛痰方含药血清可抑制ox-LDL所诱导的RAW264.7巨噬细胞凋亡，其机制可能与抑制内质网应激相关蛋白ATF6的激活以及CHOP蛋白表达，促进Bcl-2蛋白表达有关。程岩岩通过建立AS巴马小型猪模型，发现模型组巴马小型猪心肌Bax表达明显升高，而Bcl-2表达明显降低，Cyto C、Caspase3在心肌表达明显增加，说明脾虚痰浊AS可以降低Bcl-2/Bax的比值从而诱导细胞色素C从线粒体中的释放，激活Caspase3，诱导心肌细胞的凋亡。而健脾化痰祛瘀方治疗的脾虚痰浊AS巴马小型猪心肌细胞Bax表达明显减低，而Bcl-2表达明显升高，Cyto C表达显著减低，Caspase3在心肌表达明显减少，说明健脾化痰祛瘀法可以提高Bcl-2/Bax的比值从而抑制细胞色素C从线粒体中的释放，抑制Caspase3的生成，抑制心肌细胞的凋亡。结论：健脾化痰祛瘀法可以减少脾虚痰浊AS巴马小型猪心肌细胞Bax、Cyto C，Caspase3表达，增加Bcl-2的表达，进而改善心肌细胞凋亡水平。刘玲通过制造心肌缺血再灌注损伤大鼠模型，探讨调脾护心方对心肌缺血再灌注损伤的保护作用及机制，得出：调脾护心方可明显降低大鼠血清磷酸肌酸激酶同工酶、肌钙蛋白Ⅰ、乳酸脱氢酶含量，延缓心肌发生缺血再灌注损伤；可改善心肌病理学变化，保护心肌细胞；可上调PI3K、Akt蛋白的表达，抑制细胞凋亡；可降低Bax mRNA的含量，升高Bcl-2 mRNA的含量，抑制心肌细胞凋亡；调脾护心方预处理对MIRI具有保护作用，具体机制可能与其激活PI3K/Akt信号通路参与调控凋亡基因抑制细胞凋亡有关。唐冰镕采用线栓法制备神经功能缺损模型探讨从脾论治脑病的机制。结果：健脾益气方可以改善大鼠神经功能缺损情况，促进神经功能的恢复，减少神经细胞损伤；健脾益气方上调细胞外基质Fibulin-5的表达，减少Caspase-3蛋白表达，增加P-Akt、P-BAD、Bcl-2蛋白表达，降低凋亡指数AI。结论：健脾益气方可能通过稳定神经元细胞外基质，从而抑制细胞发生凋亡，起到保护脑缺血损伤的作用。

第四节　细胞焦亡

一、定义

细胞焦亡是一种介于坏死和凋亡之间的程序性细胞死亡模式，由炎性小体复合物感知病原信号后，激活Caspase而引起，其通过促使炎性因子释放而参与AS形成与进展，并与斑块的稳定性密切相关。其特征是细胞膜上形成微孔和囊泡，细胞肿胀、破裂，分泌促炎症反应细胞因子，释放细胞质成分至细胞外，对邻近细胞产生促炎信号，快速启动机体天然免疫而引起炎症反应，最终使细胞发生渗透性崩解。其发生机制为内源性和外源性刺激信号通过不同途径作用于炎性小体而激活Caspase-1，介导细胞渗透性肿胀破裂，形成细胞膜小孔，泡内物质流出，IL-1β、IL-18前体裂解并诱导其他炎性因子、黏附分子等合成和释放，放大局部和全身炎症反应。

二、脾与细胞焦亡

肠道中的微生物直接参与饮食物的消化吸收，是脾主运化功能的微观表现；维持肠道菌群平衡是脾主运化的主要生理功能，而肠道菌群失调是脾虚的重要病理因素。脾失健运，肠道菌群失调，代谢生成氧化三甲胺（TMAO）增多，促使肝脏生成SAA，进而激活NLRP3炎症小体，介导巨噬细胞焦亡发生，促进AS免疫炎症反应，导致“脉道不利”。其中，肠道菌群失调，代谢生成TMAO增多是“脾病，脉道不利”的关键环节之一；SAA是激活NLRP3炎症小体的关键分子；NLRP3炎症小体激活，介导巨噬细胞焦亡是关键途径。益气健脾、祛痰化瘀法可能通过调节肠道菌群，进而调控TMAO/SAA/NLRP3炎症小体通路，抑制巨噬细胞焦亡的发生，减少炎症因子IL-1β、IL-18的释放，从而发挥抗炎、调节免疫以抗AS发生发展的作用。

三、现代生物学基础之细胞焦亡

20世纪末，人们一直将细胞凋亡等同于细胞程序性死亡。随着研究的不断深入，逐渐发现细胞程序性死亡包括凋亡、胀亡、自噬以及焦亡。细胞焦亡的诱导、发展和调控与人类健康及疾病发生存在密切关系，已经成为近年来的研究热点之一，可能是多种疾病及病理变化的潜在分子机制。细胞焦亡为近年来研究发现的一种新型细胞程序死亡方式，其发生伴随着炎症反应的发生。NNLRP3是目前研究最为深入的一种炎性小体，它通过识别PAMPs和DAMPs，与ASC相结合，并招募pro-Caspase-1，形成NLRP3炎性小体，进而使Caspase-1活化。NLRP3炎性小体是具有最广泛激活剂的炎性小体。AIM2是第一个被鉴定的非NLR家族蛋白，但它是形成炎性小体的重要成员。AIM2由配体经多个结合位点聚集而形成，具有两个特征性结构域：一个N端PYD结构域和一个C端HIN200结构域。AIM2炎性小体由AIM2、ASC和Caspase-1组成，AIM2通过PYD-PYD相互作用而与ASC结合，然后募集pro-Caspase-1，促进Caspase-1的激活以及IL-1β和IL-18的成熟。另外，GSMDM在2015年被发现，是炎性Caspase的一个底物。GSDMD属于一个功能未知的Gasdermin蛋白家族，

Gasdermin蛋白家族的N端大都可以引发细胞焦亡，并最终通过启动细胞焦亡而激活天然免疫反应。通过CRISPR/Cas9基因组编辑技术，在小鼠巨噬细胞中针对Caspase-1和Caspase-11介导的细胞焦亡通路，分别进行了全基因组范围的遗传筛选，发现所有炎性Caspase的一个共同底物蛋白是GSDMD，该蛋白质的切割对于炎性Caspase激活引发细胞焦亡具有重要作用；这一研究证明了Gasdermin蛋白家族具有诱导细胞焦亡的功能，并且是细胞焦亡的直接和最终执行者。有实验以细胞焦亡为切入点，对化瘀祛痰方防治心脑血管疾病的分子机制进行研究。结果显示，AS家兔心肌发生了缺血的变化，在此过程中有细胞焦亡参与，模型家兔心肌组织及血清IL-18和IL-1β较正常组均升高，经化瘀祛痰方干预后下降；并且模型家兔细胞焦亡相关蛋白AIM2、CASP1、GSDMD及NALP3表达较正常组上升，提示细胞焦亡可以分别通过炎性小体AIM2及NALP3分别介导CASP1蛋白的激活，并且激活GSDMD蛋白诱导细胞焦亡。经过化瘀祛痰方干预后发现CASP1、GSDMD及NALP3蛋白表达均下降，提示化瘀祛痰方能有效抑制细胞焦亡水平。结论：化瘀祛痰方可以通过影响细胞焦亡改善AS家兔心肌的变化。

研究发现，GSDMD蛋白是细胞焦亡中形成细胞孔道的特征性效应分子，其N末端片段的孔隙形成是发生细胞焦亡的驱动因素。Shi等发现，GSDMD-/-鼠细胞焦亡的数量明显减少，可见GSDMD蛋白在细胞焦亡中的重要作用。炎症小体调控细胞焦亡的发生，活化的NLRP3炎症小体是一种基于NLRP3受体寡聚而形成的大分子复合物。NLRP3蛋白通过NACHT结构域发生自我寡聚，借助PYD结构域与接头蛋白ASC发生相互作用，进而通过CARD结构域招募胞内Caspase-1前体，并使之发生自我剪切，释放出具有水解酶活性的成熟Caspase-1。活化的Caspase-1将剪切底物IL-1β及IL-18前体转变成具有促炎功能的成熟IL-1β及IL-18，并释放至胞外。研究发现ox-LDL促进巨噬细胞Caspase-1活化，并且NLRP3/Caspase-1通路参与ox-LDL诱导的人巨噬细胞裂解、DNA断裂以IL-1β和IL-18的产生，缺乏IL-1β可降低ApoE-/-小鼠AS的严重程度。于宁等观察人参皂苷Rb1对高脂血症大鼠肝脏细胞焦亡的影响时发现，模型组大鼠肝脏的GSDMD蛋白及其mRNA显著升高；经过人参皂苷Rb1治疗后，大鼠肝脏的GSDMD蛋白及其mRNA表达显著降低，说明人参皂苷Rb1具有抑制高脂血症大鼠肝脏细胞焦亡的作用。模型组大鼠肝脏NLRP3、Caspase-1、IL-1β和IL-18蛋白及mRNA表达显著升高，提示细胞焦亡参与了高脂血症大鼠肝细胞的损伤过程，而肝细胞焦亡相关因子NLRP3、Caspase-1、IL-1β和IL-18可能是引起炎症反应的重要因素。经过人参皂苷Rb1治疗后，大鼠肝脏的NLRP3、Caspase-1、IL-1β和IL-18蛋白及mRNA表达显著降低，说明人参皂苷Rb1具有一定程度的抑制高脂血症大鼠肝脏细胞焦亡的作用。结论：人参皂苷Rb1通过降低肝细胞焦亡相关因子的表达实现对高脂血症大鼠肝脏的保护作用。

第五节　线粒体功能

一、定义

线粒体是真核细胞的细胞动力。其主要功能是通过氧化磷酸化的过程产生ATP。ATP

是一种以化学键形式储存能量的核苷酸。能量来自细胞营养物质，主要来自葡萄糖和脂肪酸，这些需要能量的细胞功能包括膜转运、合成化合物以驱动代谢反应和机械功。它们是柔性的和杆状的，直径在0.5～1.0μm。线粒体的膜系统由光滑的线粒体外膜和折叠的线粒体内膜组成，被一个称为膜间空间的狭窄空间隔开。矩阵空间，或是晶间空间，线粒体是由内膜包围的大空间，这些成分在细胞功能中发挥着重要作用，并对线粒体的主要功能做出贡献。

线粒体为动物细胞提供能量，外膜上有大量的孔蛋白，是跨膜蛋白通道它允许大分子和小分子自由扩散。它可以允许大到10kDa的分子和小到6kDa的分子。这种膜对离子和小分子具有相对的渗透性，因此膜间空间的内容物类似于细胞质。然而，线粒体的主要功能被发现在线粒体内膜和基质空间线粒体内膜折叠成嵴，为ATP的合成提供了更大的表面积。该膜含有大量的心磷脂，这使后者几乎不渗透质子、电子和离子的磷脂。ATP合成酶和呼吸链，这两种蛋白质复合物，ATP合成酶负责ATP的生成，而呼吸链保持质子梯度，为氧化磷酸化提供能量。基质空间充满了一种稠密的液体，主要由负责将脂肪酸和丙酮酸降解为代谢中间乙酰辅酶a的酶组成，丙酮酸是葡萄糖代谢的初始产物，在细胞质中被运输到线粒体中。基质空间也包含线粒体遗传系统，线粒体双链环状脱氧核糖核酸（cDNA）和线粒体基因组表达所需的酶，虽然有自己的遗传系统，但线粒体正常形成和功能所需的基因编码蛋白质位于细胞核的基因组中。

二、脾与线粒体功能

线粒体能量代谢是脾主升清功能正常的重要体现。脾主运化，以升清为主，为后天之本，将饮食化为水谷精微，向上输于心、肺、头目等，通过心肺的作用化生气血，滋养、濡润机体各脏腑组织器官，是维持线粒体功能的必要物质来源，同时与线粒体转化氨基酸、脂肪、糖通过三羧酸循环进行物质代谢和能量代谢功能相似。线粒体为半自主性细胞器，其DNA的调节受很多后天因素的影响，这与脾为后天之本相吻合。

三、现代生物学基础之线粒体功能

线粒体ROS、能量代谢与AS研究表明，促进AS疾病的条件因素如高血糖、吸烟，会增加线粒体活性氧（mitoROS）生成从而促进mtDNA氧化损伤。由于mtDNA靠近线粒体ROS的来源，又缺乏保护性的组蛋白，它容易积累氧化损伤。随着mtDNA损伤的增加，足够的mtDNA损伤可导致线粒体和细胞功能障碍。已证实mitoROS的生成增加、mtDNA损伤积累与线粒体（呼吸链）进行性功能障碍之间的关联性，及其在AS动物模型中的作用。增多的mitoROS使线粒体膜通透性转换孔开放，破坏线粒体膜电位，解偶联呼吸链，引发线粒体能量生成障碍。mtDNA损伤和线粒体能量代谢障碍，被认为在衰老和维持斑块完整性所必需的VSMCs能量下降中发挥着重要作用。VSMCs是血管壁和斑块的主要合成和结构成分。为了应对AS形成过程中的损伤，VSMCs将从收缩型向合成表型转化，并在斑块中缓慢增殖、完成更多的细胞分裂，这也引发了mtDNA损伤反应。VSMCs的增殖和修复需要线粒体提供更多的ATP，同时线粒体产生过量ROS和氧自由基，从而进一步导致mtDNA损伤、基因组不稳定和线粒体能量生成障碍。这些都会加速AS斑块的形成，并限制VSMCs的再生。杨关林教授团队之前的研究也证实在AS的模型中，mitoROS生成增多，线粒体能量代谢异常。

线粒体氧化应激、炎症反应与AS线粒体不仅产生ATP和ROS，而且在免疫反应中起着关键作用。线粒体被认为是促AS炎症信号的调节因子。在AS形成过程中，脂肪酸和甾醇晶体等代谢应激因子可聚集在线粒体上，并与mtDNA损伤结合刺激炎症反应。而氧化应激和细胞氧化还原失衡也会导致内皮功能障碍。由于一氧化氮的减少导致一氧化氮介导的细胞信号通路的缺失，从而在内皮依赖性血管扩张剂和内皮源性血管收缩剂（如血管紧张素Ⅱ）之间造成失衡。在这种情况下，内源性一氧化氮合酶有利于产生ROS，从而激活内皮细胞。内皮细胞的活化存在可逆性，活化的内皮细胞在炎症刺激停止后可能会回到静止状态。而未受抑制的内皮细胞活化可能导致内皮细胞凋亡。斑块巨噬细胞表现出介于M1和M2两个极端之间的表型范围，可发生功能表型的转换。经典的M1巨噬细胞是由炎症细胞因子包括TNF-α诱导的。M1巨噬细胞特点是表达广谱促炎细胞因子和趋化因子，这些巨噬细胞还释放高水平的ROS和一氧化氮（NO），进而诱导循环中的单核细胞和免疫炎症细胞在动脉病变部位聚集，从而促进炎症的发展，加速AS斑块形成。M2巨噬细胞由Th2细胞因子诱导，分泌大量抗炎IL-10，通过抑制炎症反应，产生抗AS作用。在AS斑块病变中，M2巨噬细胞明显减少，而M1巨噬细胞明显增加。

线粒体自噬、细胞凋亡与AS线粒体自噬对维持线粒体健康非常重要。通过线粒体自噬途径可及时清除受损线粒体，维持ROS在一个较低水平。线粒体自噬是一种特殊形式的自噬，溶酶体在自噬过程中隔离并降解功能失调的线粒体，并回收其成分以再次利用。通常线粒体自噬能降解受损的线粒体，但mtDNA可逃避降解并激发炎症反应；mtDNA也可被释放到循环中，导致全身炎症反应。线粒体自噬过程紊乱，功能失调的线粒体增多，产生大量ROS。ROS是自噬的上游调节器，ROS生成增多使mPTP开放，线粒体膜通透性下降，释放细胞色素C，激活胞浆内的Caspase-9，触发包括细胞凋亡在内的细胞死亡。因线粒体调控细胞凋亡/死亡，故破坏其结构或功能可促进细胞凋亡。内皮细胞凋亡，导致不可逆的内皮损伤、内皮细胞破碎并与内膜分离或内皮细胞功能障碍，造成AS发生及血管内皮细胞通透性增加，容易引发脂质沉积，促使AS的发生和发展。而线粒体呼吸链功能障碍与血小板来源的VSMCs样本中线粒体自噬增多有关。平滑肌细胞的过度死亡导致胶原合成减少，纤维帽变薄，斑块不稳定，病变血栓形成和急性临床事件。巨噬细胞凋亡和氧化应激增加会导致斑块面积增加和坏死，加速AS进展。氧化应激加上有缺陷的自噬可能在调节AS斑块发展中发挥根本作用。

有研究发现cAMP/PKA-Gp通路是细胞能量代谢的主要通路，并从正常大鼠、脾气虚大鼠、鱼藤酮损伤大鼠的下丘脑组织中发现脾虚大鼠和鱼藤酮损伤大鼠的cAMP的活性降低，蛋白激酶A（PKA）、糖原磷酸化酶（Gp）、磷酸化酶激酶（PHK）、mRNA以及蛋白表达均降低。在给予健脾药物之后，脾气虚大鼠和鱼藤酮损伤大鼠的cAMP活性增加，PAK、Gp、PHK、mRNA以及蛋白质的表达均较之前增多。鱼藤酮是抑制线粒体发生氧化还原反应的物质之一，因此，脾气虚大鼠与线粒体功能障碍可能都与cAMP/PKA-Gp通路有关，影响能量的代谢，进而发展成为AS。

第六节　氧化应激

一、定义

氧化应激是活性氧过量生成，细胞内抗氧化防御系统受损，导致氧自由基及相关代谢产物过量聚集，从而对细胞产生多种毒性作用的病理状态。氧化应激学说是AS发病学说的重要组成部分，认为在病理状态下出现氧化应激，活跃的氧自由基进一步损伤脂质、蛋白质、核酸等生物大分子，其中脂质过氧化是氧化应激致AS血管损伤的关键病理环节。

二、现代生物学基础之氧化应激

氧化应激可以由ROS引发，当活性氧的产生过多和抗氧化系统之间出现了不平衡的现象时氧化应激产生，导致细胞的损伤凋亡等。杨关林团队通过实验证明脾虚痰浊AS巴马小型猪模型可以对心肌线粒体造成氧化损伤，诱导凋亡。在AS过程当中，如果CAT、GSH-Px含量下降，会导致对自由基的清除能力下降，导致大量氧自由基积蓄，细胞生物膜的功能被破坏，细胞受损伤，氧化应激作用增强，MDA等毒性物质增多。结果表明，健脾化痰祛瘀方可以提高CAT、GSH-Px含量从而减少脂质过氧化物反应的最终产物MDA，从而减少氧化应激的损伤。健脾化痰祛瘀方可以减少脾虚痰浊AS巴马小型猪心肌线粒体ROS、MDA的生成，增加其抗氧化酶CAT、GSH-Px的表达，从而减少心肌线粒体的氧化应激水平。

现在认为血管内皮细胞的损伤和功能改变是AS发生、发展的始动环节，在动脉斑块进展过程中起着重要作用。ox-LDL是LDL被氧化后的产物，其主要通过细胞毒性作用及参与氧化应激作用直接损伤内皮细胞，其还可以通过促进泡沫细胞形成、促进血管平滑肌细胞的增殖等参与AS的形成。细胞自噬又称为Ⅱ型细胞死亡，是细胞在自噬相关基因的调控下利用溶酶体降解自身受损的细胞器和大分子物质的过程。适度的自噬对AS具有保护作用，过度的自噬却会导致细胞死亡，不利于斑块的稳定性。近来的研究发现，ox-LDL能够诱导血管内皮细胞自噬，导致微管相关蛋白1轻链3（LC3）和Bcl-1表达增加。Martinet等研究发现，LDL、炎症以及氧化应激可以促进AS斑块中细胞的自噬。斑块细胞通过自噬降解受损伤的细胞器从而防止外部氧化应激损害。有实验结果显示，ox-LDL 100mg/L刺激细胞12小时后，细胞内SOD活力降低，MDA含量明显增多，造成内皮细胞氧化应激损伤。且发现ox-LDL能够诱导血管内皮细胞自噬。而与模型组相比，丹参酮ⅡA干预后细胞内MDA含量降低，SOD活力增高，血管内皮细胞自噬增强，表明丹参酮ⅡA能够促进氧化损伤的内皮细胞自噬活性。丹参酮ⅡA对EA. hy926细胞具有抗氧化应激损伤的作用且此作用可能通过诱导血管内皮细胞的自噬进而发挥。PI3K/Akt/mTOR信号通路，参与调控细胞的增殖、代谢、生长、分化、凋亡等多种生命现象，同时在炎症、肿瘤、代谢和心血管疾病的发病机制中起重要作用。Altman等研究发现氧化应激能够引起斑块细胞的自噬，其中PI3K/Akt/mTOR信号通路起到关键的调节作用。有研究表明，PI3K/Akt/mTOR信号通路是参与自噬调控的一个重要信号通路，在自噬调控中发挥着重要的作用。营养不足、缺氧、氧化应激等不利因素均会抑制PI3K的活性，从而使下游Akt活化减少，抑制细胞增殖，诱导细胞发生自噬和凋亡。王和峰等研究发现抑制PI3K能减少兔原代巨噬细胞自体吞噬。通过Ⅰ型PI3K激酶抑制剂LY294002阻断PI3K通路，能够部分抑制丹参酮ⅡA诱导的自噬，使mTOR和Akt磷酸化水平均减少，并且进一步导致MDA含量增高，SOD活力降低。说明丹参酮ⅡA通过PI3K/Akt/mTOR信号通路上调自噬，进而减轻ox-LDL诱导内皮细胞的氧化应激损伤。丹参酮ⅡA可能通过调控PI3K/Akt/mTOR信号通路促进自噬，对ox-LDL诱导的EA.Hy926细胞氧化应激损伤起到保护作用，进而防治AS。

AS的发生是由于血管内皮细胞和平滑肌细胞受到各种危险因子（如机械损伤、免疫复合物），特别是ox-LDL损伤，使血管局部产生一种过度慢性炎性增生反应，而在该生物学改变过程中，内皮细胞功能障碍是AS发生发展的重要基础病理改变，当内皮细胞出现形态结构受损和功能改变，血管屏障功能遭到破坏，血液中的脂质和单核细胞等则更容易沉积在内皮下间隙，进而形成泡沫细胞，导致AS等一系列病理损伤。ox-LDL作为导致血管内皮损伤的主要原因，可以通过直接损伤内皮细胞和与血凝素样氧化型低密度脂蛋白受体-1（LOX-1）结合两种途径诱导内皮细胞氧化应激损伤，进而促使白细胞黏附迁移、泡沫细胞形成、脂质沉积、平滑肌细胞增殖、血管收缩性改变、粥样斑块脆性增加及破裂等病理性损伤的发生，加速AS发展。因此，张妮选用ox-LDL诱导EA.hy926细胞形成氧化应激损伤模型，结果发现，与正常组比较，模型组MDA含量增高，SOD活力降低，说明模型组EA.hy926细胞发生了氧化应激损伤；而与模型组比较，丹参酮ⅡA+模型组MDA含量降低，SOD活力增高，说明丹参酮ⅡA对EA.hy926细胞具有抗氧化应激损伤的保护性作用。自噬是真核细胞特有的一种不同于凋亡的生命方式，是细胞通过溶酶体降解内源性底物的重要生物学过程，具有高度的进化保守性，对维持细胞结构、代谢和功能的平衡发挥着重要生物学作用。自噬与多种疾病的发生发展有着密切关系，在疾病进展的不同阶段对细胞所产生的影响是不同的，不同程度自噬对机体的作用亦是不同的。研究发现，适度自噬对AS具有保护作用，过度自噬却会导致细胞死亡，不利于斑块的稳定性。ox-LDL、内质网应激、炎症等与AS发生相关的因素均可促进斑块内细胞发生自噬。其中，有研究发现ox-LDL可以影响氧化应激，改变细胞内的钙离子浓度，激活内质网应激，诱导细胞凋亡，而在此过程中自噬也被激活，其机制可能是通过Ca^{2+}/钙依赖蛋白激酶抑制mTOR的激活，进而激活自噬。此研究利用Western blot技术检测EA.hy926细胞LC3-Ⅰ/LC3-Ⅱ自噬小体蛋白表达情况，结果发现：与正常组比较，模型组自噬增强，自噬抑制剂3-MA组自噬减弱；与模型组比较，3-MA能够抑制模型组自噬水平。检测各组EA.hy926细胞MDA含量和SOD活力，结果发现：与模型组比较，模型+3-MA组MDA含量增高，SOD活力降低，说明抑制自噬可导致EA.hy926细胞氧化应激损伤增强，在本过程中模型组EA.hy926细胞因受到ox-LDL诱导而影响氧化应激，发生氧化应激损伤，反馈性的促使自噬激活，但被激活的自噬程度较低，尚未能够逆转其本身的氧化应激损伤，因此仍表现为氧化损伤；当于模型组加入自噬抑制剂3-MA时，EA.hy926细胞自噬明显受到抑制，氧化应激损伤增强。从以上结果可以看出，内皮细胞氧化应激损伤与自噬关系非常密切。进一步研究发现，与正常组比较，模型组和丹参酮ⅡA组自噬小体LC3-Ⅰ/LC3-Ⅱ蛋白表达增强，说明丹参酮ⅡA能够促进内皮细胞自噬；与模型组比较，丹参酮ⅡA+模型组自噬小体LC3-Ⅰ/LC3-Ⅱ蛋白表达进一步增强，说明丹参酮ⅡA能够促进氧化损伤的内皮细胞自噬活性。为进一步证实自噬增强在丹参酮

ⅡA保护ox-LDL诱导EA.hy926细胞氧化应激损伤中的作用，结果发现：自噬抑制剂3-MA预处理后丹参酮ⅡA对ox-LDL诱导EA.hy926细胞氧化应激损伤的保护作用明显降低。进一步实验发现丹参酮ⅡA能够增强氧化应激损伤EA.hy926细胞自噬相关蛋白Atg3、Atg7、Atg5-Atg12、LC3-Ⅰ/LC3-Ⅱ的表达水平，说明丹参酮ⅡA能够促进氧化损伤内皮细胞自噬小体的形成；加入自噬抑制剂后，丹参酮ⅡA促进氧化损伤EA.hy926细胞自噬小体的形成过程受到抑制。结论：丹参酮ⅡA可能通过调节EA.hy926细胞自噬小体形成信号通路即Atg12-Atg5通路和LC3-PE通路相关蛋白，发挥其保护EA. hy926细胞抗氧化应激损伤的生物学活性，进而防治AS的发生发展。

第七节　铁死亡

一、定义

铁死亡是一种调节性细胞坏死方式，具有不同于凋亡、自噬的特征。在形态学上，其伴随质膜起泡、线粒体皱缩、嵴减少或消失和膜密度增加；在生化上，其伴随铁和自由基的聚集以及谷胱甘肽的耗竭，其发生过程可被亲脂性抗氧化剂、铁螯合剂抑制，但不可被凋亡、坏死和自噬等抑制剂所抑制，故为一种铁依赖性脂质过氧化导致的新型细胞死亡方式。其发生伴随铁依赖性脂质活性氧的积累和质膜多不饱和脂肪酸的消耗，涉及脂质代谢、氨基酸代谢和铁代谢三个过程。

二、铁死亡与心脑血管疾病危险因素

心脑血管疾病是以血管异常为诱因，以AS为病理基础的疾病，高血压、血脂异常、糖尿病等均会增加心脑血管疾病的发病率。目前尚无直接证据证明铁死亡参与AS的致病过程，但相关研究表明，动脉斑块的形成与血管内皮细胞的脂质过氧化、铁沉积及其损伤后的脂质沉积、微血管生成等有关。此外，Guo等发现，GPX4的过表达可抑制ApoE-/-小鼠中的斑块形成；Sakai等发现，GPX4缺失可诱导人脐静脉内皮细胞死亡，并且可被铁死亡特异性抑制剂Fer-1改善。

三、现代生物学基础之铁死亡

目前有研究证明铁死亡在心脑血管疾病的发生中发挥着重要作用。Baba等研究表明，铁死亡是心肌梗死区细胞死亡的重要原因，mTOR可通过调节ROS和铁的代谢来抑制成年小鼠心肌细胞的铁死亡过程。Li等研究发现，在心脏移植或心脏冠状动脉闭塞导致的再灌注损伤中，心肌细胞会发生铁死亡并释放炎症介质，激活TLR4/TRIF/I型IFN炎症信号通路，促进中性粒细胞与冠状动脉内皮细胞的黏附募集，加重心脏损伤；使用铁死亡抑制剂Fer-1后，可降低移植心脏中心肌细胞的肺动脉栓塞水平，减少心肌细胞铁死亡，缩小冠状动脉结扎诱导的心脏梗死面积，改善左室收缩功能并减少左室重构。Liu等研究表明，在压力超负荷介导的心力衰竭大鼠模型中伴随铁死亡的发生，葛根素可通过诱导铁蛋白FTH1和GPX4的生成以及降低ROS、NOX4的产生来抑制心肌细胞的铁死亡过程，改善大鼠模型的

心脏功能。Zhang等发现ICH后24小时，脑组织中GPX4蛋白水平降低，通过Fer-1阻断铁死亡可改善脑损伤，因此GPX4可能通过介导铁死亡参与大鼠脑出血的继发性脑损伤，增加GPX4的表达可减轻ICH诱导的脑损伤。Xie等发现，铁死亡参与了创伤性脑出血的损伤过程，创伤性脑出血的发生会导致铁沉积，GPXs活性降低和ROS的积累；使用黄芩素和脑室注射Fer-1均可显著减轻组织损伤，改善大脑的认知功能。

现代医学研究认为，AS的发病机制涉及多种危险因素和复杂事件，主要是由于长期的血脂异常导致LDL尤其是被修饰的LDL等沉积于血管内膜，导致血管通透性改变，发生氧化应激反应，尤其是低氧因子作用下，通过氧化损伤导致各种急慢性炎性反应。ROS是线粒体进行能量代谢过程中形成的氧自由基以及衍生的氧化产物的统称，其比氧气具有化学活性，在动脉内皮损伤中发挥关键作用，包括引起内皮功能障碍、LDL氧化以及激活炎性反应。在ROS对血管内膜损伤过程中，会产生大量的不饱和脂肪酸代谢产物MDA，MDA为具有较强毒性的脂质自由基，能够进一步加剧内膜损伤，SOD则是清除氧自由基重要的金属抗氧化酶，SOD能够催化ROS产生歧化反应，从而清除氧自由基以减少对血管内膜的损伤。细胞内沉积的脂质过氧化主要是由GPX4将其还原为相应的醇或水，GSH是一种能够清除脂类氢过氧化物的抗氧化酶，GSH在GPX4的催化作用下，具有较强的抗氧化和清除脂质过氧化物的作用，而GSH的过度消耗则会导致GPX4不能催化GSH还原过氧化物，而加重氧化应激导致铁死亡的发生。胱氨酸主要用于细胞内GSH合成，而胱氨酸主要是由胱氨酸/谷氨酸反转运体系统中的轻链亚基（SLC7A11）将其从细胞外转运到细胞内，同时能够将细胞内的谷氨酸转移至细胞外，如果SLC7A11表达被抑制则会导致胱氨酸摄取不足，直接导致GSH合成减少，加剧氧化损伤并促进铁死亡形成，而细胞肿瘤抗原（p53）亦是SLC7A11重要的上游基因，能够直接抑制SLC7A11的表达，同时能够激活前列腺素G/H合酶2（PTGS2）表达，导致还原型烟酰胺腺嘌呤二核苷酸磷酸氧化酶1（NOX1）介导的脂质过氧化水平升高，增加ROS反应进而导致细胞发生铁死亡。杨关林教授团队在以氧化损伤诱导的铁死亡为切入点深入探讨痰瘀论治AS的理论内涵时发现，以健脾化痰、活血祛瘀为治法的二陈汤合桃红四物汤能够增加AS小鼠血清SOD和GSH水平，降低MDA水平，表明二陈汤合桃红四物汤能够改善AS小鼠氧化损伤水平，同时也检测了氧化损伤过程中与氧化自由基含量及氧化应激密切相关的基因NOX1、PTGS2 mRNA和COX2蛋白表达水平，发现二陈汤合桃红四物汤能够降低NOX1、PTGS2 mRNA和COX2蛋白表达水平，再次证明二陈汤合桃红四物汤能够改善AS小鼠氧化应激反应。为了证明本研究中氧化应激诱导了铁死亡的发生，本研究还检测了小鼠主动脉FTH1蛋白表达水平，FTH1具有铁氧化酶活性，可调控储存铁离子，对维持铁的稳态并将铁传递到细胞中发挥重要作用。FTH1 mRNA表达减少与铁死亡发生密切相关，最近研究发现，自噬增加可降解铁蛋白FTH1的表达从而增加铁水平，导致芬顿反应而发生氧化损伤。RT-PCR检测各组小鼠主动脉p53、SLC7A11、GPX4 mRNASA水平显示，二陈汤合桃红四物汤能够抑制p53 mRNA表达，同时增加SLC7A11、GPX4 mRNA水平。因此得出结论，二陈汤合桃红四物汤能明显改善情况，其机制可能与调控p53/SLC7A11介导的氧化损伤及抑制细胞铁死亡有关。

第八节　血管内皮结构和功能

一、血管内皮细胞的生理功能

血管内皮细胞主要由存在于心、血管和淋巴管内表面的扁平上皮细胞组成，是一层有活性的细胞，主要生理功能是屏障功能，是血液与血管壁之间的屏障，同时具有重要的内分泌功能，可合成和释放多种内皮衍生的血管活性因子，具有减少血管通透性、抑制细胞的迁移与趋化、调节血管收缩与舒张、抑制血小板聚集和抗黏附等多种生理功能。内皮功能受损是AS发生的首发步骤，且贯穿AS发生发展全过程。

二、影响血管内皮细胞功能障碍相关因子

AS过程开始于血管内皮细胞功能障碍。大多数心脑血管疾病的发病介质可激活内皮细胞，导致趋化因子、细胞因子、黏附分子和其他促炎因子表达显著增加。血管内皮细胞损伤、内皮功能障碍是AS的起始环节，其参与AS的启动和进展过程。内皮功能障碍及形态学损伤引起白细胞-内皮细胞黏附、血管收缩、血小板聚集、氧化应激、平滑肌增殖及血栓形成。

内皮细胞通过释放舒血管因子降低血管通透性，近年来研究证明NO是内皮细胞重要的舒血管因子。NO在扩张血管，抑制血小板黏附、聚集，抑制白细胞-内皮细胞黏附和平滑肌细胞增殖等方面发挥重要作用。NO通过环磷酸鸟苷介导使内皮细胞Ca^{2+}减少，达到调节血管张力的目的。有研究表明，NO合成减少、生物利用度降低、NO通路功能障碍等参与AS的发病过程。

内皮素（ET）不仅存在于血管内皮，也广泛存在于各种组织和细胞中，是调节心血管功能的重要因子，在维持基础血管张力与心血管系统稳态发挥重要作用。ET是迄今所知最强的缩血管物质，NO是最重要的舒血管因子，两者认为是反映血管内皮功能的代表性指标。相关研究表明，促进损伤细胞NO分泌，抑制ET分泌，能维持血管收缩和舒张的平衡，提高各种抗氧化剂在体内活性，进而上调体内抗氧化系统的活性，清除过多自由基，降低细胞凋亡率，最终达到保护血管内皮细胞目的。

血管紧张素Ⅱ（AngⅡ）由内皮细胞将血液中的血管紧张素Ⅰ转化而来，参与肾素-血管紧张素-醛固酮系统（RAAS）组成。AngⅡ与血管紧张素1受体相结合，激活还原型辅酶Ⅱ氧化酶，从而产生活性氧，尤其是超氧阴离子。这些物质将NF-κB信号通路激活，诱导促炎性介质如iNOS、ICAM、TNF-α和其他趋化因子。因此AngⅡ及其产物是重要的细胞机制，在诱导血管壁损伤中起主要作用，引起氧化应激和血管炎症，导致血管内皮细胞功能障碍，并与AS发展有关。

血管内皮细胞损伤后，可分泌多种黏附分子，如VCAM-1、连接黏附分子（JAMs）、血小板-内皮细胞黏附分子-1等，均属于免疫球蛋白超家族，这些物质可趋化单核细胞及T淋巴细胞黏附于血管内皮。动脉硬化发生早期，白细胞黏附、聚集是一个重要环节，正常的血管内皮不与白细胞发生黏附，但在血管硬化部位白细胞黏附于内膜表面，并穿透内

皮细胞间连接进入到内膜，内皮细胞表面表达的黏附分子参与白细胞进入内膜的过程。

血管内皮生长因子（VEGF）是由Ferrara和Henze首先在体外牛垂体滤泡细胞培养分离出的一种血管调节物质。VEGF是由两个相同多肽链以二硫键组成的同源二聚体糖蛋白，由内皮细胞、平滑肌细胞、巨噬细胞分泌产生，它能作用于内皮细胞，促进细胞有丝分裂进而引起血管新生，具有较强的特异性。VEGF具有增强血管通透性作用。当发生AS时，血管内皮细胞VEGF的表达会增加，诱导新生血管形成，血管壁的厚度就会增加，进一步促进AS的发展。

前列环素（PGI2）主要由血管内皮细胞产生，是血管平滑肌舒张剂和血小板聚集抑制剂，它是花生四烯酸的代谢产物，其半衰期短，是一种在局部起作用的不稳定活性物质。PGI2降解后形成稳定的6-酮-前列腺素，因此，临床上常通过6-酮-前列腺素反映PGI2的水平。PGI2是血栓素的对抗剂，通过激活腺苷酸环化酶，使血小板前列醇内cAMP含量增高，从而导致血管舒张反应、抑制炎症介质释放、拮抗血栓烷A2（TXA2）的缩血管和血小板聚集作用。生理状态下，PGI2和TXA2处于动态平衡，共同维持血管的正常生理功能。内皮功能障碍，PGI2和TXA2之间的平衡打破，引起血小板聚集、炎症介质增加，发生一系列病理反应，加速AS进展。

三、现代生物学基础之血管内皮结构和功能障碍

杨关林团队通过实验证明血管内皮结构和功能障碍是从脾论治心脑血管疾病的现代生物学基础之一，健脾化痰方能够有效改善高脂血症脾虚痰浊证小猪的血管内皮功能障碍。在制造高脂血症脾虚痰浊小型猪模型24周时，模型组血清和内皮组织匀浆中tNOS、iNOS水平均高于对照组，eNOS、NO水平低于对照组，提示高脂血症脾虚痰浊证小型猪血管内皮功能明显损伤；同时模型组血清和内皮组织匀浆中ET-1和ICAM-1水平均明显升高，再一次证明模型组小型猪血管内皮损伤并且存在血管炎症的发生。而给药组上述各指标虽较对照组差，但均较模型组明显改善，提示健脾化痰方能有效改善高脂血症脾虚痰浊证小型猪血管内皮功能，可能是其治疗高脂血症脾虚痰浊证的作用机制之一。进一步实验研究显示，与正常组比较，模型组NO水平显著降低、ET-1水平显著升高；与模型组比较，健脾化痰组小猪NO水平显著升高、ET-1水平显著降低；上述结果提示，模型组小猪血管内皮功能障碍，NO合成降低、ET-1生成增多，在高血脂的条件下，加速了血管内皮受损；而经过24周健脾化痰中药预防性治疗，健脾化痰组NO、ET-1水平均得到明显改善，其原因可能与应用健脾化痰中药治疗有关；经过健脾化痰方24周预防性治疗后，S1PR1、PI3K蛋白水平表达显著升高，Akt、eNOS蛋白磷酸化水平显著升高；以上结果提示，健脾化痰方可能通过上调S1PR1/PI3K/Akt/eNOS信号通路，改善血管内皮功能障碍。高脂血症脾虚痰浊证小型猪在第24周存在S1PR1/PI3K/Akt/eNOS信号通路表达水平改变，提示高脂血症脾虚痰浊证小型猪出现血管内皮功能障碍，健脾化痰方预防性治疗对高脂血症脾虚痰浊证小型猪血管内皮损伤具有保护作用，其机制可能是通过激活S1PR1/PI3K/Akt/eNOS信号通路实现的。

采用复合因素塑造大鼠脾气虚证模型，与正常组相比，模型组大鼠血管内皮因子发生明显变化，ET-1水平显著升高，NO含量有降低趋势，VEGF水平明显降低，提示脾气虚的发生与进展与血管内皮障碍具有相关性，推测虚-痰-瘀可能贯穿脾气虚的病机演变进程，

脂质代谢异常所致的血管内皮功能障碍可能是“因痰致瘀”的现代医学本质。脾气虚证进程中会发生血管内皮功能变化，推测以脾气虚为肇始，进而痰浊留滞，因痰致瘀，痰瘀互结，致使脉道不利（血管功能紊乱），可能是病情发展的重要途径，而痰瘀的形成与血管内皮功能障碍密切相关。通过健脾化痰祛瘀法可改善脾气虚证的临床症状，调整脾气虚大鼠的血管内皮功能，减缓或抑制脾气虚证的演变进程。

第九节　氧自由基

一、定义

自由基，化学上也称为“游离基”，是含有一个不成对电子的原子团。由于原子形成分子时，化学键中电子必须成对出现，因此自由基就到处夺取其他物质的一个电子，使自己形成稳定的物质。在化学中，这种现象称为“氧化”。生物体系主要遇到的是氧自由基，例如超氧阴离子自由基、羟自由基、脂氧自由基等。加上过氧化氢、单线态氧和臭氧，通称ROS。体内ROS自由基具有一定的功能，如免疫和信号传导过程。但过多的ROS自由基就会有破坏行为，导致人体正常细胞和组织损坏，从而引起多种疾病。

二、脾与氧自由基

脾为后天之本，气血生化之源，脾主运化。脾失健运，痰浊内生。作为病理产物性病因之一，痰致病具有广泛性等特点，故有“百病多由痰作祟”之说。方永奇最早提出：自由基是一种由机体本身不停生成的病理产物，当这种病理产物与体内的大分子物质相结合后，所生成的过氧化物又变成新的病因造成其他病变。中医痰证理论与自由基的共同之处在于二者均为病理产物性病因，且两者均具有复杂性、广泛性和多变性的致病特点。李保东等通过检测和分析67例中风患者的自由基水平后发现中风病痰证组患者与非痰证组和对照组相比，其MDA含量明显升高，SOD含量明显降低。方永奇等研究证实痰证患者的过氧化脂质水平上升，而谷胱甘肽过氧化物酶及SOD含量降低。故可以通过测定机体内自由基的水平来间接地反映一个人体内“痰浊”的严重程度。

三、现代生物学基础之氧自由基

ROS是线粒体进行能量代谢过程中形成的氧自由基以及衍生的氧化产物的统称，其比氧气具有化学活性，在动脉内皮损伤中发挥关键作用，包括引起内皮功能障碍、低密度脂蛋白氧化以及激活炎性反应。在ROS对血管内膜损伤过程中，会产生大量的不饱和脂肪酸代谢产物MDA，MDA为具有较强毒性的脂质自由基，能够进一步加剧内膜损伤，SOD则是清除氧自由基重要的金属抗氧化酶，SOD能够催化ROS产生歧化反应，从而清除氧自由基以减少对血管内膜的损伤。细胞内沉积的脂质过氧化主要是由脂膜修复酶GPX4将其还原为相应的醇或水，GSH是一种能够清除脂类氢过氧化物的抗氧化酶，GSH在GPX4的催化作用下，具有较强的抗氧化和清除脂质过氧化物的作用，而GSH的过度消耗则会导致GPX4不能催化GSH还原过氧化物，而加重氧化应激。

氧化应激可以由ROS引发，当活性氧的产生过多和抗氧化系统之间出现了不平衡的现象时氧化应激产生，导致了细胞的损伤凋亡等。程岩岩等证明脾虚痰浊AS巴马小型猪模型可以对心肌线粒体造成氧化损伤，诱导凋亡。在AS过程当中，如果CAT、GSH-Px含量下降，会导致对自由基的清除能力下降，导致大量的氧自由基积蓄，细胞生物膜的功能被破坏，细胞受损伤，氧化应激作用增强，MDA等毒性物质增多。应用健脾化痰祛瘀方可以提高CAT、GSH-Px含量从而减少脂质过氧化物反应的最终产物MDA，从而减少氧化应激的损伤。本实验中，模型组巴马小型猪心肌Bax表达明显升高，而Bcl-2表达明显降低，Cyto C、Caspase3在心肌表达明显增加，说明脾虚痰浊AS可以降低Bcl-2/Bax的比值从而诱导细胞色素C从线粒体中的释放，激活Caspase3，诱导心肌细胞的凋亡。而健脾化痰祛瘀方治疗的脾虚痰浊AS巴马小型猪心肌细胞Bax表达明显减低，Bcl-2表达明显升高，Cyto C表达显著减低，Caspase3在心肌表达明显减少，说明健脾化痰祛瘀法可以提高Bcl-2/Bax的比值从而抑制细胞色素C从线粒体中的释放，抑制Caspase3的生成，抑制心肌细胞的凋亡。脾虚痰浊AS巴马小型猪心肌线粒体产生过多的氧自由基，氧自由基损伤可以使心肌组织的抗氧化系统失衡，过量的氧自由基作用于线粒体，破坏线粒体的内膜，破坏其功能，产生了氧化反应，破坏正常的心肌组织。由此可见，健脾化痰祛瘀方能够减少脾虚痰浊AS巴马小型猪心肌自由基的生成，同时能够增强清除自由基的防御体系，从而达到提高线粒体的氧化功能来减少氧化损伤，减少线粒体内的氧化应激及其造成的线粒体损伤，减少心肌细胞的凋亡，起到保护心肌的作用。

第十节　血液流变学

一、定义

血液流变学是生物力学及生物流变学的分支，是研究血液宏观流动性质，人和动物体内血液流动和细胞变形，以及血液与血管、心脏之间相互作用，血细胞流动性质及生物化学成分的一门科学。

血液流变学主要是研究血液及其有形成分的流动性和形变规律。高脂血症、高血压、CHD等心脑血管疾病和血液流变改变关系密切。血液流变异常，必然会引起机体内血液循环障碍，血液黏度是重要参考指标。血液黏度的高低与血液运输和血液供应的多少有密切关系。血液黏度升高，则血管阻力增加，减缓了血流速度，会使器官和组织缺血缺氧，影响组织的代谢和功能。如高血压、CHD、糖尿病、周围血管病等，均与血液黏度异常有关。

二、AS与血液流变学

AS虽与脂类代谢密不可分，但与血液流变学也是密切相关的。大量研究显示，高脂血症患者血脂水平与血流变指标存在正相关。高脂血症患者血液中过多的脂质沉积至血管内皮下，巨噬细胞在病灶局部聚集，使血管平滑肌细胞演变成泡沫细胞，形成粥样斑块，血管壁不光滑，血液流经该处，流变改变也影响血液黏度。血脂异常既能使血液黏度增高，又能影响血细胞、血小板和多种细胞的聚集。一方面，高胆固醇使得红细胞膜脂质失衡，红细胞变形能力下降，刚性增加，红细胞膜流动性下降，引起全血高切黏度增加，血流阻力增加，其中红细胞的变形能力是决定红细胞能否通过毛细血管的决定因素，血脂的异常造成血细胞结构和功能的变化从而影响微循环，造成微循环障碍、组织缺血缺氧；另一方面，在低切变率下，血细胞容易形成体聚集和叠连，血液黏度增高使得血细胞聚集性增加，血流阻力增加。血清胆固醇浓度升高还可引起血小板膜组成变化，使其对血管壁的黏附性增强，引起血液呈高凝、高黏状态最终导致血栓形成和微循环障碍，这些因素都加速了AS的形成。因此有效降低血脂和改善血液流变学可延缓或逆转AS等病症的发生发展。

三、脾与血液流变学

宗文九最早提出：痰证的产生可能与AS斑块有关。李以义提出迫使“津液”离开常道而成痰浊正是血黏度增高、微循环障碍所导致的。方永奇通过实验研究表明血液流变性的改变是痰证的血液循环基础。温化冰通过观察和对比119例瘀血证和痰瘀证患者的血液流变改变后发现：痰证患者主要体现在血液凝聚方面的异常，并且认为“痰可致瘀”，即瘀血证与痰证二者存在着相同的病理基础。王静怡等通过系统观察305例痰湿及痰湿夹瘀证患者的血液流变学相关指标后，得出了与温化冰相一致的结论。方永奇等通过研究后提出心血管病痰证的一大特点是血液黏滞度和聚集性的增高，并进一步指出可将红细胞聚集指数和全血比黏度作为诊断痰证的现代生物学指标。方显明通过测定和分析45例CHD痰证患者的6项血液流变学指标后提出：CHD痰证的主要血液理化基础是血浆黏滞性的升高和红细胞聚集性的加强。王琦等研究了痰湿体质患者血液流变学及甲皱微循环的变化特点。其中血液流变学实验结果提示痰证患者与非痰证患者相比，红细胞电泳时间和全血黏度的低切率值显著增高；甲皱微循环检查表明：痰湿型体质者的确存在着微循环障碍。贺劲通过观察368例CHD患者的血液流变学指标后发现痰证患者的确存在着微循环障碍。任建勋等在研究中发现，痰瘀组凝血酶原时间、血浆纤维蛋白原含量均高于对照组。痰和瘀分别可视为津液和血运行的病理状态，张介宾有“血浊气浊凝聚而为痰”的论述，肥胖人痰湿体质血液流态性改变包含了津液和血的病理状态，再次证实了血浊凝聚可以为痰、痰浊聚集亦可致瘀的痰中挟瘀、痰可致瘀的理论。

四、现代生物学基础之血液流变学

血液流变学的异常、血液黏度增高、血小板聚集性增强是动脉硬化性心脑血管病发生的重要因素。毛秀菊等通过观察抗AS1号方对血脂及血液流变学的影响中，应用健脾化痰、破血散瘀药物结果显示：治疗组治疗后全血高切、低切黏度及血浆黏度、红细胞聚集指数、血小板聚集率均显著下降，与对照组比较差异有显著性，因此得出：从脾论治改善高脂血症患者血脂及血液流变性具有防治AS的作用。

高脂血症可增加红细胞膜微黏度，导致血液流速下降，进而使组织缺氧缺血，出现机体代谢异常。全血黏度ηb是表示血液总体流动性的指标，ηb增高表示血液黏滞性增加而流动性降低。不同的切变速度反映血液在体内不同粗细、不同压差的血管中的流动性。血浆黏度ηp增加的直接原因是血浆纤维蛋白原或大分子球蛋白增加或血脂显著增加。红细胞压积HCT是一个非常重要的血流变指标，该指标增加时ηb各指标都可能增加。红细胞聚集指数RAI增高，多见于红细胞膜的性质结构异常性疾病，可导致低切变率下血液黏度增高。抑制ηb、ηP、HCT、RAI的升高，从而改善红细胞的变形性和由于脂质代谢失调和血脂异常导致的血液流变学紊乱。通过改善血浆黏度值，提高红细胞变形能力，使红细胞携带与释放氧的速度变快，达到有效缓解缺氧状态的目的；红细胞聚集指数降低，则血流速度增快，血液内皮细胞等不易沉积在血管内膜上，可改善血管狭窄状态，有效防止血栓的发生。此外，降低血液黏度值及红细胞压积，还可以达到增加脑血流量、改善脑部微循环的作用。任琳君研究发现，与正常对照组比较，高脂模型组中全血黏度低、中、高切及血浆黏度均显著升高，全血还原黏度显著升高，红细胞聚集指数及红细胞变形指数升高。灌胃给药干预后，与高脂模型组比较，山楂绞股蓝汤高、中、低剂量组全血黏度在低、中、高切下均极显著性降低；全血还原黏度在低、中、高切下均显著降低；红细胞聚集指数极显著性降低；红细胞变性指数均显著降低。由此得出：山楂绞股蓝汤可以从脾论治改善高脂血症大鼠血液流变学障碍，增加组织器官的血液供应，改善心、脑血管疾病的症状。

第十一节　血管周围脂肪组织

一、定义

血管周围脂肪组织（PVAT）指紧绕血管周围的脂肪组织，以往认为血管周围脂肪组织是与血管伴行起支撑保护作用的结缔组织。近年来研究表明，PVAT中不仅含有脂肪细胞，而且含有多种免疫细胞，具有支撑血管、储存能量和内分泌功能，可分泌多种脂肪因子和细胞因子，调节血管和全身的免疫微环境。PVAT功能的异常与高血压、AS等多种心血管疾病的发生发展关系密切。

血管周围脂肪主要由脂肪细胞、成纤维细胞、干细胞、肥大细胞以及神经细胞等构成。除脑血管外，全身各处血管（大到主动脉，小到真皮层微血管）周围都存在脂肪细胞。早在2005年，发表于《柳叶刀》上的一篇文章中提出，PVAT是联系内脏脂肪、胰岛素抵抗以及血管疾病的重要枢纽，在肥胖相关性疾病中起到重要作用。由于PVAT所处部位的特殊性，它既有内脏脂肪的功能，可分泌大量脂肪因子及细胞因子，同时它又可以通过多种途径调节血管的功能。PVAT分泌瘦素、脂联素、抵抗素和血管活性物质，从而发挥抗炎作用，抑制AS发生发展。

二、AS与血管周围脂肪组织

PVAT因其特殊的解剖位置，引起学者们的关注，与AS病变的严重程度密切相关，因而被认为是新的危险标志。PVAT随着伴行血管的不同，脂肪成分及功能也存在差异。脂肪组织主要分为白色脂肪组织（WAT）及棕色脂肪组织（BAT），大血管周围PVAT兼有WAT及BAT特征，阻力血管外周脂肪主要是WAT。WAT细胞内可见单个较大脂滴，生理功能是以脂肪形式储存能量。BAT细胞内可见多个较小脂滴，此外细胞内含有大量的线粒体，主要功能是消耗脂肪并发挥非颤抖产热作用。BAT有两种类型，肩胛间区的BAT为经典BAT，而其他部位的BAT为米色脂肪组织。米色脂肪组织的功能及形态类似于BAT，被称为棕色化的脂肪组织，但细胞来源与BAT不同，米色脂肪细胞来源于白色脂肪细胞前体或成熟白色脂肪细胞。胸主动脉周围PVAT中主要为米色脂肪组织，腹主动脉周围PVAT中兼有WAT以及米色脂肪组织。解偶联蛋白1（UCP1）是米色脂肪的表达特异性基因，可用于区分WAT和米色脂肪组织。

PVAT细胞分化过程及相关调控机制已经成为研究脂肪沉积的核心。多项研究证实高脂饮食可导致PVAT的体积增大，这与脂肪细胞的增多以及脂肪细胞体积的增大相关，而脂肪细胞数目的增多主要依靠脂肪前体细胞的分化增殖。白色脂肪细胞前体可分化为成熟WAT细胞，也可分化为米色脂肪细胞，当PVAT细胞过度分化时脂肪细胞体积增加或脂肪细胞数目增多，血管周围脂肪沉积加重，并促进PVAT中脂肪细胞向WAT细胞分化，并抑制米色脂肪细胞的形成，使得米色脂肪细胞减少，WAT细胞增多，PVAT细胞成分和分子特性改变，导致血管保护性脂肪源性舒张因子以及抗炎性脂肪因子脂联素产生减少和促炎性因子如抵抗素、瘦素，细胞因子IL-6、TNF-α等产生增加。PVAT细胞分泌的各种脂肪细胞因子可通过旁分泌效应，以“由外而内”的方式浸润进入血管内膜，使与之毗邻的血管发生病变，造成血管功能障碍，血管内脂肪组织过度沉积，引起AS的发生发展并加重斑块的不稳定性，是发生AS的独立危险因素。

过氧化物酶体增殖物激活受体γ（PPARγ）有PPARγ1和PPARγ2两种亚型，在脂肪细胞分化的过程中起着重要的开关作用，是脂肪组织生长发育的主要调控及转录因子。几乎所有前体脂肪细胞特异的基因在脂肪细胞终末分化时都受到PPARγ的调控，同时PPARγ也可作为脂肪细胞分化的标志基因。PVAT细胞分化是血管周围脂肪间充质干细胞在各种因素的作用下，经过脂肪母细胞、前体脂肪细胞和不成熟的脂肪细胞3个阶段后，逐渐分化形成成熟的脂肪细胞过程。在此过程中，PPARγ可以与视黄醇类X受体（RXRα）形成异源二聚体，该异源二聚体结合到下游靶基因启动子区过氧化物酶体增值物元件（PPRE）上，诱导其表达，调控靶基因的转录，PPARγ又能够与CCAAT增强子结合蛋白α（C/EBPα）相互诱导彼此的表达，并形成正反馈通路，维持两者的高水平表达，从而对脂肪细胞分化过程进行调控。

现在越来越多的miRNA被发现参与到脂肪细胞的分化调控过程，其中，miRNA-27作为重要的调控因子，在脂肪细胞分化过程中发挥至关重要的作用。miRNA-27家族包括miRNA-27a和miRNA-27b两个亚型，两者来源于不同的转录体，决定了功能的相互独立性。有研究通过复制冠脉AS巴马小型猪模型，应用二代测序的方法对血清的MicroRNA进行了生物信息学分析，筛选中发现差异表达的miRNA-27。在探索靶向于过氧化体增殖物激活型受体PPARγ的miRNA研究中，利用Cytoscape及其插件构建miRNA与PPARγ的作用网络，筛选出靶向PPARγ的关键miRNA，通过生物信息学分析发现，miRNA-27对PPARγ的调控作用较强。更有大量研究表明，miRNA-27a和miRNA-27b可靶向调控PPARγ。脂肪细胞的分化程度越高，miRNA-27的表达量越低，过表达的miRNA-27结合PPARγ可抑制脂肪细胞分化。miRNA-27可通过下调PPARγ的表达进而抑制脂肪细胞的分化。

三、现代生物学基础之血管周围脂肪组织

尽管PVAT在AS发病机制中的作用已被广泛研究，但它们在非AS性血管疾病中的作

用，例如内膜增生、腹主动脉瘤（AAA）以及动脉僵硬和血管炎，受到的关注较少。但有数据表明，功能障碍的PVAT可能与这些疾病有潜在的联系，这些疾病也通常以血管壁炎症、氧化应激、VSMC表型转换和新生血管形成为特征。

有研究发现HFD喂养的肥胖小鼠PVAT可通过eNOS解偶联来增加AAA的形成，这表明PVAT的功能障碍在肥胖状态下对形成AAA发挥作用。同样，将内脏脂肪组织移植到ApoE基因被敲除小鼠的腹主动脉上，发现通过AT1a受体信号通路可促进AAA的形成，这表明主动脉周围的脂肪组织在AAA发病机制中起重要作用；但其没有使用真正的PVAT进行移植。也有报道称，血小板衍生生长因子-D（PDGF-D）在肥胖小鼠PVAT中的高度表达会促进AAA的形成。在脂肪细胞上表达的CCL5可以增加T细胞的浸润，促进AAA的形成，表明血管周围脂肪细胞和免疫细胞之间的交互作用在AAA的发病机制中起重要作用。基于人体的研究数据表明，主动脉硬度与PVAT的数量呈正相关，而与体重指数无关，PVAT源的IL-6与人类主动脉硬度和脉搏波速度的增加相关。几项研究还表明PVAT和血管炎综合征之间存在关联，如Takayasu动脉炎，在弹性大动脉内的肉芽肿堆积。Takayasu动脉炎患者会表现出更高水平的瘦素和抵抗素，这与炎症标记物（如Pentraxin-3）的表达增加有关。

脂肪营养不良是一种脂肪组织数量严重减少的疾病状态，可促进胰岛素抵抗和高血压，与过度肥胖患者通常表现相似。鉴于血管周围脂肪细胞与血管外膜相邻，并在血管反应性和高血压中发挥调节作用，因此推测脂肪营养不良患者的高血压可能与PVAT的减少或缺失有关。实验动物模型中的脂肪组织消融产生了严重的胰岛素抵抗、血脂异常和肝脏脂肪变性，这为研究脂肪营养不良的全身心血管效应提供了一个模型。有研究者使用无白色脂肪组织、PVAT和棕色脂肪组织显著减少的脂肪萎缩性A-ZIP/F1转基因小鼠研究PVAT在血管功能中的作用，这些脂肪萎缩的小鼠表现出了胰岛素抵抗和高血压，结果表明这与缺乏PVAT和上调AT1受体的表达有关。SMPG基因被敲除的小鼠完全没有PVAT，但有正常的白色脂肪组织和棕色脂肪组织，同样显示出高血压和动脉僵硬增加。另一方面，低灌注诱导形成的AAA可通过去除PVAT而减少，同时血管壁中间充质干细胞的数量也会减少。总之，营养不良状态下的PVAT萎缩可通过多种机制以复杂的方式影响血管功能和疾病状态，阐明其可能有助于我们进一步了解代谢性疾病、高血压、血管僵硬和重塑等。

第十二节　肠道菌群

一、定义

肠道菌群，人体肠道的正常微生物，如双歧杆菌、乳酸杆菌等能合成多种人体生长发育必需的维生素，如B族维生素（维生素B_1、B_2、B_6、B_{12}），维生素K，烟酸、泛酸等，还能利用蛋白质残渣合成必需氨基酸，如天门冬氨酸、苯丙氨酸、缬氨酸和苏氨酸等，并参与糖类和蛋白质的代谢，同时还能促进铁、镁、锌等矿物元素的吸收。人体肠道内寄生着10万亿个细菌，它们能影响体重和消化能力、抵御感染和自体免疫疾病的患病风险，还能控制人体对癌症治疗药物的反应。

二、脾与肠道菌群

现在医学界基本把肠道菌群看作人体的一个器官。肠道不仅仅有消化、吸收功能，它还是人体内最大的免疫器官，也是人体最大的排毒器官。肠道菌群影响着宿主的营养吸收、代谢，对身体的免疫系统也有巨大的影响。中医的脾是“主运化”食物的，也就是胃负责受承食物，把食物变成食糜，然后是脾把食物转化分解，变成我们能吸收的状态，然后脾把其中的营养精微吸收，运送全身，这叫“运化”。那么，在这个运化的过程中，我们会发现多数工作是肠道菌群完成的，尤其是“化”这个部分，甚至还包括一部分的“运”。

补脾的中药，比如怀山药、白术等，都可以提供有益菌所喜欢的营养物质，可以促进有益菌的生长，因此可以起到补脾的作用，这至少是补脾的一部分内容；而一些清除湿热的药物，比如黄连等，具有杀灭害菌的作用，因此也起到补脾的作用。肠道菌群还影响我们的口味、食欲等，比如给喜欢吃肉的人移植了吃素的人的肠道菌群后，这些吃肉的人开始喜欢吃素。所以，我们喜欢吃什么，很可能是受肠道菌群的影响。

中医认为“脾主思”，而思虑过度也会伤脾。那么，脾和思虑真的有什么关系吗？这点，从肠道菌群的角度来看也能得到部分答案。在西医里，有一个说法叫“肠脑”，就是现在越来越发现肠道和情感是相通的。研究显示，肠道菌群影响我们的性格，人们首先在动物研究中发现了这个特点，服用益生菌的小白鼠在危险环境里会显得更加积极。美国加州大学洛杉矶分校对人也进行了一项研究，他们把女性分成三组，一组服用富含益生菌的酸奶，第二组吃没有益生菌的奶制品，第三组正常饮食。结果4周后，经常服用益生菌的人比其他两组的大脑活动都更加积极。然后更有趣的事情出现了，研究人员把两种性格的小白鼠的肠道菌群互换，结果害羞的小白鼠变得外向，而外向的小白鼠变得害羞了。肠道和情感是如此相通。所以，从肠道菌群的角度来看中医的“脾”，会有更多的维度。

三、冠心病与肠道菌群

CHD患者的肠道微生物群存在差异，这已成为共识。研究表明，肠道微生物群与肥胖、糖尿病、血脂异常和高血压有关，这些都是CHD的危险因素。肠道微生物群通过其代谢产物参与介导胆固醇代谢、尿酸代谢、氧化应激和炎症反应等基本代谢过程，可诱导AS和CHD的发生。干扰肠道微生物群的组成，补充益生菌和粪便捐赠是潜在预防和治疗CHD热门研究领域。

2004年Bäckhed等首先报道了肠道微生物群与肥胖有关，他们发现肠道微生物群可以调节实验小鼠的脂肪储存。在人和小鼠中都发现了与肥胖相关的相似肠道菌群。在肥胖的小鼠和肥胖的人类肠道微生物群中，厚壁菌/拟杆菌比例更高。结果表明，肥胖患者的微生物组从饮食中获取能量的能力更强。这一发现进一步证实了肠道菌群与肥胖之间的关系。

目前的研究表明，肠道菌群可能导致肥胖。肠道微生物群会发酵宿主无法消化的物质，将其转化为小分子，如短链脂肪酸（SCFA），并为宿主提供能量。肠道菌群抑制禁食诱导的脂肪细胞因子（FIAF）表达，增加脂蛋白脂肪酶表达，并促进脂肪细胞中甘油三酸酯储存[（乙酰辅酶A羧化酶（ACC）和脂肪酸合成酶（FAS）是关键的调节剂）]，诱发肥胖。肠道菌群还调节内源性大麻素（CB）系统。CB调节肠的通透性以及肠黏膜中紧密连接蛋白的定植和分布，从而导致肠通透性增强，脂多糖和炎症反应增加，导致肥胖。

糖尿病是CHD的主要危险因素。糖尿病患者的CHD发病率为55%，是非糖尿病患者的几倍。糖尿病的发病机制与环境因素和宿主遗传有关。作为重要的环境因素，肠道菌群与糖尿病密切相关。在人类粪便微生物群的研究中，这些有益细菌与改善胰岛素敏感性和改善糖尿病有关。增加糖尿病风险的细菌是有害的。对我国345例糖尿病患者肠道微生物DNA的基因组学分析显示，中度菌群失调是2型糖尿病患者正常菌群平衡受到干扰的状态。为了对2型糖尿病患者的肠道微生物含量进行分析，开展了一个全基因组关联研究（MGWAS），并根据shotgun法对来自345位中国人的肠道微生物DNA进行了两阶段的MGWAS分析。此外，共生丁酸产生菌数量减少，而条件致病菌的数量增加。对145名欧洲糖尿病女性的肠道菌群进行的研究得出相似结果：产生丁酸的梭状芽孢杆菌数量减少，而乳酸杆菌属和链球菌属增加。普氏菌（Prevotella copri）和普通拟杆菌（Bacteroides vulgatus）是支链氨基酸合成与胰岛素抵抗之间联系的驱动因素。胰岛素抵抗者的血清代谢组的特征是支链氨基酸（BCAAS）含量升高，已证明Prevotella copri可以诱导胰岛素抵抗，加重葡萄糖耐量和增加小鼠BCAA循环水平。普通拟杆菌可以引起胰岛素抵抗并增加循环支链氨基酸水平，从而介导糖尿病。许多研究表明，肠道菌群通过影响胰岛素抵抗和胰岛素分泌失调来促进糖尿病。

肠道菌群与2型糖尿病之间的重要联系是Toll样受体（TLR）。肠道菌群的变化通过调节TLR4参与胰岛素抵抗诱导的肥胖。来自肠道菌群的LPS通过肠道吸收进入血液循环，这一过程称为代谢性内毒素血症。TLR4缺失对胰岛素抵抗的保护作用与其对代谢性内毒素血症信号转导的抑制有关。LPS可以促进胰岛B细胞凋亡并减少胰岛素分泌。肠道菌群失衡会导致短链脂肪酸（SCFA）失调，这在调节肠道菌群，维持体液平衡，为肠上皮提供能量，抑制炎症因子形成以及促进肠黏膜修复方面起着重要的作用。增加的SCFA可以诱导TLR4信使RNA表达显著增加，并增强NF-κB与白介素（IL）-6结合。SCFA与G蛋白偶联受体41/43结合也可影响抗炎和脑肠肽激素分泌功能，导致胰岛素抵抗和胰岛细胞功能障碍，并导致胰岛素样生长因子-1（GLP-1）分泌障碍（例如GLP-1可降低血糖和胰岛细胞凋亡）。此外，肠道菌群的结构和体内稳态变化会改变胆汁酸转化，从而导致异常的TGR5和法尼醇X受体（FXR）信号通路。这种变化会导致代谢紊乱，最终导致糖尿病。

血脂异常与CHD密切相关。饮食、肥胖、激素、基因和其他因素会导致血脂异常。肠道菌群的生理和代谢活动对于调节和维持人类平衡的脂质代谢至关重要。厚壁菌和拟杆菌属是影响血脂改变的主要细菌菌群。肠道菌群的脂质代谢产物[例如胆碱、三甲胺氧化物（TMAO）和甜菜碱]会促进AS并增加患心血管疾病的风险。肠道菌群会影响血清甘油三酯和高密度脂蛋白胆固醇的转化。

首先，肠道菌群产生胆汁盐羟化酶，将结合的胆汁酸转化为二级游离胆汁酸。二级游离胆汁酸可通过G蛋白偶联受体调节肝脏和脂质的代谢，肠道菌群紊乱可导致胆汁酸分泌异常，从而引起血脂异常。其次，肠道菌群将胆碱和肉碱从宿主转化为三甲胺（TMA），而TMA在肝脏中转化为TMAO。TMAO可通过影响胆固醇的运输和代谢以及胆汁酸水平而引起血脂异常和AS斑块。第三，SCFAS可以抑制肝脏脂肪合成酶的活性，调节血液和肝脏中胆固醇的分布，从而在降低血清3-酰基甘油和胆固醇水平方面发挥作用。细菌异常会导致SCFA分泌不足和血脂异常。益生菌可以降低血清胆固醇并增加高密度脂蛋白含量，表明正常的肠道菌群间接地参与了血脂水平的降低。

对原发性高血压大鼠粪便细菌的分析表明，细菌数量和多样性明显降低。厚壁菌和拟杆菌的比例增加，SCFA产量降低。SCFA可通过与嗅觉受体78（OLFR78），G蛋白偶联受体41（GPR41）和G蛋白偶联受体43（GPR43）结合来调节血压。SCFA在维持肠上皮屏障功能中发挥作用。它们可以减少炎症反应，直接影响免疫细胞，减少交感神经活动，从而改善高血压。此外，一项研究还报道了肠道菌群可以影响血管活性激素（如5-羟色胺，多巴胺和去甲肾上腺素）的形成，从而在调节血压中发挥作用。一项对高血压患者的粪便菌群进行了分析，发现类似的结果。普雷沃氏菌和克雷伯氏菌的比例显著增加。将健康对照组和高血压组的肠道菌群移植到GF小鼠体内。用高血压患者粪便细菌移植治疗的小鼠血压显著升高。表明肠道微生物群与宿主的血压有关，并进一步证实不平衡的肠道微生物群是高血压的重要致病因素。

肠道微生物群参与调节基本代谢过程，如胆固醇代谢、尿酸代谢、氧化应激和炎症反应，通过其代谢物，可导致AS和CHD的发展。2012年，Karlssion等使用全基因组测序来确定肠道菌群变化与CHD之间的可能联系。与健康人群相比，Collinsella菌的数量增加，而Rothia和Eubacterium菌数量减少。使用宏基因组技术进行的进一步功能分析表明，CHD患者肠道菌群中编码肽聚糖合成的基因增加，而编码八氢番茄红素去饱和酶的基因（与血清中β-胡萝卜素减少相关）减少。2016年，Emoto等使用末端限制性片段长度多态性（T-RFLP）和16S rRNA来研究CHD患者和健康志愿者之间肠道菌群的差异。结果表明，在CHD患者中，成熟的乳杆菌数量显著增加，而拟杆菌（双歧杆菌和普氏杆菌）显著下降。此外，厚壁菌/拟杆菌的比例明显增加。该研究还发现，不使用抗生素的CHD患者肠道菌群中乳酸菌的比例显著增加，而拟杆菌的比例显著下降。2017年，这些作者在两项临床试验中再次验证了这些结果。首次将肠道菌群结构的变化直接鉴定为CHD的诊断标记。

肠道菌群产生的代谢性TMAO是心血管疾病的关键机制。食物中的胆碱[如，磷脂酰胆碱，胆碱，L-肉碱和其他三甲胺（TMA）]通过肠道微生物酶复合物来产生TMA。然后TMA进入门静脉循环，并被宿主的肝酶进一步代谢，从而产生TMAO。研究表明，血浆TMAO水平与CHD风险高度相关。临床研究表明，TMAO增加了患心血管疾病的风险，并增加了急性心肌梗死、心源性休克和死亡的发生率。一项为期3年的研究（涉及4007名参与者）进行了选择性冠状动脉造影术。结果表明，空腹血浆TMAO水平在独立于传统心血管危险因素的心脏事件预测中发挥作用。这项研究表明，最高四分位数患者中，TMAO水平较高的患者恶性心脏事件的发生率比最低四分位数患者高2.5倍。而且，TMAO的风险比显著高于低密度脂蛋白的风险比。校正传统的危险因素和肾功能后，TMAO水平仍是恶性心血管事件的独立预测因子。

Cyp7al是胆汁酸合成中的主要酶。Cyp7al的表达上调可以帮助扩大胆汁酸库，增加胆固醇的运输，并最终减少AS斑块的形成。TMAO可以降低Cyp7al的表达，抑制胆固醇的运输，引起胆固醇在细胞中的积累，并导致形成泡沫细胞。TMAO还可以诱导血小板反应过度，因此成为AS的危险因素。TMAO与血小板之间的相互作用可能通过改变血小板依赖性钙信号传导而促进血小板高反应性并增强体内血栓形成。据报道血小板高反应性是心血管事件的危险因素。最近的证据表明，TMAO可以在数分钟内迅速向细胞发送信号。在内皮或平滑肌细胞中，TMAO可以迅速诱导丝裂原活化的蛋白激酶和NF-κB活化，并引起下游黏附分子的上调。TMAO水平升高还与SMAD 3蛋白的磷酸化增加有关。SMAD 3是转化生长因子β（TGF-beta）途径中的关键信号。在动物模型中，TMAO促进血管炎症并诱导主动脉内皮细胞活化和黏附蛋白上调。这些作用都是急性冠状动脉综合征的关键机制。

血清尿酸水平可能是CHD的独立危险因素。尿酸在体内具有氧化特性。血尿酸水平升高会导致血尿酸增加氧自由基，氧化应激，血管内皮功能障碍，炎症反应以及AS的发展。肠道菌群通过调节尿酸代谢来影响氧化应激过程。大肠杆菌含量越高，尿酸分解越多。CHD患者血清尿酸水平升高与肠道菌群功能障碍有关。高尿酸血症也是AS的危险因素。血清尿酸水平升高会增加氧自由基的产生，引起氧化应激，并引起内皮功能障碍。UA水平与循环类胡萝卜素成负相关。与年龄、性别、总能量、蛋白质和维生素摄入量无关，循环尿酸水平与总类胡萝卜素（尤其是α-胡萝卜素、番茄红素、叶黄素、玉米黄质和硒）呈负相关。类胡萝卜素作为抗氧化剂，具有抗心绞痛的作用。一项研究分析了AS患者和正常对照组的肠道菌群结构，发现AS患者的肠道菌群富含编码肽聚糖生物合成的基因，而正常对照组的肠道菌群富含类胡萝卜素编码基因。肠道微生物疾病会导致含有合成类胡萝卜素基因的细菌减少，从而降低血液中的类胡萝卜素水平并削弱抗氧化作用，从而促进AS发展。

肠道菌群失衡与CHD的发病机制有关。这是一种有效的靶向疗法，但缺乏与CHD和心肌梗死患者干预相关的数据。Lam等使用抗生素抑制肠道菌群，并观察这些变化对急性心肌梗死（AMI）小鼠预后的影响。结果表明，肠道菌群变化与心肌梗死之间存在联系，并证明益生菌补充剂可以减少心肌梗死率。Gan等研究了给予益生菌以减轻心肌梗死后心肌肥大的小鼠。作者确定，干扰肠道菌群结构并改善急性心肌梗死的预后可能成为AMI的新疗法。

在当前的临床实践中，益生元和益生菌是调节肠道菌群失衡的主要治疗工具。为了确定益生菌是否可以改变心肌梗死后患者的预后，研究人员建立了大鼠心肌梗死模型，并在大鼠饮用水中随机给予GR-1或安慰剂和益生菌。16S rRNA用于对大鼠盲肠微生物组成进行测序，两组之间无明显差异。但是，心钠素的基因表达有所不同。接受GR-1的动物的左心室肥厚较轻，血液动力学参数更好。停止使用益生菌后的4周，两组仍然存在差异，表明在治疗结束后GR-1的作用仍然存在。益生菌可以用作预防CHD和改善心肌梗死患者预后的潜在疗法。益生元作为发酵底物，可以增强有益肠道菌群的活性，并有效改善血糖控制和血浆脂质分布。此外，益生元还可以改善肠道通透性，减少代谢性内毒素血症，减轻炎症，缓解糖尿病患者对葡萄糖不耐的症状。

研究人员认为，粪便捐赠是一种治疗由于微生物引起的肠外疾病的新疗法。研究表明，健康人向代谢综合征男性患者捐赠粪便样本后，在6周后就会增加胰岛素敏感性和丁酸水平。但是，该研究并未证实改善肠道菌群结构是否可以预防冠状AS或降低AMI发生率。需要大样本的前瞻性队列研究来进一步探讨肠道菌群与CHD之间是否存在因果关系。最近，研究人员发现DMB可以抑制TMA的产生。抑制TMA的产生可降低小鼠的TMAO水平和AS斑块形成，且无不良反应。此外，在一些天然安全食品中也富含DMB，例如醋、红酒、初榨橄榄油和葡萄籽。因此，可以通过食用DMB胆碱来调节潜在的AS来防止TMA产生。

CHD患者的肠道菌群存在差异。无菌小鼠模型和菌群基因组学技术的出现可以帮助确定肠道菌群与CHD之间的关系，并将肠道菌群研究的准确性提高到菌株水平。

第十三节　蛋白质组学

一、定义

蛋白质组学（Proteomics），是以蛋白质组为研究对象，研究细胞、组织或生物体蛋白质组成及其变化规律的科学。蛋白质组（Proteome）一词，源于蛋白质（Protein）与基因组（Genome）两个词的组合，意指“一种基因组所表达的全套蛋白质”，即包括一种细胞乃至一种生物所表达的全部蛋白质。蛋白质组学本质上指的是在大规模水平上研究蛋白质的特征，包括蛋白质的表达水平，翻译后的修饰，蛋白与蛋白相互作用等，由此获得蛋白质水平上的关于疾病发生，细胞代谢等过程的整体而全面的认识。

二、冠心病与蛋白质组学

蛋白质组学可为CHD的诊断治疗提供辅助依据，同时也为中医学研究CHD“证”之间存在的差异提供了技术支持。对不同证候的样本进行蛋白质组学研究，筛选出差异蛋白，可研究该蛋白能否作为该证候诊断的金标准。

CHD是本虚标实、虚实夹杂的复合性疾病，标实以血瘀、痰饮、痰瘀为主，其中血瘀是CHD致病的关键，也是CHD最常见、最多发的中医证型。痰证和痰瘀互结证在发病早期所占比例较少，但随病情演变，中后期以痰证和痰瘀互结证为主。CHD血瘀证为目前研究热点之一，研究发现与正常人比较，血瘀证存在凝血功能异常、血脂异常及炎症反应异常，具体表现为全血黏度增高，血小板活化，血流动力降低，血液处于高凝状态。以上可作为CHD血瘀证辨证的依据。李雪峰等运用MALDI-TOF-MS技术检测CHD心血瘀证患者与正常患者的血浆样本，发现CD41和Actin γ 等7种差异蛋白，并认为CD41和Actin γ 有望成为CHD心血瘀证的标记蛋白。周倩倩等通过MALDI-TOF-MS技术检测CHD心血瘀证患者和正常人的血浆样本，发现差异蛋白为视黄醇结合蛋白、结合珠蛋白、血清白蛋白、载脂蛋白。赵慧辉等应用HDMS与UPLC联用检测CHD心血瘀证患者和健康人血浆样本，发现上调蛋白13种，根据功能分为急性时相反应蛋白、补体蛋白、细胞骨架蛋白、凝血相关蛋白；下调蛋白12种，根据功能分为载脂蛋白、运输蛋白、抗凝血相关蛋白、免疫球蛋白、细胞骨架调控蛋白。肖隋熙等应用iTRAQ技术检测78例CHD心血瘀证患者和34例CHD非心血瘀证患者的血浆差异蛋白质，发现11个上调的差异蛋白和16个下调的差异蛋白。其差异蛋白功能主要涉及细胞迁移、细胞损伤表达、细胞变性等。

CHD痰证与血瘀证的共同特点为凝血、脂质代谢紊乱，但两者在蛋白质组学表达方面均有侧重，痰证以脂质代谢异常所导致的“高脂”为主要特点，血瘀证以凝血系统紊乱为主。朱明丹等采用ESI-MS技术对CHD心气虚证、心肾阴虚证、痰浊内阻证、心血瘀证各9例患者的血清样本进行蛋白质组学研究，发现与血瘀证比较，痰证上调蛋白为血清淀粉样P物质、载脂蛋白E、凝溶胶蛋白亚型1、巨噬细胞刺激蛋白1、载脂蛋白H，下调蛋白为α-2-巨球蛋白、补体C4、补体成分C3、抗凝血酶Ⅲ。宋剑南等利用双向凝胶电泳-质谱技术检测痰证、血瘀证、痰瘀证患者和正常人的血浆样本，发现痰证与血瘀证的差异蛋白为结合珠蛋白前体、肾上腺髓质素结合蛋白前体、白蛋白、补体C4。CHD痰证主要体现在脂质代谢（载脂蛋白E、载脂蛋白H等）、免疫系统（巨噬细胞刺激蛋白1）、凋亡系统（凝溶胶蛋白亚型1）异常，而血瘀证主要体现在补体（补体C4、补体成分C3）、凝血系统（抗凝血酶Ⅲ）等异常。

痰瘀互结证与痰证、血瘀证比较，其特点表现为凝血、脂质代谢进一步紊乱，血液处于高凝、高脂状态，血流动力进一步降低。"高脂、高凝"可能为CHD痰瘀互结证的特点。苗兰等采用双向凝胶电泳、基质辅助激光解析-飞行时间质谱技术检测小型猪CHD痰瘀证的心肌组织，结果显示：与正常组比较，小型猪CHD痰瘀证载脂蛋白E升高，补体C4降低。宋剑南等发现与痰证比较，痰瘀互结证的上调蛋白为纤维蛋白原β链、白蛋白、补体C4、血红蛋白结合蛋白前体、结合珠蛋白前体，下调蛋白为载脂蛋白AI前体、α-1抗胰蛋白酶片段、簇连蛋白前体等。说明痰瘀互结证、痰证差异蛋白体现在凝血系统（纤维蛋白原β链）、补体系统（补体C4）、脂质代谢（载脂蛋白AI前体、载脂蛋白E）、血浆转运蛋白（白蛋白）、炎症反应相关蛋白（α-1抗胰蛋白酶片段、血红蛋白结合蛋白前体）等方面。从初期血瘀证到中期痰证及痰瘀互结证，CHD主要以脂质代谢指标升高、凝血等指标下降为主要表现。该结论可能与疾病传变存在一定关联，血瘀证引起气血的停滞，气滞无力推动津液运行，或血瘀迫津外出，导致痰浊的内停；而痰浊内停也会引起气血津液的停滞，最终引起血瘀证的发生或加重，两者导致疾病螺旋发展，最终形成"痰瘀互结证"。"痰"和"瘀"在病理上互有侧重，如痰证在脂质代谢异常方面较明显，可能由于痰浊内停，损伤脾阳，导致运化功能失常，从而导致人体脂质代谢功能的紊乱；而凝血系统异常主要以血瘀证、痰瘀互结证较明显，可能因为血瘀导致气血流动不畅，血流动力下降引起血液黏稠，进而导致凝血、补体指标升高。

CHD病机为本虚标实、虚实夹杂，本虚以心气虚证、心肾阴虚证为主，其发病初期比例低于血瘀证，但是随着疾病的发展，后期主要以心肾阴虚证、气虚证等虚证为主。王刚等采用荧光差异蛋白电泳、质谱技术检测CHD心血瘀证与心肾阴虚证患者的血浆差异蛋白，结果显示：与心肾阴虚证比较，心血瘀证患者的α2巨球蛋白、载脂蛋白A1、载脂蛋白E、补体C3、补体C1q亚成分亚基C、血红素结合蛋白和激肽酶蛋白含量较高，而聚集素、血清淀粉样P物质含量较低。朱明丹等发现，与心肾阴虚证比较，CHD血瘀证的上调蛋白为血红素结合蛋白、载脂蛋白E、α2巨球蛋白、载脂蛋白A-I、补体C1、载脂蛋白4前体、补体C3、激肽酶-1蛋白，下调蛋白为聚集素、血清淀粉样P物质。上述2项研究结果大致相同，说明CHD心肾阴虚与血瘀证的差异蛋白为补体C3、补体C1、载脂蛋白A1、载脂蛋白4前体、载脂蛋白E、α2巨球蛋白、激肽酶-1蛋白、血红素结合蛋白、聚集素、血清淀粉样P物质，其差异蛋白主要涉及补体系统（补体C3、补体C1）、脂质代谢（载脂蛋白A1、载脂蛋白4前体、载脂蛋白E）、激肽释放酶-激肽系统（激肽酶-1蛋白）、阿尔茨海默信号通路（聚集素、血清淀粉样P物质），可用于作为辨别心血瘀证与心肾阴虚证的指标，同时其含量的降低可能为心肾阴虚证形成的内在基础。

袁宏伟等采用双向电泳-质谱技术对CHD心气虚证和心肾阴虚证患者的血浆进行分析，结果显示，与心肾阴虚证比较，心气虚证患者的上调蛋白为血红素结合蛋白、补体C7、补体C3、补体C4-A、凝血酶原、血浆血管舒缓素，下调蛋白为α2巨球蛋白、富含组氨酸糖蛋白、载脂蛋白4前体、甘露糖结合蛋白C、载脂蛋白D、载脂蛋白A-I、活化T细胞核因子5亚型b、纤溶酶原、补体因子H亚型1。朱明丹等发现，与心血瘀证比较，气虚证患者的上调蛋白为补体C3、α2巨球蛋白、补体C4-A、血红素结合蛋白、补体C7、结合珠蛋白亚型1、血浆血管舒缓素、抗凝血酶Ⅲ，下调蛋白为CPN1、羧肽酶N催化链、聚集素。以上2项研究说明气虚证补体C3、补体C4-A、补体C7、血红素结合蛋白、血浆血管舒缓素的含量低于血瘀证、心肾阴虚证；差异指标主要涉及补体（补体C3、补体C4-A、补体C7）、激肽系统（血浆血管舒缓素）及炎症反应相关蛋白（血红素结合蛋白）；血瘀证、气虚证以上指标存在一定差异，可能为初期以血瘀证为主，血瘀导致气血津液的停滞，故会导致补体、激肽、免疫系统异常，以及炎症相关蛋白、脂质代谢紊乱等蛋白质异常；而血瘀日久，耗伤正气，最终由实转虚，属于由实转虚的过程，故其病理特点并非器质性病变，而是以气虚无力固摄血液的生理性改变，故凝血因子含量会有所下降；同时气虚不能固表，卫气亏虚导致了自身免疫功能下降，推断出CHD后期气虚证的主要特征为炎症反应、免疫系统、脂质代谢等方面的蛋白质含量降低。

目前CHD中医证候蛋白质组学在实验中已经初步揭示出正常人、CHD患者及其不同证型之间的差异蛋白，一定程度上说明蛋白组学与中医证候演变的相关性，可为以后研究疾病演变规律及证的本质研究提供数据基础。蛋白质组学虽能检测出差异蛋白，但是目前技术仍存在一定局限性。

第十四节　代谢组学

一、定义

代谢组学（Metabolomics）是对细胞、生物流体、组织或生物体内的小分子（通常称为代谢物，Metabolites）的大规模研究。这些小分子及其在生物系统中的相互作用统称为代谢组。能够对生物样本中的代谢物进行全面分析的一项新兴技术，被定义为代谢组学技术。

代谢组学是在后基因组学时代兴起的一门跨领域学科，其主要目标是定量研究生命体对外界刺激、病理生理变化以及本身基因突变而产生的体内代谢物水平的多元动态反应。代谢组学诞生于上个世纪末，之后迅速发展并渗透到多项领域，比如疾病诊断、医药研制开发、营养食品科学、毒理学、环境学，植物学等与领域。

发展至今，代谢组学技术已经远远超出了标准临床化学技术的范围，能够精确分析数百至数千种代谢物。代谢组学提供了代谢表型的详细表征，并可以在许多水平上进行精密医学研究，包括表征疾病基础的代谢紊乱，发现新的治疗靶标以及发现可用于诊断疾病或监测治疗药物的活性。常见代谢组学分析方法是质谱（MS）磁共振（NMR）光谱。质谱技术又分为LC-MS和GC-MS。其基本原理是使试样中各组分在离子源中发生电离，生成不同荷质比的带电荷的离子，经加速电场的作用，形成离子束，进入质量分析器。在质量分析器中，再利用电场和磁场使发生相反的速度色散，将它们分别聚焦而得到质谱图，从而确定其质量（质荷比），并通过质荷比的强度进行定量或半定量分析。NMR则是一种基于外部磁场变化引起的原子核能量吸收和再发射原理的光谱技术。NMR产生的光谱数据可用于量化浓度和表征代谢物的化学结构。

代谢组学技术的选择主要基于研究目的、样品类型等。NMR所需的样品制备较少，且产生的光谱与化合物浓度呈线性关系。但是，NMR的灵敏度相对较低，通常只能检测到最丰富的物种并且检测物质种类少，需要较长的纯化过程等因素限制了该方法的大面积使用。而质谱技术结合有效的样品前处理，以及与色谱分离相结合，具有很高的灵敏度和特异性，以及良好的动态水平，使得质谱尤其是高分辨LC-MS特别适用于非靶向和靶向代谢组学。

二、冠心病与代谢组学

脂质代谢物是生理和病理过程不可或缺的调控因素，血清总胆固醇和低密度脂蛋白-胆固醇（LDL-C）已被确定为CHD的危险因素，将CHD患者的血样进行脂质谱分析，CHD患者和对照组之间进行一个多变量分析，两组显示存在明显的分离。AS引起的代谢扰动，如棕榈酸酯、硬脂酸酯和1-单内酯甘油酯等。特别是棕榈酸盐，被证实作为AS临床诊断的生物标记物。早期尝试研究心血管疾病的代谢概况时使用的技术是NMR。一项较早的研究就是应用这项技术将患有严重CHD的36个人血清同30个冠状动脉造影正常者的血清相比较，显示这两组的光谱特性有显著差异。在主要脂质区域发现几个有差别的波峰谱，显示胆碱物质的代谢可能具有诊断意义。然而，随后的一项独立研究使用了类似的实验方法，在性别或使用他汀等因素校正后发现特定峰值与心血管疾病关联就很弱。在最近一些较大的研究中，应用目标串联质谱方法，用于分析45种血浆酰基类和15种氨基酸。为了数据简化，使用主成分分析法，发现支链氨基酸（BCAAS）及其相关代谢物和尿素循环的代谢物（包括精氨酸瓜氨酸）与CHD相关。以上表明，即使在传统心血管危险因素调整后，研究所涉及的与CHD相关的代谢物质与传统因素相比在区别CHD的危险性上具有更高的价值。

Park等将CHD和正常人群作对照实验发现：游离脂肪酸、包含不饱和脂肪酸的溶血卵磷脂和包含不饱和脂肪酸的溶血磷脂酰乙醇胺的水平在CHD患者中都高于正常对照组，然而包含饱和脂肪酸的溶血卵磷脂和烷化溶血磷脂的水平在CHD患者中低于正常对照组。另一项研究发现在饮食、肠道菌群、宿主代谢和心血管事件风险代谢生物标记物中存在一定的联系。研究发现主要和胆碱代谢的中间体有关，主要为胆碱、甜菜碱和氧化三甲胺。饮食和肠道菌群是密切相关的，是因为富含油脂的食物含有磷脂酰胆碱，能转换自由胆碱然后通过肠道代谢分解成三甲胺。甜菜碱也是通过存在在线粒体中的两种酶由胆碱衍生而来。因为三甲胺进入了循环，通过肝黄素单氧酶进一步代谢为氧化三甲胺，机体代谢必定会受影响。重要的是，研究者应用针对性液相色谱质谱分析（于1876例经过心脏评估的入选患者中进一步分析胆碱、甜菜碱和氧化三甲胺。发现这些代谢物即使在调整传统因素后和包括周围血管疾病在内的心血管疾病仍有很强的联系。另一项研究把发生心血管事件的病例211例与对照组216例进行脂质分离，对比发现溶血磷脂酰胆碱（LPC）16：0和LPC20：4，与降低CHD的风险有关，而鞘磷脂（SM）38：2则增加了CHD的风险。

辨证论治是中医学理论的基本特点之一，由于证候是一个非线性的“内实外虚”“动态时空”和“多维界面”，具有复杂多变性，使中医证候本质的研究较难进行。代谢组学的特点与研究方法与中医学理论不谋而合，为中医证本质研究提供新的见解。CHD中医证候研究是近来国内代谢组学研究最为活跃的领域之一，通过代谢组学分析，CHD中医证候的内在实质和演变规律得到科学阐释。如王伟课题组利用NMR技术检测CHD患者及健康者的血浆和尿液代谢物，CHD患者的异常代谢过程包括了氨基酸、糖、脂质及能量代谢等，获得CHD血瘀证两种潜在标记物：缬氨酸和丙酮，CHD血瘀证的异常代谢过程主要包括了氨基酸代谢、脂质代谢；CHD不稳定心绞痛血瘀证患者在糖类、脂质物质以及氨基酸代谢方面存在异常，尿液样品中柠檬酸、脯氨酸、异亮氨酸、牛磺酸等代谢物的改变构成了CHD不稳定型绞痛血瘀证患者的代谢组学特征。另外，课题组还利用GC-MS技术对27例CHD血瘀证患者和15名健康者进行代谢组学分析并与MI猪模型比较，有20个代谢物对分类有贡献，其中1-4-苯二甲酸、1-5-脱水葡萄糖醇、壬二酸、庚二酸、戊二酸、核糖醇、丝氨酸等 8 种代谢物是人与模型猪共有的，在代谢组学对CHD血瘀证发病机制研究中建立了临床病例与动物模型之间的桥梁。王东生课题组采用GC-MS技术，收集CHD血瘀证患者48例，非血瘀证患者52例及健康对照组40例，发现血浆内源性代谢物种类46种。MCTree结果显示，健康对照组与CHD患者血浆代谢物完全分离，对二者分离贡献最大是 L -缬氨酸、甘氨酸、丙氨酸、 L -丝氨酸；血瘀证与非血瘀证之间有明显分离趋势，44种物质对分类有影响。这些物质包括脂肪酸类、酯类、氨基酸类、糖类、醇类、醇酸类、有机酸类等。另外，利用GC-MS测定CHD痰浊证和气虚证患者的血浆内源性代谢物，MCTree分析结果显示两种证型可被分开，对分类贡献大的化合物有丝氨酸、缬氨酸、2-羟基丙酸等。课题组采用LC-Q-TOF/MS技术对CHD血瘀证和痰浊证患者进行研究，结果显示26种差异性代谢物（$VIP>1.5$，$P<0.05$）对CHD及健康人分类有贡献，涉及炎症、氨基酸代谢和能量代谢等通路。19种差异性代谢物对CHD血瘀证和痰浊证分类贡献大。

代谢组学由于方法学上的独特优势，在CHD研究中已取得较多成果，可作为CHD诊治手段的有益补充。通过与中医学理论结合，为CHD中医微观辨证提供客观依据。然而，目前代谢组学技术上还存在一些不足，如在代谢物提取方面缺少系统化的方法，尚不能对生物体所有的代谢物进行检测和分析，只能提取浓度较高的代谢物，导致检测特异性降低；代谢物往往受诸如年龄、性别、生活方式、合并症、药物、饮食等因素影响，大多研究未排除上述混杂因素对代谢物的影响，需要有效的统计学方法和生物信息学方法。这些不足在CHD的代谢组学研究中同样存在。CHD中医证候研究尚处于起步阶段，多数研究停留在证候与几个代谢物的相关性层面上，未建立代谢物与基因，蛋白之间相互作用的网络模型，不能体现系统生物学整合性的研究思想，离CHD中医证型诊断模型的建立尚有一段距离。此外，CHD中医证候的代谢组学研究多采用横向研究方法，缺乏随时间变化的动态研究。最后，研究样本量少，缺少验证研究等问题值得关注。不可否认的是，代谢组学的特点及其研究思路、方法为中医证候本质的研究带来了新的机遇，尤其在CHD辨证论治、中药药效等方面研究中发挥着重要作用。建立多层次的组学技术平台，发展更为广谱的、即时、通用的检测方法，进行多组学数据的融合、关联分析等，对揭示中医证候本质具有十分重要的意义。